U0230193

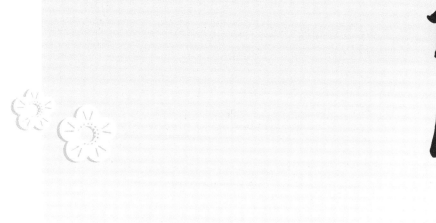

调肝论

主　编　武维屏

副主编　赵兰才　崔红生
　　　　张立山　冯淬灵

编　委（按姓氏笔画排序）
　　　　于秀辰　王世东　王俊宏　田　力
　　　　毕伟博　曲　淼　刘巧平　许家骏
　　　　李　军　李成卫　李志红　李海松
　　　　肖永华　邹忆怀　陈　明　段行武
　　　　侯　丽　矫　红　裴晓华　戴雁彦

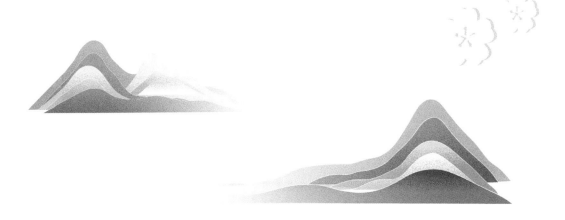

人民卫生出版社
·北　京·

图书在版编目（CIP）数据

调肝论 / 武维屏主编 . —北京：人民卫生出版社，
2022.10

ISBN 978-7-117-33613-0

Ⅰ . ①调… Ⅱ . ①武… Ⅲ . ①和肝 – 研究 Ⅳ .
①R256.4

中国版本图书馆 CIP 数据核字（2022）第 178835 号

人卫智网	**www.ipmph.com**	医学教育、学术、考试、健康，购书智慧智能综合服务平台
人卫官网	**www.pmph.com**	人卫官方资讯发布平台

调肝论

Tiaoganlun

主　　编：武维屏
出版发行：人民卫生出版社（中继线 010-59780011）
地　　址：北京市朝阳区潘家园南里 19 号
邮　　编：100021
E - mail：pmph @ pmph.com
购书热线：010-59787592　010-59787584　010-65264830
印　　刷：北京汇林印务有限公司
经　　销：新华书店
开　　本：710×1000　1/16　印张：23　插页：2
字　　数：376 千字
版　　次：2022 年 10 月第 1 版
印　　次：2022 年 11 月第 1 次印刷
标准书号：ISBN 978-7-117-33613-0
定　　价：79.00 元

打击盗版举报电话：010-59787491　E-mail：WQ @ pmph.com
质量问题联系电话：010-59787234　E-mail：zhiliang @ pmph.com
数字融合服务电话：4001118166　E-mail：zengzhi @ pmph.com

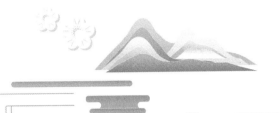

主编简介

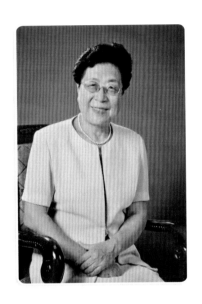

武维屏,女,1940年出生,1959—1965年就读于北京中医学院(现北京中医药大学),毕业后留校附属医院(现北京中医药大学东直门医院)内科至今。

首都国医名师,北京中医药大学东直门医院呼吸科首席专家、呼吸病中心首席学术顾问,主任医师、教授、博士生导师、中医药传承博士后导师,荣获国务院政府特殊津贴。

曾任中华中医药学会肺系病分会副主任委员、中国中西医结合学会变态反应专业委员会副主任委员、北京市中西医结合学会呼吸专业委员会主任委员。

第四批、第六批、第七批全国老中医药专家学术经验继承工作指导老师,教育部重点学科"中医内科学"肺系病研究学术带头人,国家中医药管理局重点学科"呼吸病学科"、重点专科"肺病科"学术带头人。建有全国名老中医药专家传承工作室、北京中医药"薪火传承3+3工程"武维屏名老中医工作室。

从医50余年,一直从事内科一线医教研工作。1981年随焦树德教授创建东直门医院肺病痹证科,1985年开始任肺病科主任,任职20多年,在呼吸系统疾病的中医理论、诊治等方面造诣颇深,并培养了一大批骨干人才。承担部局级课题20余项,获部局级科技进步奖4项。发表学术论文百余篇,主编《中西医临床呼吸病学》《武维屏学术思想及临床经验集》等著作,参加编写学术著作10余部,参与编写本科生、留学生、研究生《中医内科学》教材。

临床提出"抓(主症)、观(次症)、顾(兼症)、依(舌脉及理化检查)、定(中西医诊断)、明(证候)、知(病位、病性、病机转化、病势发展)"的中医临证思维和据证立法,依法选方择药,理法方药贯穿一致的全程辨证论治思想。对肺科各种病证均有系统的诊疗思路,理法方药独具匠心,尤其善于运用调肝理肺法治疗咳、喘、哮。临床用药少而精,能中不西,疗效显著,倡导"西医跟得上、中医承与创"的治学理念及"学术兴科、人才旺科、团队立科、发展强科"的治科之道,提出"弘扬学术传帮带,发展专业医教研""勤奋认真研学术,爱岗敬业修品德"的立科主旨,对东直门医院呼吸科的学术发展、人才培养、梯队建设、社会影响做出了突出贡献。

路　序

　　《黄帝内经》云："天有四时五行,以生长收藏,以生寒暑燥湿风。人有五脏化五气,以生喜怒悲忧恐。"阴阳五行,生克制化,以维持人体正常生命活动。中医学以阴阳五行为理论基础,以脏象学说为核心内容。其中,脏腑辨证为中医学辨证论治之重要方法。脏腑相连,一脏受病,而多脏为愆,故古今医家常擅长从一脏治多病,如金元时期李东垣长于从脾论治,明代赵献可、张景岳长于从肾论治。而重视治肝者,亦不乏其人,如丹溪立六郁以气郁为先,东垣持风药以疏肝为要,王泰林总结治肝三十法,当代秦伯未《谦斋医学讲稿》细列肝之病症方药。

　　肝于五脏之中的重要地位不言而喻。《素问·阴阳类论》中记载,黄帝问雷公曰："阴阳之类,经脉之道,五中所主,何脏最贵?"雷公对曰："春甲乙青,中主肝,治七十二日,是脉之主时,臣以其脏最贵。"因肝脏最贵,故肝病可为百病之因。清代黄元御《四圣心源·六气解》指出:"风木者,五脏之贼,百病之长。凡病之起,无不因于木气之郁。"清代周学海先生《读医随笔》指出:"肝为将军之官,而胆附之,凡十一脏取决于胆也""医者善于调肝,乃善治百病""肝者,升降发始之根也"。肝木属春,肝气疏泄,犹春气来临,万物发荣。就脏腑而言,肝主疏泄、主藏血,肝气条达则全身气机通而不滞、散而不郁,肝血得藏则周身血量平稳、运行不息,故脾能升清、胃能降浊、心血畅行、肺宣肃有常、肾开阖有度;若肝为患,必然波及他脏,诸病丛生。

　　武氏维屏,首都国医名师,博士研究生导师,数十年来潜心临床,教书育人。素倡从肝论治肺疾,率领弟子潜心中医学术,探究肝肺相关理论,颇有心得。近年遍查经典,广集文献,结合自身经验,撰成《调肝论》一书,将古今医家论肝之文献条分缕析,治肝之方药搜集整理,读来能一览古籍论肝之源流,明晰当今治肝之前沿,其自身调肝理肺之经验颇能启迪同道。

　　中医学博大精深,中医发展有赖传承。武维屏教授上承经典,下启后学,建立全国名老中医药专家传承工作室、北京市中医药"薪火传承3+3工程"武维屏名老中医工作室,传承中医,弘扬学术,其弟子遍及全国,多成精英骨干。致力岐黄,实堪赞叹。今新书已成,即将付梓,余读之倍感欣喜,乐为之序。

首届国医大师　路志正

庚子清和月

王 序

　　中医学是中华国学的重要组成部分,是得到全面系统传承的医药学,是科学人文相融合具有双重属性的医学,也是具有中国特色的生命科学。

　　从历史范畴看,中医药学将唯物史观与唯心史观结合以研究人体,其中蕴含中华传统文化深邃的哲理,其优势在临床医学。以整体观动态变化流转的象思维为主体,以治未病与辨证论治为核心,研究疾病的发生、发展及防治规律,研究养生康复、增进健康、延长生命的方法。21世纪是生命科学兴起的世纪,中医药学将以其独特理论体系指导临床实践,重视宏观与微观的综合,将归纳与演绎分析整合,是实体本体论与关系本体论的统一,运用现代科学手段,进行多学科交叉渗透,运用辨证论治的方法防治现代难治疾病,重视人体生态反应,提高整体健康素质,必将为人口与健康领域做出更大的贡献。

　　基于观象议病,"象以尽意"为主体本体,以气、阴阳五行学说相关联的关系本体的具象思维与概念思维的互融互动,融合现代科研方法,深入挖掘古代经典精华,指导当代临床实践,是目前中医学继承发展的重要方向。武维屏教授和我在东直门医院内科共事18年,其勤奋教学,广育英才。50余年始终坚持在临床一线,是学验俱丰的中医内科学家、中医临床家、教育家。武维屏教授几十年来潜心钻研从肝论治肺系疾病理论体系,努力实践肝肺相关治疗方法,并带领弟子门人、指导研究生以基于中国传统文化的《黄帝内经》"以通为用""以平为期""正中和合"思想核心理论为指导,结合现代科研方法,揭示肝肺相关的科学内涵。从"生物-心理-社会医学模式"探究从肝论治肺系疾病的临床价值,从神经-内分泌-免疫调节网络研究从肝论治肺系疾病的临床作用机制,获得了丰硕成果。

中华民族优秀的科技文明河图洛书记述:北南水火既济,土居中央辅助四旁。西方庚辛金位隶属肺与大肠,肺主气司呼吸,主肃降喜润恶燥;又肺体清虚状如囊龠,金曰从革,从革意向皮肤、腠理、肺胞、细络、孙络,气禀清阳氧合交换,具有韧性、张力、免疫功能,调和营卫,咳痰喘预警证候作用。东方甲乙木位隶属肝胆,肝藏血主疏泄宜升发,令胸中宗气小气一转,司升降功能,呈左升右降,出入有常,维护神机气立;木曰曲直,曲直意象梳理、调节,维护气化功能,令魂魄互融互动,顺道生智。武维屏学长,著名呼吸病专家,秉国学象思维创从肝论治肺系疾病理论体系,将气机气化升降出入整合,是辨证论治的守正创新。深化肺与肝的关联中和、平秘阴阳的研究既符合国学深邃哲理的探索,又发挥了高概念时代复杂系统辩证统一的整合际链的研究特点。

近年来,武维屏教授率领四位高徒并联合各学科英才,梳理古典医籍,荟萃当代文献,融合自身经验,著成《调肝论》一书。该书分为调肝论探源(传承)、调肝论阐释(发挥)、调肝论应用(发展)三个单元,将先秦至近现代调肝之医书溯源梳理,将肝之生理病理、证候以及调肝之内涵、理法方药、西医学基础进行阐释,对调肝论在各科疾病的名家应用做了归纳整理。

我想对武学长门人学生讲两句话:现今的国家中医政策由团结中西医转变为中西医并重,虽然春天的真正来临还会有一个乍暖还寒的过程,年轻中医学人要补上国学,多读经典、勤求临证、提高悟性最重要。直面21世纪数字化科技文明的到来,以历史范畴对待科技文明的转轨,要有文化自觉,为弱势学科转化多做前瞻性高起点研究工作。草拟诗一首:

七贤竹林院,翠绿郁丛丛。疏枝飘秀叶,节节亮高风。仁德崇至尚,师承总在情。顺自然求真,储善美立命。

愿与武学长团队共勉。

该书历时五年,师承古训,阐释新知,博采众长,传承精华,对调肝理论做出较为系统全面总结,对从肝论治各科疾病的理论研究、临床实践以及教学科研有较高的参考价值。今值新书付梓之际,约我作序,实为对我的信任鼓励,谨志数语,乐观厥成。

中央文史研究馆馆员

中国工程院 院士　　王永炎　敬署

庚子仲夏

自 序

一、《调肝论》命题由来

中医的精髓是整体观念与辨证论治。临床强调理、证、法、方、药贯穿一致。"调肝"作为治法,应是滋肝、养肝、柔肝、平肝、清肝、温肝、泻肝、疏肝、镇肝、化肝等法的统称。但调肝诸法必然是在中医脏象学说、五行生克、气血相依理论指导下产生的;调肝诸法的运用,也必定是临床上有是证当用其法。因此要用好调肝诸法,必须精通古今经典医籍,对肝的生理病理、肝与其他脏腑的关系、肝胆的枢机作用,以及外感六淫、气滞、血瘀、湿阻、痰结、水停、热炽、寒凝、阳亢、食积诸邪与肝的关系都要一一了解清楚透彻。古人讲"肝者,干也,好干犯他脏也""善治肝者疗百病",可见因肝而病之多,调肝法应用之广泛。而病之生、法之用的基础正是中医脏象系统中有关肝的理论,本书拟对调肝的理、证、法、方、药做系统阐述,故以"调肝论"名之。

二、写作动机与目的

在本人五十多年的临床实践中,深深体悟到调肝的重要,常用调肝理肺法治疗肺系疾病,也看到恩师前辈和当今同道用调肝法治疗心、脑、脾、胃、肠、肝、胆、胰、肾、膀胱诸脏腑病变。可以说,临床内、外、妇、儿、五官、皮肤诸科疾病,即包含西医学神经系统、内分泌系统、免疫系统、变态反应、呼吸系统、消化系统、心脑血管、精神心理等各科疾病,皆不乏运用调肝法治疗的有效案例。翻阅古籍,自先秦、两汉以降,唐、宋、金、元、明、清各个时期,都有以调肝理论阐释应用的大家。《黄帝内经》脏象学说奠定基础,仲景开辨证论治之先河,朱丹溪论郁，李东垣风阳疏肝，王泰林肝病三纲、治肝三十法，叶天士、王孟英、张山雷等皆以擅长调肝治病著称，近代前辈秦伯未、岳美中、黄文东等医家对调肝也多有论述，今人文章"从肝论治某病"更极为广见。但到目前为止尚缺乏一套能启迪后学，便于今用的传承经典、系统总结、集中论述调肝的书籍。于是，作为新中国中医院校培养的一代中医人，强烈的使命感、责任心，促使我想在这方面做点工作；加之，我有一批勤奋致学、乐于钻研、积极进取，已成为教授、博导、主任医师、中医优秀人才的好弟子。我觉得，我们应该发皇古义，融汇新知，共同努力，把"调肝"这一理论与方法，认真梳理，系统阐释，总结提高。这是时代的需求，也是中医传承工作的具体实践，更是我们中医人的责任与义务。

三、倡导调肝的现实意义

现代医学正在从"生物医学模式"向新的"生物-心理-社会医学模式"转化，而我们的祖先，早在《黄帝内经》中就认识到七情致病主要影响人体气机，故云"百病皆生于气"。金元朱丹溪曰："气血冲和，万病不生，一有怫郁，诸病生焉。"中医学早已重视肝在调理情志、气机、气血、阴阳、枢机、脏腑等方面的作用，通过调肝可治百病，历代医家论述颇丰。当今运用现代科技方法已证实肝对神经-内分泌-免疫调节网络有很大影响。随着社会的发展，时代的进步，生活节奏的加快，人类疾病谱也在改变，精神情志致病有所增多，肝郁、肝火、肝风、肝阳、肝阴不足、肝血亏虚等肝脏自身证候较易产生。由于五脏相关，由此又可影响全身各脏腑，产生诸多病候，反之各脏腑病变也可使肝脏受累。尽管历代医家中不乏论肝治肝的典范名著，但在当今仍有必要详尽总结阐述肝自身病变、肝与他脏同病的病机与治法，以传承对中医经典理论的认识，并进一步发展创新，应对疾病谱的变化及医学模式的转变。因此，我认为对"调肝"这一理论与方法的系统论述是时代赋予我们的使命，是中医辨证论治的需求，是中医传承发展的任务，更是千百年来中医继承发挥《黄帝内经》"以通为用""以平为期""和"思想核心理论的体现。适应需求、弘扬学术、担当使命、造福民众，这正是倡导调肝的现实意义。于是，我和我的四位弟子并联合各学科英才，力求通过调肝论探源（传承）、阐释（发挥）、应用（发展）三个单元，阐古扬今。对调肝做出较为系统全面的总结，更想让同道后学从《调肝论》中深入理解中医学的丰厚底蕴，努力研习，兼收并蓄，做好传承创新，从而推动中医学界对"调肝"这一学术思想的应用与发展,对人类的健康事业做出更大贡献。

武维屏

2021 年 12 月 26 日

前　言

　　古人云:"医者善于调肝,乃善治百病。"随着社会的发展,生活节奏加快,情志因素成为很多疾病的重要诱因,现代医学也正在从"生物医学模式"向"生物-心理-社会医学模式"转化。因此从肝论治多系统疾病广为医学界重视。纵观古今,调肝理论与治法萌芽于先秦两汉,两晋隋唐趋于完善,两宋金元发挥提高,明清时期深化发展,近现代综合汇通。虽历代医家各有建树,但缺乏一部从理论到实践适用于各科参考的系统专著。为了便于后学传承经典,守正创新,全国名老中医药专家、首都国医名师、北京中医药大学东直门医院呼吸科首席专家武维屏教授率众弟子从 2005 年开始酝酿,在其 20 世纪 80 年代所倡调肝理肺学术思想基础上,再求深入拓展,编写一部对调肝的理、证、法、方、药全面论述、系统整理的著作。随后多次讨论,拟定《调肝论》书名,完成编写大纲,进行职责分工,定期审阅统稿。

　　本书分探源、阐释、应用三篇。探源篇通过文献整理,追溯中医学发展历史,历数各朝名家论肝、治肝之成就,展示了调肝论的起源、发展、成熟的过程;阐释篇主要从肝的脏象生理、病因病机、肝病举要、证候经纬、治法方药等方面梳理,系统阐述了调肝的中医理论基础,归纳总结了调肝之法、方、药的具体内容,全面阐释了调肝要点及现代科学内涵;应用篇汇集内、妇、外、儿、五官等各学科专家,综述了从肝论治各专科具体疾病的治法及名家经验,旨在体现从调肝论治各系统疾病的实际应用与发挥。三篇从古到今,由理论到临床,环环相扣,互有交叉,系统地阐述了调肝论的渊源、内涵和实践。

　　本书由武维屏教授总策划、审阅、修改、定稿,由赵兰才教授协助完成全书统稿、定稿工作。探源部分由张立山教授主笔;阐释部分由崔红生教授负责,并诚邀李成卫教授、陈明教授以及毕伟博医师、田力医师撰写;应用部分由冯泽灵教授组织于秀辰、王世东、王俊宏、曲淼、刘巧平、许家骏、李军、李志红、李海松、肖永华、邹忆怀、赵兰才、段行武、侯丽、矫红、裴晓华、戴雁彦教授(按姓氏笔画排序)等共同完成。全书集基础与临床各科 20 余位专家学者的心血,精诚合作而成。此外,还有弓雪峰等多名研究生参与了本书部分章节编写、录入、校对等工作。

历时六年,几易其稿,在脱稿之时对参与本书编写的所有人员致以诚挚的感谢!特别要感谢路志正国医大师、王永炎院士在百忙之中为本书作序!衷心致谢人民卫生出版社为本书出版给予的大力支持!

尽管全体作者不忘初衷,力求完成一本深受读者欢迎的高质量专著,但由于能力水平所限,书中不足之处,敬请读者提出宝贵意见,便于日后修改完善。

《调肝论》编委会

2022 年 4 月 17 日

目 录

第一篇 探源篇——调肝之古今探源

第二篇　阐释篇——调肝之理法方药

第三篇　应用篇——调肝之现代运用

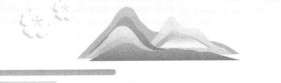

探源篇——调肝之古今探源

　　漫漫历史长河中，肝因其重要性及其所代表为四方位之首的东方，因此古代医籍在论述五脏系统时常将"肝"置于首位。历代医家对肝的生理、病理、治疗逐渐有了全面而深刻的认识，并将调肝治则治法广泛用于临床。本篇追根溯源、汇总诸家观点，其发展过程概括如下：调肝论于先秦两汉时期产生萌芽，初具雏形；两晋隋唐时期总结脉因证治理论，趋于完善；两宋金元时期学术争鸣，理论及应用不断拓展提高；明清时期全面整理，深化发展；近现代时期系统总结，综合汇通。

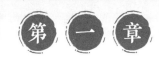

第 一 章

先秦两汉时期

——脏象经脉体系建立，肝病分类论治萌芽

先秦两汉时期是调肝理论的探索与初步成形的萌芽阶段，在此时期，肝脏象、经脉体系初步建立，肝病分类论治思想由此产生。先秦时期是中医学理论的源头，其代表医书为马王堆汉墓出土系列医书，此时对于脏腑与经络的联系认识尚不完备，对于脏象生理、病理与遣方用药的关联尚未建立，但已可见肝经脉的循行，以及从肝论治的用方记载；两汉时期，《黄帝内经》的成书标志着肝脏象和肝经脉理论体系的初步形成，《难经》进一步完善调肝的治则、治法，东汉张仲景《伤寒杂病论》开辨证论治之先河，将五行关系中的调肝思想运用于针法与方剂，东汉华佗《中藏经》在前人基础上完善了肝的生理、病理认识并提出相应治法。

一、马王堆汉墓出土医书

马继兴等考证马王堆汉墓的下葬年代为汉文帝十二年，所出土医书大致在战国至秦汉之际。从两部脉灸经记载可见，在先秦时期，古人在经脉方面已有初步认识，为《黄帝内经》的肝经脉理论体系奠定基础；调肝方面，虽未明确提到调肝治法，但遣方用药已体现调肝思想。

（一）两部脉灸经对肝经脉的认识

马王堆汉墓医书所载足厥阴脉的循行及病症均为《黄帝内经》所述之雏形。《足臂十一脉灸经》关于经脉循行，言"足厥阴脉，循大趾间，以上出胕内廉，上踝八寸，如"疝病，上入脘间。"关于主病，言"胜搔，多溺，嗜饮，足跗肿，疾痹。诸病此物者皆灸厥阴脉。皆有此五病者，又烦心，死"。若上述足厥阴脉所主五种病皆有，且烦心者，预后不良。《阴阳十一脉灸经》关于经脉循行，言"足厥阴之脉，系于足大指丛毛之上，乘足跗上廉，去内踝一寸，上踝五寸，而交出于泰阴之后，上出鱼股内廉，穿少腹，大眦旁"；关于主病，言"丈夫则癞疝，妇人则少腹肿，腰痛，不可以仰，甚则嗌干，面骊"，所生病"热中，癃，癞，偏疝"。其中很多描述与《黄帝内经》中足厥阴肝经的循行以及"是动病"及"所主病"相近。

（二）《五十二病方》载调肝之方药

《五十二病方》成书于先秦，是中国现存最古老的方书，记载了 52 种疾病的用方。书中未明言"调肝"，但某些疾病的组方用药法度与后世调肝治肝思路相合，包括睢（疸）病、痉病等。如"疸病：冶白蔹、黄耆、芍药、桂、姜、椒、茱萸，凡七物。"方中伍以芍药以酸敛柔肝，川椒、吴茱萸以暖肝散寒，从而治疗疸病。又如痉病的治疗："伤痉：痉者，伤，风入伤，身伸而不能屈。治之，熬盐令黄，取一斗，裹以布，淬醇酒中。……一方：伤而痉者，以水裁煮李实，疾沸而抒，浚取其汁。"痉病可见颈项强直、四肢抽搐，甚则角弓反张，有外感内伤之别。此方以李实酸甘化阴，柔肝缓急，制刚强暴戾之肝风，以治疗内伤之痉病。

二、《黄帝内经》

成书于秦汉时期的《黄帝内经》，其所述之"肝"，并非单纯的肝脏解剖学概念，而是包括了肝脏象、肝经脉等的生理、病理。初步建立了肝脏象和肝经脉的理论体系，提出调肝的治则治法。

（一）肝脏象

1. 肝脏象生理　在脏腑君臣格局中，将肝定位为带兵作战、智勇兼备、深谋远虑的将军，所谓"肝者，将军之官，谋虑出焉"（《素问·灵兰秘典论》）。点明肝在脏腑系统中的地位，同时生动描述其主动而善行气，疏泄而能藏蓄，从而统筹全身气血津液运行的生理功能。

肝之疏泄功能有助于脾胃的升降、胆汁的分泌及水谷精微的敷布，以保持正常的气血运化。《素问·经脉别论》指出："食气入胃，散精于肝，淫气于筋。"即水谷精微布散于肝，濡养筋脉，说明肝的疏泄功能对水谷入胃后转化为精微起到积极促进的作用。

古代哲学把五脏纳入在五行体系中。《说文解字》言"肝，木脏也"，将五脏与五行体系紧密联系。肝脏象，作为木行的代表，《黄帝内经》许多篇章对其特性均有详细描述。

《素问·阴阳应象大论》言："东方生风，风生木，木生酸，酸生肝，肝生筋，筋生心，肝主目。其在天为玄，在人为道，在地为化。化生五味，道生智，玄生神，神在天为风，在地为木，在体为筋，在脏为肝，在色为苍，在音为角，在声为呼，在变动为握，在窍为目，在味为酸，在志为怒。"

《素问·六节脏象论》言："肝者，罢极之本，魂之居也，其华在爪，其充在筋，以生血气，其味酸，其色苍，此为阳中之少阳，通于春气。"指出人体的疲乏劳倦状态与肝气推动不足、肝血濡养失常有关。

《素问·金匮真言论》言："东方青色，入通于肝，开窍于目，藏精于肝，其病发惊骇，其味酸，其类草木，其畜鸡，其谷麦，其应四时，上为岁星，是以春气在头也，其音角，其数八，是以知病之在筋也，其臭臊。"指出肝之开窍及所主类、畜、谷、音、数、臭、上应星之系列，详细阐述了肝作为木脏，所对应的色为苍，味为酸，体为筋，窍为目，声为呼等木行系统，以应天地在天为风，在地为木，在季为春等。《素问·金匮真言论》又言："腹为阴，阴中之阳，肝也。"指出肝为阴中之阳脏。

《素问·刺禁论》描述了五脏气的运动状态和生理特性，其中肝主生气而萌发于左："脏有要害，不可不察，肝生于左，肺藏于右，心部于表，肾治于里，脾为之使，胃为之市。"由此可见，《黄帝内经》所述之"肝"并非肝脏的解剖位置，而是指肝脏象具有从左生发向上的生理特性。

《素问·调经论》言："夫心藏神，肺藏气，肝藏血，脾藏肉，肾藏志，而此成形。"指出肝脏象具有藏血之能，可贮藏全身血液。《素问·五脏生成》言："故人卧血归于肝，肝受血而能视，足受血而能步，掌受血而能握，指受血而能摄。"指出在入寐状态下，血归于肝，肝善藏血，养精蓄锐，休养生息；保障在醒后精血上注于目而能视万物，下输于足而能行千里，周散于手掌指节则能握取捏摄。《灵枢·脉度》指出肝开窍于目，能辨别五色，即"肝气通于目，肝和则目能辨五色矣"。

2. 肝脏象病理

（1）病因病机：①食酸过度伤肝。酸为肝所主，适度则助其气；但若太过，则会导致病理状态，从而引起夭伤。《素问·至真要大论》言："夫五味入胃，各归所喜，故酸先入肝，苦先入心，甘先入脾，辛先入肺，咸先入肾，久而增气，物化之常也。气增而久，夭之由也。"②血瘀、怒气伤肝。《灵枢·邪气脏腑病形》言："有所堕坠，恶血留内，若有所大怒，气上而不下，积于胁下，则伤肝。"跌仆损伤后所形成瘀血，因怒气诱导而上行，积聚于胁下部位，日久则伤及肝脏。

(2)临床表现:在《黄帝内经》中,早已记载了"肝藏血""肝主筋""肝开窍于目""肝脉循行""肝病脉象""风气通于肝"等理论。这些理论促进了"肝系病证"概念的形成。肝系包括肝本身及与肝相联系的附属结构(如筋、爪甲、目、胸胁等),肝系病证常表现为这些部位和功能的异常。如:

"肝主筋",筋脉病证多可从肝论治。《素问·金匮真言论》言:"东方青色,入通于肝……其病发惊骇……知病之在筋也,其臭臊。"指出肝多惊病,在体多为筋病。肝血不足,筋失濡养,可导致筋脉拘急、肢体麻木、屈伸不利等一系列症状。若热邪炽盛,灼伤肝的阴血,可出现四肢抽搐、牙关紧闭、角弓反张等,中医称之为"肝风内动"。

"肝藏血,血舍魂",肝系病证或可见到神志异常,神志病也会影响肝系的生理功能。《灵枢·本神》言:"肝悲哀动中则伤魂,魂伤则狂妄不精,不精则不正当人,阴缩而挛筋,两胁骨不举,毛悴色夭,死于秋。"肝藏血,血舍魂,点明情志变化(悲哀动中)对魂的影响。表现为足厥阴肝经循行之阴囊挛缩,胸胁舒缩失职,易在所不胜的金行季节(秋季)死。"肝气虚则恐,实则怒",指出肝气之虚实也会反过来影响人的情志改变。《素问·方盛衰论》言:"肝气虚则梦见菌香生草,得其时则梦伏树下不敢起。"《素问·脉要精微论》言:"肝气盛则梦怒。"分别讲到肝气虚实对梦境的影响。

"风气通于肝"。肝为风脏,肝风易动。《素问·至真要大论》言:"诸风掉眩,皆属于肝。"强调肝脏象与风的关系,且内外风易相互引动,指出无论外风、内风,均可从肝论治。

肝脏器是肝系病证发生的物质基础。《灵枢·本脏》描述肝在小大、高下、坚脆、正偏状态下的临床表现。"肝小则脏安,无胁下之病;肝大则逼胃迫咽,迫咽则苦膈中,且胁下痛。肝高则上支贲,切胁悗,为息贲;肝下则逼胃,胁下空,胁下空则易受邪。肝坚则脏安难伤;肝脆则善病消瘅易伤。肝端正则和利难伤;肝偏倾则胁下痛也。"

肝病所致的经脉病证繁多。《灵枢·经脉》描绘了肝经的循行路线:"肝足厥阴之脉,起于大趾丛毛之际……过阴器,抵小腹,挟胃,属肝络胆,上贯膈,布胁肋,循喉咙之后,上入颃颡,连目系,上出额,与督脉会于巅。"因此肝系病证多见阴器、小腹、肝胆、胃、横膈、胁肋、头目等部位的功能异常。如《素问·脏气法时论》言:"肝病者,两胁下痛引少腹,令人善怒,虚则目䀮䀮无所见,耳无所闻,善恐如人将捕之,取其经,厥阴与少阳。气逆,则头痛、耳聋不聪、颊肿,取血者。"即描述了因肝病产生的一系列与肝经循行相关的症候。

肝之脉象上，肝脉为"弦"。临床上正确把握肝脉弦象与胃气之多少的关系，对于分析病机、判断预后有重要指导意义。平肝脉应春时，有胃气则脉象微弦；脉之胃气越少，弦象越明显，预后越不良。如《素问·平人气象论》所描述，"春胃微弦曰平，弦多胃少曰肝病，但弦无胃曰死，胃而有毛曰秋病，毛甚曰今病。脏真散于肝，肝藏筋膜之气也。""平肝脉来，耎弱招招，如揭长竿末梢，曰肝平，春以胃气为本。病肝脉来，盈实而滑，如循长竿，曰肝病。死肝脉来，急益劲，如新张弓弦，曰肝死。"又如《素问·玉机真脏论》言："真肝脉至，中外急，如循刀刃责责然，如按琴瑟弦，色青白不泽，毛折，乃死。"描述肝之真脏脉形。"（春脉）太过则令人善忘，忽忽眩冒而巅疾；其不及，则令人胸痛引背，下则两胁胠满。"指出春脉太过与不及分别导致的临床表现。此外，《素问·大奇论》另提及两种肝脉预后的差异："肝脉骛暴，有所惊骇，脉不至若喑，不治自已。""脉至如散叶，是肝气予虚也，木叶落而死。"

《黄帝内经》中所出现的具体的肝系病证有：肝热病、肝疟、肝咳、肝痹、筋痿等。其中论述肝热病的有："六日厥阴受之，厥阴脉循阴器而络于肝，故烦满而囊缩。"（《素问·热论》）指出热病传变由三阳传至三阴之时，循足厥阴肝经而为病，故有阴囊挛缩之表现。"肝热病者，小便先黄，腹痛多卧身热，热争则狂言及惊，胁满痛，手足躁，不得安卧，庚辛甚，甲乙大汗，气逆则庚辛死，刺足厥阴少阳，其逆则头痛员员，脉引冲头也。"（《素问·刺热》）言肝热病的小便黄、腹痛、身热等症状。论述肝疟的有："肝疟者，令人色苍苍然，太息，其状若死者，刺足厥阴见血。"（《素问·刺疟》）指出了肝疟的临床表现和治则。论述肝痹："肝痹者，夜卧则惊，多饮，数小便，上为引如怀。"（《素问·痹论》）言肝痹的临床表现。论述筋痿："思想无穷，所愿不得，意淫于外，入房太甚，宗筋弛纵，发为筋痿，及为白淫。故《下经》曰：筋痿者，生于肝，使内也。……肝热者色苍而爪枯。"（《素问·痿论》）言筋痿是由思虑过度，房事淫欲太甚而发病。

3. 肝脏象疾病治疗

（1）药食五味的运用：《素问·脏气法时论》："肝苦急，急食甘以缓之。"随后，这种补脾治肝法引申至饮食五味，即为"肝色青，宜食甘，粳米牛肉枣葵皆甘"。"肝欲散，急食辛以散之，用辛补之，酸泻之。"辛味升散，顺肝生发之性，酸味收敛，逆肝外腾之势，故以辛补酸泻，治疗肝系疾病。

（2）肝伤血枯的治疗：用四乌鲗骨一藘茹丸治疗妇女气竭肝伤所致的血

枯经闭,辛散活血与收敛固涩药同用。《素问·腹中论》:"帝曰:有病胸胁支满者,妨于食,病至则先闻腥臊臭,出清液,先唾血,四肢清,目眩,时时前后血,病名为何?何以得之?岐伯曰:病名血枯,此得之年少时,有所大脱血,若醉入房中,气竭肝伤,故月事衰少不来也。帝曰:治之奈何?复以何术?岐伯曰:以四乌鲗骨一藘茹二物并合之,丸以雀卵,大如小豆,以五丸为后饭,饮以鲍鱼汁,利肠中及伤肝也。"

(3)邪在肝的针法治疗:《灵枢·五邪》言:"邪在肝,则两胁中痛,寒中,恶血在内,行善掣节,时脚肿。取之行间以引胁下,补三里以温胃中,取血脉以散恶血,取耳间青脉以去其掣。"邪在肝而内有瘀血,取行间,补足三里,刺络放血以祛瘀。

(二)肝经脉

1. 肝经脉生理　《黄帝内经》非一人一时之作,在对经络的认识方面也在不断完善和发展。《灵枢·九针十二原》言肝之原穴出于太冲:"阴中之少阳,肝也,其原出于太冲,太冲二。"《灵枢·本输》言:"肝出于大敦,大敦者,足大趾之端及三毛之中也,为井木;溜于行间,行间,足大趾间也,为荥;注于太冲,太冲,行间上二寸陷者之中也,为俞;行于中封,中封,内踝之前一寸半,陷者之中,使逆则宛,使和则通,摇足而得之,为经;入于曲泉,曲泉,辅骨之下,大筋之上也,屈膝而得之,为合。足厥阴也。"指出肝经五输穴的定位与取穴方法。由此看来,《灵枢·本输》等《黄帝内经》早期篇章所展现的经脉特点与马王堆汉墓出土的医书记述相似,腧穴方面也是只提及五输穴和原穴。

后期医家认识到十二经脉首尾相接、如环无端的循行体系,从而逐渐完善为经脉、络脉、经别等相互贯通联系的经络系统。如前述《灵枢·经脉》记载了足厥阴肝经循行路线:"肝足厥阴之脉,起于大趾丛毛之际,上循足跗上廉,去内踝一寸,上踝八寸,交出太阴之后,上腘内廉,循股阴,入毛中,过阴器,抵小腹,挟胃,属肝,络胆,上贯膈,布胁肋,循喉咙之后,上入颃颡,连目系,上出额,与督脉会于巅。其支者,从目系下颊里,环唇内;其支者,复从肝,别贯膈,上注肺。"又如《灵枢·经别》言足少阳胆经经别最终与足厥阴肝经的经别相合,行于面部,系于目外眦:"足少阳之正,绕髀入毛际,合于厥阴;别者,入季胁之间,循胸里属胆,散之上肝贯心,以上挟咽,出颐颔中,散于面,系目系,合少阳于外眦也。足厥阴之正,别跗上,上至毛际,合于少阳,与别俱行,此为二合也。"

2. 肝经脉病理　肝经脉病理主要表现为是动病、所生病及经气竭绝。如

《灵枢·经脉》所言，"是动则病腰痛不可以俯仰，丈夫癞疝，妇人少腹肿，甚则嗌干，面尘，脱色""是肝所生病者，胸满，呕逆，飧泄，狐疝，遗溺，闭癃""足厥阴气绝则筋绝。厥阴者，肝脉也，肝者筋之合也，筋者聚于阴气，而脉络于舌本也。故脉弗荣，则筋急，筋急则引舌与卵；故唇青舌卷卵缩，则筋先死。庚笃辛死，金胜木也"。

三、《难经》

《难经》在继承《黄帝内经》的基础上，进一步完善肝脏象和肝经脉的相关理论和论述，在五行脏腑体系的临床运用方面有所发展。

（一）肝脏象的脉象表现

《难经·四难》详细描述了肝、心、脾、肺、肾所代表五行的脉象表现以及切脉时与呼吸的配合。"曰：脉有阴阳之法，何谓也？然：呼出心与肺，吸入肾与肝；呼吸之间，脾也其脉在中。浮者阳也，沉者阴也，故曰阴阳也。心肺俱浮，何以别之？然：浮而大散者，心也；浮而短涩者，肺也。肾肝俱沉，何以别之？然：牢而长者，肝也；按之濡，举指来实者，肾也。脾者中州，故其脉在中，是阴阳之法也。"呼气时浮取而辨心或肺，吸气时沉取而辨肝或肾，呼吸之间体察脾胃之气，并点明肝脉为沉取牢而长。《难经·十五难》言："春脉弦者，肝，东方，木也，万物始生，未有枝叶，故其脉之来，濡弱而长，故曰弦。"点明肝脉为弦，特点为濡弱而长。

（二）肝经脉的病理表现

足厥阴肝经经气竭绝，在《难经·二十四难》则描述为"足厥阴气绝，即筋缩引卵与舌卷。厥阴者，肝脉也。肝者，筋之合也。筋者，聚于阴器而络于舌本"。说明肝经气绝病态与肝经循行部位联系密切，与《灵枢·经脉》一脉相承。

（三）肝病传变与其预后

《难经》强调通过脏腑之间的传变规律来判断疾病的预后。如《难经·五十三难》提出"七传者死，间脏者生"的观点："假令心病传肺，肺传肝，肝传脾，脾传肾，肾传心，一脏不再伤，故言七传者死也。间脏者，传其所生也。假令心病传脾，脾传肺，肺传肾，肾传肝，肝传心，是母子相传，竟而复始，如环无端，故言生也。"故《难经》认为肝病若传其所胜（脾），则病情较重；若肝病传其子（心），则病情较轻。

四、东汉张仲景《伤寒杂病论》

张仲景《伤寒杂病论》现今分为《伤寒论》与《金匮要略》,通过推理演绎、病案列举等方式,用五行学说指导诊断、辨证、治则、方药及针法,重视诊肝脉、调肝气、补肝体,提出"见肝之病,知肝传脾,当先实脾"的预防思想。

(一)运用五行关系诊病

《金匮要略·脏腑经络先后病脉证》以肝为例,通过面色与脉象的对应关系判断何脏病:"师曰:寸口脉动者,因其旺时而动,假令肝旺色青。四时各随其色。肝色青而反色白,非其时色脉,皆当病。"寸口脉弦,面色青,则为常色;面色反白,则肝肺同病。如尤怡所注:"旺时,当时至而气旺,乃脉乘之而动,其色亦应之。如肝旺于春,脉弦而色青,此其常也。推之四时,无不皆然。若色当青而反白,为非其时而有是色。不特肝病为然,即肺亦当病矣。"

(二)运用五行关系调肝

1. 伤寒针法,体现五行思想 早在《难经》中,已指出"五脏募在阴,而俞在阳",《伤寒论》针刺腧穴选择以募穴、背俞穴为主,且多与肝有关。《伤寒论》通过对脉象、病机的分析,基于五行相乘、相侮关系,合理选穴针刺。108条:"伤寒,腹满谵语,寸口脉浮而紧,此肝乘脾也,名曰纵,刺期门。"本条言肝与脾的相乘关系,肝气郁滞,乘犯脾土,表现为腹满、寸口脉浮紧等症状。109条:"伤寒发热,啬啬恶寒,大渴欲饮水,其腹必满,自汗出,小便利,其病欲解,此肝乘肺也,名曰横,刺期门。"本条言肝与肺的相侮关系,肝木亢旺,反侮所不胜之肺金,恶寒发热为太阳伤寒表证,自汗出、小便利则为肝气郁滞渐解,三焦水液运行渐复。两条文同刺肝的募穴(期门),通过调肝以疏解结聚在脏腑内部的郁滞。

142条:"太阳与少阳并病,头项强痛,或眩冒,时如结胸,心下痞硬者,当刺大椎第一间、肺俞、肝俞,慎不可发汗;发汗则谵语;脉弦,五日谵语不止,当刺期门。"171条:"太阳、少阳并病,心下硬,颈项强而眩者,当刺大椎、肺俞、肝俞。慎勿下之。"太阳与少阳并病,为太阳病症未罢(头项强痛),少阳病症又起(眩冒),此时不可用太阳病汗法解之,也不可用阳明病下法解之,而应刺大椎、肺俞、肝俞以疏通背部足太阳膀胱经,同时借背俞穴以调脏腑、和气血。

2. 五行生克,肝病实脾治肝 《金匮要略·脏腑经络先后病脉证》中举出肝病实脾之例,论述肝病的治疗原则与传变规律:"夫治未病者,见肝之病,知肝传脾,当先实脾;四季脾王不受邪,即勿补之。中工不晓相传,见肝之病,不解实脾,惟治肝也。夫肝之病,补用酸,助用焦苦,益用甘味之药调之。酸入肝,焦苦入心,甘入脾,脾能伤肾,肾气微弱,则水不行,水不行,则心火气盛,则伤肺;肺被伤,则金气不行,金气不行,则肝气盛,则肝自愈。此治肝补脾之要妙也。肝虚则用此法,实则不在用之。经曰:虚虚实实,补不足,损有余。是其义也。余脏准此。"此为本脏病不直接治本脏,而用五行相克关系达到治肝的目的。"补用酸,助用焦苦,益用甘味之药调之",即肝虚的组方与治疗思路:补肝味,助心用,益脾体。补益脾胃,以土克水,水不行,水不乘火,火亢乘金,金虚无力克木,木自补养,为五行五味的临床运用举例。

(三)脏象学说释病机

《金匮要略·中风历节病脉证并治》用肝肾受损、筋骨失用解释历节病的病机:"寸口脉沉而弱,沉即主骨,弱即主筋,沉即为肾,弱即为肝。汗出入水中,如水伤心,历节黄汗出,故曰历节。"寸口脉沉而弱,说明肝肾不足;肝主筋,肾主骨,肝肾不足,则筋骨痿缓;此类人一为风寒湿邪所乘,则病邪附着于筋骨关节交会之处。若人汗出时,腠理开,风尚易入,何况入水中浴,则重受寒邪,如水伤心,心主汗,汗郁成湿,故风胜表现为历节,湿胜表现为黄汗出也。继言:"味酸则伤筋,筋伤则缓,名曰泄;咸则伤骨,骨伤则痿,名曰枯。枯泄相搏,名曰断泄。荣气不通,卫不独行,荣卫俱微,三焦无所御,四属断绝,身体羸瘦,独足肿大,黄汗出,胫冷。假令发热,便为历节也。"指出过酸伤肝而致筋缓,过咸伤肾而致骨伤,导致营卫不通而致历节为患。

(四)肝系分型解临床

《金匮要略·五脏风寒积聚病脉证并治》详细记录了肝中风的临床表现:"肝中风者,头目瞤,两胁痛,行常伛,令人嗜甘。"肝应六淫为风,外合于筋,肝中风邪,风胜则动,故头目动也;两胁为肝之部,肝受病故两胁痛也;风伤筋,故行常伛偻也;肝苦急,欲以甘缓之,故令人嗜甘。续言肝中寒的临床表现,即:"肝中寒者,两臂不举,舌本燥,喜太息,胸中痛,不得转侧,食则吐而汗出也。"肝性条达,气行于胸侧,肝中寒邪,故有气抑不伸,喜太息;气滞不行,痛不得转侧也;食则吐,寒邪上逆,气机转为趋上向外,表现为呕吐、汗出。贼邪留着于肝,则为"肝着,其人常欲蹈其胸上,先未苦时,但欲饮热,旋覆花汤主之"。肝着为肝气着而不行,致胸痞塞不快的疾病,表现为其人常欲按揉其胸,以疏通其气;其先未曾痞塞苦满,但欲饮热者,乃寒气为病也,以旋覆花汤治之。旋覆花汤中咸温的旋覆花配伍辛温的葱白,加以活血通瘀之新绛,共奏疏肝理气、化瘀通络之功,启发后世医家从活血化瘀角度治疗肝病。此篇明确提出"肝中风""肝中寒""肝着"等病名,并且根据脉象言预后,"肝死脏,浮之弱,按之如索不来,或曲如蛇行者,死"。肝中风寒之邪,若脉见浮之极弱,按之不弦,是失其肝之本脉也;今按之索曲蛇行,去而不来,皆为肝脏之死脉。

《金匮要略·痰饮咳嗽病脉证并治》言:"水在肝,胁下支满,嚏而痛。"这里的"水"结合篇章是指广义痰饮中的悬饮。

《金匮要略·水气病脉证并治》言肝水的临床表现:"肝水者,其腹大,不能自转侧,胁下腹痛,时时津液微生,小便续通。"尤怡注解言:"肝之府在胁,而气连少腹,肝之水不行,则腹大不能转侧,胁下腹痛也,时时津液微生,小便续通者,肝喜冲逆而主疏泄,水液随之而上下也。"

（五）调肝方药彰后世

《伤寒杂病论》以方测证,以柴胡类方和解少阳,疏肝理气利枢机:小柴胡汤以柴胡、黄芩疏肝理气,调节枢机,从而解少阳郁结;四逆散治疗阳郁厥逆,以柴胡、枳实、芍药、甘草疏肝理气,畅达气血,以解"阴阳气不相顺接"之厥。凡此多方,体现了调肝以令木行条达、枢机通畅的治则治法,对后世影响颇深。

五、东汉华佗《中藏经》

华佗《中藏经·生成论》有"肝系筋,筋为血之源"之说,指出肝主筋、肝藏血的生理功能和特性。书中列专篇《论肝脏虚实寒热生死逆顺脉证之法》,在肝的生理方面言:"肝者,与胆为表里,足厥阴、少阳是其经也,旺于春。春乃万物之始生,其气嫩而软,虚而宽,故其脉弦软不可发汗,弱则不可下。弦长曰平。"指明肝在生理状态下所主的经脉、季节、脉象等。在前人基础上,系统提出"肝中寒""肝中热"及"肝虚冷"的病理分类,结合肝所主左关脉象,描述了三者在临床表现上的差别。"肝中寒,则两臂痛不能举,舌本燥,多太息,胸中痛,不能转侧;其脉左关上迟而涩者是也;肝中热,则喘满而多怒,目疼,腹胀满,不嗜食,所作不定,睡中惊悸,眼赤视不明,其脉左关阴实者是也;肝虚冷,则胁下坚痛,目盲臂痛,发寒热如疟状,不欲食;妇人则月水不来,而气急;其脉左关上沉而弱者是也"。

在具体疾病方面,该书提及很多肝所主疾病的临床表现和治则治法。如《论水肿脉证生死候》按脏腑将水肿分为十类,青水、赤水、黄水、白水、黑水,分属于脏;玄水、风水、石水、里水、气水,分属于腑。其中,"青水者,其根起于肝,其状先从面肿，而渐行一身也"，指出青水的发生与肝系密切相关，由最初的头面肿渐及全身。又如《风中有五生死论》言："肝风之状，青色围目连额上，但坐不得偏偻者，可治；若喘而目直视，唇面俱青者，死。肝风，宜于肝俞灸之。"描述了肝风的临床表现与预后善恶之间的联系，指出灸肝俞的治疗方法。再如，对于肝病而致的筋痹，《论痹》言筋痹的病因为风寒暑湿之邪入肝，"大凡风寒暑湿之邪入于肝，则名筋痹"。而《论筋痹》言其病机为淫邪伤肝，留着于筋则筋急为痹，"筋痹者，由怒叫无时，行步奔急，淫邪伤肝，肝失其气，因而寒热所客，久而不去，流入筋会，则使人筋急而不能行步舒缓也，故曰筋痹"；其脉象为"左关中弦急而数，浮沉有力者是也"；进而，指出了筋痹的治疗原则，即"宜活血以补肝，温气以养肾，然后服饵汤丸，治得其宜，即疾瘳已"。活血温气的目的在于补肝养肾，从而柔肝缓急，理筋除痹。

（张立山，弓雪峰，陈申达）

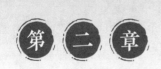

第二章

两晋隋唐时期

——丰富肝病脉象理论,完善肝病分类用药

　　两晋隋唐时期是调肝理论初步总结与逐渐发展的关键阶段,在此时期,丰富肝病脉象理论,完善肝病分类用药,涌现出总结脉学的《脉经》、汇集汤药的医方书《肘后救卒方》《辅行诀脏腑用药法要》等。这些书具有综合性、简易性、实用性,在《黄帝内经》《难经》的基础上完善了肝脉象、肝脏象虚实补泻用药的理论体系。隋唐时期经济发达,文化繁荣,医学随之蓬勃发展,出现了第一部病因证候学专著《诸病源候论》及系统总结唐朝以前基础理论、临床各科的《备急千金要方》《千金翼方》,在调肝理论的总结与发展方面起到承前启后的重要作用。

一、晋代王叔和《脉经》

　　《脉经》是魏晋著名医家王叔和毕生潜心研究编撰的重要脉学著作,他结合自己的行医经验,将众多著名医家,如扁鹊、华佗、张仲景等的脉学思想集结于本书中,是对魏晋以前脉学知识的一次全面总结。

　　《脉经》进一步总结了肝的生理,明确了肝病的脉位、症状和体征,对肝的常脉与病脉做了详细的阐述,总结了肝肾脉之区别、持脉之轻重、肝之虚实的临床表现等,对于诊脉调肝与治疗具有指导性意义。

(一)肝生理概述

　　《脉经·肝胆部》提出:"肝象木,与胆合为腑。其经足厥阴,与足少阳为表里。其脉弦。其相冬三月,王春三月,废夏三月,囚季夏六月,死秋三月。其王日甲乙,王时平旦、日出。其困日戊己,困时,食时、日昳。其死日庚辛,死时晡时、日入。其神魂。其主色。其养筋。其候目。其声呼。其色青。其臭臊。其液泣。其味酸。其宜苦,其恶辛。肝俞在背第九椎,募在期门。"总结了肝在经络、季节、时辰的特性及肝之所主等肝之生理。

（二）肝与脉象

1. 肝之常脉　书中详细记载了肝脉的脉位，《两手六脉所主五脏六腑阴阳逆顺》提到"肝部在左手关上是也，足厥阴经也"。在《持脉轻重法》指出其持之轻重为"如十二菽之重，与筋平者，肝部也"，意思是指诊脉时应稍重按至筋方能取脉。

《脉经》继承了《黄帝内经》《难经》春季常脉为弦脉的观点，在《肝胆部》中有具体的描述。如："春脉肝也，东方木也，万物之所以始生也，故其气来濡弱轻虚而滑，端直以长。"在春季，肝脉弦，是有胃气的表现，"肝脉来濡弱，招招，如揭竿末梢曰平。春以胃气为本"；"春肝木王，其脉弦细而长，名曰平脉也"。

2. 肝之病脉、死脉　肝本病脉：上文提到春季平脉为弦脉，若在春季脉象无肝脉，甚者出现其他季节的主脉，则预示着疾病的发生。如："何以知春得病？无肝脉也。"肝脉有"太过""不及"，"太过则令人善忘，忽忽眩冒而癫疾；不及则令人胸肋痛引背，下则两胁胠满"。

对于肝病的脉象，《脉经·肝胆部》详细记录了肝病脉、肝死脉、真肝脉，利于后世辨证。"肝脉来盈实而滑，如循长竿，曰肝病。肝脉来急而益劲，如新张弓弦，曰肝死。真肝脉至，中外急，如循刀刃责责然，如按琴瑟弦，色青白不泽，毛折乃死。"

五脏是相互联系的整体，一脏的盛衰可影响他脏的盛衰，在《脉经·肝胆部》中提出了他脏乘肝之病脉，肺乘肝："浮涩而短者，是肺之乘肝，金之克木，为贼邪大逆，十死不治。"心乘肝："反得洪大而散者，是心之乘肝，子之扶母，为实邪，虽病自愈。"肾乘肝："反得沉濡而滑者，是肾之乘肝，母之归子，为虚邪，虽病易治。"脾乘肝："反得大而缓者，是脾之乘肝，土之凌木，为微邪，虽病即差。"

在脉象主病方面，解析了多种病脉对应的症状。如《脉经·扁鹊诊诸反逆死脉要诀》云："肝心俱至，则热甚，瘛疭，汗不出，妄见邪。肝肾俱至，则疝瘕，少腹痛，妇人月使不来。肝满、肾满、肺满皆实，则为肿。肺之壅，喘而两胠满。肝壅，两胠满，卧则惊，不得小便。"

3. 肝脉虚实的临床表现　《脉经·平人迎神门气口前后脉》记载肝胆虚实的脉象表现。

肝实:"左手关上脉阴实者,足厥阴经也。病苦心下坚满,常两胁痛,自恚恚如怒状。"肝虚:"左手关上脉阴虚者,足厥阴经也。病苦胁下坚,寒热,腹满,不欲饮食,腹胀,悒悒不乐,妇人月经不利,腰腹痛。"

肝胆俱实:"左手关上脉阴阳俱实者,足厥阴与少阳经俱实也。病苦胃胀,呕逆,食不消。"肝胆俱虚:"左手关上脉阴阳俱虚者,足厥阴与少阳经俱虚也。病苦恍惚,尸厥不知人,妄见,少气不能言,时时自惊。"

4. 肝脉异常的临床表现　肝脉的异常对应多种疾病,《脉经·肝胆部》描述了多种疾病的临床表现。如"肝脉急甚为恶言;微急为肥气,在胁下若覆杯。缓甚为善呕;微缓为水瘕痹。大甚为内痈,善呕衄;微大为肝痹阴缩,咳引少腹。小甚为多饮;微小为消瘅。滑甚为颓疝;微滑为遗溺。涩甚为淡饮;微涩为瘈疭挛筋。"

《脉经·平三关阴阳二十四气脉》提到无肝脉时的疾病临床表现:"左手关上阴绝者,无肝脉也。苦癃,遗溺,难言,胁下有邪气,善吐。刺足少阳经,治阳。"又如《扁鹊脉法》:"脉气弦急,病在肝。少食多厌,里急,多言,头眩目痛,腹满,筋挛,癫疾上气,少腹积坚,时时唾血,咽喉中干。"《脉经·肝足厥阴经病证》:"肝脉沉之而急,浮之亦然,苦胁下痛,有气支满,引少腹而痛,时小便难,苦目眩,头痛,腰背痛,足为逆寒,时癃,女人月使不来,时亡时有,得之少时有所坠堕。"通过辨析不同脉象和临床表现,对于肝病本身的分型分类有重要意义,是调肝诊断与辨证依据。

二、《辅行诀脏腑用药法要》

《辅行诀脏腑用药法要》于 19 世纪末敦煌卷子出土后,由张大昌先生之祖父购得,原卷子 20 世纪 60 年代被毁,现有抄本流传于世,题为梁代陶弘景所作。马继兴等专家考证其成书年代不早于南北朝梁代,不晚于宋初。该书重视五行学说,以五行格局经纬五脏用药,独具一格。

(一)继承《黄帝内经》肝病论述

《辅行诀脏腑用药法要·辨肝脏病证文并方》中继承了《黄帝内经》的相关论述,肝病的临床表现描述基本与《黄帝内经》一致:"肝虚则恐,实则怒。肝病者,必两胁下痛,痛引少腹。虚则目䀮䀮无所见,耳有所闻,心澹澹如人将捕之。气逆则耳聋,颊肿。治之取厥阴、少阳血者。邪在肝,则两胁中痛,中寒,恶血在内,则胻善瘈,节时肿。取之行间以引胁下,补三里以温胃中,取耳间青脉以去其瘿。"陶弘景注云："肝德在散。故经云，以辛补之，酸泻之；肝苦急，急食甘以缓之。适其性而衰也。"

（二）发展五味补泻方药

该书继承《素问·脏气法时论》五脏苦欲补泻理论，按照药物性味补泻同用配伍，从而指导遣方用药，创制了大小泻肝汤、大小补肝汤。小泻肝汤："治肝实，两胁下痛，痛引少腹迫急，时有干呕者。"以苦寒枳实、酸凉芍药合用，酸苦涌泄而泻肝；伍以生姜三两，辛温发散而补肝，寒温并用，从而气机条达，升降出入适宜，最终泻肝结之实。大泻肝汤："治头痛，目赤，多恚怒，胁下支满而痛，痛连少腹迫急无奈。"以枳实、芍药各三两、生姜一两，加甘平之炙甘草，苦寒之黄芩、大黄，泻浊通腑，推陈致新，以解"胁下支满而痛，痛连少腹"的邪结胸胁，气郁胆腑之象。小补肝汤："治心中恐疑，时多恶梦，气上冲心，越汗出，头目眩运者。"用药以辛温之桂枝、干姜，配以甘温之大枣辛甘发散，补肝升清助阳，配合酸平之五味子，酸味泻肝，类似于仲景苓桂五味甘草汤治冲气上逆之法，从而补肝安魂。大补肝汤："治肝气虚，其人恐惧不安，气自少腹上冲咽，呃声不止，头目苦眩，不能坐起，汗出，心悸，干呕不能食，脉弱而结者。"在桂枝、干姜、五味子、大枣的小补肝汤基础上，加辛温之旋覆花、苦寒之代赭石、苦平之竹叶，平冲降逆止呕，以辛温药物为主，补肝助阳，益气降逆，则干呕不食、头晕目眩等症状自消。

三、隋代巢元方《诸病源候论》

隋代巢元方的《诸病源候论》是我国最早的病因证候学专著。该书以脏腑经络学说为核心，从病变新久、病性的寒热虚实等方面，分析病情的轻重缓急，并详载各科疾病的病因病机，对疾病的诊断和预后做了论述。该书归纳总结了肝的生理特点、脉象，肝病证候及治疗，于历代医家理论基础上有所补充，促进了调肝论在病因证候学层面的深入发展。

（一）肝之生理认识的阐述

巢元方基于《黄帝内经》理论，在《诸病源候论·肝病候》中系统阐述了肝之生理："肝象木，旺于春；其脉弦，其神魂，其华在爪，其充在筋，其声呼，其臭臊，其味酸，其液泣，其色青，其藏血；足厥阴其经也。与胆合，为腑而主表，肝为脏而主里。"除此之外，该书还发展了《黄帝内经》"肝藏血"的观点，如书中提到"肝藏血而候筋""肝主筋而藏血"等观点，说明巢氏认为肝中所藏之血可濡养筋,以维持人体的运动系统。巢氏还继承和发展了"肝开窍于目"的理论,如《诸病源候论·虚劳目暗候》云"肝候于目而藏血,血则荣养于目",说明巢氏认识到肝血充足对于目生理功能的正常起到至关重要之作用。

(二)肝脉体系认识的继承与归纳

在肝脉象方面,巢氏继承了《黄帝内经》《脉经》等著作中的诸多观点,详细描述了正常肝脉和病脉及与他脏相互影响的关系。依据这些脉象可以量病之浅深,判断病之发展趋势。如《诸病源候论·肝病候》言正常肝脉为"肝部,左手关上是也。平肝脉来,绰绰如按琴瑟之弦,如揭长竿"。而肝死脉则为"病肝脉来,急益劲,如新张弓弦"。若脉无胃气,即肝之真脏脉,书中称"真肝脉",提示肝气败绝之危候,其特点为"中外急,如循刀刃赜赜然,如新张弓弦"。他脏病变,亦可映及肝,会出现脉象对应的变化。巢氏对此类因他脏病变影响肝脉的脉象特点亦做了论述,如《诸病源候论·肝病候》言"反得微涩而短者,是肺之乘肝";"反得浮大而洪者,是心乘肝";"反得沉濡滑者,是肾乘肝";"反得大而缓者,是脾之乘肝"。这些总结对临床中以脉定证具有极其实用的指导意义。

(三)肝病病机与各科病候

《诸病源候论》对肝病首先分为虚、实两大类,以此作为辨证分类之纲,用以辨别疾病过程中邪正盛衰。《诸病源候论·肝病候》:"肝气盛,为血有余,则病目赤,两胁下痛引小腹,善怒。气逆则头眩,耳聋不聪,颊肿,是肝气之实也,则宜泻之。肝气不足,则病目不明,两胁拘急,筋挛,不得太息,爪甲枯,面青,善悲恐,如人将捕之,是肝气之虚也,则宜补之。"对肝气实、肝气虚的症候特点进行详细论述。

全书以脏腑辨证为中心,分病源67门,列症候1 700多条,包括了内、外、妇、儿、五官、皮肤、精神等各科疾病,其中不乏与肝相关的病机,极大地推动了调肝理论的发展。兹举例说明。

1. 风狂病 风狂病可由肝不藏魂导致。《诸病源候论·风狂病候》:"肝藏魂,悲哀动中则伤魂,魂伤则狂妄不精,不敢正当人,阴缩而挛筋,两胁骨不举。"说明神志异常类疾病与肝不藏魂相关,并说:"皆由血气虚,受风邪,致令阴阳气相并所致,故名风狂。"由此可知,此类风狂是因肝血亏虚,外受风邪,风邪入血,令阴阳气相并而肝魂不藏所致。

2. 胁痛 胁痛的发生与寒凝肝脉相关。《诸病源候论·胁痛候》:"阴气击于肝，寒气客于脉中，则血泣脉急，引胁与小腹。"肝之脉络布于胸胁，当寒邪侵袭于此，与肝经气血相搏，则"血泣脉急"，出现"胁下如刀刺""胁下拘急，其人涩涩而寒""脉弦而急"等临床表现。可见巢氏在阐述寒凝肝脉病机时，重视肝经气血的生理功能。

3. 肝劳　《诸病源候论·虚劳候》："肝劳者，面目干黑，口苦，精神不守，恐畏不能独卧，目视不明。"肝劳为肝之气血两虚，不能濡养所致。由于肝主筋，肝血亏虚则筋失所养，故肝劳还可表现为运动功能受损。正如《诸病源候论·虚劳伤筋骨候》所云："肝主筋而藏血……虚劳损血耗髓，故伤筋骨也。"

4. 目疾　在《诸病源候论》中记载了许多与目相关的症候，如"虚劳目暗候""热病毒攻眼候""时气毒攻眼候"等。正是基于《黄帝内经》"肝开窍于目""肝气通于目，肝和则目能辨五色矣"的理论，上述症候的病机均与肝有着密切联系。而在众多病机当中肝血不藏、目失濡养是多种眼病产生的根本病机。《诸病源候论·目病诸候》中明确指出有16候病机为肝血不足或肝虚。如《目黑候》云："目黑者，肝虚故也。目是脏腑之精华，肝之外候，而肝藏血。腑脏虚损，血气不足，故肝虚不能荣于目，致精彩不分明，故目黑。"除肝血不足外，书中还记载了肝气有热、风热乘肝、肝虚受风等病机，为中医治疗目系疾病从肝论治提供多种思路。

（四）总结肝病治则治法

巢元方对肝病的治疗遵循《黄帝内经》"虚则补之，实则泻之"的原则。如《诸病源候论·肝病候》提到"肝气之实也，则宜泻之""肝气之虚也，则宜补之"。又如对于"肝病为疟"者，治疗也是以辨明虚实为要，"其人若虚，则为寒风所伤；若实，则为热气所损。阳则泻之，阴则补之"。除对肝气虚实设有补泻二法以外，巢氏还总结了诸多调肝的外治方法，如《诸病源候论·中风候》的灸法："若肝中风，但踞坐，不得低头，若绕两目连额，色微有青，唇青面黄可治，急灸肝俞百壮。"还包括《诸病源候论·疟病诸候》提到"肝疟，令人色苍苍然，太息，其状若死者，刺足厥阴见血"，便是刺络放血疗法在肝病中的应用。

四、唐代孙思邈《备急千金要方》与《千金翼方》

唐代孙思邈所著《备急千金要方》与《千金翼方》，系统总结了唐朝以前的基础理论与临床各科方药。在调肝思想的继承与发展方面，该书将肝的病名和证型系统化，并于肝病虚实辨证过程中重视脉法，丰富了肝虚寒证的诊治体系。

（一）将肝的病名和证型系统化

《备急千金要方·肝脏》中，综合前人对肝系病的认识，列举了肝中风、肝中寒、肝伤、肝水、肝胀、肝着、肝积、肝疟、堕坠，以及经脉病、经筋病、经别病、青筋牵病等。孙氏还对肝病进行分证论治，对肝实热、肝虚寒、肝胆俱实、肝胆俱虚、肝劳、筋极等证分条列举，并附方剂在条文之后，以求方证同条，比类相附。

（二）肝病虚实辨证重视脉法

《备急千金要方·肝虚实》中论述肝实热、肝虚寒、肝胆俱实、肝胆俱虚必先列出脉象，足见其在肝病虚实辨证中对脉象的重视。如在肝实热一节中，首先描述"左手关上脉阴实者，足厥阴经也"，其次再论述"病苦心下坚满，常两胁痛，息忿忿如怒状"的肝实热病状；在肝胆俱实一节先描述"左手关上脉阴阳俱实者，足厥阴与少阳经俱实也"，其次论述"病苦胃胀呕逆，食不消"等肝胆俱实的表现。

（三）丰富肝虚寒证治

孙氏对肝虚寒进行了界定，已经形成了一套完整的肝虚寒证诊治体系："左手关上脉阴虚者，足厥阴经也，病苦胁下坚，寒热，腹满不欲饮食，腹胀，悒悒不乐，妇人月经不利，腰腹痛，名曰肝虚寒也。"针对不同类型的肝虚寒证候，分别创制了补肝汤、补肝散、补肝酒、防风补煎、槟榔汤等方剂。补肝汤主治"肝气不足，两胁下满，筋急，不得太息，四肢厥冷，发抢心腹痛，目不明了，及妇人心痛，乳痛，膝热消渴，爪甲枯，口面青者"。主要针对肝虚寒而经脉失养，血行不畅，瘀热内生的病机，关键治疗在温补肝气。又如补肝散治"左胁偏痛久，宿食不消，并且目晄晄昏，风泪出，见物不审，而逆风寒偏甚，消食破气，止泪"，针对肝虚寒后脾胃运化无力，宿食内停一证而设。方中用桂心、天雄、干姜、细辛、山萸肉温补肝阳以助脾运化，参、苓、术、草、薯起到健脾益气之功，大黄、橘皮、陈麦曲、大麦蘖、厚朴行气消导，丹参、贯众行血分之滞，复加川芎、独活、防风、桔梗、菊花、五加皮等风药振奋肝阳。全方共计 23 味，其药味虽多，但配伍依旧严谨，终令肝邪散逸，诸证悉除。

（张立山，武晓薇，弓雪峰）

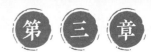

第 三 章

两宋金元时期

——儿科肝病体系创新,杂病治肝学术争鸣

两宋金元时期是调肝理论的学术争鸣与迅速发展的阶段。在此时期,儿科肝病体系创新,杂病治肝学术争鸣。两宋期间是古代科技文化蓬勃发展的重要时期,中医学亦随之迅速发展,如北宋名医钱乙《小儿药证直诀》总结并创新了肝的生理,以及肝相关疾病的病因病机、诊断方法、临床表现及治疗,将调肝论拓展至儿科领域;《内外二景图》形象描述肝脏象体用之别,丰富了肝脏象理论的内涵。金元时期虽战乱纷争,但在中医学界却流派纷呈、百家争鸣,即《四库全书总目提要》所谓"医之门户分于金元",具有代表性的是金元四大家。易水学派张元素擅长五行用药,发展了肝的苦欲补泻用药理论;其弟子补土派李杲继承并发展了他的学术思想和风药调肝的用药特色;而河间学派刘完素完善了对《黄帝内经》肝分属疾病的相关内容,运用五行关系妙解疾病病机;朱震亨对他们的思想进行汇总和整理,并自成一派,提出自己的独到见解,肝肾相火随君动,治宜疏肝解诸郁。总之,两宋金元的医家著作对调肝论的丰富和发展,做出了不可磨灭的贡献。

一、北宋钱乙

《小儿药证直诀》在儿科发展史上占有重要地位,详细阐述了小儿的生理病理、诊断方法与临床表现、方药治疗。该书在《黄帝内经》五行理论基础上,结合张仲景《金匮要略》和孙思邈《备急千金要方》《千金翼方》中有关脏腑症状的归纳和论述,发展了五脏辨证理论,进一步完善了肝病的辨证论治。

(一)肝之生理

1. 肝与变蒸　变蒸,是古代医家用来解释婴幼儿生长发育规律的一种学说。变者,变其情智,发其聪明,主要是指精神发育;蒸者,蒸其血脉,长其百骸,主要指形体发育。2岁以内的小儿,由于生长发育旺盛,其血脉、筋骨、脏腑、气血、神志等各个方面都在不断发育,蒸蒸日上,每隔一定的时间就有一定的变化,并且还可表现出一些症状,如发热、烦躁、哭吵、出汗等等,看似异常,实无病态。变蒸是小儿精神、形体阶段性生长发育的一种生理现象。变者生五脏,蒸者养六腑;变者上气,蒸者体热。小儿需得变蒸,方能生长。

书中阐明小儿变蒸就是五脏六腑逐一充盛的过程,每三十二日为一个周期。对小儿变蒸与肝胆的关系叙述为"一百六十日五变,生肝哭。一百九十二日六变,生胆,其发目不开而赤,肝主木,木数三",即肝、胆通过两个周期的变蒸而充盛。

2. 肝与面诊　面部分候五脏,通过观察面部不同部位色泽变化以诊察相应脏腑的病变。"左腮为肝,右腮为肺,额上为心,鼻为脾,颏为肾。赤者,热也,随证治之。"肝开窍于目,与目内证关系密切,其主色为青,故可通过观察目的颜色症状来指导治疗。如:"青者,肝热,泻青丸主之。浅淡者补之。"阐述了肝在面部的位置及肝与目内证的联系。

3. 肝与五脏证、五脏所主　《小儿药证直诀·疱疹候》提出五脏各有其证,各有所主。如"五脏各有一证,肝脏水疱,肺脏脓疱,心脏斑,脾脏疹,归肾变黑。"五脏所主:"肝主泪,肺主涕,心主血,脾为裹血。""其疱出有五名,肝为水疱,以泪出如水,其色青小。"有利于诊断其内在的病变以指导治疗。

(二)肝病辨证体系

1. 肝与他脏关系　五脏是相互联系的整体,肝与他脏联系密切,相互影响,相互制约。如肝与肺的相互关系。肝病胜肺:"肝病秋见(一作日晡),肝强胜肺,肺怯不能胜肝,当补脾肺治肝。"肺病亦能胜肝:"肺病春见(一作早晨),肺胜肝,当补肾肝治肺脏。"

在斑疹部分,解释了斑疹与心、肝、脾的关系。如:"疱疹由内相胜也,惟斑疹能作瘖。疹为脾所生,脾虚而肝旺乘之。木来胜土,热气相击,动于心神,心喜为热,神气不安,因瘖成痫。斑子为心所生,心生热,热则生风,风属于肝,二脏相搏,风火相争,故发瘖也。"

2. 肝与疾病病因病机　肝与多种疾病相关,肝病可成为引起诸多疾病的病因,如在《肝有风甚》篇中提到,肝风可导致抽搐。"凡病或新或久,皆引肝风,风动而止于头目。目属肝,风入于目,上下左右如风吹,不轻不重,儿不能任,故目连扎也。"在《早晨发搐》篇言:"因潮热……此肝旺。"

3. 肝病临床表现　五脏病有各自独特的临床表现，《小儿药证直诀》系统描述了肝病的临床表现。如根据肝之虚实划分，"肝主风，实则目直，大叫，呵欠，项急，顿闷；虚则咬牙，多欠，气热则外生气，气温则内生气"。肝热导致的"手寻衣领及乱捻物"；肝风导致的"目连扎不搐"；肝有风甚导致的"身反折强直不搐"。

4. 肝与疾病治则　在疾病的治疗上，钱乙继承了前人的治疗原则："视病之新久虚实，虚则补母，实则泻子。"

二、北宋朱肱

朱肱为北宋著名医家，其著《内外二景图》现已亡佚，据《朱提点内境论》，原著用图画展示了人体脏腑、经络的走行与分布，描述各脏腑经络的生理功能和地位。其中，对肝脏象描述为"肝者木也，阴未退听吁之而出，故其治在左，其位在右"。指出其升举疏泄之职体现于左，为通行诸气的"用"，而解剖位置在于右，为主司藏血的"体"。至于形态，则描述为"肝有独叶者，有二叶者，有三叶者"。将抽象的脏象经络体系形象化，指出肝脏象体用之别，丰富了肝脏象理论的内涵。

三、南宋许叔微

许叔微是南宋著名医学家，他的突出贡献是将《伤寒论》中八纲以及类证鉴别内容提炼出来并将其推广至杂病，因此临床上许氏既是研究《伤寒论》的大家，也是治疗杂病的高手。如《古今医案按·伤寒》评说："仲景《伤寒论》，犹儒书之《大学》《中庸》也，文辞古奥，理法精深。自晋迄今，善用其书者，惟许学士叔微一人而已。所存医案数十条，皆有发明，可为后学楷模。"具体到调肝法，许氏也多有创新。兹举例说明。

（一）伤寒法明调肝理

许氏在《伤寒百证歌》中提出咳嗽的分经论治，其中提及"小柴治咳值千金"，将小柴胡汤治疗咳嗽的用法提升至新高度。

许氏在调治妇人伤寒病时，强调女子以血为先天的生理基础，认为"产前安胎，产后补血"是治疗大法。认为产后妇女大便难、郁冒、自汗皆是血虚所致，肝藏血，女子又以肝为先天，故许氏治疗予柴胡四物汤补阴抑阳，顺应了肝体阴而用阳之性。其中以小柴胡汤疏泄少阳、畅达肝气，以四物汤养肝血、助肝用,故诸症均在调肝之中平息。

肝藏血,故《伤寒论》中"血室"的生理功能与肝有密切关系。如许氏称热入血室是"邪入经络,与正气相搏,上下流行,或遇经水适来适断,邪气乘虚而入血室。血与邪迫,上入肝经,肝既受邪,则谵语如见鬼状"。治疗或用小柴胡汤,或小柴胡汤加生地,或刺期门随其实而泻之,意在理肝之虚实。

又如在经方的活用方面,许氏认识到肝有热邪可淫于胃经,治疗予承气汤泻肝。并告诫后人:"不通诸医书以发明隐奥,而专一经者,未见其能也。须以古今方书,发明仲景余意。"

(二)杂病妙法从肝出

许氏《普济本事方》中收录了大量治疗杂病的方剂,其开篇即论"中风肝胆筋骨诸风",无论从论述的篇幅还是列举的方剂来看都比其他章节更详细,其中多有建树,对后世启发极大。

1. 养肝祛风疗失眠 《黄帝内经》云"肝藏魂""肝藏血,血舍魂""肝者,罢极之本,魂之居也",许氏据此认为肝虚受风、魂散不守为失眠之一大病机。故《普济本事方》首载珍珠母丸、独活汤二方,许氏用此治疗"肝经因虚,内受风邪,卧则魂散而不守,状若惊悸",可谓颇具特色。其在方后枚举病案一则,里面提到了肝魂不藏的临床特点,"神气不宁,每卧则魂飞扬,觉身在床而神魂离体,惊悸多魇,通夕无寐";又言"以脉言之,肝经受邪,非心病也",这打破了"众皆以为心病"之窠臼。不难看出许氏对于肝脉了然于胸,对于病机的把握也是恰到好处,治疗予珍珠母丸和独活汤二方,一月而病起。

珍珠母丸由珍珠母、酸枣仁、柏子仁、龙齿、当归、熟地、人参、茯神、沉香、犀角、辰砂、金银花、薄荷组成,功能滋阴养血、重镇安神。方中以珍珠母为君,佐以龙齿,许氏称"珍珠母入肝经为第一,龙齿与肝相类故也",且二味色皆青,故专于平肝降逆。参、归、熟地皆以滋养阴血而设,柏、枣、茯神清养摄纳,辅佐亦最得力,故叶桂称本方"藉水之滋养,肝风得熄,飞扬者得以镇静,使坎离交合,神气自旺"。然此类失眠缘肝虚受风,独用珍珠母丸必滋养镇潜有余,而祛风之力不及。故许氏在珍珠母丸下另立独活汤,由独活、羌活、防风、人参、前胡、细辛、五味子、沙参、白茯苓、半夏曲、酸枣仁、甘草、乌梅、生姜组成。羌、独、防、辛、前胡皆风药,用以祛肝木之风;邪犯于肝,犹虑肝木乘犯脾土,参、夏、苓、草、生姜俱入足太阴,以守中宫正气;五味、酸枣、乌梅味酸,收敛散逆之气;复以沙参润肺金以制肝木。故两方并用,俾肝邪得去,肝血得养,肝木得平,肝魂得藏,故使神静而寐。

2. **风入肝脾话中风** 许叔微所处年代,中风多以外风立论。许氏在中风的治疗上,强调内虚邪中的病机,故常常祛邪与扶正并用,但在脏腑的调治方面,重在肝脾二脏。如他在用地黄酒以"治风在肝脾,语謇脚弱,大便多秘";在竹沥汤方后注"治中风入肝脾,经年四肢不遂,舌强语謇";在防己汤后称此方"治久风邪入肝脾二经,言语不转"。皆说明许氏所论述之中风病,其病机很大部分源于风邪入肝脾。症状也大抵表现为舌强、语言謇涩、四肢活动不利等等,与现代病之脑血管病的某些表现类似。

四、金代张元素

金代张元素是易水学派创始人,在其代表著作《脏腑标本寒热虚实用药式》《医学启源》中,对《黄帝内经》苦欲补泻理论多有发挥,按照五行五味归类药物,发展了中药理论,对后世影响颇深。

(一)发展肝之苦欲补泻,举例具体药物

张元素《医学启源》中总结肝病用药方法,提出了补虚、泻实、温寒、清热的治肝原则,并把《素问·脏气法时论》中的苦欲补泻理论以具体药物运用举例说明。其书中载有:"肝苦急,急食甘以缓之,甘草。肝欲散者,急食辛以散之,川芎。补以细辛之辛,泻以白芍药之酸。肝虚,以陈皮、生姜之类补之。经曰:虚则补其母。水能生木,水乃肝之母也。苦以补肾,熟地黄、黄柏是也。如无他证,惟不足,钱氏地黄丸补之。实则芍药泻之,如无他证,钱氏泻青丸主之,实则泻其子,心乃肝之子,以甘草泻之。"明确指出了治肝法及五行生克治法,可见,肝虚可以通过补肾达到滋水涵木之效,肝实则可通过泻心火达到实则泻子之功。

(二)根据肝之疏散通达,灵活运用风药

张元素在《医学启源》中认为"药有气味厚薄,升降浮沉,补泻主治之法,各各不同",并将药物分为五类。其中,"风升生"一类收载有防风、羌活、独活、柴胡、升麻、川芎、细辛、藁本、蔓荆子、薄荷、麻黄、荆芥等二十味。以上药味,味薄气轻,发散上升,临床以解表升散为主要功用,在弟子李杲书中称为"风药"。张元素将以上药物以"风升生"分类,是根据五运六气理论。风为木运,处于阳气升发阶段,正当一年之春,肝所主时。如此以"风升生"归类药物,其药理之内涵就不仅限于解表发散,而是与肝的升散疏达相联系。这样的分类法,可以说是对中药理论的新贡献,是张氏的创见。对其弟子及后世具有一定

影响,并且形成应用风药的独特风格,尤其对李杲影响最大。

五、金代李杲

李杲,字明之,晚年号东垣老人,易水学派另一代表人物,尽得张元素真传,代表作有《脾胃论》《内外伤辨惑论》等,对肝在脾胃气机升降中的地位及风药的拓展运用上颇有建树。

（一）肝与脾胃气机升降

《脾胃论》重点阐述了脾胃生理特性、病理变化及在疾病发生上的作用特点,宗《黄帝内经》《难经》之旨而发挥之,就气运衰旺、饮食劳倦、热中证等专题做进一步论述,并详述补中益气汤、升阳益胃汤、调中益气汤等补脾胃诸方的主治应用、加减配伍,着重论述脾胃虚损与其他脏腑、九窍的关系,以及饮食伤脾等证主方和有关治验。李杲虽为补土派医家,但并非仅仅着眼于脾胃,在阐述脾胃理论的同时,对调肝理论也进行了总结阐述。他在《兰室秘藏·脾胃虚损论》中谈及脾胃气机升降与肝气升发关系密切。正如晚年他针对张元素所创的枳术丸用荷叶,悟出:"荷叶之体……其色青,形乃空,青而象风木者也。食药感此气之化,胃气何由不上升乎?"且云:"其主意用此一味为引用,可谓远识深虑。"可见李氏在调理脾胃气机升降之时,尤为重视肝木升发之性对中土的影响。

（二）代表方中的调肝思路

李杲认为瘀血容易积于胁下,在治疗瘀血疾病时尤其重视行肝经之血气。如他在《医学发明·中风同堕坠论》中提到,"血者,皆肝之所主,恶血必归于肝,不问何经之伤,必留于胁下。"所创立的复元活血汤,主治"从高坠下,恶血留于胁下,及疼痛不可忍",以当归和血,甘草缓急,复以桃仁、红花、天花粉、山甲破血润血,大黄荡涤败血,全方以柴胡为君,引诸药入少阳、厥阴。李氏的调肝思想曾拓展运用至肺系疾病的治疗,如他的加减泻白散,主治"阴气在下,阳气在上,咳嗽呕吐喘促",在泻白散的基础上添入青皮以泻肝。

（三）拓展运用风药特色

在张元素的基础上,李杲将风药广泛用于升阳解表、升阳举陷、升阳胜湿等方药治法。他认为脾之"清气""清阳"与肝胆生发之气有密切关系。《内外伤辨惑论》言:"谷气者,升腾之气也,乃足少阳胆、手少阳元气始发生长、万化之别名也。"又言:"胃气、谷气、元气、甲胆上升之气,一也,异名虽多,正是胃气上升者也。"这里把胃气与肝胆之气联系起来，因为"春升之气"是肝胆功能的体现。《脾胃论》亦提及："胆者，少阳春升之气，春气升则万物安。故胆气春升，则余脏从之。胆气不升，则飧泄、肠澼不一而起矣。"他认为脾胃的升清降浊功能依赖于肝胆的疏达功能。而肝胆的疏达，可以通过风药的升提疏散作用来实现，这与运用理气药物（如木香、陈皮等）疏肝不尽相同。比较而论，纯理气药物只疏不升，而用风药疏肝，是以风药的升发之性启发肝胆的春升作用，而这正是肝胆功能的根本所在。由此可知，李杲擅长配用风药疏肝，并通过治肝而达到治脾的目的。

六、金代刘完素

河间学派代表人物刘完素，倡导"火热论"，遣方用药善用寒凉，后世称其为"寒凉派"。他深化了《黄帝内经》肝分属疾病的理解，在书中运用五行关系妙解病机。

（一）结合运气释诸风，厥阴风木解掉眩

在解释《黄帝内经》五运主病之肝木时（"即病机十九条"），刘氏注解道："诸风掉眩，皆属肝木。掉，摇也。眩，昏乱旋运也。风主动故也。所谓风气甚，而头目眩运者，由风木旺，必是金衰不能制木，而木复生火，风火皆属阳，多为兼化，阳主乎动，两动相搏，则为之旋转。故火本动也，焰得风则自然旋转。如春分至小满，为二之气，乃君火之位；自大寒至春分七十三日，为初之气，乃风木之位，故春分之后，风火相搏，则多起飘风，俗谓之旋风是也，四时皆有之。……故《经》曰：曲直动摇，风之用也。眩运而呕吐者，风热甚故也。"结合肝脏象之生理病理及运气学说，透彻地解释了《黄帝内经》病机十九条中的"诸风掉眩属肝"。

（二）土虚木乘诠转筋，独树一帜说狂越

刘完素善用五行生克关系妙解疾病病机，扩展思路，创新许多医学观点。以"转筋"为例，《素问玄机原病式》言："夫转筋者，多因热甚、霍乱吐泻所致。以脾胃土衰，则肝木自甚，而热燥于筋，故转筋也。"土虚木乘，即脾胃虚弱，肝木相乘，则热胜伤津，筋脉失于濡养，则见转筋。又如"狂越"，诠释道："狂者，狂乱而无正定也。越者，乖越礼法而失常也。夫外清而内浊，动乱参差，火之体也；静顺清朗，准则信平，水之体也。由是肾水主志，而水火相反。故心火旺则肾水衰，乃失志而狂越也。或云：重阳者狂，重阴者癫。则《素问》之说不同也。

《经》注曰：多喜为癫，多怒为狂。然喜为心志，故心热甚则多喜而为癫也；怒为肝志，火实制金，不能平木，故肝实则多怒而为狂也。况五志所发皆为热，故狂者五志间发，但怒多尔。"以心火亢旺、肾水亏损解释狂越失志，对前人所注"多怒为狂"观点，加以补充，仅以肝木实火解释狂越，不够全面，认为五志皆令人狂，非独怒也。

七、元代朱震亨

元代滋阴派代表人物朱震亨对易水学派、河间学派的思想进行汇总和整理，并自成一派，在调肝论方面提出自己的独到见解：肝肾相火随君动，诸郁治疗重疏肝。

（一）相火随君动

朱震亨在《格致余论·阳有余阴不足论》中道："主闭藏者肾也，司疏泄者肝也，二脏皆有相火，而其系上属于心。心，君火也，为物所感则易动。心动则相火亦动，动则精自走，相火翕然而起，虽不交会，亦暗流而疏泄矣。"指出相火随君火而起，肝火可疏泄，肾火应闭藏，相火"寄于肝、肾二部，肝属木而肾属水也"，相互为用。

（二）疏肝解诸郁

朱震亨开创"六郁"学说，分有气、血、痰、火、湿、食郁六种，以气机不畅为关键，强调"气血冲和，万病不生，一有怫郁，诸病生焉"。并提出六郁的病机脉证治法："气郁者，胸胁痛，脉沉涩；湿郁者，周身走痛，或关节痛，遇阴寒则发，脉沉细；痰郁者，动则喘，寸口脉沉滑；热郁者，瞀闷，小便赤，脉沉数；血郁者，四肢无力，能食，便红，脉沉；食郁者，嗳酸，腹饱不能食，人迎脉平和，气口脉紧盛者是也。"创越鞠丸、六郁汤等，以治气郁为主，统治诸郁，方中以疏肝行气药为多，尤以川芎、香附等常用，随证加减。

（张立山，弓雪峰，陈申达）

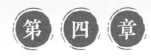

明 清 时 期

——妇科调肝特色鲜明，肝病证治完善发展

明清时期是调肝理论的全面整理、深化、发展阶段，妇科调肝特色鲜明，肝病证治完善发展。这一时期，官方医疗组织机构健全，有利于中医学著作的全面整理工作开展，如明代李中梓《医宗必读》、缪希雍《先醒斋医学广笔记》等著作，丰富与发展了调肝理论；清代叶桂、王泰林逐步完善了肝病辨治体系，尤其王泰林《西溪书屋夜话录》可谓论肝治肝的典范，对后世影响颇深，傅山《傅青主女科》注重女科疾病以治肝为本，完善了调肝论在妇科领域的广泛运用。

一、明代李中梓

李中梓尤其重视脏腑辨证，并在脏腑辨证时注重与四诊、八纲的密切结合，丰富了脏腑辨证内容。在倡"乙癸同源"的同时，将调肝思想运用到疾病的诊断和治疗中，对调肝理论进行了丰富和发展。

（一）倡导肝肾"乙癸同源"

李中梓作为温补学派的代表人物，从"乙癸同源"的角度对肝肾之间的生理关系进行了阐述。书中称："君火惟一，心主是也；相火有二，乃肾与肝。肾应北方壬癸，于卦为坎，于象为龙，龙潜海底，龙起而火随之。肝应东方甲乙，于卦为震，于象为雷，雷藏泽中，雷起而火随之。泽也，海也，莫非水也，莫非下也。故曰乙癸同源。"提示辨证要将肝肾作为一个整体，也为后世温病学派创立三焦辨证学说，将肝肾疾病归属于下焦病证奠定了理论基础。

李中梓倡导肝肾"乙癸同源"，尤其重视肝肾二脏的关系对于治疗疾病的意义。他认为："东方之木，无虚不可补，补肾即所以补肝；北方之水，无实不可泻，泻肝即所以泻肾。……然木既无虚，又言补肝者，肝气不可犯，肝血自当养也。血不足者濡之，水之属也，壮水之主，木赖以荣。水既无实，又言泻肾者，肾阴不可亏,而肾气不可亢也。气有余者伐之,木之属也,伐木之干,水赖以安。夫一补一泻,气血攸分;即泻即补,水木同府。总之,相火易上,身中所苦,泻水所以降气,补水所以制火,气即火,火即气,同物而异名也。故知气有余便是火者,愈知乙癸同源之说矣。"论述颇为精辟。

(二)从肝论治内伤杂病

李中梓阐述了如头痛、狐疝、吐酸等内伤杂病的发生均与肝相关,主张从肝论治。在鉴别头痛和头风时称:"头风必害眼者,经所谓东风生于春,病在肝,目者,肝之窍,肝风动则邪害空窍也。"他认为狐疝是因肝病所生,认为:"环阴器,上抵少腹者,乃肝经之部分,是受疝之处也。一切疝证,非肝木受邪,即肝木自病,此言狐疝,乃肝经自病也。"此外,肝旺又是引起泄泻的重要因素,因"肝应于春,属木主风,春伤于风,肝受邪也。木旺则贼土,夏令助其湿气,则生飧泄"。惊、恐等神志病的发生也和肝有关,指出"肝应东方……风木多振动,故病为惊骇""肝藏血,血不足则恐"。更以吐酸为例,"胃热则呕,而酸者肝之味也,火盛金伤,不能制木,则肝木自甚",将吐酸的发病责之于肝,因而他主张以左金丸为主方泻肝安胃。另外,李中梓在其他病症的治疗方面也重视调肝理论的应用。如以真珠母丸治疗"肝虚受风,卧若惊状";以人参散治"肝肾虚而多恐,不能独卧";以小柴胡汤治疗肝咳等,均展现其从肝论治内伤杂病的特色。

二、明代缪希雍

明代缪希雍现存三部医学著作,即《神农本草经疏》《本草单方》《先醒斋医学广笔记》。其对调肝思想的主要贡献如下。

(一)从气机升降强调肝之重要

肝主疏泄,喜调达,恶抑郁。缪氏通过阐述气机升降,强调肝疏泄功能正常对人体的重要性。如:"天地之间,动静云为者,无非气也;人身之内,转运升降者,亦气也。"强调气机之升降顺调与否为"病之枢要""升降乃治法之大机"。

(二)释病机立治法,强调与肝相关

缪氏着重调理脾胃,但治脾不忘调肝。注重调畅情志以调肝疗疾,嘱咐病人戒暴怒、和肝气,以促进脾病的尽快恢复。而其对脾胃调理为"甘寒滋润益阴之有益于脾也",着意制肝实脾或益火扶土,既补充了李杲脾胃学说的不足,发展了脏象学说，又着重阐述了理脾调肝理论，促进了调肝理论的成熟。

在治法上，缪氏"治火气上炎，首重下气"。对阴血亏耗，阳气偏亢所致的虚火升浮，则参用降气之法。缪氏对降气法有新的发挥，其治法可归纳为：润肺降气法、清降肺胃法、降逆止呕法、降气平肝法、滋阴降火法、降气豁痰法、降气凉血法、补气降气法等。

缪氏独创吐血治法三要，即"宜行血不宜止血，宜补肝不宜伐肝，宜降气不宜降火"。其中"宜补肝不宜伐肝"意为肝乃将军之官，主藏血；吐血者，肝失其职也。养肝则肝气平，而血也有所归；伐之则肝虚不能藏血，血愈不止矣。出血证多是因肝阴不足，肝阳偏亢，气血逆乱，使肝藏血失职，用补肝降气法，使气降血行而血止。

（三）强调中药炮制对肝的作用

药物的不同炮制方法对疾病的作用不同："治肝胆之实火，则以猪胆汁浸炒；治肝胆之虚火，则以醋浸炒。"苦寒猪胆汁助药泻肝胆实火，而醋酸收敛阴则能治肝胆虚火，对后世治疗肝病的药物炮制加工具有较高参考价值。

三、明代张介宾

张介宾作为温补学派的代表医家，善用熟地滋补肝肾精血，故人称"张熟地"。他的《景岳全书》对多种疾病的调肝法进行了总结，推动了调肝理论的发展。

（一）杂病之中的调肝理论

1. "肝邪"的提出 张氏在杂病的调治方面重视肝的作用，《杂症谟·论肝邪》认为"五阳俱败，肝失所养，则肝从邪化，是曰肝邪"。《杂症谟·论治血气》提出"肝邪"的病机是"本由肝血之虚，肝血虚则燥气乘之，而木从金化，风必随之"。由此种肝血虚引起的口眼㖞斜、半身不遂、四肢无力和掉摇拘挛等筋骨病，悉从养血除燥法，使真阴复而假风自散，不宜更投风药燥其血。

2. 肝气横逆诸病 张氏在阐释肝实证的发病机制与治疗中认为，肝主疏泄，在志为怒，故"暴怒伤肝，逆气未解而为胀满或疼痛者，宜解肝煎、神香散，或六郁汤，或越鞠丸；若怒气伤肝，因而动火，以致烦热，胸胁胀满或动血者，宜化肝煎"。此外，木能疏土，张氏在论治泄泻时将肝与脾的关系进一步细化，认为"虚实有微甚，则治疗宜分轻重耳"是处理好肝脾关系的原则。若年少气实而泻选平胃散或胃苓汤，若肝气未平作胀满者用解肝煎，若脾气稍弱者用二术煎。

（二）新方八阵的调肝创新

新方八阵包括，补、和、攻、散、寒、热、固、因。补阵当中的贞元饮，治"气短似喘，呼吸促急，提不能升，咽不能降，气道噎塞，势剧垂危者"。张氏认为这些症状是由"元海无根，亏损肝肾"所致，用熟地一二两滋补肝肾精血，当归二三钱养血补肝，甘草安奠中土，令下元充盛，则虚喘渐平。散阵里的正柴胡饮，于表药当中加入柴胡一味，疏肝以散邪，此方治疗表证初期宜平散者。又肝肾阴寒内盛，可出现小腹冷痛，睾丸坠胀，张氏遇此证创立暖肝煎治之，使肝经得诸药温养，故而多效。

四、清代傅山

傅山的《傅青主女科》重视脏腑、气血、经络理论，基于肝血多虚、肝气多郁的特点，重视肝与妇科经、带、胎、产、杂病的关系。治疗上强调顺应肝的特性及与脾肾之间的关系，拓展了调肝论在妇科领域的广泛临床运用。兹就傅山在《傅青主女科》中的调肝思想，分述如下。

（一）疏肝开郁，注重养血柔肝

肝体属阴而主藏血，肝用为阳亦主疏泄，喜条达而恶抑郁。生理情况下，肝体得阴血之濡养而能够发挥正常的生理功能；而病理状态，傅山认为"夫肝属木，其中有火，舒则通畅，郁则不扬"。若情志失调，肝疏泄不及，气机不畅，可发生多种病证。因而该书在带下病、血崩、调经、经闭乃至产后病等病证中提及疏肝之法。如《郁结血崩》篇云："妇人有怀抱甚郁，口干舌渴，呕吐吞酸，而血下崩者，人皆以火治之，时而效，时而不效，其故何也？是不识为肝气之郁结也。……盖肝之性急，气结则其急更甚，更急则血不能藏，故崩不免也。"明确指出肝气郁结亦可导致血崩的发生。因肝体阴而用阳，肝体宜柔，其治疗应将开郁与平肝相结合，创平肝开郁止血汤。虽言"以开郁为主"，但疏肝之柴胡、荆芥穗仅为一钱、二钱，而当归、白芍、白术平肝补虚之品均达一两。可见傅山的开郁柔肝法注重各自剂量关系，于养血柔肝药剂中伍以少量疏肝解郁之品。又如《产后郁结乳汁不通》载："两乳胀满疼痛，乳汁不通。人以为阳明之火热也，谁知是肝气之郁结乎？"又提到乳汁之化"必得肝木之气以相通"。此两乳作胀、乳汁不通是肝气郁结为病，以通肝生乳汤"大舒其肝木之气"，而阳明气血自通。其开郁之药柴胡仅为一钱，而柔肝之白芍、当归各有五钱，由此亦可知傅山所谓的疏肝开郁法实际上包括了"柔肝"在内。

（二）清降肝火，不忘疏肝解郁

肝为将军之官，其性刚燥。当肝气生发不畅，久之便郁而化火，肝火上奔下迫则可变生多种病证。例如《经水未来腹先疼》篇："妇人有经前腹疼数日，而后经水行者，其经来多是紫黑块，人以为寒极而然也，谁知是热极而火不化乎。"其经前腹疼，乃肝"抑拂其气而疼生"；肝火煎熬，则血成紫黑块。傅山认为，治疗若"泄肝之火，而不解肝之郁，则热之标可去，而热之本未除"。但清其热必有凉遏之虞，独用苦寒则会加重肝郁，故清肝与疏肝两法合用，创立宣郁通经汤。方中丹皮、栀子、黄芩、郁金清泻肝火，香附、柴胡等疏肝解郁，配伍归、芍养血柔肝，全方起到"补肝之血，而解肝之郁，利肝之气，而降肝之火"的功效。

（三）肝脾同治，以使肝疏脾健

肝属木，主疏泄；脾属土，主运化。从五行角度而言，木能够疏土；而在病理状态下，肝木却可乘犯脾土，早在《金匮要略》便已有"见肝之病，知肝传脾，当先实脾"的记载。傅山继承了前人的经验，在妇科病的调治中也注重肝脾两者之间的关系。譬如《嫉妒不孕》篇中云："妇人有怀抱素恶不能生子者，人以为天心厌之也，谁知是肝气郁结乎。"依照肝脾关系，肝木不疏，必乘犯脾土而致塞，引起腰脐、任脉、带脉乃至胞门的闭塞，故病不孕。治疗则以开郁种子汤解四经（肝、脾、任、带）之郁，以开胞胎之门。方中重用白芍、当归养血柔肝，且用酒洗开郁散结；白术健脾，且能"利腰脐间血"；茯苓宁心；香附乃解郁散结之良药；佐丹皮、花粉泻火润燥，因而能"解肝气之郁，宣脾气之困"，则腰脐利，任带通，胞胎自启。又如用完带汤治疗肝郁脾虚、湿土下陷之白带病。以大剂白术、山药（各一两）大补脾胃之气，稍佐柴胡、荆芥穗等疏肝之品，体现"寓补于散之中，寄消于升之内"，则肝舒脾健，清升浊降，带下症愈。

（四）肝肾同调，以求水木相生

肝与肾二者同源，相互滋养。肝之疏泄条达与调节血量的功能，依赖于肾阳与肾阴的滋助，肾阴（精）又需通过肝的疏泄而藏于肾。根据"滋水涵木"的理论，傅山治疗妇科病采用补益肾水来养肝木、解肝郁而开肾郁等方法。肝肾精血同源，他在《身瘦不孕》中认为本病多为血虚之故，而究其原因，"以肾为肝之母，母既泄精，不能分润以养其子，则木燥乏水，而火且暗动以铄精，则肾愈虚矣"。治疗以补肾水平肝木为法，因血旺火消，肝肾得藏，精不外泄，便身健而受孕。在《经水先后不定期》的论述中认为:"经水出诸肾,而肝为肾之子,肝郁则肾亦郁矣;肾郁而气必不宣,前后之或断或续,正肾之或通或闭耳。"指出月经先后不定期病机为肝郁导致肾郁,肾郁则经水不能正常化出。用定经汤治之(菟丝子、白芍、当归、熟地黄、山药、茯苓、黑芥穗、柴胡),疏肝郁以开肾之郁。

总而言之,傅山将调肝思想灵活运用于妇科疾病的诊疗当中,促进调肝理论的丰富与发展。

五、清代叶桂

叶桂,字天士,号香岩,清代著名医家。他世医出身,又先后拜师17人,勤求古训,博采众长,临证经验丰富,提出具有创新性的学术观点,创制许多新方,其观点对于当今中医临床仍有重要指导意义。

叶氏认为,"肝为风木之脏,因有相火内寄,体阴用阳,其性刚,主动主升,全赖肾水以涵之,血液以濡之,肺金清肃下降之令以平之,中宫敦阜之土气以培之,则刚劲之质得为柔和之体,遂其条达畅茂之性。"叶氏将肝病分为肝风、肝郁、肝火、肝瘀、肝寒、肝虚六类,在临证治疗中注重顺应肝的特点,用柔润而远刚燥,重达肝而忌呆补,且注重肝脏与其他脏腑的关系,其犯上侮中乘下,牵及其他脏腑,各随证治之。其调肝法可概括为以下三个方面。

(一)平肝阳,息肝风

内风乃身中阳气之变动,肝为风脏,内风之产生与肝脏密切相关,肝风内动可出现偏枯、眩晕、耳鸣、不寐、头痛等病症。

肝阴血不足之虚风证,不可发散沉寒,当以补肝为要,顺应肝之属性,辛以理气达肝,甘以缓肝润血,可用辛甘化风法,药用枸杞子、桂圆肉、归身、炙草、甘菊炭、女贞子。

内风壮火之证,不可纯用苦寒沉降之法,当以"苦降辛泄,少佐微酸",以苦辛酸降法,药用金石斛、化橘红、白蒺藜、真北秦皮、草决明、冬桑叶、嫩钩藤、生白芍,当以"养肝之体,清肝之用"为要。

若是因精血衰耗,水不涵木所致,治宜缓肝滋肾、滋阴潜阳,可用复脉汤、固本丸、虎潜丸等,药用生地、熟地、天冬、麦冬、山萸肉、枸杞子、牛膝、阿胶之类。

若是因营液内耗,风阳内扰,治以酸枣仁汤、补心丹、黄连阿胶汤等;若是心营热盛,内风上腾,治以黄连、竹叶、朱砂等清心营之热,以天冬、麦冬、生地等滋养营液,以龙骨、牡蛎、龟甲等镇摄风阳。

风阳上阻清窍,而出现机窍阻痹不灵,如口喝眼斜、耳鸣头蒙之症,可以白蒺藜、甘菊、桑叶之属轻清上行以清上焦之热,以天麻、钩藤、羚羊角之类清肝热、息肝风,以连翘、菖蒲轻清开窍,以橘红、胆星、竹沥、郁金化痰以清郁热。

（二）达肝郁,清肝火

肝性喜条达而恶抑郁,郁则气滞,初在气分,久延血分,更可郁而化火,或与痰风交织,可见暴厥、胁痛、眩晕、癫痫等症。

气郁化火,或是伤及血分,用药大旨以苦辛凉润宣通为主,不投燥热、敛涩、呆补,可用二陈汤、温胆汤、逍遥散之类,加以丹皮、黑山栀、郁金、菖蒲、夏枯草、薄荷、白蒺藜、桑叶之类,木土同治。

痰火风相交织,壅塞清窍,可致神识不清、头昏耳鸣、癫痫狂乱之症,可用当归龙荟丸、温胆汤、外台茯苓饮之类,加天麻、钩藤、白蒺藜之类清热化痰;若是本体先虚,风阳夹痰火壅塞之急症,如中风暴厥之类,先以紫雪丹、至宝丹急以开关,既以益气养血;痰壅无形之火,火灼有形之痰,痰火焦灼,阴液枯涸,则用甘寒生津并治痰火风,药用如天冬、麦冬、明天麻、甜梨汁、芦根汁、青蔗浆、鲜竹沥、柿霜。

（三）通肝络,治气血

叶氏提出"久病入络"学说,"初病在经,久痛入络,以经主气,络主血,则可知其治气治血之当然也。"气为阳,血为阴,病邪入血入肝络,可见疝、胃脘痛、胁痛等症,治法当以辛润宣通为主,可用旋覆花汤、金铃子散之类,如旋覆花、新绛、延胡、归须、桃仁、小茴香、白芥子之类,忌不可辛香刚燥。

浊阴凝聚肝络,阴寒为病,治法当以血肉有情之品入血入络,如仲景当归生姜羊肉汤之羊肉,或鹿茸、鹿角霜之类;以辛润之品温通散寒,如茴香、桂枝、橘核、乳香、木香、当归、枸杞子、桃仁、郁李仁、肉苁蓉之类。

总之,叶氏调肝灵活机变,辨寒热虚实,分经络气血,并与其他脏腑同治,或是辛甘化风,或是辛润通络,或是苦辛微酸,尽显叶氏圆机活法,用药精当。

六、清代吴瑭

吴瑭,字配珩,号鞠通,江苏淮阴人,是清代著名的温病学派医家。他创立三焦辨证,著有《温病条辨》一书,丰富了温病学的理论。此外,他在治疗杂病方面也继承和发展了张仲景和叶桂的学说,被后人誉为"叶氏之高第""仲圣之功臣"。吴氏对调肝理论的主要贡献在于,他深入挖掘了肝络理论并验之于临床,对温病后期病涉下焦肝肾的一系列证候,也总结了相应的治法与方剂。

(一)肝郁络瘀,治宜肝络

吴瑭受叶氏"初为气结在经,久则血伤入络"观点的影响,病因上重视肝气郁结这一始动因素。《吴鞠通医案》中习惯将肝郁所致之因写在病证之前,如初因肝郁、本有肝郁、病起肝郁、病因肝郁、由于肝郁、怒伤肝郁、老年肝郁、素有肝郁痰火等,或是在病证之后强调此是肝郁之证。当然,吴瑭眼中的肝郁,不仅仅局限于在经之气分,更为重要的是在络之血分。正如他在《医医病书·肝郁用逍遥散论》中指出:"今人见肝郁,金用逍遥散,效者半,不效者半,盖不知有仲景新绛旋覆花汤、缪仲淳苏子降香汤之妙也。"治疗上,吴氏提倡宣通肝络一法,认为"肝主血,络亦主血,同类相从,顺其势而利导之,莫如宣络""治肝者必治络",广泛应用于胁痛、痰饮、肝厥、肝痹、吐血、单腹胀、血淋等病证。常选用药物包括香附、当归须、桃仁、降香、旋覆花、苏子等,按寒热兼夹之不同加减化裁,热则"必加苦寒泄热",如郁金、川楝子之类,寒则"用温通络脉法",配伍桂枝、川椒等。

另外,吴氏认为水饮在肝也会影响到肝络。他借鉴了叶桂应用加味旋覆花汤通络化饮的经验,创制香附旋覆花汤作为悬饮胁痛的主方。该方出自《温病条辨·下焦篇》,由香附、旋覆花、苏子霜、广皮、半夏、茯苓块、薏仁组成。方中选用香附、旋覆花,以其"善通肝络而逐胁下之饮";苏子、杏仁降肺气而化饮,"建金以平木";配伍陈皮、半夏和胃化痰,茯苓、薏仁健脾利湿,针对肝郁饮停、肝络瘀阻之证,能起到化饮宣通肝络的功效。

(二)乙癸同源,治重如权

"乙癸同源"又称"肝肾同源",揭示了肝与肾在生理上相互资生,病理上相互影响的密切关系。该学说经温补学派医家的著述流传,对后世产生了深远影响。吴瑭辨治温热病所创立的三焦辨证,正是受到"乙癸同源"学说的影响,而将肝与肾一同归属于下焦。如《温病条辨·下焦篇》云:"热邪深入,或在少阴,或在厥阴,均宜复脉。……盖少阴藏精,厥阴必待少阴精足而后能生,二经均可主以复脉者,乙癸同源也。"在温热病的发展演变过程中,下焦病位最深,病情最重,病期最晚,往往是温病发展至后期,热邪羁绊下焦,致肾水劫烁,水不涵木,虚风内动。

对于下焦温病阴液涸竭的治疗，吴瑭有"治下焦如权，非重不沉"之说，认为必须借助咸寒滋腻、介类潜阳，以及血肉有情之品填补肝肾，以立复其真阴，代表方如三甲复脉汤、大小定风珠、专翁大生膏等。

七、清代王泰林

王泰林，字旭高，吸收历代著名医家论治肝病的学术思想，尤其深受叶桂影响，确立肝气、肝火、肝风三纲体系，从而创立"治肝三十法"。正如现代著名老中医秦伯未在《论肝病》一文中评价："王泰林关于肝气、肝风和肝火的治法，实际上包括了肝病的全部治法。这经过实际经验分析归纳，在临床上具有实用价值。"

（一）肝病知要，立三纲气火风

肝气、肝火、肝风三纲，始于气郁，化而为火，盛则为风。因此，郁而不舒为肝气，气郁化火为肝火，阳升无制为肝风。

肝气之证，其临床表现虽然复杂多变，而其基础则为肝失疏泄、肝气郁结。一旦肝之疏泄失职，或疏泄不及，或疏泄太过，往往致肝之经气不利，肝经所过部位胀闷疼痛；且往往影响及于各脏腑，而致多脏腑功能异常。如王氏所言："侮脾乘胃，冲心犯肺，挟寒挟痰，本虚标实，种种不同。"

而肝火之证，王氏指出："肝火燔灼，游行于三焦，一身上下内外皆能为病，难以枚举。如目红颧赤，痉厥狂躁，淋秘疮疡，善饥烦渴，呕吐不寐，上下血溢皆是。"

至于肝风之证，王氏指出："虽多上冒巅顶，亦能旁走四肢。上冒者，阳亢居多。旁走者，血虚为多。然内风多从火出，气有余便是火。"究其病性，为本虚标实之证，本虚因肝肾精血亏虚，标实表现肝阳上亢之象，会有眩晕、肢体偏废等症状。

（二）汇集古今，创治肝三十法

王泰林在《西溪书屋夜话录》中认为"肝气、肝风、肝火，三者同出而异名"，提出了著名的"治肝三十法"，乃是集前人经验，结合自身临床经验所得，具体且完善。肝气证治：疏肝理气，疏肝通络，柔肝，缓肝，培土泄木，泄肝和胃，泄肝，抑肝，散肝。肝风证治：息风和阳，息风潜阳，培土宁风，养肝，暖土以御寒风，平肝，搜肝。肝火证治：清肝，泻肝，清金制木，泻子，补母，化肝。肝寒肝虚等证治：温肝，补肝，镇肝，敛肝，补肝阴，补肝阳，补肝血，补肝气。

1. 疏肝解郁调肝气　认为肝气郁是肝火化风的基础,故疏肝解郁法均放在首位。疏肝理气法用药以气药为主,单纯肝郁,可用逍遥散、四逆之类;如入络,则旋覆花加血药,即疏肝通络法;阴不足,则予柏子仁、枸杞子、枣仁等"味取甘凉,或主辛润"柔之;伤脾则人参安胃散、六君子之类,加木香、白芍等培土泄木;泄肝则佐金、白芍之属,辛酸苦同用;上逆者橘皮竹茹汤、吴茱萸汤加桑叶、苏梗之品泄木降逆,药多辛通佐酸泄。在肝气论治中,王氏指出肝气尚可兼热兼寒,如肝气上冲于心,热厥心痛而用泄肝法(川楝子、延胡索、吴茱萸、川黄连)时,若兼寒则去川连加椒、桂;寒热俱有者,仍入川连,再加白芍;又如肝气郁结使用疏肝理气法时,兼寒加吴茱萸,兼热加丹皮、山栀等。

2. 虚实杂郁论肝火　肝火证治中,王氏认为肝火有实火、虚火和虚实错杂的郁火。如肝火偏盛是由水亏所致者,此即肝之虚火,根据乙癸同源之理则治以"虚则补母"法,用六味丸、大补阴丸等;又如郁怒伤肝,气逆动火,出现烦热、胁痛、胀满、动血等症,则治以化肝法,用景岳化肝煎,此即"清化肝经之郁火"。

3. 滋阴潜阳息肝风　对于肝风的治疗,肝风初期,阳不亢者,用羚羊角、钩藤、白蒺藜凉肝息风即可;肝阳有余者,王氏喜牡蛎和生地、女贞子等同用;因于土弱木乘者,可用酸枣仁加人参、山药、白芍等缓肝益胃;因于阴虚风动,则柔润息风,地黄饮子去阳热之品,加钩藤、菊花、薄荷等可用;若肝肾浊阴上犯,脾肾阳虚而见风虚头重眩苦极、不知食味的虚寒证,则宜以"暖土御风寒法",用白术附子汤。王氏在治肝风过程中,不全考虑为内风,而是治病求本,如搜肝法,即认为不仅有先内风后外风者,还有外风而引动内风者,应去外风则内风自平,药用天麻、羌活、薄荷、蔓荆子、防风、荆芥、僵蚕、蚕蜕、白附子等。

4. 补气养血温肝寒　除风、气、火三纲之外,王泰林还提出了肝有寒证、虚证等。若"肝有寒,呕酸上气"者,用温肝法,以肉桂、吴茱萸、蜀椒等辛温药物温肝散寒;若兼有中焦虚寒,"加人参、干姜,即大建中汤法",以辛温合甘温以辛甘化阳,温补中焦。对于肝虚证的治疗,分为气血阴阳,补肝气以天麻、白术等,补肝血以当归、川芎、牛膝等,补肝阴以地黄、白芍等,补肝阳以肉桂、川椒等,丰富了肝病的辨证论治体系,摆脱了"肝无阳虚证"等传统观念。

八、清代费伯雄

费伯雄为晚清时期孟河名医,以治杂病见长,尤其擅用调肝法治疗诸病。

他在《医醇賸义》中创制多首调肝良方，如"抑木和中汤""调营敛肝汤""涵木养营汤"等，均为后世医家所习用。费氏立论以和缓、平正为宗，治疗以清润、平稳为主，在他的医案中有大量关于肝木的论述，遍及内外妇儿各科，可见其治肝思路之广。

（一）同病各发，古方化裁新用

费伯雄将许叔微治疗失眠（肝虚受风，肝魂不藏）的珍珠母丸（组成为珍珠母、龙齿、当归、熟地黄、薄荷、沉香、柏子仁、人参、酸枣仁、犀角、茯神、金银花、辰砂）进行化裁，创制驯龙汤、驯龙驭虎汤、甲乙归藏汤，分别应对三种不同证型，寓清肝、疏肝、平肝、镇肝、养肝、柔肝等法于其中，并谓"同病各发，见症虽异，而致病则同，化裁变通……斯头头是道矣"，以此启发后世。

驯龙汤为珍珠母丸去犀角、柏子仁、人参、酸枣仁、茯神、金银花、辰砂，加羚羊角、杭菊、白芍、续断、独活、红枣、钩藤组成。肝体阴而用阳，肝阴血不足，肝体失养，易致肝阳亢逆无制。驯龙汤所驯之"龙"，实际上是肝肾龙雷之火。因而方中以生地、白芍、当归、红枣养血和营，柔肝缓急；以珍珠母、龙齿重镇平肝潜阳；羚羊角、薄荷、菊花、钩藤寓羚角钩藤汤之意，清肝透邪；沉香镇逆气，助龙火下行；续断补益肝肾，配风药独活以祛肝木之风，全方用治肝血不足、阳亢无制诸症。费氏曾治一患者，"五心烦扰，自头至腰时时作颤，坐卧不安"，予本方数十剂而愈。

驯龙驭虎汤为珍珠母丸去犀角、当归、人参、酸枣仁、茯神、金银花、辰砂，加玉竹、石斛、白芍、瓜蒌皮、琥珀、莲子组成。以方测证，本方肝热的程度虽不及驯龙汤，但同时兼有心火上炎的表现。故在珍珠母、龙齿、生地、白芍、玉竹、石斛平肝潜阳、养血柔肝的基础上，配伍琥珀、莲子清心，柏子仁养心安神，肝心同治，以使五脏安和。

甲乙归藏汤为珍珠母丸去人参、酸枣仁、犀角、茯神、金银花、辰砂，加柴胡、白芍、丹参、合欢花、红枣、首乌藤组成，治疗"身无他苦，饮食如常，惟彻夜不寐，间日轻重，如发疟然"，起伏而又延久不愈，左关独弦数，余部平平者。该方是费伯雄治疗不寐的经验方，他认为不寐鲜有间日轻重，而当厥阴与少阳同病时可见病情起伏之象。此证肝胆同病，故方以"甲乙"命名，"归藏"乃肝魂潜藏之意。从方药组成来看，取珍珠母丸之珍珠母、龙齿、薄荷、沉香、当归、生地黄、柏子仁平肝泄热，重镇潜阳，养血安神，加柴胡疏泄少阳，白芍、丹参养血柔肝，合欢花、首乌藤安神，使肝血得养，体用相和，肝魂潜藏。

（二）和营养血，用药尽现平和

费氏重视血的生理作用，认为"非血则无以润脏腑、灌经脉、养百骸……非血则无以充形质、实腠理、固百脉"，精血乃"人身之圣水""惟患其少，不患其多"。肝的特性为"体阴而用阳"，因而在调肝的认识上，他多从和营养血着手，补肝之体，以助肝之用。不仅治疗肝肾阴虚、营阴亏损之证选用养血滋阴法，而且对于肝胃不和、肝胃气痛等病证，也常用之。费氏调营和肝，首选四物汤，其处方中经常可见当归、白芍、生地、川芎、大枣等养血柔肝之品，并谓"肝无补法，养血便是补肝"。若营阴大亏，他常选用血肉有情之品龟甲，既峻补真阴又潜降龙雷之火。费氏虽师法丹溪滋阴，但处方中很少用到黄柏、知母等寒凉之药，代之以天冬、麦冬、南北沙参、石斛等凉润之品，体现其和缓的用药风格。

（三）疏肝理脾，倡导轻药联用

费氏认为，肝主疏泄，肝气条达则能疏泄脾土；反之，肝气太强，脾胃则会受到牵制。此类肝强脾弱之证，往往表现为中脘不舒，饮食减少，脉象以左关弦、右关沉细为特点。治疗上，费氏习惯在治肝的同时，配伍健脾益气之品，这样既滋化源，又能起到防患于未然的作用。用药上他提倡轻药联用，正如费氏所言："殊不知重药既可轻投，何不轻药重投，岂不更为妥当乎？"常用的疏肝之品包括青皮、广陈皮、厚朴、砂仁、乌药、枳壳、延胡索、木香、檀香、佛手、蒺藜等。这类药在处方中占比最大，但每药不过一二钱，一方面可以顺应肝喜条达之性，另一方面又可避辛燥劫阴之嫌，再配伍茯苓、白术等健脾之品，以实脾土、御木邪。

九、明清时期的其他医家

明清时期诸多医家，各自从不同侧面对肝进行阐述。如明代龚廷贤在《万病回春·咳嗽》中言："从来咳嗽十八般，只因邪气入于肝。"提到肝在咳嗽的发病机制中占重要地位，"从来""只"反映了龚氏重视用调肝法治疗咳嗽。薛雪将调和肝胃法广泛应用于杂病的治疗中，习用乌梅、白芍酸敛木气，寒则合用大建中汤温脾补土，热则配伍芩、连之苦寒泄热。王士雄治肝常配当归龙荟丸以泻痰火，不仅肝火用之，对肝阳、肝风亦常加减用之，冀痰火清、风阳息，肝木得以冲和。又如清代唐宗海，他认为小柴胡汤能"清里和中，升达其气，则气不结而外解"，对"肺经郁火""肝经郁火""热入血室"的治疗，皆以小柴胡汤主之，并在此基础上加减运用，足以体现唐氏对调肝的见解之深。

以上医家论述在一定程度上继承先贤学术思想，并进一步发展了调肝理论，为后世医家从肝论治杂病逐步奠定坚实的理论基础。

（张立山，武晓薇，陈申达，弓雪峰）

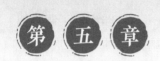

近现代时期
——从肝论治内科杂病，衷中参西，总结汇通

　　近现代时期是调肝理论的系统总结、综合汇通的阶段。1840年鸦片战争以来，医学著作主要体现了对中西医学的汇通以及对传统中医学的进一步总结。近代民国时期医家以汇通派的张锡纯为代表，他精研《神农本草经》，熟读《伤寒论》，又将肝之生理病理与西方的解剖学联系起来，立足经典，衷中参西，为后世调肝理论提供了一种新思路。现代医家对古往今来的关于肝的中医术语，如概念、症状、治法、方药等系统整理，归纳总结，形成完整的脏腑辨证体系。其中以蒲辅周、秦伯未为代表，将肝病的理法方药详尽总结，并在继承前人的基础上，创新发展。

一、张锡纯

　　张锡纯，字寿甫，其代表作《医学衷中参西录》立足中医，旁通西医，临证实录，论案相证，理法方药多有发明创新。他的调肝理论与用药亦颇具特色。疾病认识方面，他提出中风从肝论治，尤其是结合西医将中风分为"脑充血"和"脑贫血"，调肝论治主要体现在"脑充血"以镇肝熄风汤治疗；脱证治疗方面，认识到元气大脱病位在肝，用山茱萸敛汗补肝固脱；同时，张氏于遣方用药中，重视调肝药对的组合运用。

（一）镇肝熄风汤，平中风之逆

　　张氏根据《黄帝内经》"血菀于上，使人薄厥"，认识到中风与"怒"关系密切，结合病机十九条之"诸风掉眩，皆属于肝"，提出中风病位在肝。其中肝火热上逆所致中风者（脑充血），张氏创镇肝熄风汤治之。此方中，用牛膝引血下行，以龙骨、牡蛎、龟甲、芍药、赭石镇肝息风降逆，以玄参、天冬清肺平肝，其中最妙在川楝子引肝气下达、生麦芽顺木性及茵陈泄肝热，从而达到舒肝之效，诸药相合以达清热镇肝息风之功。

（二）山茱萸补肝，救元气之脱

《医学衷中参西录》载："凡人元气之脱，皆脱在肝。故人虚极者，其肝风必先动，肝风动即元气欲脱之兆也。"治元气脱证，则反常人所思之参附汤、独参汤，因"人参以救元气之下脱，犹足恃，而以救元气之上脱，若单用之转有气高不返之弊"。故予山萸肉、生龙骨、生牡蛎等，言"萸肉救脱之功，较参、术、芪不更胜哉"。其根据《神农本草经》所言，释其"萸肉既能敛汗，又善补肝，是以肝虚极而元气将脱者服之最效"。此山茱萸所救之元气脱，实乃肝肾阴虚至极所致，所谓阴脱是也。

（三）常用药举隅，彰调肝之法

张锡纯提出体强者，肝气郁滞，用柴胡、麦芽疏肝。如用二药配合治疗邻村霍某之胁痛，"知系肝经气郁火盛，急用柴胡三钱，生麦芽一两，煎汤服后至半点钟，肋下已不觉疼"。但体弱阴虚，不任柴胡升散者，用茵陈、麦芽配合治疗。至于虚证，张氏明确提出"肝虚"之词，其虚有"肝虚极而元气将脱者"之气脱重症，有"肝气虚弱不能条达"之气虚轻症，亦有"肝虚"胁疼、腿疼、四肢疼等肝阴血亏虚之证。元气将脱者与肝之阴血亏虚差别在于阴虚轻重程度不同，故治同以山萸肉，其痛者，可合当归、乳香之品活血利窍。而"肝气虚弱不能条达"者用大剂量黄芪治之，当为肝气虚之证；甚者可见肝阳虚之证，可佐桂枝等辛温以补阳。

二、蒲辅周

蒲辅周是近代外感温热病大家，主张寒温统一，经方时方同用，亦精于内、外、妇、儿各科，经验丰富，其中不乏调肝证治，疗效显著。蒲老对调肝理论及临床的贡献主要在以下方面。

（一）详述肝阳虚证治

针对历代医家重肝阴而很少谈及肝阳的现状，蒲辅周老先生提出"五脏皆有阴虚阳虚之别""肝阳虚则筋无力，恶风，善惊惕，囊冷，阴湿，饥不欲食"等论述。

1. 肝阳虚的客观依据 蒲老立足于《黄帝内经》，对肝阳虚的客观存在提出了大量的论据。如《素问·生气通天论》："阳气者，若天与日，失其所则折寿而不彰，故天运当以日光明。""凡阴阳之要，阳密乃固。"认为阴与阳的关系应当是阳主阴从,阳更具主导地位,故脏象学说当中包括肝阳。又《素问·阴阳应象大论》指出:"阴在内,阳之守也;阳在外,阴之使也。"阴阳互根互用之理即明。蒲老据此并结合肝的体用关系,认为肝"体"可以影响到肝"用",肝"用"亦可以作用于肝"体"。故肝之虚证,既应当包括了"体"的不足(即肝血、肝阴),又包括了肝"用"的不足(即肝阳)。

2. 肝阳虚的症状表现　肝阳虚属阳虚范畴,蒲老认为,肝阳虚是在气虚基础上更进一步发展而成,气机升降不利,枢机不灵,浊阴阻塞上下之道路,可见胸胁满闷连及少腹,入夜尤甚,肢厥乏力;"浊气在上,则生瞋胀",故纳食少,食则胀甚;肝阳不足生内寒,故面部青黑,恶寒自汗,口不渴或渴不思饮,小便清长,以及梦多寐少,睡中常发手足抽搐,脉沉弱或见虚数之象。因肝阳不足既可生内寒,也可疏泄不及而变生痰瘀积热,故寒热虚实错杂乃是肝阳虚的又一病机特点。

3. 肝阳虚治法　寒温并用:肝为厥阴风木之脏,水生木,木生火,亦为阴阳水火交接之地,故厥阴病常表现为寒热错杂。用药方面,蒲老认为寒温并用正切合了肝阳不足的病机特点,临床常用《伤寒论》厥阴病篇中乌梅丸、当归四逆汤、干姜芩连人参汤等方治之。

综上,蒲老执简驭繁,将肝经所过部位出现的病变、肝的生理功能障碍和外在表现、与肝相表里以及符合脏腑五行生克关系的病变,确属阳虚证候者,作为肝阳虚的辨证要点。

(二)理肝法治杂病举隅

蒲老虽重视肝阳虚证治,但临床治病亦不仅执此一端,仍然谨守病机,遵循辨证论治之准绳。

1. 溃疡法乎肝胃　蒲老曾治疗一例十二指肠溃疡,患者患病十三年,脘腹疼痛,尤以空腹时加剧,精神较差,小便黄,舌质红,苔黄,脉弦急。此属肝气郁滞,肝胃失和,横逆犯胃。用四逆散合左金丸加味,以疏肝和胃治之。药后腹胀减轻,睡眠仍差,大便不爽,小便稍黄,舌质红,苔转黄腻,脉仍弦数。乃肝胃不和,湿热渐露,改用越鞠丸加味,调肝胃,利湿热。三诊脘腹痛消失,食纳增加,脉缓不弦,舌质不红,苔薄黄微腻,用散剂缓调以资巩固。

2. 肝炎治从肝脾　蒲老认为肝炎的治疗应以调理肝脾为主,见世医有用板蓝根、大青叶、茵陈、栀子等苦寒之剂,谓其能抗肝炎病毒,而用之病情终不见好转,是因未明通调肝脾之理。故蒲老提出即使是急性肝炎亦不得滥用苦寒，伤脾败胃，否则促使转为慢性而迁延不愈。

3. 便秘两调肝脾　通便之法多端，或清热，或温阳，或益气，或润肠。蒲老曾治疗一例肠麻痹导致的便秘患者，该患者经多种常法通便治疗不效，被诊断为不治。依据《黄帝内经》肝主疏泄、脾主运化之旨，蒲老用四逆散加白术、泽泻，两调肝脾法，1个月后患者痊愈。四逆散原文中并未列出"便秘""不大便"等字眼，但细揣其病机为肝脾郁滞、气机不畅，四逆散又有疏肝解郁、调和气机之功，方证相应，故能效如桴鼓。

（三）瘟疫亦从调肝立论

蒲老对于瘟疫的证治尤为推崇清代医家杨璿（字栗山），其在《寒温条辨·发表为第一关节辨》中提出伤寒与瘟疫"唯初病解表前一节治法，大有天渊之别"。认为伤寒病发于外，寒邪内传，自外而内，宜辛温法开其腠理，如麻、桂、青龙之类；然瘟疫为病则大相径庭，温邪怫郁在里，由内而外，在内之郁热重，而在外之表证轻，故治法上宜有所侧重。蒲老常言："温病（即瘟疫）最怕表气郁闭，热不得越；更怕里气郁结，秽浊阻塞；尤怕热闭小肠，水道不通。"归结起来总不离"郁"字。此亦与肝主疏泄之用关系密切：肝气升发既可助邪气的外透，又可促肺令下行，终使清升浊降，肝肺相得益彰。

蒲老临证之中，善用杨氏之升降散，以辛凉宣泄，升清降浊。方中以僵蚕为君，蝉蜕为臣，姜黄为佐，大黄为使，米酒为引，蜂蜜为导。僵蚕、蝉蜕气轻味薄，合而用之，故能清透宣散郁热，行气分之郁滞。大黄、姜黄其性下行，辟秽活血解毒，又可导邪热下行，理血分之凝涩。米酒性大热，味辛苦而甘，驱逐邪气，无处不到。蜂蜜甘平无毒，其性大凉，清热而润燥。方名曰"升降"，盖取僵蚕、蝉蜕升阳中之清阳，大黄、姜黄降阴中之浊阴，一升一降，内外通和，上下分消，而杂气之流毒随之顿挫。且四药均入肝经，共同发挥其疏泄散邪之功。故蒲老对此方推崇备至，认为："治温疫之升降散，犹如四时温病之银翘散。"

三、岳美中

岳美中，原名钟秀，号锄云，是当代著名的中医内科和老年病学家。岳美中识病把握整体性与阶段性不偏废，施治讲究原则性与灵活性相统一，临证重视辨证论治与专病专证专方专药相结合。在调肝方面既总结前人经验，并参以己见，在理论与实践中多有发挥。

（一）肝的特性

岳老认为肝性多至刚易郁,宜柔不宜伐,宜泻不宜补;肝内寄相火,极易变动,亦寒亦热,故症状复杂,可见于多种杂病当中。

（二）肝病治法

岳老总结前人诊治思路,并参以己见,提出和肝、补肝、泻肝的治法,以此为纲领,纲举而目张。

1. 和肝（疏、调、柔、化） 岳老的治肝理念深受张仲景治少阳独取和法之启发,认为厥阴与少阳互为表里,少阳寒热往来,厥阴厥热胜复,正邪出入于表里阴阳之间,故厥阴病证往往寒热错杂、虚实互见,治疗当和其表里寒热气血阴阳。凡和解表里,协调上下,补虚泻实,寒热并用,疏导气血,苦辛分消者,皆谓之"和"。和肝当中,具体细分为疏肝、调肝、柔肝、化肝。

疏肝法遵王泰林分理气与通络二法,认为"郁结者疏之",当分轻重缓急,气滞轻者宜苏梗、橘叶、天仙藤、青木香、砂仁、竹茹、丝瓜络、陈皮、柴胡等;气滞重者用青皮、香附、广木香、乌药等;夹瘀则配郁金、玄胡、川芎。他也对狭义调肝法进行界定,认为"滞窒者调之",分"在气"与"在血",唯气血调和,则肝木畅达,常用香附、川芎、木香、川楝子等药。柔肝取法王泰林与张寿颐（字山雷）,提出"横恣者柔之",对于肝气胀甚,疏之更甚者,常用当归、杞子、柏子仁、牛膝;但岳老柔肝并非一味用阴柔之药,面对肝火炽盛,气火嚣张,阴柔药所不能及者,则又非羚羊角、川楝子清肝平木不能驾驭。化肝之中立"清化"与"化解"二法。若郁怒伤肝,气郁化火者,以张介宾化肝煎清化肝火;若"痰血食滞凝结者",用朱震亨六郁汤中化解郁结。

2. 补肝（养、镇、摄、敛、温、缓） 岳老补肝的概念远大于通常所说的针对肝虚的补肝,而是将镇肝、摄肝、敛肝等一系列治法纳入补肝条下。肝虚者补之理所当然,肝实者泻之即所以补。故补肝之中又分养肝、镇肝、摄肝、敛肝、温肝、缓肝。

肝主筋,故对肝血不足,筋脉失养,肝风走于四肢者,岳老崇王泰林养肝法,用生地、当归身、枸杞子、牛膝、天麻、三角胡麻、制首乌等,并言枸杞子是滋养肝肾真阴之妙品。若遇痰火上壅,体质尤实之人,则用赭石、朱砂之类,尤其推崇张锡纯赭石解,因其质重坠,善镇逆气、降痰涎,而无伤正开破之虞。若真阴不摄,则摄肝法允为相宜,习用介类及磁石作为摄肝药。若木气过泄,肝气浮者,岳老常用乌梅、白芍、木瓜、山萸肉等药,酸以敛之。如肝有寒,呕酸上气,宜温肝，药如肉桂、吴茱萸、蜀椒。若肝气甚而中气虚，则以炙草、白芍、大枣、淮小麦等以缓肝。

3. 泻肝（凉、平、破、抑、清、散、搜）　肝为刚脏，其气过盛，每夹风火痰血作祟，故岳老认为凡凉血、缓势、平逆、破气等皆所以泻肝。泻肝法中分凉肝、平肝、破肝、抑肝、清肝、散肝、搜肝。

岳老认为凉肝有针对肝热与肝血之别，凉肝热药如羚羊角、丹皮、钩藤、白蒺藜、夏枯草等；凉肝血药如生地、赭石、地榆、紫草、侧柏叶之类。破肝亦有在气在血之分，气结者，常用三棱、枳实破肝气；血结者，则配伍莪术、五灵脂、蒲黄、血竭、鳖甲、归身、桃仁以破肝血。对于肝气冲逆者，岳老随证参以平肝之药，如龙骨、龙齿、珍珠、决明子之属。若遇肝之气分热甚，则清肝法又与此相合。如病邪凝于肝，常灵活加用散肝之品以解除风火寒痰湿血毒。风气通于肝，肝病多有内外风相引者，则用搜肝之药，如天麻、羌活、独活、薄荷、僵蚕、蝉蜕、防风等。

（三）肝病中的调肝法

岳美中先生治疗肝病不拘泥于一方一法，重视辨证论治，力求方证相应。如他曾治疗一例慢性胆囊炎患者，右胁压痛，恶心纳差，腹部膨隆，鼓肠嗳气，脉弦大。投大柴胡汤加味后胁痛、纳差、嗳气均减，唯微热未退，转方小柴胡加鳖甲、青蒿、秦艽、郁金。又如一黄疸患者，胁微痛，心下痞满，综合舌脉，少阳阳明证俱，以大柴胡汤合小陷胸汤治之，复诊见黄疸渐退，痞满稍舒，转氨酶亦明显下降。但是慢性肝炎有以肝血虚为主要矛盾者，故多以补养法调之，方如圣愈汤、八珍汤、十全大补汤等，充分显示辨证论治之精神。

四、秦伯未

秦伯未，名之济，号谦斋，是我国著名中医学家、中医教育家，著作颇丰。其在著作《谦斋医学讲稿》中明确肝病病名、病机、治法。

（一）明确病名

秦老强调在讨论肝病之前要先将有关的概念解释清楚。因此对相关的名词做出区分，如以八纲将肝的病机分类为肝虚、肝实、肝寒、肝热，以肝脏气特点分类为肝气、肝火、肝阳、肝风、肝郁，以肝病因病机所致病状分类为肝厥、肝积、肝着、肝咳、肝胀、肝水、肝痹、肝疟等。阐明这些名词的分类、出处、病因病机及临床表现，为系统治疗肝病确定了定义，统一了认识，奠定了理论基础。

（二）认识症状

秦老强调，诊断肝病必须认识其主要症状，抓住诊法中的若干重点；也应全面研究，不能把肝脏孤立看待，应系统详细地论述肝病的主症及治疗原则。如患者胁痛发作之前，出现胀满，时痛时止，逐渐增剧，治疗时应疏肝理气，痛久影响血分，则理气中佐以活血、清血。秦老制定出治疗肝病的四条基本法则，即：补肝用酸味，缓肝用甘味，疏肝用辛味，清肝用苦味。并提出除直接治肝外，还可通过相生相克的五脏关系指导调肝治疗，如滋肾养肝、佐金平木等。

（三）汇总治法

治法是根据证候而来。该书把一些治肝法名称归类汇总，重新整理，总结为：补肝、养肝、滋肝、柔肝、缓肝、和肝、敛肝、镇肝、搜肝、疏肝、散肝、化肝、平肝、泄肝、抑肝、清肝、凉肝、泻肝、温肝。在病变中所呈现的病机如肝气、肝火、肝阳、肝风等，亦须重点治疗，因而还有对应的治法，如疏气、理气、调气、舒气、清热、清火、降火、泻火、潜阳、息风、搜风等。

（四）灵活用方

秦伯未研究了治疗肝病的方剂，主要根据前人的处方用药经验，并在临床上灵活运用，达到使用成方而不为成方所束缚的效果。举例言四物汤多治疗肝病，但不限于肝病；举例滋水清肝散、羚角钩藤汤、大定风珠等方剂的组成及应用和配伍意义。秦老发现珍珠母丸、桑麻丸、小柴胡汤、四逆散、柴胡疏肝散、解肝煎、化肝煎、越鞠丸、逍遥散、丹参饮、一贯煎、龙胆泻肝汤、当归龙荟丸、泻青丸、当归四逆汤、暖肝煎、乌梅丸、青蒿鳖甲汤、鳖甲煎丸、左金丸、良附丸、金铃子散、四磨饮、白术芍药散等方剂可用于肝病治疗。在前人分类基础上，把肝病的治疗分为补肝、和肝、疏肝、清肝、温肝、镇肝等法，并列举各类常用药物，及其药性特点。强调研究药物，必须了解其本能，也须了解其配合后的作用，必须了解其主治，也须了解其副作用：全面了解药物才能在应用时事半功倍。提出肝病不是几个常用方剂所能解决的，并且不能固执于肝病方剂，必须进一步掌握灵活辨证施治的方法。

秦伯未先生从根本上对肝病的理法方药整理总结，将其中的大法细目详尽叙述，使后学获悉比较完整的肝病基本理论，进而对肝病有较全面的认识和掌握。

（张立山，弓雪峰，陈申达）

小　结

综上所述，《探源篇》通过追溯中医学发展历史，历数各朝名家论肝、治肝之成就，希冀能对调肝论的起源、发展，直至逐渐成熟的过程有具体而深刻的认识。

历朝历代医家之代表作，彰显着他们对调肝论理、证、法、方、药体系的形成所做出的贡献。

理：生理病理方面，肝脏象与肝经脉理论在先秦时期已具雏形，马王堆汉墓医书即可印证；成书于战国至秦汉的《黄帝内经》初步建立了肝脏象与肝经脉理论，提出了较为完备的生理病理思想；东汉《难经》《中藏经》等不断补充和完善肝脏象的生理特点与病理临床表现；西晋《脉经》总结了肝的生理，并主要从肝之脉象方面详细阐释和分析；隋代《诸病源候论》完成了肝病理的病因证候学层面的深入发展，唐代《备急千金要方》《千金翼方》初步总结肝的病名和证型，将其系统化；金元四大家在前人基础上，竞相创新解释肝脏象的生理病理；明清医家逐渐完善对肝脏象所主的临床表现和病机分析，如清代叶桂将肝病分肝风、肝郁、肝火、肝瘀、肝寒、肝虚六类；另外，北宋《小儿药证直诀》和清代《傅青主女科》分别促进了肝的生理病理学说在儿科、妇科等领域的丰富和拓展。

证：理、证是治法的基础，张仲景开辨证论治之先河，规范六经证候特点及治法；孙思邈《备急千金要方》《千金翼方》将肝的病名和证型系统化，补充构建肝虚寒证诊治体系；后世医家继承《黄帝内经》脏象学说及仲景理论，从脏腑八纲分证候为多；明清以降，叶桂创立了卫气营血辨证，提出"初为气结在经，久则血伤入络"的观点，对肝证之气分、血分有了明确的区分；吴瑭创三焦辨证体系，将肝肾归属于下焦，系统整理了温病后期病及下焦肝肾的一系列证候。

法：治则治法方面，调肝论之法也奠基于《黄帝内经》，既有药物治法，也包含针刺选穴；《难经》不断补充并完善；《伤寒杂病论》在此基础上将五行间的调肝治法运用于方药与针刺。后世继续完善发展，如钱乙强调治肝应与健脾、补肾相结合；又如李中梓根据肝易实、肾易虚的特点，确定补肾、泻肝的治法；清代王泰林立气、火、风三纲，全面系统总结肝脏象的治法，即"治肝三十法"。

方：方剂方面，《黄帝内经》朴素的十三方中，仅有四乌鰂骨一蘆茹丸治疗妇女气竭肝伤所致的血枯经闭;先秦《五十二病方》与东汉《伤寒杂病论》调肝方剂多可以方测证;《辅行诀脏腑用药法要》创制大小泻肝汤、大小补肝汤,发展了《素问·脏气法时论》苦欲补泻理论;北宋《小儿药证直诀》创泻青丸等治肝方剂。后世医家根据肝的生理病理与治则治法,仍有许多方剂不断创新补充。

药:具体用药方面,体现了中药的四气五味和升降浮沉,如《五十二病方》治痉病方以李实等酸甘柔肝;《伤寒杂病论》中柴胡剂疏肝导滞,调畅气血;易水学派张元素、李杲等根据肝之疏散通达,灵活运用风药,并提出了药物归经学说;朱震亨根据"六郁"学说,多用疏肝解郁药;明代缪希雍在中药炮制方面,用猪胆汁炮制以泻肝胆实火,用醋炮制以治肝胆虚火等。总之,历代医家在调肝具体用药方面各具特色。

近现代以来,以秦伯未为代表,将肝的理、证、法、方、药体系完整总结,系统整理,从而使后世学者对调肝论的学习,得以顺利传承和不断创新。

总而言之,通过追根溯源,我们认识到,调肝论在中医学脏腑辨证论治体系发展的历史长河中占据着重要地位。调肝不仅可治本脏、治本病,还可以肝胆为枢机,调节与肺、脾、肾、心、胃、肠等其他脏腑之关系;不仅可疏肝气、养肝血,还可以肝为切入点,调整全身气血阴阳之虚实。调肝的理论体系已基本完备,经历代医家于临床实践中的切实运用,积累了丰富而成熟的宝贵经验,这必将启迪后学,开阔思路,提高临床疗效。因此,在今后中医药的发展进程中,必将有强大的生命力和无限的拓展空间。

参考文献

[1] 马继兴.马王堆古医书考释[M].长沙:湖南科学技术出版社,1992.

[2] 田代华.黄帝内经素问[M].北京:人民卫生出版社,2005.

[3] 田代华,刘更生.灵枢经[M].北京:人民卫生出版社,2005.

[4] 张仲景.伤寒论[M].北京:人民卫生出版社,2005.

[5] 张仲景.金匮要略[M].北京:人民卫生出版社,2005.

[6] 华佗.中藏经[M].北京:学苑出版社,2007.

[7] 王叔和.脉经[M].北京:人民卫生出版社,2007.

[8] 王雪苔.《辅行诀脏腑用药法要》校注考证[M].北京:人民军医出版社,2009.

［9］巢元方．诸病源候论［M］.北京:中国医药科技出版社,2011.

［10］孙思邈．孙思邈医学全书［M］.太原:山西科学技术出版社,2016.

［11］李志庸．钱乙、刘昉医学全书［M］.2版.北京:中国中医药出版社,2015.

［12］田思胜．朱肱庞安时医学全书［M］.北京:中国中医药出版社.2006.

［13］刘景超．许叔微医学全书［M］.北京:中国中医药出版社,2006.

［14］郑洪新．张元素医学全书［M］.2版.北京:中国中医药出版社.2015.

［15］张年顺．李东垣医学全书 唐宋金元名医全书大成［M］.北京:中国中医药出版社,
      2006.

［16］宋乃光．刘完素医学全书［M］.2版.北京:中国中医药出版社,2015.

［17］田思胜．朱丹溪医学全书［M］.2版.北京:中国中医药出版社,2015.

［18］包来发．李中梓医学全书［M］.北京:中国中医药出版社,1999.

［19］任春荣．缪希雍医学全书［M］.北京:中国中医药出版社,1999.

［20］李志庸．张景岳医学全书［M］.2版.北京:中国中医药出版社,2015.

［21］黄英志．叶天士医学全书［M］.2版.北京:中国中医药出版社,2015.

［22］张存悌．傅青主医学全书［M］.沈阳:辽宁科学技术出版社,2013.

［23］王旭高．王旭高医书全集［M］.北京:学苑出版社,2001.

［24］龚廷贤．万病回春［M］.北京:人民卫生出版社,2007.

［25］唐容川．唐容川医学全书［M］.太原:山西科学技术出版社,2016.

［26］张锡纯．医学衷中参西录［M］.北京:中国医药科技出版社,2011.

［27］中医研究院．蒲辅周医疗经验［M］.北京:人民卫生出版社,1976.

［28］蒲志孝,何绍奇,张斯特．肝气、肝阳虚简论［J］.新中医,1979(03):11-15.

［29］岳美中．岳美中全集［M］.北京:中国中医药出版社,2012.

［30］秦伯未．谦斋医学讲稿［M］.上海:上海科学技术出版社,2009.

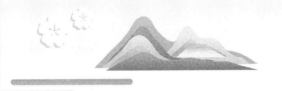

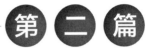

阐释篇——调肝之理法方药

本篇主要包括肝之脏象理论、肝病因病机、证候经纬、理法方药等内容。

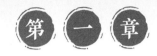

肝之脏象生理

　　肝的脏象生理是脏象理论的重要内容,其内容涉及肝的形态位置、阴阳五行属性、生理特性与生理功能、所附经络、形体官窍、配属的胆腑及肝与其他脏腑的关系等。

一、肝之形态位置

　　1. 肝的形态　　肝为分叶脏器,左右分叶,其色紫赤。右叶大而厚;左叶小而薄。肝的脏面凹凸不平,与腹腔器官相邻。脏面的中部有"H"形的两条纵沟和一条横沟。

　　2. 肝的位置　　肝位于腹部,隐藏在右侧膈下和肋骨深面,大部分为肋弓所覆盖,仅在腹上区、右肋弓间露出并直接接触腹前壁,肝上面则与膈及腹前壁相接。"肝居膈下,上着脊之九椎下"(《医宗必读·改正内景脏腑图说》),"肝之为脏……其脏在右胁右肾之前,并胃贯脊之第九椎"(《十四经发挥》)。

　　肝的形态位置,古有文献所载,今有解剖学可视,故无需过细描述,我们要详述的是具有中医特色的肝脏象学特点。虽同是解剖学上的肝,中西医对其功能的理解却有很大差异。

二、肝之阴阳属性

　　肝的阴阳属性为阴中之阳脏,体阴而用阳,肝藏血,应春而属少阳,具有充满生机、生发生长的特性,与胆互为表里。足厥阴肝经之多个分支上达头面,即"连目系,上出额,与督脉会于巅;其支者,从目系下颊里,环唇内"。其经络循行也体现了肝在五脏中"阴中之阳"的特性。

　　肝阴是肝的功能活动所依赖的基本物质之一。肝阴具有滋润、宁静、潜降、收藏等作用。肝为刚脏,其性主升主动;肝阴充足则制约肝阳,使其不亢,使肝脏得到充分的滋润与濡养。肝阴根于肾阴,肝阴充足则能相济于肾,使肾阴不亏。肝阳具有温煦、促进、上升、运动等作用,阳主气化,肝阳能蒸化肝阴为气,进而能促进肝的各项生理活动,使气机调畅,血运通利。正如《临证指南医案·肝风》所言"肝体阴而用阳"。

三、肝之五行属性

五行学说认为世界上的一切事物都是由木、火、土、金、水五种基本物质的运动变化而成,并以五行之间的生克、乘侮关系来阐释事物之间的相互联系。五脏类比五行,因肝具有主疏泄功能,喜调达恶抑郁,与五行中木性曲直条达生发的特性相同,故肝在五行属木。《黄帝内经》对肝之五行属性、生理特点有多篇论述,故在此不赘述。

四、肝主生发

肝主生发,是指肝脏具有主持气的上升、发泄的功能,对全身气机的疏通畅达具有重要作用,肝主生发主要表现在调畅气机方面。肝在五行属木,通于春气。《尚书·洪范》:"木曰曲直。"类比树木的生长伸展,肝气具有条达疏畅、生发生长特性。肝主春,是因为春季为一年之始,阳气始生,自然界生机勃发;而在人体,肝则主疏泄,恶抑郁而喜条达,为"阴中之少阳",故肝与春气相通应。如《素问·诊要经终论》曰:"正月二月,天气始方,地气始发,人气在肝。"因此春季在精神、饮食、起居诸方面养生,都必须顺应春气的生发和肝气的畅达之性。

升降出入是气的运动形式,人体脏腑经络等的生理活动无不赖气的升降出入以完成,人体气血阴阳的运行,法于自然阴阳升降消长之道。其中肝气的影响主要表现为升举、疏通之作用。肝脏应阳升之方,行春升之令,其气以生发为顺,主人体一身阳气之升腾。肝气生发则诸脏之气生生有由,化育既施,则气血充和,五脏安定,生机不息。由于肝气主生发之特性,决定了肝之病变以升泄太过、肝气上逆为多见,故前人称"肝气肝阳常有余"。

五、肝主疏泄

疏,《说文解字》释为"通",即疏导、开通之意;泄,有发泄、发散之意。肝主疏泄,是指肝脏具有疏通、调畅全身气血津液的作用。主要表现在调畅气机、调节情志、促进血液运行和水液输布、促进脾胃消化、调节生殖功能五方面。

1. 调畅气机 肝的疏泄功能,对各脏腑经络之气升降出入起着重要的调节作用,是维持全身脏腑经络、三焦水道等功能运行的重要条件。肝的疏泄功能正常发挥,则气机调畅,气血和调,经络通利,脏腑、形体、官窍等的功能活动也稳定有序进行。若肝失疏泄,气机不利,三焦水道不畅,水液不行,可致痰饮水肿等病变。

2. 调节精神情志 情志活动,指人的情感、情绪变化,是精神活动的一部分。情志活动分属五脏,由心所主。心主精神情志的功能,是与心主血脉密切相关的,而血的正常运行,又要依赖于气机的调畅,肝主疏泄,调畅气机,所以肝具有调畅情志的功能。肝的疏泄功能正常,则气机调畅,气血和调,心情舒畅,既无亢奋,也无抑郁,情志活动正常。

3. 促进血液与津液的运行输布 血液的运行和津液的输布代谢,有赖于气机的调畅。肝的疏泄功能,能调畅气机,通利三焦,使全身脏腑气血津液的运行畅达有序。

4. 促进脾胃的运化功能和胆汁分泌排泄 脾气以升为健,胃气以降为和。脾胃的运化功能,体现在脾胃之气的升降相因,平衡协调。肝主疏泄,调畅气机,有助于脾胃之气的升降,从而促进脾胃运化功能。此外,食物的消化吸收还要借助于胆汁的分泌和排泄,胆汁是参与饮食物消化和吸收的“精汁”。胆汁乃肝之余气所化,其分泌和排泄受肝疏泄功能的影响。肝的疏泄功能正常发挥,胆汁才能够正常地分泌与排泄。肝失疏泄,出现肝气郁结,或肝气上逆,胆汁不能正常分泌与排泄,致胆汁淤滞,出现食欲减退,黄疸,口苦,厌食油腻,腹胀腹痛等症。

5. 调节生殖功能 生殖功能指男子排精、女子排卵与月经来潮等,与肝的疏泄功能有密切的关系。男子精液的贮藏与施泄,是肝肾二脏之气的闭藏与疏泄作用相互协调的结果。肝气的疏泄功能发挥正常,则精液排泄通畅有度;肝失疏泄,则排精不畅。女子按时排卵,也是肝气疏泄和肾气闭藏功能相互协调的体现。气机调畅又是女子行经通畅有度的重要条件,肝气的疏泄功能正常,则月经周期正常,经行通畅;否则易见经期紊乱、不孕不育等症。

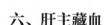

六、肝主藏血

肝藏血，是指肝脏具有贮藏血液、调节血量和防止出血的功能。肝藏血的生理意义有以下五个方面。

1. 涵养肝气　肝贮藏充足的血液，化生和涵养肝气，使之冲和畅达，发挥其正常的疏泄功能，防止疏泄太过或不足。

2. 调节血量　肝贮藏充足的血液，可根据生理需要调节人体各部分血量的分配。在正常情况下，人体各部分的血量，是相对恒定的；但是随着机体活动量的增减、情绪的变化、外界气候的变化等因素，人体各部分的血量也随之有所变化。当机体活动剧烈或情绪激动时，肝脏就通过肝的疏泄作用将所贮藏的血液向外周输布，以供机体的需要；当人体处于安静或情绪稳定时，机体外周对血液的需求量相对减少，部分血液便又归藏于肝。《素问·五脏生成》说："人卧血归于肝。"王冰注解说："肝藏血，心行之，人动则血运于诸经，人静则血归于肝脏。何者？肝主血海故也。"

3. 濡养肝及筋目　肝贮藏充足的血液，可濡养肝脏及其形体官窍，使其发挥正常的生理功能。如《素问·五脏生成》说："肝受血而能视，足受血而能步，掌受血而能握，指受血而能摄。"如果肝脏有病，贮藏血液减少，可出现肝血虚亏，濡养功能减退的症状。

4. 为经血之源　肝藏血称为"血海"，肝贮藏充足的血液，为女子月经来潮的重要保证。肝血不足时，可见月经量少甚则闭经。

5. 防止出血　肝主凝血以防止出血。气有固摄血液之能，肝气血充足，则有藏有摄而不致出血；又因血属阴，阴气主凝，肝阴充足，肝阳被涵，阴阳协调，则能发挥凝血功能而防止出血。故明代章潢《图书编》说："肝者，凝血之本。"因肝藏血功能失职，引起的各种出血证，称为肝不藏血。

肝主疏泄，其用属阳；又主藏血，其体属阴，故有"肝体阴而用阳"之说。《血证论·脏腑病机论》说："肝属木，木气冲和条达，不致遏郁，则血脉得畅。"肝的疏泄功能和藏血功能是相辅相成、相互为用的。肝主疏泄关系到人体气机的调畅，肝主藏血关系到血液的贮藏和调节，故二者的关系就体现为气与血的和调。肝疏泄功能正常，气机调畅，血运通达，藏血功能才有保障；肝藏血功能正常，则发挥血的濡养作用，不使肝气亢逆，才能保持全身气机疏通畅达。

七、肝主运动，为刚脏

运动是生命存在的形式，举凡目视、足步、掌握、指摄等肢体的各种运动都与肝脏精血的濡养布散有关，故《素问·经脉别论》云："食气入胃，散精于肝，淫气于筋。"肝之筋，与肢体运动有关。肝之所以主运动，一方面是通过其所主的筋和筋膜以联络骨干、关节、肌肉，完成肢体的各项运动；另一方面由于肝主藏血，五官九窍、四肢百骸得到血的濡养方可功能健全，此前已述。正是由于肝藏血，主生发，肝主筋，司运动，具有刚强躁急之生理特性，而言其为刚脏。

八、肝主藏魂，在志为怒

魂在传统中医理论中是人类精神活动的基本组成部分，是神之用。如《灵枢·本神》说："随神往来者，谓之魂。"《素问·宣明五气》进一步提出："五脏所藏，心藏神，肺藏魄，肝藏魂，脾藏意，肾藏志。"提示魂藏于肝，以血为其主要物质基础，肝血潜敛则魂安不扰，随神而动。

怒是人在情绪激动时的一种情志表现，由肝之精气所化，受肝主疏泄、生发功能之调节，故云肝在志为怒。怒为七情之一，属于生理功能，可以使气血上升、阳气升泄。在一定限度内的情绪发泄对维持机体的生理平衡有重要的意义。但大怒或郁怒不解，对于机体是一种不良的刺激，既可引起肝气郁结，气机不畅，精血津液运行输布障碍，形成痰饮、瘀血或及癥瘕积聚；又可致肝气上逆，血随气逆，发为呕血或中风昏厥。如《素问·举痛论》说："怒则气逆，甚则呕血及飧泄，故气上矣。"

九、肝之形体官窍

肝在体合筋，其华在爪，在窍为目，在液为泪。

"筋"，即筋膜，包括肌腱和韧带，附着于骨而聚于关节，是连接关节、肌肉，主司关节运动的组织。《素问·五脏生成》说："诸筋者，皆属于节。"正是由于筋的收缩、弛张，关节才能运动自如。因此，筋的内涵，实际应包括有收缩功能的肌肉和有传导支配作用的条索样组织（如神经）在内。筋的功能依赖于肝血的濡养。肝精肝血充足，筋得其养，才能运动灵活而有力，《素问·阴阳应象大论》称"肝生筋"；肝精肝血充足，则能耐受疲劳，并能较快地解除疲劳，故称肝为"罢极之本"。如果肝精肝血亏虚，筋脉得不到很好的濡养，则筋的运动能力就会减退。老年人动作迟缓,运动不灵活,动则容易疲劳,就是由于肝精肝血衰少,不能养筋之故。如《素问·上古天真论》说:"丈夫……七八肝气衰,筋不能动。"

"爪",即爪甲,包括指甲和趾甲,乃筋之延续,所以有"爪为筋之余"之说。《素问·六节脏象论》云:"肝者,罢极之本……其华在爪。"指出肝与爪有着密切的联系。爪甲有赖于肝精、肝血以濡养,因而肝之精血的盛衰,可影响到爪的荣枯;而观察爪甲的荣枯,也可以测知肝的功能正常与否。肝精、肝血充足,则爪甲坚韧,红润光泽。

"目",具有视物功能,故又称"精明"。目之所以具有视物功能,依赖肝精肝血之濡养和肝气之疏泄。《灵枢·脉度》说:"肝气通于目,肝和则目能辨五色矣。"肝的经脉上连目系,《灵枢·经脉》说:"肝足厥阴之脉……连目系。"肝之精血气循此经脉上注于目,使其发挥视觉作用。肝之精血充足,肝气调和,目才能正常发挥其视物辨色的功能。

目的视觉功能还依赖于五脏六腑之精的濡养。五脏六腑之精气,上注于眼窠部位,分别滋养眼的各个组织。《灵枢·大惑论》言:"五脏六腑之精气,皆上注于目而为之精,精之窠为眼,骨之精为瞳子,筋之精为黑眼,血之精为络,其窠气之精为白眼,肌肉之精为约束;裹撷筋骨血气之精而与脉并为系,上属于脑,后出于项中。"后世在此基础上发展了"五轮"学说,为眼科疾病的辨证论治奠定了理论基础。

"泪",由肝精肝血所化,肝开窍于目,泪从目出。故《素问·宣明五气》曰:"肝为泪。"泪有濡润、保护眼睛的功能。在正常情况下,泪液的分泌,是濡润而不外溢;但在异物侵入目中时,泪液即可大量分泌,起到清洁眼目和排出异物的作用。

十、肝之经络

足厥阴肝经是人体十二经脉之一,简称肝经。流注时辰为清晨一至三点,即丑时。足厥阴肝经与足少阳胆经相表里,循行路线起于足大趾爪甲后丛毛处,沿足背向上至内踝前一寸处(中封穴),向上沿胫骨内缘,在内踝上八寸处交出足太阴脾经之后,上行过膝内侧,沿大腿内侧中线进入阴毛中,绕阴器,至小腹,夹胃两旁,属肝,络胆,向上穿过膈肌,分布于胁肋部,沿喉咙,向上进入鼻咽部,上行连接目系出于额,上行与督脉会于头顶部。本经脉一分支从目系分出,下行于颊里,环绕在口唇内侧;又一分支从肝分出,穿过膈肌,向上注入肺,交于手太阴肺经。本经腧穴主治肝胆病症、泌尿生殖系统、神经系统、眼科疾病和本经经脉所过部位的疾病,如胸胁痛、少腹痛、疝气、遗尿、小便不利、遗精、月经不调、头痛目眩、下肢痹痛等症。

十一、肝与他脏关系

(一)肝与脾(胃)

肝主疏泄,脾主运化,胃主受纳腐熟水谷;肝藏血,脾生血统血,脾胃为气血生化之源。

肝与脾胃的关系具体体现在消化功能和血液、气机的运行三个方面。

1. 消化功能方面　肝主疏泄,主分泌胆汁,帮助脾胃对饮食物的消化。所以,脾得肝之疏泄,则升降协调,运化功能健旺。《血证论·脏腑病机论》云:“木之性主于疏泄,食气入胃,全赖肝木之气以疏泄之,而水谷乃化。”肝气主升,助脾胃运化升清,将脾胃所运化的精微转输布散周身;肝主疏泄亦有疏利调畅之功,助胃和降,使肠更虚更满,秽浊得下,气机得通,此即《医碥·五脏生克说》所云“木疏土而脾滞以行”。脾主运化,为气血生化之源。“饮入于胃,游溢精气,上输于脾,脾气散精”(《素问·经脉别论》),脾气健运,胃可受纳腐熟,水谷精微充足,才能不断地输送和滋养于肝,肝才能发挥正常的作用。正所谓:“肝为木气,全赖土以滋培,水以灌溉。”(《医宗金鉴·删补名医方论》)

2. 血液方面　肝与脾在血的生成、贮藏及运行等方面有密切的关系。肝藏血,肝血充足,藏泻有度,气机调畅,血量得以正常调节,则脾气的运化有源泉、有动力;脾气健运,血液的化源充足,则肝可藏血。肝脾两脏相互协调,血量调节得以正常,共同维持人体的血液正常运行。

3. 气机方面　肝胆与脾胃同居中焦,肝主疏泄,具有主升主动的生理特点,司一身气机的升降出入,脾胃为气机升降之枢纽,肝气条达,气机通畅,升降适度,出入有节,有助于脾胃之气的升降,从而促进脾胃的运化功能;脾胃之气的升降正常,又有利于肝的疏泄,二者相辅相成。

(二)肝与心

心主血,肝藏血;肝木、心火五行相生;心主神明,肝主疏泄,调节精神情志。

心与肝之间的关系,主要表现在血液和神志两个方面。

1. **血液方面**　心主血,心是一身血液运行的枢纽;肝藏血,肝是贮藏和调节血液的重要脏器。两者相互配合,共同维持血液的运行,如王冰所说"肝藏血,心行之"。全身血液充盈,肝有所藏,才能发挥其贮藏血液和调节血量的作用,以适应机体活动的需要,心亦有所主;心血充足,肝血亦旺,肝血充足,肝体得养,则肝之疏泄功能正常,使气血疏通,血液不致瘀滞,有助于心主血脉功能的正常进行。

2. **神志方面**　心主神明,肝主疏泄。人的精神、意识和思维活动,虽然主要由心主宰,但与肝的疏泄功能亦密切相关。正如《临证指南医案·郁证》所述"情怀失畅,肝脾气血多郁",血液是神志活动的物质基础。心血充足,肝有所藏,则肝之疏泄正常,气机调畅,气血和平,精神愉快。肝血旺盛,制约肝阳,使之勿亢,则疏泄正常,使气血运行无阻,心血亦能充盛,心得血养,神志活动正常。由于心与肝均依赖血液的濡养滋润,阴血充足,两者功能协调,才能精神饱满,情志舒畅。

(三)肝与肺

肝主生发,肺主肃降,肝升肺降,气机调畅,气血流行,脏腑安和。

肝和肺的关系主要体现于气机升降、气血运行、五行相制三个方面。

1. **气机升降**　"肝生于左,肺藏于右"(《素问·刺禁论》)。肝主少阳春温,生发之气;肺主太阴秋燥,肃降之气。其在人体,肝主疏泄,其气生发调达;肺主肃降,其气清肃下降。肝从左而升,肺从右而降,"左右者,阴阳之道路也"(《素问·阴阳应象大论》)。肝从左升为阳道,肺从右降为阴道,人体精气血津液运行以肝肺为枢转,肝升肺降,出入交替,则气机舒展,以维持人体气机的正常升降运动。

2. **气血运行**　气与血关系密切,明代龚廷贤《寿世保元》言:"人生之初,具此阴阳,则亦具此血气,所以得全性命者,气与血也。血气者,乃人身之根本乎。"肝肺的气机升降,实际上也是气血的升降。肝藏血,调节全身之血;肺主气,治理调节一身之气。肺调节全身之气的功能又需要得到血的濡养,肝向周身各处输送血液又必须依赖于气的推动。总之,全身气血的运行,虽赖心所主,但又须肺主治节及肝主疏泄和藏血作用的制约,故两脏对气血的运行也有一定的调节作用。

3. **五行相制**　肝在五行中属木,肺在五行中属金,根据五行相克规律,肺金克制肝木。在生理情况下,肝木要在肺金的制约作用下才能发挥正常的生理功能,即《素问·六微旨大论》"亢则害,承乃制,制则生化"。

(四) 肝与肾

肝与肾共居下焦,同具相火。肝藏血,肾藏精;肝主疏泄,肾主闭藏。因肝肾之间,阴液互相滋养,精血相生,故将肝肾之间的关系称之为"肝肾同源",或"乙癸同源"。

肝与肾的关系主要表现在精与血之间相互滋生、相互转化,疏泄与闭藏之间的对立统一。

1. 精血互生　肝藏血,肾藏精,精血相互滋生。在正常生理状态下,肝血依赖肾精的滋养,肾精又依赖肝血的不断补充,肝血与肾精相互资生、相互转化。精与血都化源于脾胃消化吸收的水谷精微,故称"精血同源"。

2. 阴阳互补　肝在五行属木,肾在五行属水,水能生木。肝肾同居下焦,阴阳相通,肾之阴阳为一身阴阳之根本,可补充滋养并调节肝之阴阳。肾阴涵养肝阴,使肝阳不致上亢,水为母,木为子,这种母子相生关系称为"水能涵木"。肝阴又可助肾阴,使肾水充盈;肾阳资助肝阳,共同抵御阴寒,使阴寒不盛。肝肾之阴阳相通、相互协调、相互制约,维持二脏阴阳的动态平衡。

3. 同具相火　相火是与心之君火相对而言的。一般认为,相火源于命门,寄于肝、肾、胆和三焦等。故《格致余论·相火论》曰:"(相火)寄于肝肾二部,肝属木而肾属水也。胆者,肝之腑;膀胱者,肾之腑;心包络者,肾之配;三焦以焦言,而下焦司肝肾之分,皆阴而下者也。"

4. 藏泄互用　肝主疏泄,肾主闭藏,二者之间存在着相互为用、相互制约、相互调节的关系。肝之疏泄与肾之闭藏是相反相成的。肝气疏泄可使肾气闭藏之开合有度;肾气闭藏又可制约肝之疏泄太过,也可缓其疏泄不及。这种关系主要表现在女子月经生理和男子排精功能方面。

5. 筋骨相维　肝在体为筋,肾在体为骨。肝藏筋膜之气而主筋,肾通脑髓之气而主骨,骨正筋柔,则轻捷多力,刚劲耐劳。《黄帝内经》称"肝为罢极之本""肾为作强之官"者是也。

（李成卫,赵兰才,武维屏）

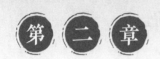

肝病因病机

一、病因

肝病病因主要有外感六淫、饮食、情志、劳倦、外伤等方面。

（一）六淫伤肝

六淫之中以寒邪伤肝为多见,其次为热邪伤肝、湿邪伤肝。

1. 寒邪伤肝 寒邪最易伤害肝脏及其经脉。侵袭肝脏或直中厥阴肝脉,经脉收引,阻碍阳气,清阳被遏,气血运行不畅,不能布达四末,筋脉失其所养而拘急,可出现胸闷、胁痛、腹痛、疝气、四肢厥冷抽搐等;寒邪侵袭肝脏,使肝脏对气机及情志的调节出现异常,影响到消化功能,可出现情志抑郁不舒、嗳气、叹息、呃逆、泛酸等;若寒邪循肝经上逆,则可使胃失和降,清阳被遏,甚则上犯巅顶,可出现巅顶疼痛、干呕、吐涎沫、眩晕等厥阴头痛病证。

2. 热邪伤肝 热邪包括暑邪、疫毒等阳性病邪。阳热之邪,其性炎上,主升腾躁动,易入血分,耗血动血,伤津生痈。如《素问·至真要大论》所云,"诸热瞀瘛,皆属于火""诸逆冲上,皆属于火;诸胀腹大,皆属于热;诸躁狂越,皆属于火"。邪热、疫毒之邪等蕴积肝经,上冲头目,内扰于肝,肝血不藏,肝魂不宁,或引动肝风,症见出血、眩晕、手足躁扰、夜卧欠安、痉挛震颤等症。

3. 湿邪伤肝 湿性黏腻,湿邪多与寒邪、热邪兼夹伤肝,可分湿热伤肝和寒湿伤肝。

（1）湿热伤肝:湿热之邪,侵犯中上二焦,湿热阻滞肝脉,可见面目发黄、胁痛呕吐、发热等;湿热之邪下注,肝脉绕阴器抵少腹,故多见阴部瘙痒潮湿、少腹睾丸肿痛坠胀、带下色黄等。

（2）寒湿伤肝:寒湿伤肝,易阻抑阳气,留滞经脉、关节,寒性趋下,易袭下部阴位，如《素问·太阴阳明论》所云"伤于湿者，下先受之"。故寒湿伤肝可致下肢关节肿痛、疝气肿痛、胁痛腹胀、积聚臌胀、黄疸色黯、阴挺等。

（二）情志内伤

情志有七，即喜、怒、忧、思、悲、恐、惊。正常的情志活动不会导致人体发病，只有当突然剧烈或持久的情志，超过了人体脏腑的调节能力才会致病。

1. 怒　因肝主怒，故过怒、暴怒，或肝脏的耐受能力不及、疏泄调畅功能失职，则会致病。郁怒伤肝有以下几方面：其一，扰乱肝气，升降失常。肝本喜条达而恶抑郁，主升善动，过怒使气上而不得下，升降平衡被破坏，肝气上冲，血随气逆，并走于上，而为头胀痛，甚则卒厥；或肝气横逆，犯及其他脏腑，如逆于肺则见咳逆上气、咯血，横逆于脾胃则腹胀闷痛、呕吐吞酸、飧泄。其二，扰乱肝血，体用失调。肝体阴而用阳，若怒气伤肝，阳用太过，则耗伤阴血；而阴血不足，肝体失养，反使阳用更逆更盛，疏泄失职，气血两病，形成体用两相失调之证。

2. 惊恐忧悲　惊、恐、忧、悲虽非肝所主，但肝主疏泄，调畅情志，故惊、恐、忧、悲太过依然易伤肝体及肝用。肝体受伤则魂不守舍，筋脉失养，血菀于上，致目视不明，悲伤欲哭，或惶惶然如人将捕之，或狂妄奔走；若肝用受累，则气郁、气结、气逆，或风阳内动、痰瘀互结，阻滞脉络清窍，而见痴呆癫痫、肝胀肝积、乳岩乳癖、瘰疬、中风抽搐等。

（三）饮食不节

饮食不节，先伤脾胃，但因木土相关，故饮食不节也是导致肝病发生的重要因素。饮食不节主要包括饮食偏嗜、饥饱失常、饮食不洁等。

1. 饮食偏嗜　饮食偏嗜主要指嗜酒、嗜食肥甘及过食酸辛等。

（1）过食醇酒或肥甘油腻：这是导致肝病发生的重要因素。嗜酒及肥甘厚味，损伤脾胃，脾失健运，湿浊内停，湿郁化热，熏蒸肝胆，导致肝胆湿热，气机阻滞，疏泄失常，使胆汁不循常道而外溢，浸淫皮肤及白睛，则引起黄疸病；肝胆湿热，阻碍气机，日久不愈，可煎熬胆汁结为砂石，阻滞胆道，形成胆石症；脾失健运，痰浊内生，阻碍肝脏气机，形成肥胖痰湿之体，膏脂积累，导致肝脏痰湿水饮瘀血停聚，引起肝脏肿大、疼痛，形成积聚癥瘕。

（2）过食酸辛：据《黄帝内经》五味入五脏理论，酸入肝而主敛，以制其肝气生发太过，从而保证肝血的潜藏，发挥其补养作用，故言"酸补肝"。若味过于酸，则伤肝脏，致肝气过敛，木气抑郁，气血瘀滞，遏伤土气，筋缓脉阻，或致筋脉挛急。又《素问·脏气法时论》曰"肝欲散,急食辛以散之",辛味有助肝气生发疏散之用。但辛散太过,可致肝气亢奋,升张有余,血热外溢。

2. 饥饱失常 主要为饮食过饱和过饥。"饮食自倍,肠胃乃伤",在损伤肠胃同时,也影响肝脏的疏泄功能,导致脂膏痰湿阻滞肝脏,形成肝积痞块等。过饥则营养不良,代谢失常,可致贫血消瘦、免疫功能低下。

3. 饮食不洁 饮食不洁主要伤及脾胃,引起多种肠胃病,如泄泻、痢疾及蛔虫病等。因肝胆胃肠相关,若蛔虫阻滞胆道可引起胁痛、呕吐、四肢厥逆等蛔厥之症。

(四)劳倦损伤

包括劳力过度、劳神过度、房劳过度三方面。由于五脏相关,肝主藏血、主情志、主疏泄,与劳倦所伤关系密切,本篇第一章肝之脏象生理中已有相关论述,此不赘述。

(五)外伤

外伤包括跌扑损伤及虫兽金刃所伤等。外伤一则伤筋动骨,二则动血生瘀出血,皆与肝脏密切相关,可致虚致实,化风化毒,寒热有别。

二、病机

1. 疏泄失常 由多种病因导致肝脏疏泄功能失常,从而出现各种病证,可分为疏泄太过与不及两种。

(1)疏泄太过:各种病因导致肝疏泄亢进,气机紊乱,精血津液外泄。病因如大怒、感受风湿热邪、过食炙煿酒酪以及肝病宿疾等,皆可使肝气过于疏泄。主要表现有出血,消谷善饥,泄泻,遗尿,遗精,发热,胁痛,腹胀,黄疸,带下病等。肝火暴盛则出现烦躁易怒,胸闷胁胀,头痛,眩晕耳鸣,面目红赤,失眠盗汗等;若肝火上逆,气血上冲,则见中风昏厥、咯血吐血等。

(2)疏泄不及:各种病因导致肝失疏泄,肝气升发不足,气机阻滞郁结。常见情志不快,郁郁寡欢,悲伤欲哭,喜太息,胸胁胀闷,乳房、少腹胀痛,甚则导致瘿瘤、乳岩等。

2. 血不归藏 血不归藏是由于内外病因引起的肝血亏虚,藏血不足,血溢脉外的病理改变。

(1)藏血不足:是指各种病因导致血亏,肝藏血不足不能满足机体需求。其原因有:①素体脾胃虚弱,生化不足;②先天不足,或劳欲伤肾;③失血过多;

④久病消耗。

（2）血不归藏：指各病因引起肝血失调，血不循经，溢于脉外。其原因有：①热入营血，迫血妄行；②肝阳亢盛，疏泄太过，肝血失藏；③瘀血阻络，血不循经；④外伤络损，血液外逸。

3. 肝风内动　《素问·至真要大论》曰："诸风掉眩，皆属于肝……诸暴强直，皆属于风。"一切痉挛、抽搐、手足震颤、项背强直等症状均属风证。临床上以肝阳化风、血虚生风、阴虚动风、热极生风、水泛风动五种证型为常见。

（1）肝阳化风：肝阳素亢，阳热化风，上扰清窍，致眩晕、薄厥、中风偏瘫等；或血随风动气逆，而见昏迷、言语謇涩、手足偏废、震颤麻木等。

（2）血虚生风：为多种原因，如热病后期阴血大伤、崩漏胎产失血过多等，导致阴血损伤，肝失所荣，筋脉失养，虚风内动，而致筋脉挛急等为主的病理改变。常见筋脉拘急，四肢麻木，手足瞤动，爪甲不容，面色无华，舌淡嫩，脉细弦等。

（3）阴虚动风：指肝阴亏虚，不能敛阳，虚阳化风，虚风内动的病理改变。多见于外感热病后期，阴液耗损，或内伤久病，阴液亏虚，导致肝阴不足，阴虚风动，筋脉失养。常表现为手足震颤、蠕动，肢体抽搐，眩晕耳鸣，口燥咽干，形体消瘦，五心烦热，潮热颧红，舌红少津，脉弦数。

（4）热极生风：指肝阳化火，火热生风之实证。多由热病极期，热邪入营，火热化风，风火夹痰蒙蔽清窍，扰乱神明，致筋脉拘急，高热神昏，抽搐痉挛，牙关紧闭，角弓反张等。

（5）水泛风动：水之制在脾，水之主在肾，脾之阳虚则湿难运化，肾阳虚则气不化水而水湿内停。水浸木朽，肝体不荣，肝风发动，而见手足瞤动，振振欲僻地，畏寒肢厥，小便不利，四肢沉重疼痛，腰以下水肿，呕逆泄泻，咳喘心悸。

4. 瘀血阻滞　是指多种病因导致肝经气血运行不畅，瘀滞不通，而产生以局部瘀青疼痛、麻木不用、癥积、出血等为特征的病理变化。其原因主要如下。

（1）寒凝肝脉：血因寒滞，而见胁肋或少腹、睾丸疼痛，疼痛部位固定不移，遇寒则甚，得温则舒，舌质黯淡，脉象弦紧。

（2）热迫血络：热性动血，热邪亢盛，迫血妄行，血溢脉外，出血成瘀。

（3）气滞血瘀：情志不遂，肝失疏泄，气滞血瘀，可见胁肋胀痛或固定部位刺痛。

（李成卫，赵兰才，武维屏）

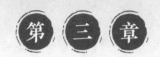

肝证经纬

论及肝之证候,当分肝脏自病证候和肝与他脏腑同病证候。为方便叙述,将前者称为"经",后者称为"纬"。肝脏自病(含胆)证候,从气、血、阴、阳、风、火、湿七个方面加以阐释,称"肝证七经";肝与他脏腑同病证候,指肝与脾、胃、肺、肠、心、脑、肾、膀胱同病,称"肝证八纬"。

一、肝证七经

肝脏在病理状态下的表现证候称为肝证,因胆附于肝,肝胆关系密切,故肝胆并称,肝证包括胆证。肝胆病证主要表现为藏血、疏泄、血行、情志异常、气郁化火、经络循行部位的症状以及胆汁分泌异常等,兹分气、血、阴、阳、风、火、湿七个方面论述。

(一) 气

肝胆之气病多见肝胆气虚、肝气郁滞、肝气上逆。

1. 肝胆气虚

临床表现:神疲乏力,抑郁不快,多梦,梦呓,胆怯易惊,胸胁满闷,善作太息,少腹坠胀,月经量少,舌淡胖,脉虚无力。

治法:益气养肝,安神定志。

方药:安神定志丸(《医学心悟》)加减。茯苓、茯神、远志、人参、菖蒲、龙齿、白芍、炒枣仁、当归等。

2. 肝气郁滞

临床表现:胸胁、少腹胀满或闷痛,善太息,食欲不振,嗳气频作,面色青,神情默默或易急躁,妇女可见乳房胀痛、痛经、月经不调,舌苔薄白,脉弦。

治法:疏肝理气,活血止痛。

方药:柴胡疏肝散(《医学统旨》)加减。陈皮、柴胡、枳壳、白芍、川芎、香附、炙甘草等。

3. 肝气上逆

临床表现:易怒,胁下苦满,心烦胸痛,时有眩冒,头痛,脘闷呕恶,舌淡红苔薄,脉弦滑。

治法:和肝降气,解郁止痛。

方药:四逆散(《伤寒论》)合金铃子散(《素问病机气宜保命集》)加减。柴胡、枳壳、白芍、茯苓、川楝子、延胡索、甘草、大枣等。

(二)血

肝之血病常见肝血不足、肝血瘀滞。

1. 肝血不足

临床表现:头晕眼花,目涩,视力下降,爪甲不荣,面白无华,或肢体麻木,关节拘挛,手足震颤,肌肉眴动,女子或见月经量少、色淡,甚至闭经,舌淡脉细。

治法:养血补肝。

方药:补肝汤(《医宗金鉴》)加减。当归、白芍、川芎、熟地、酸枣仁、木瓜、炙甘草、鸡血藤、阿胶等。

2. 肝血瘀滞

临床表现:面色紫黯,右胁下刺痛,夜晚加重,或伴有腹胀,体倦乏力,肝脾肿大,舌紫黯边有瘀斑,苔白,脉弦而涩。

治法:理气活血化瘀。

方药:血府逐瘀汤(《医林改错》)加减。赤芍、桃仁、红花、生地黄、当归、川芎、牛膝、柴胡、桔梗、枳壳、甘草等。

(三)阴

肝阴见证常为肝阴不足、阴虚火旺。

1. 肝阴不足

临床表现:头晕眼花,视力减退,目涩,胁肋隐隐作痛,乳房胀痛,口燥咽干,舌红少苔乏津,脉弦细。

治法:滋阴养肝。

方药:一贯煎(《续名医类案》)加减。北沙参、麦冬、当归、生地、枸杞子、川楝子、白芍、沙苑子等。

2. 阴虚火旺

临床表现：头晕眼花，两目干涩，口燥咽干，面部烘热或两颧潮红，五心烦热，潮热盗汗，妇女可见经少、经闭或月经先期，舌红无苔或少苔，脉弦细数。

治法：滋阴清肝。

方药：滋水清肝饮（《医宗己任编》）加减。熟地黄、山萸肉、茯苓、当归、山药、丹皮、泽泻、白芍、柴胡、山栀子、酸枣仁、女贞子、墨旱莲等。

（四）阳

肝阳见证以肝阳不足、肝阳上亢为多。

1. 肝阳不足

临床表现：神情默默，懒言，头晕头痛，神疲气短，胸胁满闷，少腹冷痛，善太息，手脚凉，便溏，舌淡，脉沉细。

治法：温阳补肝。

方药：暖肝煎（《景岳全书》）加减。肉桂、小茴香、茯苓、乌药、枸杞子、当归、沉香、生姜等。

2. 肝阳上亢

临床表现：眩晕耳鸣，头目胀痛，面红目赤，心悸健忘，失眠多梦，头重脚轻，舌红，脉弦有力，或脉细数。

治法：镇肝潜阳。

方药：天麻钩藤饮（《中医内科杂病证治新义》）加减。天麻、钩藤、生石决明、川牛膝、桑寄生、山栀子、黄芩、益母草、茯神、首乌藤、菖蒲等。

（五）风

肝之风证临床常见肝阳化风、热极生风、水泛风动、阴虚动风及血虚生风。前三者为偏实，后二者为偏虚。

1. 肝阳化风

临床表现：眩晕头痛，肢麻震颤，步履不稳，甚至耳鸣面赤，突然昏仆，口眼歪斜，半身不遂，语言謇涩，舌红，苔薄或腻，脉弦有力。

治法：平肝息风。

方药：镇肝熄风汤（《医学衷中参西录》）加减。怀牛膝、生龙骨、生白芍、天冬、生麦芽、代赭石、生牡蛎、玄参、川楝子、茵陈、生龟甲、甘草。

2. 热极生风

临床表现：高热口渴，头胀痛，神昏谵语，颈项强直，两目上视，手足抽搐，角弓反张,牙关紧闭,舌质红绛,苔黄燥,脉弦数。

治法:清热凉肝息风。

方药:羚角钩藤汤(《通俗伤寒论》)加减。羚羊角、钩藤、桑叶、生地黄、菊花、白芍、茯苓、川贝母、怀牛膝、代赭石、竹茹、甘草等。

3. 水泛风动

临床表现:肌肉瞤动,头眩心悸,站立不稳,振振欲擗地,畏寒肢厥,小便不利,四肢沉重疼痛,腰以下水肿,或泄泻,或咳喘,舌质淡胖边有齿痕,舌苔白滑,脉沉弦。

治法:益肾息风,养肝健脾。

方药:真武汤(《伤寒论》)加减。炮附子、白术、茯苓、白芍、生姜、葶苈子、钩藤等。

4. 阴虚动风

临床表现:手足震颤、蠕动,或抽搐,耳鸣如蝉,眩晕,口燥咽干,形体消瘦,午后或夜晚潮热,两颧潮红,五心烦热,舌红少津,脉弦细数。

治法:滋阴息风。

方药:大定风珠(《温病条辨》)加减。生白芍、阿胶、龟甲、熟地黄、火麻仁、五味子、生牡蛎、麦冬、炙鳖甲、鸡子黄、炙甘草等。

5. 血虚生风

临床表现:头晕眼花,肢麻震颤,手足拘挛,肌肉瞤动,皮肤赤疹瘙痒,爪甲不荣,面白无华,舌淡,脉细或弱。

治法:养血补肝。

方药:阿胶鸡子黄汤(《通俗伤寒论》)合当归饮子(《重订严氏济生方》)加减。阿胶、生白芍、石决明、钩藤、生地、生牡蛎、当归、茯神、鸡子黄、白蒺藜、防风、生黄芪。

(六)火

肝火分为实火、虚火。实火多见肝胆火旺,虚火多为虚火上犯。

1. 肝胆火旺

临床表现:头晕目眩,头痛如劈,目赤肿痛,面颊发红,心烦口苦,急躁易怒,失眠多梦,耳鸣如潮,甚或突发耳聋,舌边尖红,脉弦而数。

治法:清肝泻火。

方药:泻青丸(《小儿药证直诀》)加减。当归、龙胆草、川芎、栀子、煨大黄、羌活、防风、淡竹叶等。

2. 虚火上炎

临床表现:面部烘热,两目干涩,胁肋灼痛,五心烦热,潮热盗汗,吐血衄血,舌红少苔,脉细弦数。

治法:滋阴清火。

方药:大补阴丸(《丹溪心法》)或知柏地黄汤《医宗金鉴》加减。知母、黄柏、熟地黄、炙龟甲、猪脊髓、丹皮、白芍、山萸肉等。

(七)湿

痰饮湿毒都可聚于肝胆,临床以肝胆湿热、胆郁痰扰以及毒迫肝胆多见。

1. 肝胆湿热

临床表现:口苦心烦,胁痛灼热,往来寒热,食欲不振,厌油腻,乏力,小便黄赤而短,耳痛流水,或见黄疸,阴痒阴囊湿疹,妇女带下黄臭,舌红苔黄腻,脉弦。

治法:清肝利胆。

方药:龙胆泻肝汤(《兰台轨范》)加减。龙胆草、山栀子、黄芩、泽泻、木通、车前子、当归、柴胡、生地黄等。

2. 胆郁痰扰

临床表现:惊悸不宁,烦躁不寐,口苦呕恶,胸闷胁胀,头晕目眩,舌红苔黄腻,脉弦滑。

治法:清胆化痰。

方药:黄连温胆汤(《六因条辨》)加减。黄连、半夏、茯苓、陈皮、枳壳、竹茹、甘草、栀子等。

3. 毒迫肝胆

临床表现:起病急骤,黄疸迅速加重,身目黄如金色,高热口渴,烦躁不安,或神昏谵语,呕血便血,右胁疼痛,疼引肩背,便干尿黄,舌红苔黄,脉弦数。

治法:解毒除湿,利胆退黄。

方药:如金解毒汤(《景岳全书》)合茵陈蒿汤(《伤寒论》)加味。桔梗、甘草、黄芩、黄连、黄柏、栀子、茵陈、生大黄、熊胆粉、羚羊角粉等。

二、肝证八纬

(一)肝与脾胃

肝与脾胃的生理病理详见第一章中肝与他脏关系。肝主疏泄,脾主运化,胃主受纳,肝木与脾胃的病理相关主要表现在消化、血液与气机升降三方面。

1. 肝郁脾虚

临床表现:胁肋胀痛,头晕气短,面色萎黄,少气懒言,脘腹胀满,神疲乏力,大便不爽,月经不调,舌淡苔薄白或腻,脉弦细。

治法:舒肝健脾。

方药:逍遥散(《太平惠民和剂局方》)加减。柴胡、白术、白芍、当归、茯苓、薄荷、煨姜、炙甘草等。

2. 肝气乘脾

临床表现:肠鸣腹痛,痛则欲泻,泻后痛减,每因抑郁恼怒或情绪紧张而诱发,舌苔薄或薄腻,脉细弦。

治法:抑肝扶脾。

方药:痛泻要方(《丹溪心法》)加减。白芍、防风、炒白术、炒陈皮、山药、苏梗等。

3. 肝胃气滞

临床表现:胃脘痞满胀痛,连及两胁,攻撑走窜,每因情志不遂症状加重,时欲叹息,纳呆欲呕,精神抑郁,舌淡苔薄白,脉涩或弦。

治法:疏肝和胃。

方药:越鞠丸(《丹溪心法》)加减。川芎、苍术、香附、炒栀子、焦神曲、炒枳壳、清半夏等。

4. 肝胃气逆

临床表现:呃逆频作,脘腹胀满,嗳气呕吐,吞酸嘈杂,胁肋胀痛,口干或苦,或有呕血,舌黯红,苔薄腻,脉弦细。

治法:疏肝降逆。

方药:柴胡疏肝散(《医学统旨》)合小半夏汤(《伤寒论》)加减。陈皮、柴胡、枳壳、白芍、川芎、香附、炙甘草、法半夏、生姜、旋覆花等。

5. 肝脾气虚

临床表现:神疲乏力,少气懒言,面色萎黄,头晕气短,脘腹胀满,大便稀溏,舌淡边有齿痕,苔薄,脉细缓。

治法:健脾益肝。

方药:六君子汤(《医学正传》)加减。党参、白术、茯苓、炙甘草、法半夏、陈皮等。

6. 肝脾血虚

临床表现:头晕目眩,面色苍白,唇色爪甲无华,双目干涩,视物昏花,甚或夜盲,夜寐多梦,筋脉拘挛,肢体麻木,大便燥结,舌淡苔白,脉细弱。

治法:补益肝脾。

方药:八珍汤(《正体类要》)加减。人参、白术、茯苓、炙甘草、熟地、白芍、川芎、当归、生姜、黄芪、枸杞子等。

7. 肝脾血瘀

临床表现:面色黧黑,腹大坚满,或有青筋怒张,或见皮肤红点赤缕,腹部积块,痛处不移,神疲纳呆,女子经闭,舌质紫黧,脉细涩。

治法:调理肝脾,软坚散结。

方药:鳖甲煎丸(《金匮要略》)加减。鳖甲、射干、黄芩、柴胡、鼠妇、干姜、大黄、赤芍、桂枝、葶苈子、石韦、厚朴、丹皮、瞿麦、凌霄花、半夏、䗪虫、阿胶、蜂房、赤硝、蜣螂、桃仁等。

8. 肝胃血瘀

临床表现:胃脘疼痛,状如针刺或刀割,痛有定处而拒按,病程日久,胃痛反复,面色晦黧无华,女子月经延期,舌黧有瘀斑,脉涩。

治法:理气活血。

方药:失笑散(《太平惠民和剂局方》)合丹参饮(《时方歌括》)加减。五灵脂、蒲黄、丹参、檀香、砂仁等。

9. 肝胃阴虚

临床表现:脘痞胀满,呃逆嗳气,胃中灼热,嘈杂泛酸,口燥咽干,手足心热,舌红苔少或无苔,脉细弱或小数。

治法:养阴益胃。

方药:一贯煎(《续名医类案》)合益胃汤(《温病条辨》)加减。沙参、麦冬、玉竹、生地、当归、枸杞子、川楝子、冰糖等。

10. 肝脾阳虚

临床表现:面色㿠白或青黄,倦怠乏力,胁疼肢冷,身重浮肿,胸闷纳呆,腹胀便溏,小腹冷痛,女性可见带下清冷、月经延后,或不孕不育,舌淡胖苔白,脉沉无力。

治法:温脾暖肝。

方药:暖肝煎(《景岳全书》)合理中汤(《伤寒论》)加减。肉桂、小茴香、

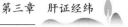

茯苓、乌药、当归、沉香、干姜、鹿角霜等。

11. 肝胃虚寒

临床表现:胃脘隐痛或急痛,脘腹作胀,得温痛减,喜热畏寒,嗳气频作,呕吐酸水,食欲不振,舌淡苔白滑,脉沉细。

治法:暖肝温胃。

方药:吴茱萸汤(《伤寒论》)加减。吴茱萸、生姜、人参、大枣、高良姜、乌药等。

12. 肝脾虚风

临床表现:面黄唇淡,眩晕泛恶,多梦易惊,咽干口渴,小儿可见摇头弄舌,精神倦怠或多动,或有低热,舌红苔薄,脉弦细数。

治法:健脾养肝息风。

方药:钩藤煎(《太平圣惠方》)加减。钩藤、黄芩、知母、寒水石、升麻、沙参、蝉蜕、炙甘草、白芍、太子参、当归等。

13. 肝胃虚火

临床表现:脘中灼热,心中懊憹,嗳气反酸,嘈杂消渴,烦躁易怒,头晕神倦,大便不畅,小便频数,舌嫩红多裂,苔薄黄,脉细数无力。

治法:凉肝清胃。

方药:百合知母汤(《金匮要略》)合化肝煎(《景岳全书》)加减。百合、知母、陈皮、白芍、丹皮、浙贝母、乌贼骨、玉竹、生地黄等。

14. 肝胃风火

临床表现:面红目赤,偏正头痛,头晕耳鸣,烦热口渴,神昏谵语,口眼歪斜,或半身不遂、言语謇涩,便秘尿黄,舌红绛苔黄厚,脉数有力。

治法:平肝通腑泻火。

方药:星蒌承气汤(《临床中医内科学》)加味。胆南星、全瓜蒌、生大黄、芒硝、石菖蒲、天麻、丹参、枳实等。

15. 肝胃痰火

临床表现:呕吐酸苦痰涎,头昏胀痛,心中烦热,眩晕失眠,口苦口干,胃脘胀痛,痛连后背,神疲肢倦,舌黯苔厚腻,脉沉弦数。

治法:清肝和胃化痰。

方药:左金丸(《丹溪心法》)合温胆汤(《三因极一病证方论》)加减。黄连、吴茱萸、半夏、橘皮、枳实、竹茹、茯苓、甘草、生姜、大枣等。

16. 肝脾湿热

临床表现:面目皮肤发黄,黄色鲜明,尿色如茶,心下痞满,恶心厌油,或腹大如鼓,身热夜甚,心中懊恼,口苦口渴,心烦失眠,阴部湿痒,舌红苔黄腻,脉濡数。

治法:清肝化湿。

方药:茵陈蒿汤(《伤寒论》)合栀子柏皮汤(《伤寒论》)加减。栀子、黄柏、炙甘草、茵陈、生大黄等。

17. 肝脾寒湿

临床表现:面色萎黄,黄色晦黯无泽,形寒肢冷,精神萎靡,眩晕心悸,乏力便溏,四肢浮肿,舌淡胖苔白腻,脉沉弦。

治法:暖肝健脾化湿。

方药:茵陈五苓散(《金匮要略》)加减。茵陈、茯苓、泽泻、猪苓、桂枝、白术等。

18. 肝(胆)热脾寒

临床表现:腹胀,餐后为甚,进食欲吐,口苦心烦,胁痛连背,胃脘嘈杂,大便稀溏,小便不利,苔黄,脉弦细。

治法:清肝温脾。

方药:柴胡桂枝干姜汤(《伤寒论》)加减。柴胡、桂枝、干姜、天花粉、黄芩、生牡蛎、炙甘草、乌贼骨、浙贝母等。

(二) 肝与肺(大肠)

肝与肺脏关系密切,肺与大肠相表里,故将三者病理相关证候一并而论。

1. 金虚木侮

临床表现:面色黄白无华,气短乏力,易感外邪,咳喘经久,咯痰不爽,或干咳阵作,女子月经量多,病情与情志变化相关,舌淡红苔少,脉虚数。

治法:补肺抑肝。

方药:补肺汤(《永类钤方》)加味。人参、生黄芪、熟地、五味子、紫菀、桑白皮、黄芩、地龙等。

2. 木叩金鸣(肝肺气郁)

临床表现:胸闷咳喘,或哮鸣有声,胸胁胀满,咽中不利,郁怒加重,痰白或黄,舌淡红苔薄黄腻,脉弦滑。

治法:疏肝利肺化痰。

方药:小柴胡汤(《伤寒论》)合半夏厚朴汤(《金匮要略》)加减。柴胡、厚朴、茯苓、橘皮、紫苏、黄芩、清半夏、党参、生姜等。

3. 肝肺血瘀

临床表现:胸肋疼痛彻背,咳喘难以平卧,痰白或黄,或有咯血,唇甲紫绀,或肺有结节肿块,或始于外伤之后,舌黯苔白或黄,脉弦涩或细数。

治法:舒肝活血利肺。

方药:旋覆花汤(《伤寒论》)加味。旋覆花、茜草、葱白、三七、丹参、延胡索、桃仁、紫菀等。

4. 肝肺阴虚

临床表现:体质消瘦,咳喘心慌,少寐盗汗,午后低热,两颧潮红,手足心热,头晕目眩,纳呆神疲,胸闷短气,咽燥咽痛,或见咯血,舌红苔薄黄,脉细滑或细弦。

治法:滋阴养肝润肺。

方药:月华丸(《医学心悟》)加减。沙参、生地、阿胶、熟地、山药、川贝母、百部、三七、麦冬、天冬、百合、当归等。

5. 邪犯胸胁

临床表现:咳嗽气急,胸胁胀痛,痰如泡沫,倚息难卧,转侧不利,胸闷心慌,或有悬饮内停,或有水肿尿少,舌淡胖苔腻,脉弦。

治法:疏肝泻肺蠲饮。

方药:瓜蒌椒目汤(《校注医醇賸义》)加减。椒目、瓜蒌、桑白皮、葶苈子、橘红、半夏、茯苓、苏子、蒺藜、生姜、太子参等。

6. 风摇钟鸣

临床表现:素体阴血不足,遇情志不畅或遇异味刺激则咳喘,胸闷咽痒,女子每于月经前期咳喘、鼻痒症状加重,或伴恶寒流涕,头痛;或伴发热咳嗽,咽痛喘息;或伴干咳咽燥,鼻干痰黏,或伴面色㿠白,目肿晨僵,痰多哮鸣,舌淡,苔薄,脉弦细。

治法:疏风理肺化痰。

方药:过敏煎(验方)加减。银柴胡、防风、乌梅、五味子、炙甘草、辛夷、赤芍、炙麻黄、杏仁、地龙、前胡等。偏外风感风寒者,合用桂枝加厚朴杏子汤(《伤寒论》);偏风热者,合用银翘散(《温病条辨》);偏风燥者,合用桑杏汤(《温病条辨》);偏风湿者,合用麻杏苡甘汤(《金匮要略》)。

7. 木火刑金

临床表现:身热面赤,呼吸气粗,胸中闷热,烦躁易怒,鼻咽干燥,胸胁胀痛,咳喘胸闷,或咯血鲜红,便秘尿赤,舌红苔薄腻,脉洪数有力。

治法:泻肝清肺。

方药:泻白散(《小儿药证直诀》)合黛蛤散(《卫生鸿宝》)加味。桑白皮、地骨皮、甘草、粳米、黄芩、知母、青黛、海蛤壳、前胡、栀子等。

8. 肝肺痰热

临床表现:心烦气急,胸闷作痛,喉中痰鸣,咽干口苦,大便不畅,小便短赤,舌红苔黄或腻,脉弦数。

治法:清肝化痰。

方药:柴胡陷胸汤(《重订通俗伤寒论》)加减。柴胡、半夏、人参、黄芩、大枣、瓜蒌、枳实、桔梗、黄连、炙甘草等。

9. 肝火迫肠

临床表现:下痢赤白,脘腹胀痛,口渴欲饮,里急后重,肛门灼热,或有发热,小便短赤,也有便结不畅者,舌红苔黄腻,脉弦数。

治法:清肝泻火导滞。

方药:下痢者用白头翁汤(《伤寒论》)加减。白头翁、黄连、黄柏、秦皮、木香、赤芍、马齿苋等。便秘者用大柴胡汤(《伤寒论》)加减。柴胡、黄芩、枳实、生大黄、地榆、白芍、生姜、大枣等。

(三) 肝与心(小肠)

肝与心五行相关,心属火,肝属木,母子相生;心与小肠相表里,心、肝、小肠经络相互连络。在病理状态下三者相互影响,表现在气血阴阳、精神情志及风痰湿热诸方面。

1. 心肝气虚

临床表现:胸闷憋气,心悸阵作,怔忡心烦,睡眠不安,气短善太息,头晕神倦,闻声易惊,舌黯淡,苔薄白,脉细。

治法:补益心肝。

方药:养心汤(《证治准绳》)加减。生黄芪、茯苓、茯神、当归、川芎、半夏、柏子仁、炒枣仁、远志、五味子、人参、肉桂、炙甘草等。

2. 心肝血虚

临床表现:形体消瘦,面色无华,虚烦少寐,心痛频作,声低气短,健忘盗汗,心悸易惊,筋脉拘挛,麻木不仁,女性可见月经量少,下肢浮肿,眩晕目涩,舌淡少苔,脉结代。

治法:养肝益心。

方药:补肝汤(《医宗金鉴》)加减。当归、川芎、白芍、熟地、炒枣仁、木瓜、炙甘草、远志等。

3. 心肝血瘀

临床表现:胸闷气短,左前胸憋闷疼痛,劳累后加重,甚或向左臂内侧放射,或心痛彻背,心悸时发,或头晕头痛,舌胖黯苔薄腻,脉涩结代或细数。

治法:活血化瘀。

方药:桃仁红花煎(《素庵医案》)加减。丹参、赤芍、桃仁、红花、香附、延胡索、青皮、当归、川芎、生地等。

4. 心肝痰郁

临床表现:胸闷胁胀,头晕目眩,面青嗜睡,喉间如有痰阻,大便秘结,或有癫痫发作口吐涎沫,或有剧烈头痛、恶心呕吐,舌质黯红,苔薄白,脉弦涩。

治法:解郁化痰宁心。

方药:定痫丸(《医学心悟》)加减。天麻、川贝母、胆南星、姜半夏、石菖蒲、郁金等。

5. 心肝阴虚

临床表现:心悸气短,头晕健忘,面色无华,失眠多梦,五心烦热,头痛易怒,神疲倦怠,舌红中裂少苔,脉细数。

治法:补益心肝。

方药:酸枣仁汤(《金匮要略》)加减。炒枣仁、知母、川芎、茯苓、甘草、当归、首乌藤等。

6. 心肝阳虚

临床表现:面色无华,四肢欠温,动则易汗,喜热恶寒,胸闷喘促,头晕目眩,神疲乏力,心悸怔忡,少腹弦急,舌质淡黯,苔薄白,脉细。

治法:温阳暖肝。

方药:温肝汤(《罗氏会约医镜》)加减。当归、茯苓、小茴香、枸杞子、乌药、肉桂、木香、吴茱萸、生姜等。

7. 心肝风火

临床表现:身热面红,目赤唇焦,或身发丹痧,形似锦纹;或神识不清,手足瘈疭,颈项强直,角弓反张,舌红起刺,苔干欠津,脉弦细数。

治法:清热滋阴息风。

方药:镇肝熄风汤(《医学衷中参西录》)加减。白芍、天冬、玄参、炙龟甲、代赭石、茵陈、生龙骨、生牡蛎、生麦芽、怀牛膝、川楝子、甘草等。

8. 心肝风痰

临床表现:神志不清,不饥恶食,哭笑无常,不辨方向,小便失禁,或面红目赤,狂躁谵语,手足舞动,坐立不安,舌红黯,苔黄腻,脉弦滑。或面青头痛,木呆不语,皱眉吐舌,循衣摸床,舌淡红,苔白腻,脉沉弦。

治法:涤痰平肝息风。

方药:偏热用涤痰熄风汤(《谭日强周汉清医案精华》)加减。半夏、胆南星、竹沥、僵蚕、茯苓、石菖蒲、天麻、陈皮、水牛角、钩藤、甘草、生姜等。偏寒用涤痰汤(《证治准绳》)加减。法半夏、陈皮、茯苓、石菖蒲、竹茹、胆南星、人参等。

9. 心肝湿热

临床表现:心烦身热,坐卧不安,便秘尿赤,或遍身痒疹,瘙痒难忍,或疱疹晶莹,灼热剧痛,或咳嗽多痰,色黄质黏,舌红苔黄腻,脉滑数。

治法:清肝利湿。

方药:当归龙荟丸(《黄帝素问宣明论方》)加减。当归、龙胆草、栀子、黄芩、黄连、黄柏、大黄、芦荟、木香、麝香等。

10. 心肝热移小肠

临床表现:小便短赤,尿频尿急,尿道灼痛,小腹胀痛,口渴口疮,心烦失眠,大便秘结,舌红苔黄,脉滑数。

治法:清心凉肝利尿。

方药:导赤散(《小儿药证直诀》)加减。生地、木通、淡竹叶、甘草等。

(四)肝与肾(膀胱)

肝与肾之间关系密切,肝肾同源,母子相生,精血互化,同居下焦,内藏相火及元气;肾与膀胱互为表里,肝、肾、膀胱三者有经络相互连络。在病理情况下,三者相互影响,表现在气血、精血、相火、元气、湿热、寒湿等方面病证。

1. 肝郁肾虚

临床表现:胸胁胀满,腰酸作痛,乳房作胀或结块,小腹胀满隐痛,小便频数,或量少窘迫,月经不调,舌淡苔薄白,脉弦细。

治法:疏肝益肾。

方药:补阴益气煎(《景岳全书》)加味。人参、当归、熟地、山药、陈皮、炙甘草、山萸肉、柴胡、香附、白芍、枳壳等。

2. 肝肾血虚

临床表现:面色无华,精神委顿,目昏不明,四肢麻木,腰痛肢挛,少气懒言,食欲不振,大便秘结,女性可见经血量少色黑,或经行错乱,舌淡少苔,脉弦细。

治法:滋水清肝。

方药:滋水清肝饮(《医宗己任编》)加减。熟地、山萸肉、茯苓、山药、当归、丹皮、泽泻、白芍、柴胡、栀子、炒枣仁等。

3. 肝肾阴虚

临床表现:形体消瘦,发白易脱,目涩耳鸣,咽喉干燥,爪甲脆软,牙齿松动,腰膝无力,夜尿频多,尿后余沥,舌红瘦苔白少,脉细弱。

治法:滋补肝肾。

方药:滋荣养液膏(《薛生白医案》)加减。熟地黄、女贞子、桑叶、菊花、黑芝麻、陈皮、白芍、墨旱莲、枸杞子、当归、黑穞豆、玉竹、茯苓、沙苑子、炙甘草等。

4. 肝肾阳虚(虚寒)

临床表现:形寒肢冷,面色无华或黧黑,头痛畏寒,得温痛减,呕吐清水,眩晕痛经,女性可见带下稀多,月经量少,男性可见阳痿腰酸,阴部冰冷,少腹痛引睾丸,不孕不育,舌淡苔白,脉细弦。

治法:温补肝肾。

方药:金匮肾气丸(《金匮要略》)加减。熟地、山药、山萸肉、丹皮、茯苓、泽泻、附子、肉桂等。

5. 肝肾虚风

临床表现:头晕目眩,动则尤甚,面色㿠白,心悸气短,耳鸣健忘,失眠易醒,口干咽燥,午后潮热,大便干结,头摇手颤,面肌抽搐,舌强语謇,舌绛苔少或无苔,脉虚数。

治法:滋补肝肾息风。

方药:大定风珠(《温病条辨》)。地黄、鸡子黄、阿胶、鳖甲、龟甲、牡蛎、麦冬、白芍、五味子、火麻仁、甘草、天麻、桑叶等。

6. 肝肾湿热

临床表现:寒热往来,面赤目黄,口苦耳聋,头晕目眩,心烦易怒,胁肋刺痛,便秘尿黄,男性可见阴囊肿痛,女性可见外阴瘙痒,子宫脱出,或皮肤红疹、瘙痒流水,舌红苔腻黄,脉细滑或濡数。

治法:清肝化湿。

方药:四妙丸(《成方便读》)加味。黄柏、苍术、生薏米、怀牛膝、土茯苓、虎杖、车前草、败酱草等。

7. 膀胱湿热

临床表现:小便短少,尿频尿急,尿道灼痛,尿血或尿如膏脂,少腹引痛,腰膝酸痛,口渴口干,不欲饮水,或恶寒发热,舌红苔黄腻,脉弦滑或滑数。

治法:清利湿热。

方药:萆薢渗湿汤(《疡科心得集》)加减。萆薢、黄柏、赤茯苓、生薏米、丹皮、泽泻、滑石、通草等。

(五)肝与脑(髓海)

肝与脑经络相连,肝脉上入颅颡,连目系,与督脉会于巅,督脉入络脑,与脑髓相连;肝为罢极之本,主藏血养筋,躯体的运动是在肝脑共同主导下完成;人的精神活动虽发于脑,肝主调情志和气血,辅助脑主神明、主意识的功能。病理状态下,肝、脑髓的病变相互影响和传变,可表现为痰浊、瘀血、气逆、风动、精神神志等方面的病证。

1. 风痰瘀阻

临床表现:中风病急性期或经治疗后,头昏目眩,心烦易怒,健忘痰多,大便秘结,半身不遂,口眼歪斜,语言謇涩,或失音流涎,舌黯苔腻,舌下脉络增粗或有瘀斑,脉细弦。

治法:息风化痰活血。

方药:解语丹(《永类钤方》)加味。白附子、白僵蚕、全蝎、天麻、胆南星、木香、石菖蒲、远志、羌活、清半夏、天竺黄等。

2. 髓海不足

临床表现:脑转耳鸣,胫酸眩冒,目无所见,懈怠安卧,头晕善忘,头摇肢颤,寤寐颠倒,言语失序,舌淡苔白,脉细沉无力。

治法:益肝肾补脑髓。

方药:地黄饮子(《黄帝素问宣明论方》)加减。生地黄、巴戟天、山萸肉、石斛、肉苁蓉、五味子、肉桂、茯苓、麦冬、炮附子、石菖蒲、远志、薄荷、大枣等。

三、肝病举要

肝病因病机证候多体现在疾病之中,肝病多见而常发,肝之病名古今虽有沿革,但其所涵盖范围多相一致,现仅就临床常用病名的证治阐述如下。

1. 胁痛　胁痛,是以一侧或两侧胁肋部疼痛为主要症状的病证。可见于西医学中的急性肝炎、慢性肝炎、肝硬化、肝癌、肝脓肿、肝囊肿、肝血管瘤、肝寄生虫病、胆囊炎、胆石症、胆道蛔虫病、肋间神经痛、胸膜炎及胸膜肥厚粘连等疾病。

胁痛最早见于《黄帝内经》。《灵枢·五邪》云:"邪在肝,则两胁中痛……恶血在内。"指出本病的发生主要与肝和瘀血相关。《景岳全书》进一步指出胁痛的病因与情志、饮食、房劳等关系最为密切,将胁痛分为外感与内伤两大类。胁痛的病机有虚实,肝郁气滞、瘀血停着、湿热蕴结所致者属实,为"不通则痛";因阴血不足,肝络失养所致者为虚,属"不荣则通"。一般初病在气,日久转为血瘀或气滞血瘀并见。胁痛治疗,实证宜理气活血、清热祛湿;虚证宜滋阴养血柔肝;并据"通则不痛"的理论及肝胆疏泄不利的病机,适当配伍疏肝理气、利胆通络之品。肝气郁结,用柴胡疏肝散化裁;瘀血阻络,用血府逐瘀汤化裁;湿热蕴结,用龙胆泻肝汤化裁;肝阴不足,宜用一贯煎化裁。

2. 黄疸　黄疸,是因寒湿阻遏,或湿热郁蒸,使肝胆气机郁滞,胆失疏泄,胆液外溢所引起的以面黄、目黄、身黄、小便黄赤为特征的病证。本病证与西医学黄疸意义相同,可见于肝细胞性黄疸、阻塞性黄疸和溶血性黄疸,如常见的急慢性肝炎、肝硬化、胆囊炎、胆石症、钩端螺旋体病及某些消化系统肿瘤等病。

黄疸之名首见于《黄帝内经》。《素问·平人气象论》云:"溺黄赤,安卧者,黄疸……目黄者,曰黄疸。"《素问·六元正纪大论》云:"溽暑湿热相薄,争于左之上,民病黄瘅而为胕肿。"黄疸的病因主要有外感时邪、饮食所伤、脾胃虚弱及肝胆结石、积块瘀阻等,病机主要有湿热、瘀热、寒湿、疫毒入营等,病变与五脏相关,发病多是内外因相交为患。黄疸分类,《金匮要略》有黄疸、谷疸、酒疸、女劳疸和黑疸五疸之分,现多分阳黄、阴黄、急黄。黄疸治疗,阳黄,热重于湿用茵陈蒿汤加减,胆腑郁热证宜用大柴胡汤加减,湿重于热证宜用茵陈五苓散合甘露消毒丹加减;急黄,疫毒炽盛证宜用茵陈蒿汤合五味消毒饮加减,热毒内陷证宜用《千金》犀角散加减；阴黄，寒湿阻滞证可用茵陈术附汤加减，肝郁血瘀证宜用鳖甲煎丸合逍遥散加减。

3. 臌胀　臌胀因腹部胀大如鼓而命名，以腹部胀大，皮色苍黄，甚则腹皮脉络暴露，四肢不肿或微肿为主要临床特征的病证。臌胀又称鼓胀、单腹胀、水蛊、膨脝、蜘蛛蛊。臌胀病名首见于《黄帝内经》。《灵枢·水胀》云："臌胀何如？岐伯曰：腹胀身皆大，大与肤胀等也，色苍黄，腹筋起，此其候也。"描述了臌胀的特征。本病相当于西医学的肝硬化、结核性腹膜炎、血吸虫病、营养不良及腹腔肿瘤等病。

臌胀的病因与酒食不节、情志所伤、劳欲过度、感染血吸虫及黄疸、积聚迁延传变等因素有关，导致肝、脾、肾功能失调，气滞、血瘀、水饮结于腹内。治疗宜攻补兼施，"衰其大半而止"，实证以祛邪为主补虚为辅，虚证以扶正为主兼顾祛邪。①实胀，气滞湿阻，宜用柴胡疏肝散合平胃散加减；寒湿困脾，宜用实脾饮加减；湿热蕴结，宜用中满分消丸加减；肝脾血瘀，宜用化瘀汤加减。②虚胀，脾虚水困，宜用加味异功散加减；脾肾阳虚，宜用附子理中汤合五苓散化裁；肝肾阴虚，宜用一贯煎合消瘀汤加减。

4. 痉病　痉病是以颈项强急、四肢抽搐，甚至口噤、角弓反张为主要表现的疾病。通常起病急骤，病情危重，变化迅速。发病前可有烦躁不宁、两目凝视、口角颤动等先兆，继之项背肌肉僵直、肢体手足挛急。本病可继发于高热、昏迷等病证过程中，部分危重者可遗留肢体瘫痪等后遗症。痉病包括西医学中各种原因引起的中枢神经系统受损病变，如流行性脑脊髓膜炎、流行性乙型脑炎、脑血管疾患、脑肿瘤、脑脓肿、脑寄生虫病，及各种热病所致之抽搐、惊厥等。

痉病最早见于《黄帝内经》。《素问·至真要大论》曰："诸痉项强，皆属于湿""诸暴强直，皆属于风"。《灵枢·经筋》云："足太阳之筋……其病……脊反折，项筋急。"其中，"项强、脊反折、项筋急"皆为痉的临床表现。本病病因，或因外邪、疫毒、痰浊、瘀血，或因由气血亏虚、阴津不足，或损伤脑髓、筋脉以致窍闭风动、筋脉拘急。病位以脑为本，脏腑经络筋脉为标。宜审因论治，外邪侵袭，宜祛风燥湿，用羌活胜湿汤化裁；肝经热盛，宜清肝息风，用羚角钩藤汤加减；阳明热盛，宜泄热存阴，用白虎汤合增液承气汤化裁；热入心营，宜清心开窍，用清营汤加味；瘀血内阻，宜活血通窍，用通窍活血汤化裁；痰浊阻滞，宜祛风豁痰，用祛风导痰汤加减；气血亏虚，宜益气养血，用八珍汤加味。

5. 疝气 疝气是指以阴囊、小腹疼痛肿起,涉及腰、胁、背以及心窝部、脐周,伴有四肢厥冷,冷气抢心,止作无时为主要表现的疾病。疝气可急骤起病,或渐进形成,或由急发转为慢性过程。疝气见于西医学中急性或慢性附睾炎、睾丸炎、鞘膜积液、睾丸肿瘤、腹股沟斜疝、阴囊丝虫病等。

疝之病名首见于《黄帝内经》,并有狐疝、癫疝、癃疝、疝瘕、厥疝、冲疝等分类。疝气病位在足厥阴肝经、足少阴肾经、足太阴脾经及任脉。病因多为寒凝、气滞及热毒,病久可致痰凝气虚血瘀,或热毒壅盛致阴囊溃烂成痈,部分患者痰瘀积聚而成癌瘤。本病治法,分寒、水、气、狐、癫疝而治,以理气为主,兼对因治疗。①寒疝,寒实证,宜温经理气散寒,用椒桂汤化裁;虚寒证,宜散寒行气暖肝,用暖肝煎化裁。②水疝,寒湿证,宜化气利水,用五苓散加味;湿热证,宜泄热利水,用大分清饮化裁。③气疝,气滞证,宜疏肝理气,用天台乌药散化裁;气虚证,宜益气举陷,用补中益气汤加味。④狐疝,宜疏肝理气,用导气汤化裁。⑤癫疝,痰湿郁结证,宜行气利湿软坚,用橘核丸化裁;痰热蕴结证,宜清热化湿消肿,用龙胆泻肝汤合橘核丸加减。

6. 积聚 积聚是指腹内结块,或痛或胀为主要表现的病证。分别言之,积又称癥积,属有形,结块固定不移,痛有定处;聚又称瘕聚,属无形,聚散无常,痛无定处,病在气分。积聚的别名有痞块、瘕块、疝癖。癖指结块隐伏于两胁;疝指腹部索状的痞块。积证见于西医学中各种原因引起的肝脾肿大、增生性肠结核、腹腔肿瘤等;聚证见于胃肠功能紊乱、不完全性肠梗阻等原因所出现的腹部包块。

积聚的发生多由情志抑郁、饮食所伤、寒邪内犯,以及他病之后肝脾受损,脏腑功能失调,气机不畅,痰湿凝滞或瘀血内积而成。癥积病位以肝、脾为主,瘕聚则涉及肝、脾、胃、肠。聚证属阳,为腑病,预后较好;积证属阴,为脏病,病势缠绵,易致肝、脾、肾损伤,预后较差。治疗原则,聚证多实,治疗以行气散结为主。积证治疗分初、中、末三个阶段:初期属邪实,应予消散;中期邪实正虚,予消补兼施;后期以正虚为主,应予养正除积。①聚证,肝气郁结证,用逍遥散合木香顺气散加减;湿滞痰阻证,可用六磨汤加减。②积证,气滞血阻证,宜用柴胡疏肝散合金铃子散加减;瘀血内结证,宜用膈下逐瘀汤、鳖甲煎丸加减;正虚瘀结证,宜用八珍汤合化积丸加减。

7. 眩晕 眩晕是以头晕、目眩为主要表现的疾病。目眩是指眼花或眼前发黑,视物模糊;头晕是感觉自身或外界景物旋转,站立不稳,两者常同时并见,故统称为眩晕。本病还有"目眩""晕眩""眩冒""眩仆"等不同称谓。本病与西医学中的眩晕含义基本相同,常发生于梅尼埃病、迷路炎、前庭神经元炎、脑动脉硬化、椎基底动脉供血不足、高血压、低血压等病中。

眩晕的病名首见于《黄帝内经》。如《灵枢·大惑论》说:"故邪中于项,因逢其身之虚……入于脑则脑转。脑转则引目系急,目系急则目眩以转矣"。眩晕多因情志失调、饮食偏嗜、久病体虚、劳欲过度等,使肝、脾、肾功能失调,风、火、痰、瘀上扰清窍,或阴精气血不足,脑失所养所致。眩晕的治则是补虚泻实、调整阴阳,虚者当滋养肝肾,补益气血,填精生髓;实者当潜阳息风,泻火平肝,化痰行瘀;虚实夹杂者当兼顾标本。并要考虑原发病及并发症的处理,如因跌仆外伤、吐衄、妇女血崩等失血导致的眩晕,应及时治疗失血;对阳亢化风,血随气火上逆,见中风危证者,又当急救。肝阳上亢证,宜用天麻钩藤饮加减;气血亏虚证,宜用归脾汤加减;肾精不足证,宜用河车大造丸加减;痰浊内蕴证,宜用半夏白术天麻汤加减;瘀血阻窍证,用通窍活血汤加减。

8. 梅核气　梅核气指咽喉中有异常感觉,似有梅核阻塞,咯之不出、咽之不下,时发时止,但不影响进食为主要表现的疾病。西医学称为喉异感症、癔症球。该病多发于青中年人,以女性居多。本病最早见于《金匮要略·妇人杂病脉证并治》,"妇人咽中如炙脔,半夏厚朴汤主之"。

本病主要因情志不畅,肝气郁结,循经上逆,结于咽喉;或乘脾犯胃,运化失司,津液不得输布,凝结成痰,痰气结于咽喉而成。治疗痰气郁结证,宜疏肝解郁、理气化痰,用半夏厚朴汤加减;肝郁气滞证,宜疏肝解郁、行气散结,用柴胡疏肝散加减;肝郁失音证,宜疏肝解郁行气、畅喉开音,用诃子清音汤加减。

9. 肝积　肝积是多种原因导致肝络淤滞不通,肝体失却柔润,疏泄失职,以胁痛,或胁下肿块推之不移、疼痛,或咳嗽、呕吐、腹胀纳少为主要表现的积聚类疾病。属五积之一,又名肥气。如《难经·五十六难》曰:"肝之积,名曰肥气。"《脉经·平五脏积聚脉证》曰:"诊得肝积,脉弦而细,两胁下痛……身无膏泽……爪甲枯黑。"本病相当于西医学的肝硬化,较难治愈,调治不善常并发臌胀或出现大出血、肝厥,甚至演变成肝癌。

本病病机关键在于肝脏之气滞血瘀结于胁下。治疗当化瘀散结。肝郁脾虚型,宜用柴胡疏肝散、四君子汤化裁;气滞血瘀型,宜用膈下逐瘀汤加减;水湿内阻型,宜用胃苓汤加减;瘀血阻络型,宜用桃红四物汤合五苓散加减;肝肾阴虚型,宜用一贯煎加减;脾肾阳虚型,宜用附子理中汤合五苓散化裁。

10. 肝咳 肝咳是因肝气不疏,上逆犯肺所致的,以咳引两胁胀满疼痛,甚则转侧不利为主要表现的病证。肝咳首见于《黄帝内经》。《素问·咳论》:"肝咳之状,咳则两胁下痛,甚则不可以转,转则两胠下满。"本病相当于西医的过敏性支气管炎、感冒后咳嗽、肺炎支原体感染、过敏性咽喉炎、百日咳等。本病病因分内、外,外感风邪,风盛气逆,气道挛急;肝气上逆,生风化火,上刑肺金;多见内外合邪,发病甚速,甚则咯血、喘息。本病治疗以治肝为本,治肺为标,标本结合。风邪夹郁证,可用止嗽散与小柴胡汤、四逆散、过敏煎合方化裁;肝郁痰火阻肺证,治宜龙胆泻肝汤加味;肝火犯肺证,宜清金制木,用黛蛤散合泻白散加减等。

[附]胆咳:胆咳是指因胆热气逆,致咳嗽阵阵,以呕吐胆汁或黄绿苦水为主要临床表现的病症,常伴有往来寒热、胸胁胀满、口苦、头痛、易急易怒、舌红苔黄。胆咳之名首见于《黄帝内经》。《素问·咳论》:"肝咳不已,则胆受之。胆咳之状,咳呕胆汁。"本病相当于西医的胆系感染、胆汁反流性胃炎,反流性食管炎伴支气管炎等病。治疗宜利胆疏肝、和解少阳,宜小柴胡汤加芦根、茵陈。

11. 肝着 肝着是由于风寒之邪留着肝经,肝脏气血运行不畅、气滞血瘀,或肝血不足,肝脉失养所致。临床以胸满痞闷,善太息,嗳气,严重时呼吸气促,胸部胀痛,不能仰卧,常因情志不遂而诱发为主要表现。《金匮要略·五脏风寒积聚病脉证并治》云:"肝着,其人常欲蹈其胸上,先未苦时,但欲饮热,旋覆花汤主之。"常见于西医的神经症(包括癔症、梅核气等)、肋间神经痛、肺部感染等病。本病多由风寒之邪留着日久,复因劳累、恼怒等损伤肝脉,气血郁滞,肝脉失养所致。治疗当以理气活血、通络散寒为主,宜旋覆花汤加红花、当归等。

12. 肝厥 肝厥,属厥证之一,由平素肝旺痰蕴,猝受精神刺激诱发,肝气夹痰厥逆上冲,见手足厥冷,呕吐昏晕,状如癫痫,不省人事等的病症。清代李用粹《证治汇补·眩晕》曰:"肝厥之症,状如痫疾,僵仆不醒,醒则呕吐,头眩发热。"本病可见于西医学中的癫痫、脑震荡、脑囊虫病、脑内金属异物、肝功能衰竭、脑炎、脑水肿、肝性脑病等。治宜平肝化痰降逆,可针刺水沟、百会、十宣开窍苏厥,同时用二陈汤加柴胡、枳壳、甘菊、钩藤、干葛、山栀,或钩藤散、石膏汤等方;若肝火较重,夹痰闭窍,神昏痰鸣,当加用安宫牛黄丸。

13. 肝痹 肝痹,五脏痹证之一,是因筋痹日久不愈,逐渐加重影响到肝而成的痹病。主要症状为头痛,夜睡多惊梦,渴饮,多尿,腹胀,腰痛胁痛,足冷等。《素问·痹论》："肝痹者,夜卧则惊,多饮,数小便,上为引如怀。"肝痹一般由筋痹发展而来,多见于西医的系统性红斑狼疮、强直性脊柱炎、坐骨神经痛及神经症等病。

本病实证以祛邪为主,施清热利湿、祛风散寒、活血化瘀诸法;虚证以扶正为主,用养血柔肝、益气养血、滋补肝肾等法;虚实夹杂则应补虚泻实。无论虚实,均应结合疏肝理气、柔肝舒筋等法,必要时要配合心理疏导。如《医宗必读》曰:"治外者散邪为急,治脏者养正为先。"已故名医赵炳南在治疗系统性红斑狼疮殃及五脏时,对热邪伤肝者用女贞子、赤白芍、玉竹以养肝益阴。《中国中医秘方大全》用缓急阳和汤治坐骨神经痛虚寒证。肝痹的治疗应把握以下几点:①选用引经药以助祛邪。邪在肝脏,用柴胡、川芎;在肝经,用青皮、吴茱萸。②调整肝脏功能,清除因五脏功能失调引起的症状。肝痹的病理改变是气郁血滞,治疗应理气活血,可选用香附、郁金、青皮、枳实、佛手、当归、川芎、赤芍、三棱、莪术等药物。③注意扶助正气。治疗时加用滋养肝肾之山茱萸等。

14. 肝劳 肝劳,五劳之一,是因劳损伤肝引起的虚损之症,主要症状有视物不明,两胁引胸而痛,筋脉弛缓,活动困难。肝劳之名首见于《诸病源候论·虚劳病诸候》,"肝劳者,面目干黑,口苦,精神不守,恐畏不能独卧,目视不明。"本病相当于西医的视疲劳、糖尿病视网膜病变及慢性疲劳综合征。多由情志失调,郁怒伤肝;或久视伤神,思虑过度,劳损伤肝;或肝经亏虚,复感风邪;或虫食于肝,停着肝脉,肝脉失养所致。治疗当以益气养血,滋阴补肝为主。《太平圣惠方·治肝劳诸方》分为虚热、虚寒两种:肝劳虚热,其证"两目赤涩,烦闷宛转,热气壅滞,胸里炎炎",治宜泻肝除热,用柴胡散;肝劳虚寒,胁痛胀满,气急,视物不明,昏不思饮食,宜服杞菊地黄丸合鳖甲散。若因虫食在肝,日久伤肝成劳,治以五凤丸。

15. 肝风 肝风又名肝中风,指肝受风邪所致的疾患,或者肝风内动的病症。以猝倒眩仆,或惊痫抽搐,震颤言謇,头目瞤动,善怒上视,多汗恶风,善悲,面色青,嗌干喘息,好发于春季为主要临床特征。肝风之名首见于《黄帝内经》。《素问·风论》曰:"肝风之状,多汗恶风,善悲,色微苍,嗌干,善怒,时憎女子,诊在目下,其色青。"本病相当于西医的一过性脑缺血、高血压脑病、面神经麻痹及慢性肝炎、肝性脑病。

因肝阴亏虚,阴不潜阳,肝阳上升所致者,治以镇肝息风为法,方剂常用天麻钩藤饮、镇肝熄风汤之类;外受风邪所致者,用射干汤合牵正散;若内外风相

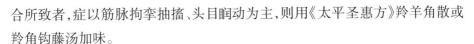

合所致者,症以筋脉拘挛抽搐、头目眴动为主,则用《太平圣惠方》羚羊角散或羚角钩藤汤加味。

16. 肝疳　肝疳,五疳之一,指疳证属于肝者,多因乳食寒温不调,或外感风寒、内伤喜怒导致。临床以面目、爪甲发青,眼涩而睁眼困难,目视昏黯,或夜盲,甚见单腹胀大,青筋暴露,大便色青等为主要表现。相当于西医的小儿营养不良、血吸虫病、肝硬化腹水等。治宜先清其热,用柴胡清肝散,芦荟肥儿丸治疗;若病势稍退,当以逍遥散、抑肝扶脾汤调理;若证属于肝热偏重,目胞赤肿,翳生泪多,白膜遮睛,治用《幼科发挥》之肝疳丸。

17. 肝痫　肝痫,指痫证属肝者,临床以面青、唇青、两眼上窜,手足挛掣反折,声如犬吠,右胁疼痛为主要表现。张介宾《景岳全书·小儿则·癫痫》曰:"面青唇青,两眼上窜,手足挛掣反折,其声如犬者曰肝痫。"本病多素有痫证,又因怒而起,怒不得越,更加内有痰邪,痰气交阻导致。相当于西医的癫痫、脑震荡、脑膜炎等。治疗先用化痰,宽利胸膈,开通关窍,安镇心神,然后与治风痫药如定痫丸等服之。

18. 肝水　肝水,是由于肝气不疏,肝病及脾,水饮内停,以腹部肿大,积水,不能自转侧,胁下腹痛为主要表现的病证。《金匮要略·水气病脉证并治》曰:"肝水者,其腹大不能自转侧,胁下腹痛,时时津液微生,小便续通。"病机为肝气不疏,肝气犯脾,脾虚水停,水邪随肝气往来升降上下。本病相当于西医的肝硬化腹水、腹腔积液、肝癌或胰腺癌晚期。治疗可用十枣汤加减。肝水扰心,失眠易怒者,可用《杂病论治精要》清肝宁心汤(川楝子、郁金、山栀子皮、合欢皮、夏枯草、朱茯神、珍珠母、甘草)。

19. 薄厥　薄厥,多因精神刺激,阴阳相薄,气血奔逆,致使血液郁积于头部,而发生猝然昏厥、偏身麻木或偏瘫的病症。主要临床表现除了昏厥以外,常伴有息促、头痛眩晕,以及言语不利、烦躁不安等。薄厥之名首见于《黄帝内经》。《素问·生气通天论》曰:"阳气者,大怒则形气绝,而血菀于上,使人薄厥。"本病相当于西医学中的高血压脑病、脑出血、癔症、蛛网膜下腔出血、脑血管痉挛等病。本病病机主要为喜、怒等情志刺激致阴阳相薄,风痰夹气血瘀积于脑而成。治疗宜平肝降逆、化痰开窍,可用镇肝熄风汤合安宫牛黄丸。

20. 胆瘅　胆瘅,即胆热病,是因谋虑不决,失于疏泄,胆有郁热,其气上溢,胆胃不和,出现以口苦、嘈杂、胃脘胀痛等为主要临床表现的疾病。胆瘅首见于《黄帝内经》。《素问·奇病论》云:"口苦者,病名为何? 何以得之? 岐伯曰:

病名曰胆瘅。夫肝者,中之将也,取决于胆,咽为之使。此人者,数谋虑不决,故胆虚,气上溢,而口为之苦。"西医学中胆汁反流性胃炎、反流性食管炎及胆系感染性疾病等,可参照本病辨证论治。

胆瘅多因情志所伤,饮食不节,劳倦过度,外邪内侵或过嗜烟酒所致;也可由其他胆胃疾病演变而来,一般发病较为缓慢。病位主要涉及胆、胃两腑,与肝、脾亦有一定关系。胆瘅初期,治疗以祛邪为主;后期多虚实互见,治疗则祛邪兼以扶正,而通降胆胃之气贯穿治疗始终。其中,胆热犯胃证,宜用黄连温胆汤、小柴胡汤合左金丸加减;气滞血瘀证,宜用香苏饮合四逆散加减;寒热错杂证,宜用半夏泻心汤合黄连温胆汤加减;脾胃虚弱证,宜用异功散、黄连温胆汤、吴茱萸汤加减;气阴两虚证,宜用麦门冬汤合黄连温胆汤加减。

21. 胆胀　胆胀是指胆腑气机通降失常所引起的,以右胁肋胀闷、疼痛为主要临床表现的一种疾病。本病证涉及西医学中的急慢性胆囊炎、胆结石、胆管炎等胆系疾病。《黄帝内经》首载胆胀的病名,并描述了胆胀的临床表现。如《灵枢·胀论》说:"胆胀者,胁下痛胀,口中苦,善太息。"胆胀多由饮食不节、情志失调或其他疾病所致的湿热积滞内蕴,肝胆失于疏泄,胆汁瘀滞不畅。胆胀患者如能及时治疗,大多能邪祛病安;若反复发作者,胆汁疏泄不畅,可结砂成石;少数患者,湿热蕴毒,热毒炽盛,可致腹痛加剧,高热不退,甚则动风攻心,出现神昏抽搐,肢冷脉微,危及生命。

治疗原则:其一,疏肝理气以解肝胆气郁;其二,以通腑为常法,因胆为六腑之首,"六腑以通为用"。肝胆郁滞证,宜用柴胡疏肝饮加减;胆腑郁热证,宜用大柴胡汤加减;肝脾湿热证,宜用小柴胡汤合甘露消毒丹加减;肝郁脾虚证,宜用逍遥散加减;肝肾阴虚证,宜用滋水清肝饮加减。

22. 蛔厥　蛔厥是指因蛔虫窜入胆道所致的急性腹痛和四肢厥冷的病证。症见腹部绞痛,四肢发凉,痛甚则汗出,或吐涎沫,或吐蛔虫,时发时止,或伴有寒热。相当于西医的胆道蛔虫病或蛔虫性肠梗阻。病机为肠内蛔虫妄动,窜入胆道,而使肝胆气机被阻,不通则痛。治以缓急止痛,安蛔。宜二陈汤加吴萸、干姜、白术、黄连、乌梅,或用乌梅丸加川楝子、槟榔等。

（陈明,张立山,李成卫,赵兰才,武维屏）

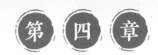

调 肝 之 理

一、调肝之名

《说文解字》讲:"调,和也。"《广雅》曰:"和,谐也。"中医学继承古典哲学,认为脏腑自身之"冲和""柔和",与他脏之"谐和"无争,气运血行之"通和"无滞,皆为取法天然之道,是整体高度上的健康观和治疗观。肝之调理,也是如此。无论太过而不冲和、相乘而不谐和、郁结而不通和等,皆可予调理之法,或清之泻之,或疏之解之,或平之潜之。凡能致和之术,皆为调理之法。

所谓"调肝",是针对肝体用失常所采用的一系列治法,如疏肝、柔肝、泻肝、镇肝等。合理应用这些治法,视其有余不足、何部不利,予燮理阴阳,通调气机,使腑精神明、脏真脉气皆至于平和,是为调肝。

二、调肝之义

义指意思、意义、道理等。《临证指南医案》提出肝"体阴而用阳"之说,堪为肝脏象学说的纲领。"体阴"者,厥阴也,以肝血为要;"用阳"者,肝之气阳是也。"用阳"的体现是多方面的:肝具刚脏之象,喜达恶郁;通于春气,主生升、越动;又有少阳主枢、肝主疏泄之功,施于经络府俞、四肢百骸。

从"气化"及"从化"之理而论,厥阴肝气,标阴本木,"不从标本,从乎中也""从中者,以中气为化也"(《素问·至真要大论》)。而"厥阴之上,风气治之,中见少阳"(《素问·六微旨大论》)。故肝气厥阴气化之要,气属厥阴,有厥阴阴气之化;其本风木,有木运风气之化;从中见之气,有少阳火热之化。是以调肝立法之机,三端为要,曰阴气、风气、火热,疢难千般,概不越此。

从证候之理而论,肝气其象,刚者易折,故枢疏怫郁、升动亢害之候为常见。参合气化之机,郁结之后又有化热、上逆、动风等诸多变局。

从脏象之理而论,历代医家提出过许多调肝之法。因其怫郁而为疏肝、和肝之法,因其火热郁结而为清肝、泻肝之法,因其风动逆上而有平肝、镇肝之法,不一而足。调肝之法多端,究其实质,不外乎调达气机、调畅气血、调和脏腑、调理枢机、调平阴阳等五要(详见后文调肝五要)。一以贯之者,终以"和"为要,以"平"为期。

三、调肝之旨

1. 调肝是基于肝脏象学说的基本治法

(1)"木曰曲直"为肝木自然之象:中医基础理论认为,肝在五行属木。《素问·阴阳应象大论》对肝木叙述详尽,可参阅前篇。

"木曰曲直",实际是指树木的生长形态,为枝干曲直,向上向外周舒展。木具有生长、生发、条达、舒展、能曲能直等特性,凡具有类似性质或作用的事物,均归属于木。"曲直"形象地描述了木气的特性,肝属木,通于春气,肝具有木的冲和条达、伸展舒畅之能。因此,"木曰曲直"可谓肝木的自然之象,临证要时时顾及肝气的冲和、条达、曲直之性。

(2)"体阴而用阳"为肝脏的基本体用观:《素问·六节脏象论》《临证指南医案》皆有精辟论述,详见前篇。"体阴而用阳"为肝脏功能特点的高度概括和总结。在生理上,肝主疏泄,为刚木之脏而性善生发,其用为刚,于木应直而属阳;肝又主藏血,肝体为柔,于木应曲而属阴,故有肝"体阴而用阳"之说。从体用的基本内涵分析,"体"指根本,"用"指派生。肝主藏血,能够化生和涵养肝气,使之冲和畅达,发挥其正常的疏泄功能,防止疏泄太过而亢逆。在病理上,肝之血,性柔而易亏;肝之气,性阳而易亢。肝为罢极之本,谋虑过度易耗肝血;肝为刚脏,易躁急而有刚者易折之象。故怫郁化热、上逆动风等气象皆可谓用阳之变。

(3)调肝是肝脏象学说的必然之法:病理状态下的肝木之象纷繁复杂。郁结之象,如"肝雍,两胠满"(《素问·大奇论》);"邪在肝,则两胁中痛""恶血在内"(《灵枢·五邪》);"太过,病在外""不及,病在中""太过则令人善忘,忽忽眩冒而巅疾;其不及,则令人胸痛引背,下则两胁胠满"(《素问·玉机真脏论》)。至于肝阳之变、郁而化热、上逆动风等证象,皆是同一气象的不同表现而已。

基于以上肝脏象的自然之理,调肝可谓其基本治疗原则,也是肝脏象学说的必然之法。"木郁达之","木郁者,肝郁也;达者,条达、通达之谓也"(《医旨绪余》)。但"达之"无定方,"达之"非一法,临床常需随证治之。如针对刚脏易折、乙木冤曲,怫郁之变,必然有疏肝、和肝之法;针对郁结化热、气从温化,必然有清肝、泻肝之法;针对逆上、动风之变,必然有平肝、镇肝之法。组方中,针对肝藏血而罢极,故调肝当佐以和血;肝气循阴器,故泻肝常从前阴开决等。正如朱应皆所说:"肝病变幻多端,总宜从其性,适其宜,而致中和,即为达道"(《吴医汇讲》)。

2. 调肝是少阳主枢理论的应用发挥

(1)"少阳主枢"理论以肝木脏象为主体:"少阳主枢"的观点源自《黄帝内经》。"三阳之离合也,太阳为开,阳明为阖,少阳为枢"(《素问·阴阳离合论》)。《说文解字》对"枢"字这样阐释:"枢,户枢也。"而《吕氏春秋·尽数》曰:"流水不腐,户枢不蠹,动也。"《素问·生气通天论》提到:"因于寒,欲如运枢,起居如惊,神气乃浮""阳气者,精则养神,柔则养筋,开阖不得,寒气从之"。以上文献道出了"枢"的内涵、特点及重要性。在六经当中,三阳之中的少阳之气,犹如运动中的门轴一般,是太阳与阳明、表与里、开与阖、阴与阳功能正常运转的枢纽,故曰"少阳主枢"。"少阳主枢"理论与临床的主体在于与之相关的脏腑辨证系统,具体而言,涉及肝脏、胆腑及其相关联的经络皮部等。在脏象学说乃至后世脏腑辨证理论体系中,少阳甲木之气与肝气密切相关。《素问·六节脏象论》曰:"肝者,罢极之本……其味酸,其色苍,此为阳中之少阳,通于春气。"《素问·四气调神大论》言:"逆春气,则少阳不生,肝气内变。"《灵枢·九针十二原》从另一角度讲:"阴中之少阳,肝也。"而传统中医脏象学说所言"肝属木,主升主动,主疏泄"等功能特性,都与少阳枢机开阖密切相关。

(2)"少阳主枢"理论指导调肝之临床应用:肝体阴而用阳,体阴者厥阴也,主藏血。用阳在临床中即体现为少阳枢机,即所谓"刚脏"之脏象特质,为"阳中之少阳""通于春气""主疏泄""主升主动""喜条达而恶抑郁"等等。从致病的角度看,六经气化学说有"从化"之论,即"厥阴"之气从中见之气"少阳"之化,具体说来,厥阴风木之病多从少阳枢机之气而化生演变。因此在临床上,针对少阳枢机不利病机发展而来的和解枢机治法包括以下几种:如和调气机、和调阴阳、分消走泄等。其中,和调枢机是其核心内容,调肝又是和调枢机的主要治法,在疾病治疗中发挥着越来越重要的作用。

如针对肝气郁结、枢机不利证候,可予四逆散、逍遥散、柴胡疏肝散、当归芍药散等方,以和调少阳枢机、疏肝理气解郁。肝气郁久化热常致火热炽盛,内扰于肝,胁迫于胆,循经上扰,夹湿下注,可治以大柴胡汤、柴胡加芒硝汤、丹栀逍遥散、龙胆泻肝汤、当归龙荟丸等方药,以纾解少阳郁热。少阳枢机不利,甲木之气怫郁横逆,犯于足阳明,则为肝气犯胃、肝胃失和之局,治当调肝和胃,疏解少阳怫郁,和降阳明气逆,方如柴胡疏肝散、旋覆代赭汤、左金丸、戊己丸、吴茱萸汤等。肝失疏泄导致脾失健运之证候称肝脾不调,可予逍遥散、柴胡疏肝散、当归芍药散、痛泻要方等,调肝以和脾。气机郁滞、枢机不利、肝肺失和为哮喘发作的中心环节,武维屏教授力倡调肝理肺法治疗,调节少阳枢机,恢复肝升肺降,肝肺和合,升降相宜,开阖有序,哮喘自平。此即"和调气机升降之外轮"。另外,运用乌梅丸和调风木厥阴、燮理阴寒阳热之错杂以治疗支气管哮喘,也是调肝理肺、和调枢机之典范。

3. 调肝是《黄帝内经》"和"思想的具体体现

(1)"和合"是人体健康的基本要素:"和"是中国传统文化的核心思想之一。脱胎于中国传统文化的中医学,无论是《黄帝内经》,还是历代医家学术思想和理论,都渗透了"和"的理念。《黄帝内经》中关于"和"的论述与传统文化思想一脉相承,贯穿于其理论体系的各个方面,已成为中医学的思想原则之一。《黄帝内经》汲取了传统"和合"思想精华,集诸家之"和",将其运用于医学领域,用于探寻生命及疾病的规律,指导临床治疗。就人体健康而言,《黄帝内经》认为健康的本质即以"和"为本,"和合"是人体健康的基本要素,是生命活动的最佳状态。如《灵枢·本脏》提出:"是故血和则经脉流行,营复阴阳,筋骨劲强,关节清利矣。卫气和则分肉解利,皮肤调柔,腠理致密矣。志意和则精神专直,魂魄不散,悔怒不起,五脏不受邪矣。寒温和则六府化谷,风痹不作,经脉通利,肢节得安矣。此人之常平也。"由此可见,《黄帝内经》关于健康(人之常平状态)的标准包括以下三个方面:①"气血和",即人体内环境的协调,功能活动正常;②"志意和",即心与身的和谐,可理解为精神活动正常;③"寒温和",即人与自然的和谐,意指人体能够适应外界环境。此三条标准与世界卫生组织提出的关于健康的定义"健康不仅仅是不生病,而且是身体上、心理上和社会适应性的完好状态"不谋而合,颇有异曲同工之妙。

(2)"失和"是疾病发生、发展的根本:《黄帝内经》认为虽然疾病的病因不同,临床表现各异,但都离不开"失和"这一共同病理基础。"失和"是人体疾病发生、发展、恶化甚至死亡的根本原因,并表现于多个层面,如阴阳失和、气

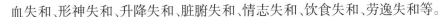

血失和、形神失和、升降失和、脏腑失和、情志失和、饮食失和、劳逸失和等。

气血失和是疾病发生的病理基础。如外感六淫、七情所伤、饮食劳倦、内外相因等，均可使人体气血失和而发病。气血失和主要表现为气滞血瘀或气虚血瘀，日久又是体内痰瘀互结的病理基础。

升降失和是疾病发生的病机关键。《素问·六微旨大论》云："升降出入，无器不有。"《素问·刺禁论》云："肝生于左，肺藏于右，心部于表，肾治于里，脾为之使，胃为之市。"此言肝升肺降、脾升胃降、心肾既济的脏腑升降出入之特性。其中，肝升肺降是保证人体气机升降的重要环节，为气机枢转的外轮，如同两翼。如此周转运行，方可使气机调畅，气血流行，脏腑和合，阴平阳秘。肝从左升，肺从右降，从而勾画出人体这一小天地阴阳升降的太极路图。在此过程中，肝从左升是其始发动力，肝升才能肺降，对全身气机之升降起着引动、制约及调节作用。升降出入失调则百病丛生。《素问·六微旨大论》曰："出入废则神机化灭，升降息则气立孤危。"

脏腑失和是疾病发生的核心病机。脏腑功能紊乱，即失和或违和，常伴有阴阳失调、气血失和、气机升降失常等，是导致疾病发生、发展的核心病机。如肝脾不调、肝胃不和、肝肺失和、肺胃失和、心肾不交等。

情志失和是疾病诱发的重要因素。许多情志变化，如抑郁、焦虑、忧思、愤懑、紧张、恐惧等，皆可诱发疾病或使疾病恶化。心神虽为人体情志活动的中枢，但情志致病多与肝密切相关。"肝者，将军之官，谋虑出焉"（《素问·灵兰秘典论》）。若情志失和，则肝郁而不达，气血失调，脏腑功能紊乱而产生各种心身疾患。故《素问·举痛论》曰："百病生于气也。"《丹溪心法》："气血冲和，万病不生，一有怫郁，诸病生焉。"

阴阳失和是疾病病机的概括和总纲。《素问·生气通天论》即明确提出阴阳失和的意义，"凡阴阳之要，阳密乃固，两者不和，若春无秋，若冬无夏"；若病情进一步发展，则有"阴阳离决，精气乃绝"之虞。

（3）调肝目标——"以平为期""以和为度"：《黄帝内经》依据疾病的"失和"这一共同病理基础，提出了"因而和之，是谓圣度"（《素问·生气通天论》），"谨察阴阳所在而调之，以平为期"（《素问·至真要大论》）的治疗原则，将调整人体阴阳、气血、脏腑功能紊乱，恢复机体的"和合"状态作为治疗疾病的最终目标，亦即《素问·至真要大论》所谓"疏其血气，令其条达，而致和平"。而木曰曲直，肝主疏泄，故调节失和当以调肝为要，如情志失和，以疏肝解郁、调畅情志为主;气血失和,以疏肝理气、调理气血为要;升降失和,以调理肝脏气机升降之外轮,恢复气机升降平衡为旨;脏腑失和,如肝脾失和当以疏肝健脾,肝胃失和当以调肝和胃,肝肺失和当以调肝理肺。调肝目标当"以平为期""以和为度"。"平"在这里主要指"平衡""平和""和平",内容包括气血平衡、升降平衡、脏腑平衡、阴阳平衡等。在治疗过程中,既不能纠偏不足,亦不能矫枉过正,力争无过不及而致中和,使机体重获和稳之态、平秘之局。

4. 调肝是现代心理情志疾病治疗的重要手段　随着经济发展和生活方式的改变,心理情志疾病患者逐年增加,焦虑、抑郁及其相关心身疾病日益突现。心理应激是个体在生活适应过程中,因环境变化与自身应付能力不平衡所引起的心身反应状态。过度或持续心理应激,伴随认知思维改变,可产生情绪反应,如焦虑、抑郁、惊恐等,并通过神经 - 内分泌 - 免疫 - 代谢等机制,导致各种心身疾病的产生及发展。

中医理论认为,人体的精神情志活动虽由心神主宰,但从心理应激的发生、发展以及中医各脏腑的功能特点而言,"肝主疏泄"功能在机体心理应激反应中起着决定性的作用。肝主疏泄,具有调理气机,调畅情志,通利气血的作用。肝的疏泄功能正常,则气机调畅,气血调和,心情舒畅,情志和合。反之,若情志失和,则肝郁而不达,气血失调,脏腑功能紊乱而产生各种心身疾患。故曰"百病生于气也"(《素问·举痛论》);"气血冲和,万病不生,一有怫郁,诸病生焉"(《丹溪心法》)。

近年来对肝脏象研究所得出的主要结论为,肝的生理功能和病理变化与大脑皮层的功能及自主神经功能关系密切,情志变化可引起大脑皮层功能改变和神经 - 内分泌 - 免疫功能紊乱,而下丘脑 - 垂体 - 肾上腺(hypothalamic-pituitary-adrenal,HPA)轴是其主要调节途径之一。肝主疏泄、调畅情志功能的中枢神经生物学机制在整体上与 HPA 调节轴有关。对于情志活动异常的心理应激反应所引起的 HPA 轴功能紊乱,调肝可谓临床的基本治法。

随着现代医学的发展及对疾病认识的加深,医学模式已从"生物医学模式"转向"生物 - 心理 - 社会医学模式"。心身医学模式下,中国传统医学亦有其独特的优势,中医理论中的形神相关学说以及调肝理论和方法,对防治各种疾病以及亚健康状态等均有重要临床应用价值。调肝不但可改善体质,还可通过调神、调形以达到身心健康。

由此可见,以调达气机、调和气血、调畅情志为核心内容与治疗目标的调肝法是治疗现代心理情志疾病的重要手段与方法，不但符合中医传统的整体观念，而且与"生物 - 心理 - 社会医学模式"相吻合，具有现代医学科学基础。

四、调肝五要

自《黄帝内经》脏象学说对肝的生理、病理独特作用及重要地位进行阐释后，引发了历代医家在理论与临床实践中对肝的高度重视。清代医家魏之琇在《续名医类案》中称"肝为万病之贼"，周学海在《读医随笔》中更提出"医者，善于调肝，乃善治百病"，均凸显了调肝在疾病治疗中的重要作用。

武维屏教授曾先后发表肝与咳、喘、哮相关文章多篇，逐渐构建出"调肝理肺"法治疗肺系疾病的理论框架。近年来，在王泰林"肝病三纲""治肝三十法"等理论的影响下，武维屏教授又提出了"调肝五要"说，现将调肝五要，即调达气机、调畅气血、调平阴阳、调理枢机、调和脏腑，简要阐释如下。

1. 调达气机　中医认为气是维持生命活动的物质基础。升降出入是气运动的基本形式，也是脏腑功能活动和脏腑经络间协调关系的基本表现。气的运动或活动谓之气机，有生理与病理之别。《素问·六微旨大论》曰："出入废则神机化灭，升降息则气立孤危。故非出入，则无以生长壮老已；非升降，则无以生长化收藏。是以升降出入，无器不有。"这充分说明气机升降出入运动对人体的重要性。而肝应春气、主升主动的特点，对气机的生发畅达、疏通调顺有重要作用。正如林佩琴《类证治裁》中说："凡上升之气，自肝而出。"周学海《读医随笔》亦云："世谓脾为升降之本，非也。脾者，升降所由之径；肝者，升降发始之根也。"

因肝主疏泄，性喜调达，主全身之气机，自古有"调气在肝""肝调气"之说。临床上，调气机升降从肝入手并不乏见，如李杲治中气下陷的补中益气汤，其中黄芪、升麻、柴胡等实为升补肝气以升阳举陷。《类证治裁》曰："肝木性升散，不受遏郁，郁则经气逆。"气不调达，则抑郁不欢、精神萎靡；肝气太过，则气易横逆而见易怒、胁肋胀痛等症。肝气多因情志失调、木失条达成郁。《素问·六元正纪大论》云"木郁达之"，即多用疏肝之法。疏即"通也"，意为分散、通利，相对"堵塞"而言。疏肝针对肝气而论，或郁或滞，其证多实，疏其堵塞，使其通畅。临床可巧用甘缓、辛散、酸泻之法。另有舒肝一词，舒，"展也"。秦伯未老认为舒肝使肝体用舒畅，包括肝之气血经络的舒达，其证不论阴阳虚实，疏肝、柔肝、温肝、平肝等皆囊括其中。尽管有疏肝、舒肝字面解释之不同，使肝之气机调达、肝用舒畅总为目的。

2. 调畅气血　《灵枢·本神》曰"肝藏血",肝善调血之运藏。《素问·五脏生成》云:"人卧血归于肝。"王冰注解:"肝藏血,心行血,人动则血运诸经,人静则血归于肝脏。何者? 肝主血海故也。"肝之气机舒畅调达,血亦因之而流通无阻,正如唐宗海《血证论·脏腑病机论》所说"肝主藏血焉,至其所以能藏之故,则以肝属木,木气冲和调达,不致郁遏,则血脉得畅"。

从生理而言,肝为刚脏,主藏血,体阴而用阳,在志为怒,谋虑所出。气为血帅,血为气母,气血相依,相互影响。肝之体用互为条件:肝气调达、生发舒展,有赖血之涵养;肝血充调、不虚不瘀,要靠肝气舒畅。故唐宗海言:"肝藏血,即一切血证,一总不外理肝也。"

从病理而言,《血证论》有"木郁为火,则血不和,火发为怒,则血横逆"之说。怒火易伤肝之阴血,谋虑太过也易耗伤阴血,均可致血虚;而肝郁气滞或肝气、肝阳不足亦可导致血瘀,前者为气滞血瘀,或郁火伤阴血致瘀,后者为气虚血瘀,或寒凝阴血致瘀。故朱震亨云:"气血冲和,万病不生,一有怫郁,诸病生焉。"

因此,理肝气与调肝血在临床上都很重要,不能忽视任何一方。调畅气血,不仅是调肝之一要,更是让诸疾不生的大法之一。

3. 调平阴阳　肝行疏泄,其用属阳,又主藏血,其体属阴,故有肝"体阴用阳"之说。从五行看,肝属木,其母为水,其子为火,故其为生于水而生火者,一身同兼相反两性。从阴阳看,肝为厥阴,应少阳春木,《素问·脏气法时论》有"肝主春,足厥阴少阳主治"。厥阴乃两阴之尽,少阳为一阳初生,正言其阴尽阳生之意。凡此说明,肝兼阴阳之性,为阴尽阳生之脏,体阴用阳,故其阳用易过,阴血易亏。

病理上常有肝气郁滞、肝阳旺亢、肝郁化火、肝胆气逆、肝阳肝火化风,也常见肝血肝阴易亏、易耗的特点。实际上,肝虚应包含肝之气、血、阴、阳的亏虚,但一般多指阴血虚,如《金匮翼》云"肝虚者,肝阴虚也",而阴虚易生内热。又由于乙癸同源,肝肾阴虚,水不涵木,木少滋荣,又易见阴虚风动。《增订通俗伤寒论》有言:"血虚生风者,非真有风也,实因血不养筋,筋脉拘挛,伸缩不能自如,故手足瘈疭,类似风动,故名曰内虚暗风,通称肝风。"可见,肝风有虚实之别。正是由于肝木介于水火之间、兼有阴阳之体性,阴阳往复之间,其风气乃成。若肝之阴血充足,阳气得以条达疏布,则阴阳协调,风何以生? 张锡纯《医学衷中参西录》云"肝木失和,风自肝起"。其风向外攻冲体窍,引动筋脉,妄动体内,扰攘脏腑,可变生百病。又肝气虚、肝阳虚临床可见肝寒症,当以益气暖肝、温阳扶肝和肝为治。因此,调平肝之阴阳,可使肝风肝火不起,肝郁不生,肝阳不亢,肝之气血阴阳和调,虚实寒热自平。

4. 调理枢机　《说文解字》曰:"枢,户枢也。"户枢是门的转轴,是门开合的枢纽。王弼说:"枢机,制动之主。"阐释枢机具有制动、控制的作用。张志聪言:"开阖者,如户之扉枢者,扉之转牡也。……开主外出,阖主内入,枢主外内之间。"说明人体气血内外之流通、邪气内外之出入,均与枢机密切相关。

《素问·阴阳离合论》载:"三阳之离合也,太阳为开,阳明为阖,少阳为枢。……三阴之离合也,太阴为开,厥阴为阖,少阴为枢。"少阳为阳之枢机,居人体半表半里之间。从经络、脏腑而言,少阳当含手少阳三焦经与足少阳胆经两经、三焦及胆两腑。脏腑经络表里相联,相互络属,共主少阳之能。因"胆附于肝"(《素问·举痛论》),且胆汁乃"肝之余气,溢附于胆,聚而成精",肝胆互为表里,五行同属于木,共主春升之气,故少阳枢机功能应在肝胆的共同作用下完成。三焦为"决渎之官""元气之别使",是气与津液运行的重要通道。但因本文主要阐述肝与枢机的关系,故不对三焦过多论述。

少阴为三阴之枢,少阴当含手少阴心经、足少阴肾经及心肾两脏。肝肾乙癸同源,肝血肾阴互生;肝主疏泄,木性条达,肝行肾水,肾水能随肝升之性上济于心;肝藏血,心主血,肝木心火五行相生,肝之体用正常使少阴之枢运转畅通,从而心肾相交,水火既济,阴阳平衡。正如《读医随笔》言:"肝者,贯阴阳,统气血,居贞元之间,握升降之枢者也。"

肝胆相表里,为开阖之枢。枢机通利,则气血津精升降出入由然无碍,气滞、血瘀、湿阻、痰凝之邪浊不易由生;枢机不利,则卫气营血不能调达、输布、运行,而邪浊蕴生,病证乃出。究其枢机不利之因,不外乎以下五点:①邪侵,外邪袭表,进而里传,使少阳枢机不利;②气郁,忧思恼怒,情志不遂,使肝气郁结,气机阻滞而枢机不利,此周学海所谓"肝郁而力不得舒";③肝虚,若肝之气血阴阳单一或合并不足,肝气无力而舒,也使枢机不利,此周学海所谓"肝虚而力不能舒";④血瘀,肝主藏血,肝气郁滞,血行不畅或跌扑损伤均可成瘀,而致阴阳枢机不利;⑤痰阻,气结痰凝、痰气互阻也可使阴阳枢机不利。

由上可见,枢机不利的形成直接或间接均与肝胆密切相关,故调理肝胆、畅达枢机不仅能和解表里,更可和调气血,助阳气之生发,协阴血之藏调,使邪浊外出或自化。这也许是自仲景以来历代医家治外感内伤多用小柴胡汤、四逆散组方的原因之一。

5. 调和脏腑　《冯氏锦囊秘录》语:"肝者,干也,其性多动而少静,好干犯他脏者也。"由于肝脏自身特点,即肝气易郁,肝火易炎,肝血易亏,肝阴易耗,肝阳易亢,肝风易动。且肝胆相表里,加之足厥阴肝经在体分布曲折、线长,络属部位广,肝木一旦自身受邪,常可引起多部位发生病变。如秦伯未《谦斋医学讲稿》中所列举之十七种病名,详见探源篇。加之肝病虚实寒热,兼夹互化,急缓有别,对人体各脏腑的影响各异,故临床病证纷繁。由于脏象学说五行生克关系,肝病影响他脏为患,或他脏先病再导致肝脏病变,更何其之多。再者,气血之机、外因之机、六经之机,都与肝之气化密切相关,病种更加多元,可以说,心、肺、肝、胆、胰、脾、肾、胃、肠、脑、膀胱各脏器,内、外、妇、儿、眼耳鼻喉各科疾病皆与肝有密切关系。临床常见肝气犯胃、肝脾不和、肝胆不宁、肝肾阴虚、肝火犯肺等疾病,正是肝与他脏相关的体现。临床常用的调肝理肺、调肝理脾、舒肝和胃、培土抑木、滋水涵木等与肝相关的治法多样,由于篇幅所限,不能一一列举。因此,调和脏腑既有调和肝胆之意,更有调和肝与其他脏腑关系之意。通过调和脏腑,使气血痰湿食热寒诸邪不生,达到五脏安和之目的,从而通过调肝而治百病。

因此,王泰林言:"肝病最杂而治法最广。"《读医随笔》言:"故凡治暴疾、痼疾,皆必以和肝之法参之。和肝者,伸其郁、开其结也,或化血,或疏痰,兼升兼降,肝和而三焦气化理矣,百病有不就理者乎。"总之,研究肝脏自病及肝与他脏相关影响而病的发生发展规律,并从中探索、掌握其治疗要点,能更好指导临床辨证论治,对提高疗效具有重大理论与现实意义。

概括上述五点,提示调肝过程中需要特别关注的五个方面,也是调肝要达到的目的、方向、要点。调肝五要不同于具体调肝之法,如养肝、清肝、平肝、柔肝、疏肝等是为达目的而选用的方法,两者可视为要点为纲、治法为目,纲举目张。调肝五要正是重视肝在人体中的重要性,而将肝的生理病理特点与人体气机、气血、阴阳、枢机、脏象学说等理论相互联系而提出,也是在继承中医前辈论肝治肝经验基础上所做的探索性总结。

中医学源远流长,中医对肝的探索仍在路上,任重道远,希望后学同道重视中医基础理论,既能抓住调肝要点,又能选择适宜调肝之法。愿与大家为调肝论的进一步发展完善共同努力前行。

参考文献

[1] 崔红生.《内经》"和"思想在支气管哮喘防治中的意义[J].北京中医药大学学报,2013,36(12):802-804.

[2] 崔红生,赵兰才.武维屏从肝辨治支气管哮喘经验撷要[J].中国医药学报,1999(2):49-51.

[3] 崔红生,武维屏.武维屏辨治肺系疾病思路[J].中医杂志,2013,54(2):107-109.

[4] 武维屏,高伟.四谈肝与咳、喘、哮[J].天津中医药大学学报,2021,40(6):714-717.

[5] 武维屏,高伟.五谈肝与咳、喘、哮[J].天津中医药大学学报,2022,41(8):417-420.

[6] 岳广欣,陈家旭,王竹风.肝主疏泄的生理学基础探讨[J].北京中医药大学学报,2005(02):1-4.

[7] 严灿,徐志伟.肝主疏泄调畅情志功能的中枢神经生物学机制探讨[J].中国中西医结合杂志,2005(05):459-462.

[8] 于晓强,李松梅.肝主疏泄现代研究综述[J].世界中西医结合杂志,2012,7(09):817-819.

[9] 武维屏,贺福田.肝与咳、喘、哮[J].北京中医药大学学报,1990,13(2):11-13.

[10] 武维屏,任传云.再谈肝与咳、喘、哮[J].中医杂志,2016,57(21):1886-1887+1890.

[11] 武维屏,任传云.三谈肝与咳、喘、哮[J].中医杂志,2019,60(17):1514-1516.

[12] 秦伯未.谦斋医学讲稿[M].上海:上海科学技术出版社,2009.

[13] 郑佳昆,冯淬灵,武维屏.武维屏伍用小柴胡汤治疗咳嗽经验[J].世界中西医结合杂志,2016,11(02):157-160.

[14] 陈阳育,武维屏.武维屏应用四逆散辨治肺系疾病经验[J].山东中医杂志,2014,33(06):499-501.

[15] 刘保和.刘保和《西溪书屋夜话录》讲用与发挥[M].北京:中国中医药出版社,2013.

[16] 张锡纯.医学衷中参西录[M].太原:山西科学技术出版社,2009.

[17] 高祖涛,陈妍.柴胡疏肝散治疗杂病验案三则[J].环球中医药,2019,12(12):1888-1890.

（崔红生,毕伟博,田力,武维屏）

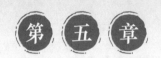

调肝之现代医学科学内涵

一、情志失和与心理应激反应

随着社会的发展及生活压力的增加,人们由心理状态、社会文化背景等引起的过度精神紧张与适应不良导致的现代心理情志疾病的发病率日渐增高。心理应激是由于个体在生活适应过程中,机体通过认识、评价而察觉到应激原的威胁时引起的心理、生理功能改变的过程,是机体对环境的心理防御不平衡所引起的一种身心紧张状态。心理应激在适度的限度内是机体适应外界刺激的一种生理性反应。但是,过强的、持久的情志刺激或者心理应激,可引起多系统的疾病。由此,应激以一种融合"生物 - 心理 - 社会医学模式"的概念在生物医学领域中得到了广泛的应用。大量的研究证实,应激或心理防御机制的破坏,与呼吸、消化系统疾病及某些自身免疫疾病如变态反应等的发生发展密切相关;许多疾病与慢性精神性应激的累积性影响有关。

中医理论中的情志、情志疾病以及由此所引起的脏腑功能失调在一定程度上反映了心理应激状态,与心理应激的内涵与机制之间有密切联系,而中医在天人合一、形神统一、脏腑协调、阴阳平衡理论指导下,通过个体化的辨证论治,对该类疾病具有心身同调的优势。中医传统理论认为,心对于人体的精神情志活动起主宰作用,即所谓"心为君主之官""心主神明"。《明医杂著·医论》曰:"肝为心之母,肝气通,则心气和,肝气滞,则心气乏。"故肝之疏泄能辅助心气的鼓动,从而在调节神志活动中发挥重要作用。从心理应激的发生及其病理机制和中医各脏腑的具体功能特点以及临床实际而言,"肝主疏泄"的功能在机体心理应激中起着决定性的作用,中医的肝是机体调节心理应激反应的核心。

二、调肝与神经、内分泌、免疫的关系

（一）肝主疏泄与神经 - 内分泌 - 免疫调节网络关系

在中医学的发展过程中，"形神合一"的身心观始终贯穿在生理、病理、诊断、治疗、预防各个方面。中医脏象及七情学说很早就认识到，不良的环境或精神刺激与躯体疾病的发生发展之间有着密切的关系。中医学强调人是一个有机整体，强调人的精神、意识、思维活动与机体生理、病理状态的相互关联性，强调脏腑的生理功能与情志活动密切相关。

西医学认为，心理应激通过神经 - 内分泌 - 免疫调节网络对机体产生全身性的影响。在神经、内分泌与免疫系统之间，存在着多种神经递质、激素以及免疫因子所介导的相互作用与调节，在整体水平上构成神经 - 内分泌 - 免疫调节网络。神经 - 内分泌 - 免疫调节网络是维持机体内环境及生理功能平衡和稳定的根本基础。这与中医学中的阴阳气血、脏腑功能平衡的整体观是高度一致的。中医学认为，应激反应首先影响了机体的正常气机运行，进而导致气血津液运化失常、脏腑功能失调及阴阳失衡。而肝主疏泄，调节气机，气机调畅则气血津液运行正常，脏腑功能得以正常发挥，阴阳和调，与现代应激理论相似。中医所论之肝，实质是西医学多种系统部分功能的集中，主要包括了内分泌系统、神经系统、循环系统、免疫系统、消化系统等的部分功能。而"肝主疏泄"多以调控神经 - 内分泌 - 免疫调节系统平衡为主要体现。

总之，心理应激反应通过神经 - 内分泌 - 免疫调节网络对机体产生影响，而"肝主疏泄"则是通过神经 - 内分泌 - 免疫调节网络调节心理应激反应。

（二）调肝与下丘脑 - 垂体 - 肾上腺轴功能

肝主疏泄功能中最为首要的是调节气机，气机调畅则气血津液运行正常，脏腑功能得以正常发挥（内环境稳定）。心理应激是典型的神经内分泌反应，其对免疫系统的影响也是神经、内分泌调控的结果。

肝主疏泄功能对机体神经、内分泌、免疫系统具有重要的调节作用。神经 - 内分泌 - 免疫调节网络是维持机体内环境及生理心理功能平衡和稳定的根本基础，而下丘脑 - 垂体 - 肾上腺（hypothalamic-pituitary-adrenal，HPA）轴是神经 - 内分泌 - 免疫调节网络的枢纽。在各种应激因素的作用下，中枢神经系统下丘脑室旁核释放出的促肾上腺皮质激素释放激素（corticotropin releasing hormone，CRH）通过垂体门脉系统到达腺垂体，刺激促肾上腺皮质激

素（adrenocorticotropic hormone，ACTH）的表达和分泌，肾上腺皮质在 ACTH 的刺激下分泌糖皮质激素。在正常生理状态下，为了维持机体内糖皮质激素浓度的相对稳定，皮质醇反过来又可抑制 ACTH 及 CRH 的释放，形成负反馈调节机制，使机体处于稳态。

调肝的本质主要与调节神经、内分泌有关。过度应激状态下，慢性心理应激机体血浆皮质酮、促肾上腺皮质激素及促肾上腺皮质激素释放激素含量均明显升高，超过正常机体调节范围。有研究显示生命早期的母子分离可以增强成年期对应激的反应，导致 CRH、ACTH、皮质醇（cortisol）分泌量的大幅度波动。调肝方药可显著降低下丘脑及血浆中上述物质的含量，说明调肝方药可抑制慢性心理应激导致的 HPA 轴亢进。

现代研究认为，心理应激通过对神经、内分泌的调控影响免疫系统，进而增加了机体对许多疾病的易感性，调节肝脏疏泄功能可调节心理应激反应。有研究表明，下丘脑以上结构，特别是海马参与了 HPA 轴的负反馈调节。海马 N-甲基-D-天冬氨酸 NMDA 受体（NMDA 受体，N-methyl-D-aspartic acid receptor）可影响 CRH 的基因表达，最终影响血糖皮质激素水平。海马 NMDA 受体可能是海马和下丘脑视上核 CRHmRNA 表达增加的共同的分子机制，同时也说明 NMDA 受体可能作用于下丘脑及下丘脑以外的广泛脑区（如海马）而影响 CRH 的基因表达及分泌。

综上所述，下丘脑和海马是两个最重要的调控 HPA 轴兴奋性的脑区。调肝方药通过下丘脑及海马受体调整 HPA 轴功能，抑制心理应激引起的过度反应，维持机体内环境稳定。

参考文献

［1］田迎棠. 古代医学情志学在现代医学心理学中的应用［J］. 中华中西医杂志，2003，4（5）：739-740.

［2］徐斌，王效道. 心身医学——心理生理医学的基础与临床［M］. 北京：中国医药科技出版社，1990.

［3］何芙蓉，王慧聪，雷晓峰，等. 慢性应激的神经内分泌研究进展［J］. 中国误诊学杂志，2002（4）：525-527.

［4］严灿，邓中炎，吴伟康，等. 从心理应激理论研究中医肝主疏泄脏象本质［J］. 中医杂志，

2001（1）:8-10.

［5］史亚飞,张彩霞,徐志伟,等.加味四逆散对慢性轻度不可预计性心理应激模型大鼠神经内分泌免疫网络调控作用的研究［J］.中华中医药杂志,2012,27（2）:362-365.

［6］王新兴,钱令嘉.应激与代谢调节［J］.生理科学进展,2013,44（5）:333-338.

［7］孙宏伟,童莉,尹风铃,等.支气管哮喘患者的心理健康状况及影响因素研究［J］.中国行为医学科学,1999,8（03）:190-191.

［8］郑敏麟.论中医"肝"藏象的宏观和微观实质［J］.北京中医药大学学报,2013,36（5）:305-307+316.

［9］严灿,邓中炎,王剑.肝藏象的免疫学机制探讨［J］.中医研究,2000（5）:2-4.

［10］Tehrani MJ,Sternberg EM. Neuroendocrine-immune modulation of autoimmune/inflammatory diseases［J］.Neuroendocrine-immune interactions,2002（29）:69-82.

［11］严灿,邓中炎,王剑.调肝方药对慢性束缚应激大鼠神经内分泌免疫功能的影响［J］.中国免疫学杂志,2000（09）:488-490.

［12］严灿,徐志伟,李艳,等.调肝、补肾、健脾方药对慢性心理应激大鼠单胺类神经递质影响的比较研究［J］.中国中西医结合杂志,2002（12）:925-928.

［13］Macri S,Zoratto F,Laviola G. Early-stress regulates resilience,vulnerability and experimental validity in laboratory rodents through mother-offspring hormonal transfer［J］. Neuroscience & Biobehavioral Reviews,2011,35（7）:1534-1543.

［14］郭丽丽,史亚飞,桑锋,等.母子分离后慢性不可预计性应激对青少期大鼠行为学和HPA轴的影响及加味四逆散对其干预作用［J］.中药新药与临床药理,2016,27（04）:484-488.

［15］Givalois L,Arancibia S,Tapia-Arancibia L. Concomitant changes in CRH mRNA levels in rat hippocampus and hypothalamus following immobilization stress［J］. Brain Res Mol Brain Res,2000,75（1）:166-171.

（崔红生,李长安）

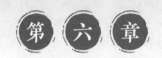

第六章

调肝之治法

中医的辨证论治可以认为是由理、法、方、药四部分组成。"法",上承理论,下接实践,为津梁冲要。就调肝之法,本章将先阐释较为单一而直接的治法,借中医"单方""单药"之名,称之为"调肝单法";在此基础上,阐释多法合用和间接为用的治法,借中医"复方"之名,称之为"调肝复法"。所谓"单法",可以界定为针对单一脏腑,而且仅应用单一、直接的治法。"针对单一脏腑",在调肝论则是只针对肝,不兼治他脏;而"单一治法"乃治法性质简单划一,如补肝法、泻肝法、疏肝法等。反之,若兼治他脏、多法并用者,则称为"复法"。

一、调肝单法

1.《黄帝内经》的补泻观 毋庸置疑,调肝之"理法"基于脏腑理论,而始于《黄帝内经》。秦伯未先生在《谦斋医学讲稿》中将其归纳为三个主要的、原则性的方向:一者"肝欲酸";再者是"肝苦急,急食甘以缓之";其三是"肝欲散,急食辛以散之,用辛补之,酸泻之"。《谦斋医学讲稿》据此指出了补肝用酸味、缓肝用甘味、疏肝用辛味、清肝用苦味四个基本的原则。加之药性五味之变,酸甘化阴、辛甘化阳、苦寒泻火、甘寒生津等;药性四气之化,升降浮沉,内外出入;以及依凭脏腑理论的生克理论,滋肾养肝、佐金平木等,以上诸多要素的融汇与变通,成就了后世丰富的调肝之法。这是中国人传统的思想方法,所谓"味不过五,五味之变,不可胜尝也"(《孙子兵法》)。

《黄帝内经》所论之酸、甘和辛是指药味之性,"欲"和"苦"是指脏象之性。肝血宜藏、宜润养,肝气宜舒、宜条畅。如果遇到内外因素而发生病变的时候,即用酸收、甘缓和辛散等方法来调整和恢复其正常功能。因此,这里所说的"补泻",不能用一般的"虚则补之,实则泻之"来解释。意思是用得其当、有利于肝脏本性的便是补;反之,用不得当、不利于肝脏本性的便是泻。

《黄帝内经》的补泻观是明显的"理法",而非补泻"虚则补之,实则泻之"的"用法"。古人之意,无论方法为何,目的只有一个,即使内脏失调的功能恢复正常。使之调和者,无论辛散、苦泻,皆为补;使之气损者,无论酸敛、甘收,皆为泻。故甘酸本来能补肝,在当用散的时候用之,也是有害的。所以,既说"肝欲酸",又说"酸泻之";既说"以辛散之",又说"用辛补之"。

纵观历代医家所总结的调肝之法,虽各不相同,但不出"理法"和"用法"两端,为掌握方便,归纳如下。

2. 补肝、缓肝、柔肝之法　《难经》言:"损其肝者,缓其中。"《金匮要略》言:"肝之病,补用酸,助用焦苦,益用甘味之药调之。"补充了"补肝"之法,即缓中、焦苦、补肝用酸味的基本原则。

但古人有"肝无虚证、肾无实证"之说,单纯补肝之剂少有应用,补肝之法多在缓肝、柔肝等方药中作为辅助。且乙癸同源、肝主藏血,历代补肝之剂,即使名为"补肝",实则多兼具补肾、补血之功。医家李冠仙提出"治肝十法",其中有"虚则补其母"之法,肾为肝之母,益肾以补肝。王泰林"治肝三十法"所论"养肝法",肝风走于四肢,经络牵掣或麻者,用生地、归身、枸杞子、牛膝、天麻、首乌、胡麻;论"补肝法",用首乌、菟丝子、枸杞子、枣仁、芝麻、沙苑子;补"肝阴法",用生地、白芍、乌梅;补"肝血法",用当归、续断、牛膝、川芎;补"肝气法",用天麻、白术、菊花、生姜、细辛、杜仲、羊肝。以上方法实际上多是补血、补肾法。《景岳全书》论补肝:"用六味丸加五味子,以补肝肾。"《景岳全书》引滑氏方名"补肝散",也是讲"治肝肾二经气血亏损",药用熟地、当归、川芎、山药、山茱萸、白术、酸枣仁、五味子、独活、黄芪、木瓜。《杂病源流犀烛》"补肝散"、《医学六要》"补肝汤"等也大同小异,实为补肾、补血之剂也。

缓肝、柔肝用甘味是中医治法的基本原则。肝气乘逆、刚暴躁急之时,以甘缓之剂抚之,以甘柔之剂濡之,可称缓肝、柔肝之法。肝气之躁,常因本虚标实,是阴之不足、阳之有余,故缓肝、柔肝治标,补肝治本,也常佐以疏肝、清肝的阳动之法。王泰林"治肝三十法"所论"柔肝法",肝气胀甚,疏之更甚者,用当归、枸杞子、柏子仁、牛膝,兼热加天冬、生地,兼寒加苁蓉、肉桂;"缓肝法",肝气盛而中气虚者,用炙甘草、白芍、大枣、橘饼、淮小麦,皆可为临床参用。"培土宁风法",亦为缓肝之法,治肝风上逆,中虚纳少,宜滋阳明、泄厥阴,用人参、甘草、麦冬、白芍、菊花、玉竹。缓肝用甘,与培土宁风,气化相通。

总之，补、缓、柔诸法，虽侧重不同，实则相互为用。

3. 清肝、泻肝、散肝之法　肝属少阳，从火气化，气机郁结，亦可化热，故有肝经火热之证。以清热药治肝热，可称清肝、凉肝之法；以泻下药釜底抽薪，以泻代清，可谓泻肝之法；火郁发之，以发散药助清泻之法，是为散肝之法。三者常互为补充，互相为助，故合为一论。

王泰林"治肝三十法"论肝火及清泻之法甚详，认为肝火燔灼，游行于三焦，一身上下内外皆能为病，如目红、颧赤、痉厥、狂躁、淋闭、疮疡、善饥、烦渴、呕吐、不寐、上下血溢皆是。他定出了多个治法及相关方药：清肝，用羚羊角、丹皮、山栀、黄芩、竹叶、连翘、夏枯草；泻肝，用龙胆泻肝汤、泻青丸、当归龙荟丸之类；泻子法，肝火实者兼泻心，用黄连、甘草；补母法，水亏而肝火盛，清之不应，当益肾水，用六味丸、大补阴丸之类。医家李冠仙制"治肝十法"，其中也有"实则泻其子"之法，心为肝之子，清心火以泻肝，病轻则用左金丸，重以黄连泻心。

凡清泻之法，古人方药发挥甚多。譬如，合开决前阴以去热之法，如导赤散；合治风之法，如天麻钩藤饮；合芳香辟秽之法，如藿朴夏苓汤；佐以滋肝血之法等，皆为常用。

4. 疏肝、和肝、化肝、解肝之法　肝郁气滞，以行气之药疏肝解郁是常见的调肝之法，是为疏肝之法。疏肝用辛味是前人的基本原则，又常结合和血、祛湿、化痰、消食、清热等法。气药香燥伤阴，故又常佐以益阴之品，甚则佐以补肝肾之剂。医家王泰林总结的"治肝三十法"，其中居首者即"疏肝理气法"，认为肝气自郁于本经，两胁气胀作痛者，用香附、郁金、苏梗、青皮、橘叶之属，兼寒加吴茱萸，兼热加丹皮、栀子，兼痰加半夏、茯苓。又提出"泄肝法"，治肝气上冲于心，热厥心痛，用川楝子、延胡索、吴茱萸、黄连；兼寒去黄连，加花椒、肉桂；寒热兼有者仍入黄连，或再加白芍。该法实质上也是疏肝之法。

肝气属少阳，肝气郁结之病，常在少阳经腑与少阳枢机。此时当遵六经辨证之论，和解少阳，解利枢机，纾解半表半里之气，如此调肝是谓"和肝"。小柴胡汤与柴胡诸剂，皆属此类，用药常以辛散、苦泄、阴寒、阳热、升清、降逆、温补、透泄等方法组合，又有去渣再煎之法。旨以平调气机，至和为期，故称"和之"之法。

疏肝、和肝之法，常在方剂中并用，互为助翼，故合为一论。而所谓解肝、化肝之法，是补疏肝法之不足。参张介宾原意，"解肝"者，解肝之围，即解脾胃之困,也可能受"见肝之病、知肝传脾"思想启发。而所谓"化肝",则是加清火之药,以化肝郁之热。王泰林"治肝三十法"论"化肝法",郁怒伤肝、气逆动火、烦热胁痛、胀满动血等证,用青皮、陈皮、牡丹皮、栀子、白芍、泽泻、贝母等,实际上是对前辈学术思想的继承和提炼。

5. 平肝、镇肝、敛肝之法　肝气不治,横逆上乘,亢盛为害,以坚刚肃杀之药平其气,称"平肝"之法。以质重下行之药镇其势、潜其形,称"镇肝""潜肝"之法。而病机以正虚为本,肝气不收时,则有"敛肝"之法。以上诸法,方药多并用,故合为一论。王泰林"治肝三十法"中"镇肝法",用石决明、牡蛎、龙骨、龙齿、代赭石、磁石;"敛肝法",用乌梅、白芍、木瓜。而平、潜、镇、敛之法,王泰林又从肝风立论,认为上巅顶者阳亢居多,旁走四肢者血虚为多,又内风多从火出,所谓气有余便是火,因而制定息风和阳法、凉肝法:肝风初起,头目昏眩,用羚羊角、牡丹皮、菊花、钩藤、决明子、白蒺藜;制定息风潜阳法、滋肝法:和阳不效者,用牡蛎、生地黄、女贞子、玄参、白芍、菊花、阿胶。李冠仙"治肝十法"认为,凡肝阳太旺,养阴以潜之;不应,则用介类以潜之。皆泻南补北之法,亦即平和阳气之法;凡不能平潜者,用镇敛之法,大致如此。

实践中,根据病机特点,诸医家多有发挥。譬如,结合西学观点,合引血下行之法,合利水、活血之法,或合安神、补肾之法,或有压而不服者,可加以顺肝木之性的舒郁之法。而平潜镇敛之中,也常合用清肝之法。

6. 暖肝、温肝之法　因肝气属少阳,多从火化,故肝寒证候不多见,而且病机、证候较为独立、简易,以此立暖肝之法,柴胡桂枝干姜汤证、吴茱萸汤证、《景岳全书》暖肝煎之证皆是如此。王泰林"治肝三十法"制"温肝法",肝寒呕酸上气者,用肉桂、吴萸、川椒,兼中虚胃寒者加人参、干姜;"暖肝法",虚风,头眩重,不知食味者,用白术附子汤;"补肝阳法",用肉桂、花椒、肉苁蓉。其法其药,为后世规矩权衡。但所论"温肝""暖肝""补肝阳"名称之别,未言明其他实质区别;且暖肝法之白术附子汤,离肝过远,正如秦伯未《谦斋医学讲稿》所讲"此非治肝,实为补中"。

二、调肝复法

1. 调肝和胃法　肝木之气怫郁横逆,犯于足阳明,则有肝气犯胃、肝胃气滞、肝胃失和之局。《素问·六元正纪大论》论其意象曰:"木郁之发……大风乃至……木有变,故民病胃脘当心而痛,上支两胁,膈咽不通,饮食不下,甚则耳鸣眩转……松吟高山，虎啸岩岫，怫之先兆也。"病状纷纭，病机则一，气象则一，皆枢机不运，"木郁之发"也。临床表现常为胸胁不利，脘腹胀满，食少纳呆，嗳腐吞酸，嘈杂呃逆，甚或气痛攻窜，抑郁太息，烦躁易怒，舌有郁浊之象，苔常厚腻，脉弦劲。治当调肝和胃，疏解少阳怫郁，和降阳明气逆，方如柴胡疏肝散、旋覆代赭汤、左金丸、戊己丸、吴茱萸汤等出入。王泰林"治肝三十法"有"泄肝和胃法"，肝气乘胃，脘痛呕酸，用二陈汤加左金丸，或白蔻仁、川楝子。其方药可参用。

近年来，对胃食管反流病（gastroesophageal reflux disease，GERD）的研究表明，GERD 与支气管哮喘、慢性咳嗽等疾病关系密切，GERD 常常是这些疾患控制不佳和反复发作的重要原因。此种临床现象在《黄帝内经》中亦有完美阐释。《素问·逆调论》曰："不得卧而息有音者，是阳明之逆也。……阳明逆，不得从其道，故不得卧也。"《素问·咳论》："此皆聚于胃，关于肺。"究其病因病机，缘胃病日久，土壅木郁，肝胃失和，气机升降失调，肺气上逆而作咳喘。析其病变部位及传变规律，乃原发于胃，累及于肝，后传于肺。证属肝胃不和，肺失清肃。故本病论治当以肺为标，肝胃为本；止咳为标，降逆为本。法宜疏肝和胃制酸，肃肺降逆止咳，方选半夏厚朴汤、旋覆代赭汤合左金丸加减。

2. 疏肝健脾法　肝脾不调之证，是指肝失疏泄导致脾失健运所表现的证候，常见胸胁胀满窜痛，喜太息，情志抑郁或急躁易怒，纳呆腹胀，便溏不爽，肠鸣矢气，舌苔白或腻，脉弦等。多由情志不遂，郁怒伤肝；或饮食不节，劳倦伤脾而引起。《伤寒论》称肝乘脾为"纵"，"伤寒，腹满谵语，寸口脉浮而紧，此肝乘脾也，名曰纵，刺期门"；肝乘肺为"横"，"肝乘肺也，名曰横，刺期门"，皆为乘逆之候。期门穴为肝经募穴，《针灸甲乙经》谓之"足太阴、厥阴、阴维之会"。可见调和肝脾之逆，关键在于疏解肝经气血。

《金匮要略》开篇第一条即用大段文字阐述调和肝脾之论，并上升到《素问》"上工治未病"的高度："上工治未病，何也？师曰：夫治未病者，见肝之病，知肝传脾，当先实脾。四季脾王不受邪，即勿补之。中工不晓相传，见肝之病，不解实脾，惟治肝也。"此所谓"治肝补脾之要妙也"。而脾胃之气的调和，也常赖肝胆之疏泄敷和，"土得木而达"，后世由此发展了调肝以和脾之法。李冠仙之"治肝十法"，有"培土泄木法"，讲肝病先实脾，肝气乘脾，脘腹胀痛，用六君子汤加吴萸、白芍、木香。治肝脾不和者，名方逍遥散、柴胡疏肝散、当归芍药散、痛泻要方等皆是可选之剂，其中柴胡、白芍、当归、薄荷等和调肝经气血是其法要。然健脾化痰、培土生金、升清降浊等乃和脾澄源之法,在和调肝脾中也不容忽视。

3. 补肾运肝法　肝肾之气相通,谓之"乙癸同源"。阴气相通者,"肝肾同源""精血同源";阳气相通者,"同源于命门"。临床所见,则肝血、肾精常常同时虚衰,肝中实火与肾中虚热也多同时亢盛。肝在东方甲乙木,肾在北方壬癸水,肾之水寒为母,肝之木火为子。自古有"肾无实证"之说,所谓"肾主虚,无实也"(《小儿药证直诀》),又有"虚则补其母,实则泻其子""子盗母气"之论,肾水无实证,水虚不涵木,肝中阴血焉得不虚,阴虚血弱,木火何能自制。于是清肝而从滋水取法,《医宗己任编》载"滋水清肝饮""生地黄汤"等,大义以六味丸加味清肝寓于滋肾之中,使火得水之济。正所谓泻南补北,凯风不自南来,则失其焚如之势也。

肝木少阳,生升动越之气也,肝血不足,肝气失养,又可有燥结壅滞不动之证。故高鼓峰于"滋水清肝"之侧,创"益肾行肝"之法,如"疏肝益肾汤"治"口渴微热,大便艰涩,小便短赤",大义以六味丸加柴胡、芍药,谓:"难动之阳,皆当以此养之"。此可谓独到。

阴常不足,阳常有余,是以难动之气阳,从阴调阳。滋水清肝之法,是补阴以化阳;益肾行肝之法,是补母以助气。二法均填肾之阴精,以助肝之气阳,可合称"补肾运肝法"。

4. 彻心化肝法　肝气不舒者,可从虚实而论,虚为不及,实则太过。持虚者易受邪,过正者即是邪,所谓过犹不及。虚则困滞不行,化生滞气、郁气;实而妄动、过动,终为逆气、邪气。滞则木郁化热,动则风火相鼓,因而无论虚实常有风热壅盛之局。故刘完素有"肾水阴虚、风热蕴积"之论,用当归龙荟丸,以散肝热;介宾有"肝气逆而为聚"之说,用解肝煎、化肝煎,以解肝气。

刘完素散肝热,可谓从泻心取法,方论见于《黄帝素问宣明论方》。刘完素的"寒凉派",以"火热"立论,主张"六气皆从火化"。全方开散蕴热,而大彻心热,以黄芩、黄连、黄柏、栀子和大黄"实则泻其子",是重要的一环。《黄帝素问宣明论方》称三黄加大黄为"大金花丸","治中外诸热";而三黄、大黄、栀子之属,也无非《伤寒论》大黄黄连泻心汤、《外台秘要》黄连解毒汤之法,直驱而泻君心之热。药力所致,批郤导窾,使其热得解,则蕴积自散。故此法可称泻心散肝之法。

《景岳全书》创解肝煎、化肝煎,以解肝煎治肝气之聚;兼火者,治以化肝煎,化肝煎在解散肝气的基础上,以栀子、牡丹皮、贝母清火。《长沙药解》讲栀子:"清心火而除烦热。"《本草汇言》讲牡丹皮:"清心,养肾,和肝。"《雷公炮制药性解》讲贝母:"入心、肺二经,清心润肺。"三药皆清心火。肝气聚而久而胜,常移热于心(《素问·气厥论》)。张仲景云:"见肝之病,知肝传脾,当先实脾。"历代圣贤立言若此,可比附其论:"见肝之聚,知热移心,当先清心。"此之谓清心解肝之法。

壮火食气,气食少火。气有余便是火,气有余当治火。泻心散肝之法,是攻热以下气;清心解肝之法,是折热以除气。二法之大略,制心之君火,以伏肝之气阳,可合称"彻心化肝法"。

5. 调肝理肺法

(1) 调肝理肺法概述:"肝生于左,肺藏于右"(《素问·刺禁论》),"左右者,阴阳之道路也",肝升肺降是保证人体气机升降的重要环节,为气机枢转的外轮,如同两翼。肝从左升,肺从右降,从而勾画出人体这一小天地阴阳升降的太极路图。如此周转运行,方可使气机调畅,气血流行,脏腑和合,阴平阳秘。在此过程中,肝从左升是其始发动力,肝升才能肺降。正如陈士铎《石室秘录》所谓:"肺金非木不能生,无木则金无舒发之气"。肝通少阳春生之气,体阴用阳,通贯气血,以此推动人体气机的升降转运。故周学海在其《读医随笔》中写道:"肝者,贯阴阳,统气血,居贞元之间,握升降之枢者也。……世谓脾为升降之本,非也。脾者,升降所由之径;肝者,升降发始之根也。""肝升肺降"的理论千百年来一直有效地指导着中医学的临床实践,被奉为治疗气机失常疾病之圭臬。

王泰林"治肝三十法"论"清金制木法",肝火上炎,清之不已者,用沙参、麦冬、石斛、枇杷叶、天冬、玉竹、决明子;而"抑肝法",治肝气上冲于肺,猝得胁痛,暴上气而喘者,用吴茱萸汁炒桑枝、苏梗、杏仁、橘红。李冠仙"治肝十法"言,肺为气之主,肝气上逆,清金降肺以平之。

"百病生于气也""气血冲和,万病不生;一有怫郁,诸病生焉"(《丹溪心法》)。临床上,如忧思郁虑、愤懑恼怒等不良情志刺激,均可使肝失条达,肝气郁结,气机不畅,肝肺失和,气血失调,升降失序,肺气上逆而发咳、喘、哮。肝肺同调,乃治疗肺系疾病的重要思路与方法。武维屏教授认为,气机郁滞、枢机不利、肝肺失和为哮喘发作的中心环节,力倡调肝理肺法治疗支气管哮喘,临床应用三十余年,疗效显著。调肝理肺法,旨在调气机、畅情志、和气血、化

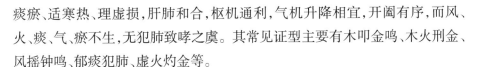

痰瘀、适寒热、理虚损,肝肺和合,枢机通利,气机升降相宜,开阖有序,而风、火、痰、气、瘀不生,无犯肺致哮之虞。其常见证型主要有木叩金鸣、木火刑金、风摇钟鸣、郁痰犯肺、虚火灼金等。

（2）疏肝理气,调肝理肺:本法适用于哮喘情志不遂、肝肺失和证。《素问·灵兰秘典论》曰:"肝者,将军之官,谋虑出焉。"故临床上如忧思郁虑,抑郁不遂等情志刺激,均可使肝失条达,肝气郁结,气机不畅,枢机不利,开阖失序则肺气出纳壅而受阻,肝肺气机升降失调,肝气不得生发,肺气难以肃降,遂气逆于上而发为哮喘。正如明代李梴《医学入门》所云:"惊忧气郁,惕惕闷闷,引息鼻张气喘。"临床症见精神抑郁,情绪不宁,胸闷太息,或咳喘不已,呛咳少痰,伴胸胁胀满,脘痞纳呆,苔白,脉弦。治宜疏肝理气、降逆平喘,方选柴胡疏肝散加减,药如柴胡、白芍、枳实、郁金、香附、陈皮、苏子、白前、炙甘草。若哮喘易于夜间发作,同时伴有精神抑郁,上腹胀满,嗳气吞酸,饭后尤甚者,证属肝胃不和、肺失清肃。西医学认为与胃食管反流（GER）有关。治当疏肝和胃、降逆平喘,方选四逆散、旋覆代赭汤合左金丸主之,药如柴胡、白芍、枳实、旋覆花、代赭石、厚朴、清半夏、炙枇杷叶、苏子、黄连、吴茱萸、炙甘草。

（3）解郁化痰,调肝理肺:此法适用于气机郁滞、郁痰犯肺之证。肝气郁结,疏泄失职,津液失布,凝而成痰;肝郁化火,郁火灼津,炼液成痰;或长期愁忧思虑,精神紧张,"思伤脾",则脾气受损而生痰;或肝气郁滞,横克脾土致脾失健运,酿液为痰。此皆因气郁而生之痰,可谓之"郁痰"。"肺为贮痰之器",郁痰上贮于肺,壅滞肺气,不得宣降,遂发逆上。清代名医顾锡在《银海指南》中即明确提出忧思郁虑可伤脾致咳作喘,"思有未遂而成郁,结于心者必伤于脾,及其既甚,上连肺胃,为咳喘失血"。临证可见喘咳痰鸣,咯痰不爽,胸闷如塞,胁肋胀满,咽中如窒,平素常多忧思抑郁,苔白腻,脉弦滑。治宜疏肝解郁、化痰平喘,方选柴朴汤化裁,药如柴胡、黄芩、清半夏、茯苓、厚朴、苏子、枳壳、桔梗、郁金、木蝴蝶。

（4）清肝泻火,调肝理肺:本法适用于气郁化火、木火刑金之证。陈修园《医学三字经·咳嗽》曰:"肺为脏腑之华盖……只受得脏腑之清气,受不得脏腑之病气。病气干之,亦呛而咳矣。"肺属金,最畏火,肝气壅滞,郁而化火,木火刑金,清肃之气不行,升降之机亦滞,肺失肃降,气逆于上而咳喘阵作;或肝经湿热内盛,火热循经上逆于肺,肺失宣肃亦发咳喘。临床症见性情急躁易怒,焦虑不安,喘咳哮鸣,阵阵加剧,痰少色黄,胸胁胀满,口苦而干,或见有咳血;

舌红苦薄黄,脉弦滑略数。治宜清肝泻肺平喘,方用丹栀逍遥散合泻白散化裁,药如丹皮、栀子、当归、白芍、柴胡、黄芩、清半夏、桑白皮、地骨皮、黛蛤散、炙甘草。若症见狂怒不休、喘咳不已、头痛目赤、胁痛口苦等肝火上扰者,可选用龙胆泻肝汤以泻肝胆之实火。

(5)活血化瘀,调肝理肺:本法适用于哮病气滞血瘀、枢机不利之证。肝为藏血之脏,肝气郁滞,血行不畅,或跌仆损伤,瘀血阻络,皆可导致枢机不利,肺气出纳受阻,清肃失司,气逆于上而作哮病。故《素问·脉要精微论》曰:"当病坠若搏,因血在胁下,令人喘逆。"《素问·经脉别论》所谓"有所堕恐,喘出于肝"亦寓此意。唐宗海《血证论·瘀血》亦明确指出:"瘀血乘肺,咳逆喘促。"临床症见哮发日久,反复不愈,胸闷胁痛,唇甲青紫,面色晦黯,舌紫黯或有瘀斑,脉沉涩。治当活血化瘀、降逆平喘,常选用血府逐瘀汤加减,药如当归、生地、川芎、赤芍、桃仁、红花、柴胡、川牛膝、杏仁、枳壳、桔梗、炙甘草。如兼有痰浊壅盛,痰瘀互结者,可合用栝楼薤白半夏汤理气活血化痰。

(6)柔肝息风,调肝理肺:本法适用于阴虚风动、风摇钟鸣之证。肝为风木之脏,"诸风掉眩,皆属于肝",肝肺生理相关,病理相因,风善行而数变,外风始受于肺,内风始生于肝。七情郁结日久,阴血暗耗,阴虚风动,血燥风生,内风上扰,摇钟而鸣。故《临证指南医案》云:"肝阳化风,旋扰不息,致呛无平期。"临床症见咳喘骤然发作,发时干鸣无痰或少痰,胸胁胀闷,甚则胀痛,多因情志不遂,或因嗅闻异味诱发,止时犹如常人,伴形体消瘦,咽干口燥,面色潮红或萎黄不华;舌质淡或舌质红少津,无苔,脉弦细数。此类患者多为特禀质(过敏体质),往往具有家族遗传史,常对多种过敏原过敏。治宜柔肝息风、降逆平喘,方选过敏煎加减,药如乌梅、五味子、银柴胡、灵芝、防风、僵蚕、蝉蜕、地龙、钩藤、白芍、杏仁、炙甘草。

(7)滋阴养血,调肝理肺:本法适用于阴血亏虚、枢机不运之证。肝体阴而用阳,肝阴血不足,肝气无力而舒,肝用不得畅达,气机郁滞而枢机不运。此《读医随笔》所谓"肝虚而力不能舒"也。故《血证论·喘息》曰:"故失血家,未有不喘息者。"临床症见病程日久,形体消瘦,心烦易怒,咳喘夜甚,时发时止,痰少而黏,不易咳出,伴潮热盗汗,口燥咽干,眩晕耳鸣,腰膝酸软,胁肋不舒,舌红少苔或苔薄黄,脉弦细数。治宜滋阴养血、和调枢机,方选一贯煎加减,药如生地、北沙参、麦冬、当归、白芍、枸杞子、知母、川贝母、川楝子、薄荷、桑白皮、炙甘草。

6. 燮理阴阳法 肝寒用暖肝补阳之法,肝经火热有清肝、泻肝、凉肝之法,而厥阴寒热错杂之证,当用燮理阴阳、平调寒热之法,我们称之为"燮理阴阳之法"。燮,训为"言语以和之",其要在于"平和"。《素问·六元正纪大论》讲"六气正纪"曰:"夫气之所至也,厥阴所至为和平……时化之常也。"本文借《尚书·周官》"兹惟三公,论道经邦,燮理阴阳"之文,将敷和肝极、治平阴阳之法,名之为燮肝之法。典型方剂如《伤寒论·辨厥阴病脉证并治》乌梅丸,寒热并用,阴阳平调。该方以乌梅、人参、当归以敷和肝阴与气血之极,蜀椒、细辛、桂枝、附子以燮济阴寒,黄连、黄柏以燮理阳热。此乃代前贤立言,为后世立法。

7. 搜风通络法 肝气厥阴风木相关诸多疾病的后期,常有病在肝之血分、内外风邪在于血络之局,可从肝血、络邪论治,治法大略为调肝和血、通络搜风。入通肝血者,以调和肝血、活血通络为法,多用和血、活血、破血之药,佐以疏肝理气,使气血相率、阴阳相求。论入血络而搜逐风木病气,解剔内生外感诸邪之法,则为方家作为之所、用武之地。

中医学"久病入络"学说和"搜风通络""入络搜风"的治法,滥觞于仲景所慨叹的"越人入虢之诊、望齐侯之色",讲述了疾在腠理,不治将深,以至于血脉的医理。《灵枢·终始》也阐述了"久病者,邪气入深"的疾病传变基本趋势。后世温病学派兴起,叶桂在《临证指南医案》中明确而完备地提出了"久病入络"的学说与"搜邪入络"的理法体系,以及相关方药。"其初在经在气,其久入络入血,由阳入阴"是"入络"学说的基本表述。"搜邪入络"的理法体系包括几个方面的基本治法,"以辛香苦温入络搜邪","苦温可以通降","非辛香无以入络""非秽浊无以直走至阴之域"。《临证指南医案》继承先贤,发展出虫蚁搜剔的治法:"初病气结在经,久则血伤入络,辄仗蠕动之物,松透病根。"书中许多"入络"的方剂,尤其是继承发展自经方的旋覆花汤、鳖甲煎丸、大黄䗪虫丸等,均可启迪后学。以上理法方药,可称详备,后世凡"入络""入血"之谈,多从叶氏学说,通肝血、搜肝风之理法方药可参用以上先贤所传。

（毕伟博,崔红生）

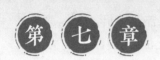

调肝之方药

纵览古今调肝方药,可见中医调肝之法颇多,有疏肝、和肝、缓肝、柔肝、补肝、泻肝、清肝、散肝、平肝、潜肝、镇肝、敛肝等法。以上诸法,往往不单独应用,而是多法兼用于同一方剂中。且互相之间可发生多种联系和影响,有时互为补充,有时互为助益,有时互为调和,有时互为制约,有时互为进退。医家遣方用药之妙,纵横捭阖之思,皆在于这些复杂而微妙的组方之中。

本文论调肝方药,将"治法"与"方药"熔为一炉,不单列药物、方剂论述。无论多么繁复的治法,针对的都是客观存在的疾病证候,在中医则可概括为方证。对于临证者而言,多围绕肝的气、血、阴、阳、风、火、湿立法,即武维屏教授提出的肝证七经治法。若过于细分,则渐偏离复杂的临床实际。因此针对调肝法的研究,应以作为实体的方证为中心,这样也符合中医学理、法、方、药的一贯思想和思路之序。

一、疏肝、和肝、解肝、化肝之方药

1. 小柴胡汤与柴胡诸剂之和解少阳枢机　经方体系为医方之祖、医方之经,而小柴胡汤可谓疏肝、调肝方剂之祖。疏肝之方,针对肝气郁结、枢机不利的证候,以胁满、胁痛、上逆为其主症。正如《素问·玉机真脏论》所言:"春脉者肝也,东方木也""其不及,则令人胸痛引背,下则两胁胠满"。仲景论小柴胡汤主症:"往来寒热,胸胁苦满,嘿嘿不欲饮食,心烦喜呕……小柴胡汤主之""胸满胁痛者,与小柴胡汤""呕而发热者,小柴胡汤主之"。

小柴胡汤为"和解少阳"之主方,和解少阳气机,以致疏肝解郁,是此方之义。方中柴胡轻清,解利枢机;黄芩苦折,降泄郁热。柴芩合用,外内平调,疏解少阳于半表半里。半夏、生姜辛开,散解中气之壅滞;再以人参、甘草、大枣和补,使中土气治,而制甲木郁气之乘。

另外,本方"去滓再煎"之法,也值得注意。古代医家认为:"再煎则药性和合,能使经气相融,不复往来出入。"小柴胡汤,其制不甚大,但方中诸药,辛散、苦泄、阴寒、阳热、升清、降逆、温补、透泄等俱备,"去滓再煎"之法可以使不同方向的药力和合,气味醇和。

《素问·脏气法时论》讲:"肝欲散,急食辛以散之,用辛补之。"小柴胡汤正是以柴胡、半夏、生姜等味辛散疏肝,是对辛散之法治肝理论的传承,也是辛散之法治肝方剂的开创。随着中医学的发展,以及对外交流的拓展,中药种类增多,尤其是芳香之药增多,使中医药疏肝之法得到很大发展。时至今日,辛散为法疏肝解郁,仍是疏肝必用之法和主流之法。

小柴胡汤方以柴胡命名,也以柴胡为君药。柴胡用量为方中诸药之最,而且小柴胡汤也是经方柴胡诸剂之中柴胡用量(八两)最大的方剂,柴胡作为小柴胡汤核心,也成为后世疏肝法的主药之一。

柴胡入药之记载,最初见诸《神农本草经》,列于上品,论道"主心腹肠胃结气""推陈致新",大略在于推散郁结陈气。后世本草之书,论柴胡者甚众,有代表性的比如,"治阳气下陷,平肝、胆、三焦、包络相火"(《本草纲目》);"除肝家邪热……行肝经逆结之气,止左胁肝气疼痛"(《滇南本草》)。但值得注意的是,明清温病学派医家如叶桂、吴瑭等曾提出"柴胡劫肝阴"之说。吴氏还在《温病条辨》中多处提出禁用柴胡。后世有些医家畏用或者不敢大剂量应用柴胡由此而起。因此对于阴伤、久病者,若以柴胡疏肝,似不宜过用和久用。后世有鳖血炮制柴胡之法,更有多种组方佐治柴胡之法,可资借鉴。

黄芩,在方中与柴胡相配,阴阳相得。黄芩与柴胡为经典药对,常出现在经方柴胡剂之中,如大柴胡汤、柴胡加芒硝汤、柴胡加龙骨牡蛎汤、柴胡桂枝汤、柴胡桂枝干姜汤、鳖甲煎丸等。黄芩以唇形科植物黄芩的根入药。《神农本草经》以黄芩为中品,认为其味苦气平,主治"诸热,黄疸,肠澼,泄利……恶创疽蚀"等。《本草正》云:"枯者清上焦之火""实者凉下焦之热"。后世因其气味苦寒,为清泻火毒、清解湿热阻遏之药。黄芩之清解郁热与柴胡之推散郁结相得益彰。

半夏,为天南星科植物半夏的块茎。《神农本草经》以半夏为下品,认为其味辛平。主治"心下坚""头眩,胸胀"等。《名医别录》认为,半夏"消心腹胸膈痰热满结",治疗"心下急痛坚痞"。半夏为辛开之要药,在柴胡剂中用以开散郁结。

柴胡诸剂,为后世立方,更是立法、立意。郁结为病,或结满,或湿滞,或上逆,或往来,或伏留,各有异同;其质则一,运枢不利。以柴胡剂之加减进退,一源多歧,难以尽述。经方如大柴胡汤治郁急之实、柴胡加芒硝汤治潮热之实、柴胡加龙骨牡蛎汤治烦惊谵语、柴胡桂姜汤治疟而寒多,《外台秘要》柴胡桂枝汤方治心腹卒中痛。至于柴平散、柴朴汤、柴胡陷胸汤、柴胡达原饮、柴枳半夏汤、香附旋覆花汤、柴胡清骨散各有主证,各成一体。

2. 四逆散和柴胡疏肝散之透达气阳郁遏　四逆散源自《伤寒论》之少阴病篇,论曰"少阴病,四逆,其人或咳,或悸,或小便不利,或腹中痛,或泄利下重者,四逆散主之"。一般认为,四逆散主"阳郁四逆"的证候。陈亦人先生讲,此四逆之候,因于肝胃气滞,阳郁于里,不能通达四末。四逆散虽一字之差,却不同于四逆汤之虚寒,此证候属实,本质上为气机郁遏,诸多或然证候,皆是同样病机。郁遏于肺气,则为咳;于肾气,则为小便不利;于中气,则为腹痛泄利。方中柴胡为君,疏肝解郁,透达阳气;芍药入肝散泄;枳实入气开破;甘草和调诸药。

芍药,入药载于《神农本草经》,经书以为中品,"味苦平",主"腹痛,除血痹,破坚积……疝瘕"。白芍、赤芍同出一物,为毛茛科植物芍药的根,能入肝经,主血分。反藜芦。在《神农本草经》的时代,两者通称芍药。赤芍的记载始见于《开宝本草》,从此二者明确区分。古人讲"白补赤泻,白收赤散"。《本草求真》认为,"白则能于土中泻木","赤则能于血中活滞……(赤芍)则能凉血逐瘀,与白芍主补无泻,大相远耳"。白芍味酸苦,气微寒,能收营阴,缓急痛,养肝血,敛肝阳。赤芍味苦,气微寒。白芍证治之要,在于阴弱阳急;赤芍功用之要,则在于凉血散瘀。

枳实,为芸香科植物的酸橙的幼果,入药始载于《神农本草经》,为中品,味苦气寒,能"除寒热结"。《名医别录》讲,枳实能"破结实,消胀满",治"心下急,痞痛逆气"。今人以之破痞积。盖枳实之用,大略在于破积结之气。古人说"胁痛从肝治",而"枳壳乃治胁痛的剂,所以诸方中皆不可少"(《证治准绳》)。枳实与枳壳略同,而其气更为悍烈,故更能破肝经之积结。枳实与芍药相合,即为经方"枳实芍药散",主治肝血不和、肝郁作痛之"产后腹痛,烦满不得卧"之症。

柴胡疏肝散,源自王肯堂《证治准绳》书中所引《医学统旨》,在四逆散的基础上加陈皮、香附、川芎三味而成。《证治准绳》以柴胡疏肝散治左胁痛，提出了"胁痛从肝治"，指出"左胁多因留血作痛，右胁悉是痰积作痛"，治疗"左胁痛，枳芎散，或柴胡疏肝散"。后世以柴胡疏肝散为肝气郁滞证主方之一，行气疏肝、理血解痛，通治胁痛胸闷，腹胀嗳气，抑郁易怒，善太息，脉弦等证候。

香附，为莎草科植物莎草的根茎。入药最早载于《名医别录》，称莎草根，认为其味甘、气微寒，"主除胸中热，充皮毛"。《本草正义》讲："香附辛味甚烈，香气颇浓，皆以气用事，故专治气结为病。"而《本草求真》更进一步，香附"专属开郁散气"，但较木香之"气味苦劣"，香附"则苦而不甚，故解郁居多"。《本草纲目》言香附"利三焦，解六郁"，李时珍称其"乃气病之总司，女科之主帅"。以上概括了医家对香附的基本认识。香附辛香以行气解郁，甘平以调经和中，主肝郁气滞之胁痛，痛经，乳房胀痛，脾胃气滞之腹胀纳呆等证候。

川芎，为伞形科植物川芎的根茎。入药始载于《神农本草经》，列为上品，称"芎䓖"，认为其"味辛温"，能治"妇人血闭无子"。《本草汇言》的论述为医家称道，"上行头目，下调经水，中开郁结，血中气药。……虽入血分，又能去一切风，调一切气"。后世用治血瘀气滞所致诸多痛证、经血证及风湿外证。然川芎之要旨，正《本草汇言》所论药性，"味辛性阳，气善走窜而无阴凝粘滞之态"。也就是说，川芎所治正在于"阴凝粘滞"之气，以气机郁滞为本质的一类证候。

陈皮，为芸香科植物橘的果皮。入药初见于《神农本草经》，位在上品，名"橘柚"，认为味辛气温，"主胸中瘕热逆气"。化痰诸方之祖剂二陈汤选用此药。后世用之理气、化痰、燥湿、健脾、降逆。少阳胆为中精之府、清净之府，《千金方》中的温胆汤，治胆气虚寒而痰浊郁滞，方中主药即是橘与枳。《晏子春秋》讲：橘生淮南则为橘，生于淮北则为枳。橘与枳，功用相近，而植物基源相类，皆为芸香科植物。橘核、橘络、橘叶、橘红皆可入药，入药部位各异，但治痰气郁滞则同。

3. 诸逍遥剂之疏肝和血健脾　名方逍遥散，始载于《太平惠民和剂局方》，所主证候"肝郁血虚脾弱"以及相应的疏肝解郁、养血健脾治法，在中医学术史中皆为经典。经云："木曰曲直""木郁达之"。遂其曲直之性，故名逍遥。《太平惠民和剂局方》论逍遥散："治血虚劳倦……月水不调，脐腹胀痛，寒热如疟。"此皆肝血不足，瘀滞为病。今人多用治两胁作痛，神疲食少，或月经不调，乳房胀痛，脉弦而虚的证候。其方由白术、茯苓、当归、白芍、柴胡、甘草等组成。

可以认为,白术、茯苓、甘草取四君子汤之意,健脾为用;当归、白芍取四物汤之意,养血为功;更以柴胡和调少阳枢机,恰恰契合于肝郁、血虚、脾弱三端病机。逍遥散药味,除柴胡之外,大致为经方当归芍药散诸药。当归芍药散原治妊娠虚性腹痛,所谓不通则痛,病机为血虚而郁滞不通。王泰林"治肝三十六法"有"疏肝通络法",理气不应,营气痹窒,络脉瘀阻,宜兼通血络,用旋覆花、新绛、当归须、桃仁、泽兰。逍遥散用血药疏肝,当是此意。古方创制者的原意多已不可稽考,但以学人之心,"心诚求之,虽不中,不远矣",此之谓也。

当归,以伞形科植物当归的根入药,最早记载见于《神农本草经》,以为中品,"味甘温",言之主"咳逆上气,温疟寒热……妇人漏下绝子,诸恶创疡",大体为入肝血之药。《医学启源》当归之论为后世认同,"气温,味甘,能和血补血,尾破血,身和血"。《日华子本草》讲当归"治一切风、一切血,补一切劳",而且"破恶血,养新血及主癥癖",可见其推崇。《本草备要》又指出当归主血虚腑气不通的另一功用,"润燥滑肠",张介宾"济川煎"中当归为用量最多正用此法。值得注意的是,《神农本草经》论当归"主咳逆上气",后世《太平惠民和剂局方》苏子降气汤亦用当归治咳逆,"治男女虚阳上攻,气不升降,上盛下虚"。当归为入肝血之药,何以治咳,是否因当归含有治咳的成分,还是因当归之于气机有所调节,值得进一步研究。

白术,为菊科植物白术的根茎。始载于《神农本草经》,称"术",不分白术、苍术。《神农本草经》以为"术"味苦气温,"主风寒湿痹,痉,疸,止汗,除热,消食",大体为入脾除湿之用。《本草通玄》谓:"补脾胃之药更无出其右者。土旺则能健运……土旺则能胜湿。"今人用白术治脾虚泄泻、水肿,气虚自汗,甚至胎动不安者,皆从补土而出。肝木之气左升,肺金之气右降,而土于中央,以运四旁。肝肺与脾胃密切相关,见肝之病,知肝传脾,当先实脾;胃为肺之关,脾为痰之源。因而,调理肝肺之法,可借脾胃之助。

茯苓,为多孔菌科真菌茯苓的菌核。记载初见于《神农本草经》,列在上品,认为味甘平,能主"胸胁逆气""心下结痛",能"安魂魄、养神"而治惊恐、忧悸、怨怒、烦闷等七情之病,能"利小便"而治咳逆、口焦、舌干等水饮之病。后世又因其淡渗利湿,用治脾虚泄泻、水肿、痰饮等。经方有茯苓四逆汤,主太阳病汗下后烦躁之证。可见,古用茯苓偏在情志,后世用茯苓偏在脾湿,这可能与脏腑辨证体系在学界逐渐确立有关。肝主疏泄,情志之病,从调肝论治者多;而茯苓治七情病,当谓之调肝脾,或可用脾胃气机枢纽学说解释。茯苓皮为茯苓菌核的黑色外皮,茯神为茯苓菌核向心的近松根部分,古人本着取象比类的思维,以茯苓皮偏治皮肤水湿,以茯神偏治心神不安。

加味逍遥散,始见于薛己《内科摘要》,方药在逍遥散的基础上加牡丹皮、栀子,故又名八味逍遥散、丹栀逍遥散。《内科摘要》讲此方"治肝脾血虚发热,或潮热晡热,或自汗盗汗……或月经不调,肚腹作痛,或小腹重坠,水道涩痛,或肿痛出脓,内热作渴等症"。以丹皮、栀子为药对治肝经郁热,补逍遥散清火之不足,是此方创意,至今已成经典。后世以为丹皮清血中伏火,栀子清肝热并导而下行,尤多用于肝郁血虚有热所致的经量过多、经期吐衄之证。

牡丹皮,为毛茛科植物牡丹的根皮。入药始载于《神农本草经》,列在中品,认为"味苦辛寒",能治癥坚,瘀血留舍肠胃,痈创,可谓入血之药;又能治中风、瘈疭、惊痫等,而"诸风掉眩,皆属于肝",可见其清肝之效。经方"桂枝茯苓丸""温经汤""大黄牡丹皮汤"等对牡丹皮的应用大致遵《神农本草经》所论,视为血分之药。今人用以凉血、活血,主虚热骨蒸、发斑吐衄、痈肿疮毒、经闭痛经、跌打损伤等证候,这与叶桂《温热论》卫气营血辨证的相关论述,"入血就恐耗血动血,直须凉血散血,如生地、丹皮、阿胶、赤芍等物"似有相关之处。可以认为牡丹皮之《神农本草经》入血、清肝之论,《温热论》凉血、散血之谈,乃一脉相承,应该说是中药学学术的一种发展。

栀子,为茜草科植物栀子的成熟果实。记载初见于《神农本草经》,在中品。《神农本草经》认为栀子"味苦寒""主五内邪气,胃中热气,面赤、酒疱、皶鼻,白癞、赤癞、创疡。一名木丹"。栀子入胃府气分,清气分热;又能入肝经血分,治血热、郁热之候。应用栀子的著名方剂很多,如栀子豉汤、黄连解毒汤治气分热证,茵陈蒿汤、栀子柏皮汤治黄疸,龙胆泻肝汤治肝经实热,《太平惠民和剂局方》八正散治热淋、血淋。栀子因药用部位和炮制方法不同,功效也稍异,栀子皮(果皮)走表,栀子仁(种子)入里,生栀子走气,焦栀子入血。

黑逍遥散即逍遥散加地黄,加强了补血之功效,可以看作逍遥散证血虚较甚的一种加减。

地黄,为玄参科植物地黄的块根。入药记载最早见于《神农本草经》,居上品。论曰:"干地黄,味甘寒,主折跌、绝筋、伤中,逐血痹,填骨髓,长肌肉。作汤,除寒热积聚。除痹,生者尤良……一名地髓。"诸多论述,指向几个方面,一者补精血,二者活血,三者除痹。《珍珠囊》言其"凉血,生血,补肾水真阴"。地黄乃张介宾所论药中四维之一。后世《本草纲目》讲熟地黄:"填骨髓,长肌肉,生精血""黑须发""通血脉"。熟地益精添髓,有左归、右归之用;生地凉血滋阴,治斑疹吐衄、虚热骨蒸。乙癸同源,地黄庶可以为入肝经血分必用之药。唯其滋腻碍胃,重用或久服时,宜佐以砂仁、橘皮等开化之品。

4. 越鞠丸等方调治六郁所化病气　越鞠丸是朱震亨所创名方,更是他学术思想的载体。《丹溪心法》一书详细阐述了朱震亨的郁证理论,这些理论是中医学辨证论治体系中郁证理论的重要部分。论曰:"气血冲和,万病不生,一有怫郁,诸病生焉。故人身诸病,多生于郁""郁者,结聚而不得发越也。当升者不得升,当降者不得降,当变化者不得变化也。此为传化失常,六郁之病见矣"。文中还详细论述六种郁证的证候特点:"气郁者,胸胁痛,脉沉涩;湿郁者,周身走痛,或关节痛,遇阴寒则发,脉沉细;痰郁者,动则即喘,寸口脉沉滑;热郁者,瞀闷,小便赤,脉沉数;血郁者,四肢无力,能食,便红,脉沉;食郁者,嗳酸,腹饱不能食,人迎脉平和,气口脉紧盛者是也。"

现代中医常认为气机郁结、少阳枢机不利、肝之疏泄不畅等理论的基点在于肝的脏象学说,朱震亨所言六郁体系确难以从"肝"一概而论,也正因为如此,可以作为很好的补充和参考。

越鞠丸是朱震亨治六郁之主方,越鞠丸又称芎术丸。以芎、术冠名,是因朱震亨有这样的理论:"凡郁皆在中焦,以苍术、抚芎开提其气以升之""苍术、抚芎,总解诸郁,随证加入诸药"。朱震亨随证加减之法也堪为后世轨范:气郁者加香附;湿郁加白芷、茯苓;痰郁加海石、南星、栝楼;热郁加炒山栀、青黛;血郁加桃仁、红花;食郁加山楂、炒神曲。还有春用芎,夏用苦参,秋冬用吴茱萸等。

《医方论》曰:"此方注云,统治六郁。岂有一时而六郁并集者乎? 须知古人立方,不过昭示大法。气郁者香附为君,湿郁者苍术为君,血郁者川芎为君,食郁者神曲为君,火郁者栀子为君。"对六郁与越鞠,或任用,或变通,得此论足矣。

笔者认为,六郁之论与越鞠之方的实质是郁证从肝外论治,不直接疏肝,而治其所生之证,如治痰、治湿、治食、治火等。这与"见肝之病,知肝传脾,先当实脾"之论,异曲同工。很多相类的方剂也据此理而创,如局方七气汤、四七汤、半夏厚朴汤、半夏秫米汤、千金温胆汤、菖蒲郁金汤等。

苍术,为菊科植物茅苍术的根茎。古时白术、苍术不分,统称术。至南朝陶弘景在《本草经集注》一书中提出:"术乃有两种,白术叶大有毛而作桠,根甜而少膏,可作丸散用;赤术叶细无桠,根小苦而多膏,可作煎用。"一般认为,自此白术、苍术始分。苍术与白术也确实功用近似。唯苍术辛香燥烈,功偏攻散,又能入肝明目,用于夜盲症及眼目昏涩。

抚芎,又称茶芎,植物基源与川芎相近,为伞形科藁本属植物茶芎的根茎。目前医家用越鞠丸时,多取川芎。

5. 四磨、五磨、六磨之芳香行气　四磨汤,为严氏《济生方》所创,原书在咳喘痰饮门,为论治喘证之方。治上气喘息,而妨闷不食,病因是七情伤感。以人参、槟榔、沉香、天台乌药四味,各浓磨水,而煎汤,故曰四磨汤。用人参者,恐诸药耗散正气。而四磨汤去人参,加木香、枳实,则为《医便》五磨饮子,治七情郁结所致脘腹胀痛,或走注攻冲,或暴怒暴死之气厥证。若易枳实为枳壳,再加大黄,则为《世医得效方》六磨汤组方,善破气、宽中、通便。三方药味虽异,医理略同,主肝气横逆,上犯肺脏,旁及脾胃,症见上气喘息,胸懑不食,甚至气噎昏厥。用沉香芳香行气为主,槟榔、乌药从而导之,降气行气,力量专一,是疏肝解郁的另一蹊径。

沉香,为瑞香科植物白木香含有树脂的木材入药。用药记载首见于《名医别录》,认为沉香"治风水毒肿,去恶气"。《药品化义》谓之"纯阳而升,体重而沉,味辛走散,气雄横行,故有通天彻地之功"。香料产于广东、海南、广西、福建等卑湿水热之地,药性反能芳香辟秽。故沉香之用,一在于行气,一在于辟恶。又因沉香"体重而沉",所以其用常在降下,而解肝、肾、胃脘滞气恶气之上逆,故能治喘逆呕恶,无论虚实。《本草通玄》谓之"沉香温而不燥,行而不泄……有降气之功,无破气之害,洵为良品"。故任用沉香之方甚多,如四磨、五磨、六磨之方、《太平惠民和剂局方》黑锡丹、《圣济总录》沉香丸等。

乌药,以樟科植物乌药的块根入药。文献始见于《本草拾遗》。乌药以产自天台者为胜,称天台乌药或台乌药,浙江台州市天台县被称为"乌药之乡",是为道地药材。乌药芳香行气。《药品化义》讲:"气雄性温,故快气宣通,疏散凝滞,甚于香附。"《本草求真》更论之甚详:"凡一切病之属于气逆,而见胸腹不快者,皆宜用此。功与木香、香附同为一类。但木香苦温,入脾爽滞,每于食积则宜;香附辛苦,入肝、胆二经,开郁散结,每于忧郁则妙。此则逆邪横胸,无处不达,故用以为胸腹逆邪要药耳。"《太平惠民和剂局方》小乌沉汤《圣惠方》乌药散《医学发明》天台乌药散《济阴纲目》乌药汤皆用乌药行气,通则不痛,乌药在以上方剂中也借以止痛。乌药又能温下,《校注妇人大全良方》缩泉丸,用之治肾阳不足、膀胱虚冷之小便频数、小儿遗尿等证。

槟榔,以棕榈科植物槟榔的干燥成熟种子入药。始载于《名医别录》,认为其"主消谷,逐水,除痰癖,杀三虫伏尸,疗寸白"。槟榔亦产于岭南,古称烟瘴瘟疬之地,而槟榔反能疗诸疟、"御瘴疬"(《本草纲目》),气化使然。《药性论》讲槟榔之用,"宣利五脏六腑壅滞,破坚满气,下水肿"。今人用槟榔亦然,下气为本,用以破虫食、水气之积。

6. 一贯煎涵养肝阴以疏肝之创意　名方一贯煎,乃魏之琇所创。记载见于《续名医类案》:"早年亦尝用此(滋水生肝饮),却不甚应,乃自创一方,名一贯煎。用北沙参、麦冬、地黄、当归、杞子、川楝六味,出入加减,投之应如桴鼓。口苦燥者,加酒连尤捷。可统治胁痛、吞酸、吐酸、疝瘕一切肝病。"

魏氏所言"肝病"实际上是当从肝论治的胃痛。其病机为郁结生火,火迫而肝肾血燥,燥迫成痛。方义之妙在于以地黄、当归补肝血,又以川楝子之行气,反佐地黄、当归以调肝;以沙参、麦冬益阴,又以枸杞子之阳反佐参、麦,以阳中求阴。后世医家又以当归用身、地黄生用,更有进境。现代中医学广其应用,以治肝肾阴虚、肝气郁滞之胸胁痛,口酸苦,咽干,舌红少津,脉细弱或虚弦之证。

此方之妙处在于,治肝气所主胃痛本应以行气为常法,但本方治"肝血燥"之胃痛,主以地黄、当归补肝血,稍加行气止痛法佐之,以合"肝肾血燥、燥迫成痛"之机。就如龙胆泻肝汤以泻肝火为务,本应以苦寒直折为常法,而龙胆泻肝汤在苦寒直折之外,重用地黄、当归补肝血。如陈念祖《神农本草经读》讲:"肝属木,木得烈日而萎,得雨露而挺也。"

张山雷在《中风斠诠》一书中论一贯煎甚为详实,"胁肋胀痛,脘腹支撑,多是肝木不疏,刚木恣肆为病。治标之法,每用香燥破气,轻病得之,往往有效"。但对于阴血已伤者,不啻鸩毒,"然燥必伤阴,液愈虚而气愈滞,势必渐发渐剧,而香药、气药不足恃矣。若脉虚舌燥,津液已伤者,则行气之药,尤为鸩毒"。张氏赞誉一贯煎"是为涵养肝阴第一良药""苟无停痰积饮,此方最有奇功"。对一贯煎的方义也极为推崇,称"治肝胃病者,必知有此一层理法,而始能觉悟专用青、陈、乌、朴、沉香、木香等药之不妥。……楝本苦燥,而入于大剂养液队中,反为润燥之用,非神而明之,何能辨此?"沙参、麦冬皆益阴之品,以水涵木之意。

枸杞子,为茄科植物宁夏枸杞的成熟果实。"枸杞子"之名最早见于《神农本草经》。但《神农本草经》所载枸杞子,"一名杞根,一名地骨",又曰"味苦寒",主"热中消渴",更可能是根皮入药之地骨皮,而非枸杞子。《名医别录》谓其"根大寒,子微寒",但"补内伤大劳嘘吸,坚筋骨,强阴……久服耐寒暑"。"阴",这里当指外阴,比如古称"阳痿"为"阴痿"。《本草经集注》《药性论》等本草书都有相似的认识,"补益精气,强盛阴道""补益精""明目"。温补学派张介宾则直言其"味甘微辛、气温"。谚云:离家千里,勿食枸杞。可见其助阳。张介宾讲:"此物微助阳而无动性,故用之以助熟地最妙"(《景岳全书》)。《本草崇原》更描述其"药象":"花实紫赤,至严冬霜雪之中,其实红润可爱""兼少阴君火之化者也"。今人对于枸杞子性味,采取折中的认识,认为性平,但基本继承了古人对其功效的认识,即滋补肝肾、益精、明目,治疗肝肾阴虚诸证及早衰证。

川楝子,为楝科植物川楝的成熟果实。因其攻伐之性,《神农本草经》将川楝子列在下品,称"楝实",认为"味苦寒",一者能治"温疾伤寒,大热烦狂",二者能"利小便水道",三者能"杀三虫",四者能治"疥疡"。今人用之行气止痛,治肝郁化火胸腹诸痛、热疝,内服治虫积,外用治头癣、秃疮。《神农本草经》所论温热、烦狂诸证治,以火热为论;今人所论胸腹痛疝诸证治,以气逆为论,而所谓"气有余便是火",今古之论并无鹿马之别。《本草纲目》讲:"楝实导小肠、膀胱之热,因引心包相火下行,故心腹痛及疝气为要药。"《本经逢原》讲:"川楝苦寒性降,能导湿热下走渗道,人但知其有治疝之功,而不知其荡热止痛之用。……古方金铃子散,治心包火郁作痛,即妇人产后血结心疼,亦宜用之。"总之,下心包气火之逆,为川楝子药用之机。川楝小毒,忌久服、过服,中毒时可予甘草、白糖解毒,不可不察。苦楝子,为同科、属不同种植物楝的果实,虽与川楝大同小异,但毒性偏大,不宜混淆。

7. 解肝煎、化肝煎以调肝和胃 《景岳全书》创制解肝煎、化肝煎,认为"肝气逆而为聚者,解肝煎,兼火者,化肝煎"。"解肝煎,治暴怒伤肝,气逆胀满阴滞等证。如兼肝火者,宜用化肝煎"。张介宾的理论,简而言之,肝气聚,以解肝煎治之,兼有火者,以化肝煎治之。

解肝煎,药味有白芍、苏叶、半夏、陈皮、砂仁、厚朴、茯苓。秦伯未先生认为:"本方名为解肝,实际上除白芍养肝,苏叶兼能芳香舒气外,均属化湿行滞,调理脾胃之品,适应于土壅木郁的证候。因脾胃湿阻气滞,影响肝气条达,必须着重中焦治本,故方中不用柴胡疏肝而用苏叶,取其能舒肝郁,亦能和脾胃,脾胃健运则肝气自畅。所以这里解肝的意义是在于解肝之围,而不是直接治肝。临床上遇到肝病引起的食呆、腹胀等脾胃症状比较严重的,应先用此方和中。"

化肝煎,药味有白芍、青皮、陈皮、丹皮、山栀、川贝、泽泻。"本方重在治肝,用白芍护肝阴,青、陈皮疏肝气,丹、栀清肝火,宜于肝脏气火内郁的胸胁满痛,或气火上逆犯肺的咳吐痰血等证。因气火能使痰湿阻滞,故加川贝、泽泻,川贝兼有解郁作用。"

川贝母,以百合科植物川贝母、暗紫贝母、甘肃贝母或梭砂贝母的鳞茎入药,入药有"松贝""青贝""炉贝"三种。入药记载首见于《神农本草经》,列在中品,认为味辛平,主烦热、淋沥、疝瘕、喉痹、风痉。贝母能开郁结之热,用治瘰疬、乳痈、肺痈。又有浙贝母,为百合科植物浙贝母的鳞茎,产于浙江象山,又称象贝。川贝味苦甘,偏于润;浙贝味苦,偏于泄。于是《本草正》认为浙贝"较之川贝母,清降之功,不啻数倍"。尚有葫芦科植物土贝母块根入药,称土贝母,陆元恪在《毛诗疏》所描述的贝母即似是葫芦科的土贝母,土贝母散结拔毒更强。

二、缓肝、柔肝、补肝、舒肝之方药

1. 甘麦大枣汤之甘以缓急　《素问·脏气法时论》强调辛散治肝之法,但同时也提出"肝苦急,急食甘以缓之""肝色青,宜食甘",认为辛散与甘缓是肝脏象治法的苦欲两端,不可偏废。《礼记·礼器》讲:"甘受和。"经方广用、善用甘草、蜂蜜、大枣、小麦、百合、地黄等甘药,以使猖急峻烈的病性、药性趋于缓和、调和的状态。甘麦大枣汤,即是经方中缓肝、柔肝的代表方剂之一。

肝气一有怫郁,常刚暴躁急,诸部不能疏解,躁扰横逆为病。甘麦大枣汤原治妇人之脏躁,情绪不宁如"神灵所作",正属肝气怫郁而躁急,甘麦大枣汤以甘草、小麦、大枣三种甘药缓急,更是缓肝,可为后世借鉴。此外,甘药居中属土,甘药能缓肝气之急,又寄有"见肝之病,当先实脾"之意。

甘草,为豆科植物甘草、胀果甘草、光果甘草的根及根茎。入药记载始见于《神农本草经》,列在上品,认为味甘气平,补虚胜邪之外,又能解毒。观原文所言,甘草主治甚广,五脏六腑寒热邪气,诸毒等,皆其所主。《本草正》讲甘草"味至甘,得中和之性"。甘草气平味甘,居中属土,入后天脾胃。后世总结甘草药效,能治心悸、咳喘、咽痛、疮疡,缓解脘腹、四肢挛急作痛,解药物、食物中毒。反甘遂、大戟、芫花、海藻,不宜同用。甘味易助湿壅气,胀满、水肿者不宜。

大枣味甘平,"安中养脾""助十二经",方中用大枣之理与甘草略同。

小麦,以禾本科植物小麦的颖果入药。小麦,为五谷之一,味甘气微寒,入通肝气。载脏象之说的《素问·金匮真言论》讲:"东方青色,入通于肝……其谷麦。"《素问》《灵枢》又有小麦入归于心的观点。可见甘麦大枣汤用小麦之甘寒气味,以缓肝宁心。

2. 防己地黄汤之静中寓动　防己地黄汤始载于《金匮要略》,用治狂状、妄行、独语、脉浮而无外证。后世八纲、六淫、五脏等辨证体系形成后,分析其证候为心经血虚、风邪入中,即所谓心经血虚风燥。根据这样的证候分析,今人扩展了该方的适应证,凡属血虚风燥之候,无论痿疾、肢体眴动,皮肤红斑疼痛,状如游火者,皆可任用,如癔症、癫痫、风湿性关节炎、类风湿关节炎等疾病。

原方重用地黄,而所谓"重用",其重以斤计,滋补肝血;又合甘草为使,甘润缓急。地黄、甘草合用又补益乙癸之源。少佐防风、防己、桂枝等风动之药,而所谓"少佐",其轻以钱计,驱散风邪水气。风动之药,又使方药静中寓动,阴中有阳。

防风,以伞形科植物防风的根入药。医家谓之"风药之润剂",统治一切风证,以外风为主,也可用治内生风木之气。治外风譬如荆防败毒散、防风通圣散、玉屏风散治外感,消风散治风疹,防风汤、蠲痹汤治行痹,玉真散治破伤风等。治内风如痛泻要方,所主之证,土虚而风木之气乘之,肝郁乘脾,肝脾不和,腹泻而痛,以防风配白芍治之。以防风疏解肝木之郁,此方为始。再者,防风又有升清之性,合于少阳气化,《脾胃论》升阳益胃汤用防风配合芪、术等,治脾虚湿盛、清阳不升所致泄泻。

3. 百合地黄汤之微除邪躁　百合地黄汤始载于《金匮要略》,为"百合病"主方。与甘麦大枣汤治妇人躁扰不宁如"神灵所作"相比,百合病"常默然"而"如有神灵"。其证口苦、头眩、溺赤,欲食不能食,"欲卧不能卧""如寒无寒,如热无热",脉微数,而身形和。《素问·五脏生成》讲:"徇蒙招尤,目冥耳聋,下实上虚,过在足少阳、厥阴,甚则入肝。"默默、口苦、头眩应属少阳之候。而欲食不能食,"欲卧不能卧""如寒无寒,如热无热",如《伤寒论·辨少阳病脉证并治》所讲"无大热,其人躁烦者,此为阳去入阴故也",诸症亦在少阳。推知百合病之机为厥阴之阴不足,而少阳虚热之郁结伏留,热扰心神。

经方之风骨,药简而意深。百合地黄汤唯百合、地黄之味,而所主百合病

"百脉一宗,悉致其病",其意深邃难解。有医家理解为"肺朝百脉",有医家理解为"心主血脉",颇有争议,莫衷一是。但从字面看来,百脉而一,岂非病在肝血之分。地黄补肝血肾精,乙癸之源。百合则心肺、脾胃、肝胆之阴,上、中、下三焦皆入,益阴气,除邪气。地黄、百合之机,正是入藏血之脏而微除邪躁。

百合,以百合科植物卷丹、百合、细叶百合的肉质鳞叶入药。始载于《神农本草经》,列在中品,认为味甘气平,能主邪气,治心痛、腹胀、利大小便,又能补中益气。《日华子本草》认为百合可"安心,定胆,益志,养五脏"。《本草纲目拾遗》以为百合"清痰火,补虚损"。后世名方如百合固金汤,入肺,治阴虚肺燥有热;百合乌药汤、四合汤等,入胃,治胃阴虚有热之胃脘疼痛;医家用百合配伍酸枣仁、丹参等,入心,治心阴虚有热之失眠心悸等病。以上诸证都可以认为是久病伤及阴血分之病,尤其是深及肝血之分,方有肝经虚火刑金之逆、犯胃之乘、扰心之侮。

4. 滋水清肝散之益肾补肝　滋水清肝散(《医宗己任编》),系"六味地黄汤"加味,用药为熟地、山萸、山药、丹皮、茯苓、泽泻、柴胡、白芍、山栀、枣仁。本方宜用于肾阴不充,肝血虚燥,兼伴低热起伏、胁内气滞、呕吐酸水等气火内郁证候,故在滋肾以养肝的基础上,加白芍、柴胡、山栀,以护肝阴、疏肝气、清肝火。肝虚则胆怯,可影响睡眠,或多惊悸,故又加枣仁安神。六味地黄汤本为滋肾方,因肝为肾子,虚则补母,故在肝虚证经常应用。

山茱萸,以山茱萸科植物山茱萸成熟果肉入药。始载于《神农本草经》,列在中品,认为味酸平,"主心下邪气,寒热,温中,逐寒湿痹"。后世有很多应用,但可归为两类,一者功在补肾,如《药性论》所论"补肾气,兴阳道,添精髓,疗耳鸣",方如六味地黄丸、左归丸、右归丸等;再者功在固涩,用其酸敛之性,"止小便利,秘精气"(《汤液本草》),止月水不定,"止老人尿不节"(《药性论》),方如固冲汤、来复汤等。两者统一于肝木之气化,张锡纯之论堪为轨范:"山茱萸得木气最厚,酸性之中,大具开通之力,以木性喜条达故也。《神农本经》谓主寒湿痹,诸家本草多谓其能通利九窍,其性不但补肝,而兼能利通气血可知。若但视为收涩之品,则浅之乎视山茱萸矣。"可见,既能补肝而固涩精血,又能条达而通利气机,乃是山茱萸之大略。

5. 过敏煎之柔缓佐以舒解　过敏煎,见于《祝谌予经验集》,祝老认为此方对各种过敏性疾病均有疗效。现代医家以本方为主,结合临床辨证,用以治疗各种过敏性疾病,如过敏性哮喘、过敏性鼻炎、过敏性紫癜、荨麻疹、湿疹、瘾疹等,疗效颇佳。立方有所巧思,而立意又能严谨,为医家称道。观其组方之意,大体有两个方面:主体为酸收甘缓之药,以乌梅、五味子、甘草,收外越之肝风,缓无依之躁急;佐以银柴胡、防风,透散之药,于收擎大势中稍稍舒展解利。武维屏教授常用此方合宣降肺气药治疗过敏性哮喘,收效颇佳。

《医学衷中参西录》拟镇肝熄风汤,于大队重镇之药中,少佐麦芽、茵陈蒿、川楝子等舒解之味,与过敏煎于收擎之势中佐透散之药,异曲同工。都是从肝脏象易刚躁、喜条达、恶拂逆之理,顺势而为。这样的组方思路,可称舒肝之法。

五味子,以木兰科植物五味子的成熟果实入药。北五味子,是五味子的果实;南五味子,是华中五味子的果实。入药记载首见于《神农本草经》,列在上品,认为味酸温,能补不足,治劳伤羸瘦;能益气,治咳逆上气;能强阴,益男子之精。古人认为,五味子有五味,为五行之精(《抱朴子》)。《本草备要》讲五味子"性温,五味俱全,酸咸为多"。医家用其收敛为功,治肺气不收,咳喘气上。如《伤寒论》《金匮要略》的干姜、细辛、五味子经典药对,时方如治久咳的五味子丸,治虚喘的都气丸;治心气不收,心悸、多梦,如生脉饮、天王补心丹;治汗出不收,自汗、盗汗,如生脉饮;治肾精不收,遗精、滑精,如麦味地黄丸;治肠气不收,久泻、五更泄泻,如四神丸。然五味子之用虽多,终为酸收之药,若咳嗽初起,或凡外有表实、内有实热者,皆当慎用,以防关门留寇之弊。

银柴胡,以石竹科植物银柴胡的根入药。始载于清代《本草纲目拾遗》。银柴胡味甘、气微寒。《本草从新》讲"治虚劳肌热,骨蒸……小儿五疳羸热"。《本草便读》总结其药性:"大抵有入肝胆凉血之功"。宋人《本草图经》讲:柴胡"以银州者为胜"。可见,古人因功效相近而将银柴胡与柴胡同论,而反以银柴胡为柴胡中之"胜"者。

三、清肝、泻肝、散肝之方药

1. 诸龙胆泻肝汤方之开决与和血　龙胆泻肝汤始载于李杲《兰室秘藏》,虽药味稍异于今之龙胆泻肝汤,但确是李杲泻肝法之思想原貌的体现。原文方论及泻肝法可谓皆已详备。此方原治伤酒所致肝热,"治阴部时复热痒及臊臭"。厥阴肝脉循阴器,"在下者,引而竭之",李杲遵以上经旨而创立此方。原文所论诸药,以柴胡入肝为引;以泽泻、车前子、木通淡渗之味利小便,意在"决前阴以去之"(《兰室秘藏》),即所谓"引而竭之";以生地、龙胆之苦寒泻湿热,更兼车前子撤肝中邪气;以当归滋肝中血之不足。

《兰室秘藏》龙胆泻肝汤由七味药组成，并无栀子、黄芩及甘草，故《景岳全书》称之为七味龙胆泻肝汤。今日方家所讲十味药组成的龙胆泻肝汤，首见于《医方集解》。《医方集解》与《成方切用》皆云龙胆泻肝汤为"局方"，但目前可见的《太平惠民和剂局方》，未有记载。

《医方集解》龙胆泻肝汤更有栀子、黄芩及甘草，治"肝胆经实火湿热"。主治肝热证候为阴肿、阴痛、阴汗、筋痿、白浊、溲血，大体也是"循阴器"之部；主治胆火证候为口苦、耳聋；又主胁痛之症。肝主筋，湿热胜故筋痿；胆气上溢，故口为之苦，胆脉络于耳，故聋；肝胆部火盛作痛，故胁痛；肝胆虚热，故谋虑出而不能决断。论药味，龙胆泻肝汤为足厥阴、少阳药，龙胆泻肝厥阴之热，柴胡平胆少阳之热，黄芩、栀子清肺与三焦之热以佐之，泽泻泻肾经之湿，木通、车前泻小肠、膀胱之湿以佐之。后世医家多遵从以上方论加减应用龙胆泻肝汤。

龙胆泻肝汤泻肝之法为中医经典治法之一，李冠仙治肝十法中，治肝有实火，重时则龙胆泻肝汤。尤为可贵的是其根植于《黄帝内经》的思想方法，即"开决前阴以出"的泻肝法。柴胡为引，泽泻、车前、木通从小便而出，为其特征性用药之法，为后世泻肝立法。至于芩、栀、甘草，是龙胆泻肝汤泻肝法的"侧面"，并不重要。再者，以地黄、当归入肝血，使泻中有补，寒中寓温，动中寓静，阴中有阳。

龙胆，为龙胆科植物条叶龙胆、龙胆、三花龙胆或坚龙胆的根及根茎。入药记载始见于《神农本草经》，列在上品，认为味苦气寒，主治骨间寒热，续绝伤，又主惊痫邪气，定五脏。中医有"少阳胆主骨"的理论（《灵枢·经脉》《灵枢·终始》《灵枢·根结》《素问·诊要经终论》），龙胆泻肝胆，故而古人认为此药主骨间病，故而能续绝伤；泻风木，故能定惊痫。《药品化义》云："专泻肝胆之火……凡属肝经热邪为患，用之神妙。"《珍珠囊》载其"去目中黄及睛赤肿胀，瘀肉高起，痛不可忍"。古今医家所论，大致在于肝胆经脉循经所过之病，不外头目耳、胠胁之火，惊痫、瘕疯之风，及下焦湿热之湿疹黄疸、阴肿阴痒、带下黄臭等，皆在彀中。

木通，为木通科植物木通。见于《神农本草经》，谓之"通草"，列在中品，认为味辛气平，能通血脉关节，利九窍，令人不忘，又能去恶虫，除脾胃寒热。故木通之利，在于攻通，用来通血脉，以治血瘀闭经；通关节，以治痹证；通肝胃之络，以下乳；又可通小便，以治水肿；通泻膀胱湿热，以治热淋涩痛；通泻心、小肠之火，治心烦、口舌生疮。当归四逆汤、宣痹汤、三仁汤、导赤散等都是应用木通的经典方剂。古人用木通攻通下部、开决前阴而泻肝胆实火,正龙胆泻肝汤任用木通之妙。

木通也有多种,如"关木通",以马兜铃科植物东北马兜铃之藤茎入药;"川木通",以毛茛科植物小木通或绣球藤的藤茎入药;"淮通",为马兜铃科植物淮通马兜铃。关木通含马兜铃酸,毒性较大,损害肾脏,现临床一般处方中用木通代替关木通。

车前子,以车前科植物车前或平车前的成熟种子入药。古人对车前的认识很早,诗经中就有这样著名的诗句,"采采芣苢,薄言采之"(《诗经·国风·周南·芣苢》),芣苢即今之车前。入药记载首见于《神农本草经》,列在上品,认为味甘气寒,利水道小便而主气癃止痛,又能除湿痹,无毒,可久服。《名医别录》更强调车前子的补益作用,认为能"养肺,强阴益精,令人有子,明目,疗赤痛"。后世多重视车前子的攻逐作用,如《本草纲目》所讲"导小肠热,止暑湿泻痢"。

车前子颇有入肝之用,能清肝明目,疗赤痛,如驻景丸之法;又能补益肝肾之精,即所谓"益精强阴,令人有子",如五子衍宗丸之法。车前子利水道,主湿热下注、淋沥涩痛,又导心、小肠之热。车前子能泻能补,泻利而少伤阴之弊,补精而无水滞之累,物虽平易,品性贵重。龙胆泻肝汤泻肝法用之,其理如木通之开决前阴以泻热,而车前子又能入肝补精,以此泻肝,甚为确当。

另有车前之全草入药,为车前草,功用与车前子相近,更兼清热解毒之效,治痈肿热毒,内服或用鲜草捣烂外敷皆宜。

2. 当归龙荟丸等方之宣通血气、顺调阴阳　当归龙荟丸为刘完素所创,是以"火热"立论,主张"六气皆从火化"的"寒凉派"的代表方剂之一。方论见于《黄帝素问宣明论方》,原方名为当归龙胆丸,论其病机为"肾水阴虚,风热蕴积",原文所论主症颇多,简要而言,为惊风抽搐、神躁昏眩、胃燥狂越、咽暗膈痞,其治法为"宣通血气,调顺阴阳"。其方除当归、龙胆、芦荟之外,尚有黄芩、黄连、黄柏、栀子及大黄,更有青黛、木香、麝香之味,以生姜汤送下。

刘完素喜用凉剂,以降心火、益肾水为法,即后世所谓滋阴降火、泻南补北。当归龙荟丸原方正列在书中"热门诸病",刘完素在此篇中论一切火热证的基本病机是"夫肾水真阴本虚,心火狂阳,积热以甚,以致风热壅滞",本方所论"肾水阴虚、风热蕴积"即由此而发。可见刘完素治热,除清泄火热之外,还重视泻其积热、开散壅滞和疏解内外之风三方面思路。

当归龙荟丸方义就由以上三方面组成。清热和泻热,以黄芩、黄连、黄柏、栀子和大黄任之，入肝之龙胆、芦荟为佐助。三黄加大黄，或三黄加栀子的应用，皆在《黄帝素问宣明论方·热门》中可见。三黄加大黄称大金花丸，"治中外诸热"；若"自利去大黄，加栀子"，称栀子金花丸，又名既济解毒丸。金花丸、大金花丸二方为刘完素治热通剂。而三黄、大黄、栀子之属，也无非《伤寒论》大黄黄连泻心汤、《外台秘要》黄连解毒汤之法，攻热痞火郁，而苦寒直折，泻痞之法，古已有之。

　　当归龙荟丸的开散与疏风，又可以认为是对"火郁发之"理论的继承。清热之外佐以发散之药，而发其火郁，不仅见于当归龙荟丸，《黄帝素问宣明论方》凡治热病之方，都非常重视开散壅滞、郁结，是遵《黄帝内经》"火郁发之"的原则，也是对苦寒直折的佐治。比如"热门"纲领性的方剂"神芎丸"，所谓"治一切热证，常服保养"之剂，由黄连、薄荷、川芎等分组成，以黄连寒折，以薄荷、川芎宣发清利。当归龙荟丸则以麝香、木香、生姜发散。而名方左金丸与戊己丸用吴茱萸之辛热，香连丸用木香之行散，皆是此义。

　　佐以发散时任用香药，是其特点。河间学派反对两宋以来香燥辛热的用药风尚，但在治热之方中也常以香药开散郁结，这成为其特点。刘完素当归龙荟丸中麝香、木香佐诸寒药之清，和中丸中以炒茴香佐大黄之泻，龙脑丸中以龙脑香佐朱砂、牛黄之潜，等等诸法皆此义也。香药辛香走窜，除行气开散之外，还能助风药之善行，疏解内外之风；香药芳香辟秽，又助苦寒药解秽浊之毒；香药燥而温，又能佐治苦寒药寒折之性。

　　清热之外佐以疏风之药，而发其火郁，是河间治热的又一灼见，表现为重视疏解内外之风，所谓"治肝不治风，其非治也"。风热蕴积，可谓后世热极动风的滥觞之论。当归龙荟丸原方建议与防风通圣散同服，以散外风；龙胆、芦荟、青黛等入肝以泻肝风，犹如刘完素龙脑丸，"治大小一切蕴积热毒，气不散"，以牛黄、朱砂等平潜肝风。当归龙荟丸还以当归入肝和血，如龙胆泻肝汤之地、归之法。后世因当归龙荟丸泻肝法之完备，以其为泻肝经典方剂。

　　芦荟，为百合科植物库拉索芦荟、好望角芦荟或其他同属近缘植物叶的汁液。库拉索芦荟产于南美洲北部，质量较好；好望角芦荟，顾名思义，产于非洲南部。芦荟在广东、广西、海南等地有人工栽培。昔者杜甫闻李白"远谪夜郎去"，恻然有《梦李白》之句"江南瘴疠地，逐客无消息"。芦荟所处正是这样卑湿水热、烟瘴瘟疠之地，却卓然有清肃降泻之性。芦荟入药见于记载者最早为《药性论》，言其主小儿疳证、蛔证。《开宝本草》认为芦荟能明目镇心，治小儿癫痫惊风。《本草汇言》得芦荟之要:"凉肝杀虫之药也。凡属肝脏为病有热者,用之必无疑也。但味极苦,气极寒,诸苦寒药无出其右者。"芦荟为清泻肝气之药,今时用以治肝火闭结、惊风,内服治虫积、疳积,外用可治癣疮。芦荟宜入丸、散。因其清泻,中虚及妇人怀娠忌用。

青黛,为菘蓝、马蓝、蓼蓝的茎叶加工所成,以福建所产的建青黛最优。大青叶、板蓝根、青黛三药,大体同出一源,功用相近,皆有清热解毒、凉血消斑之作用。相较而言,大青叶凉血消斑力强;板蓝根解毒利咽效著;青黛清肝定惊功胜。青黛入药,也始载于《药性论》。《开宝本草》认为青黛解诸毒,并治小儿诸热惊痫。《本经逢原》认为青黛泻肝胆、散郁火,治温毒发斑、热痢下重。青黛解诸毒,内服外用可治咽喉、口舌(可配冰片外敷)、唇腮(可配寒水石外敷)之火毒疮疡。青黛味咸气寒,咸而走血,能凉血而治温毒发斑、吐衄下血;青黛入肝,可治惊风;又入肺,可治肝火痰热之咳。青黛也宜入丸、散。因其清降,中寒者慎之。

3. 泻青丸对"辛以散之"的继承　泻青丸,为钱乙所创,始载于《小儿药证直诀》,为钱氏治"肝有热""肝有风"之通方。钱乙认为,泻青丸"治肝热搐搦,脉洪实";肝热,"手寻衣领及乱捻物,泻青丸主之";或目内青者,肝热,泻青丸主之。原方以栀子、大黄清泻火热,以羌活、防风宣散风气,以当归、川芎入肝血。原书记载用"龙脑",后世以为是龙胆传抄之误,但钱乙稍后的刘完素之方神芎丸、龙脑丸,也确以龙脑香、薄荷等香药配合寒药通治热证。泻青丸服法为"煎竹叶汤同砂糖温水化下",以竹叶从心、小肠、膀胱导出其热,以砂糖佐其寒性。李杲以此方泻斑后风热毒,治翳膜气晕遮睛,大效。

泻青丸,上承"肝欲散,急食辛以散之"(《素问·脏气法时论》)、"火郁发之"之旨,而清泻与疏风温散相和的思想,又为后世河间学派泻肝法之先河。

四、平肝、镇肝、凉肝之方药

肝气不治,横逆上乘,亢盛为害,方家则治以平肝潜阳之药。若平之不足,则以重镇治之;若热盛风动,则以清热凉肝息风治之。

1. 诸生铁落饮之"下气疾也"　生铁落饮,为《黄帝内经》十三方之一,载于《素问·病能论》。"病能"之"能",一般认为通"态","病能"之论,乃是讲疾病之基本态势以及治疗的基本策略。生铁落饮所治之病,名"阳厥",主症为"怒狂"。原文分析其证候,阳气暴折而难决,故善怒。以现代中医学之理分析,怒在五志属肝,厥病属厥阴,故病机推为肝阳被制,气机不能疏泄解利,郁而气上为怒。故治以"生铁落为饮"。生铁落饮的方义是"夫生铁落者,下气疾也",以镇潜肝阳之乘逆。

《黄帝内经》的生铁落饮,用药至为简易,仅生铁落一味,却可谓中医平肝、镇肝之法的发端。后世《证治准绳》《医略六书》《医学心悟》等,皆增补其制,创诸多生铁落饮方,要义仍在镇潜肝阳。其中以《医学心悟》生铁落饮为医家推崇,其方加朱砂、钩藤助生铁落镇肝、平肝,加橘红、胆星、贝母清痰热以利清净之府,加远志、石菖蒲、丹参开痰瘀,又加天冬、麦冬、玄参、连翘、茯苓、茯神清凉心神。

生铁落,为生铁煅至红赤,外层氧化时被锤落之铁屑。主要成分是四氧化三铁,经火煅醋淬后,成醋酸铁,更易于吸收。《说文解字》云:铁,黑金也。生铁落入药记载见于《神农本草经》,列在中品,认为味辛气平,能主风热,平疮疥之气。《神农本草经》又记"铁精",气味皆平,能明目,可知铁入肝经。加之金能平木,故生铁落为平肝镇惊之药,所谓"平肝去怯,治善怒发狂"(《本草纲目》)。

2. 天麻钩藤饮之平肝与潜阳 天麻钩藤饮,始载于1956年《中医内科杂病证治新义》一书。此方主治"高血压头痛,眩晕,失眠"。其创制的初衷是:"在不违背中医学术辨证论治的基础上,逐步地和现代的基础医学和临床医学知识联系起来,来丰富中医学的内容,提高它的理论和技术水平,更好地发挥中医学的特点。"书中认为高血压头痛属于中医"肝厥头痛"范畴,其病机在于"肝火厥逆",治疗"当以平肝降逆为主法",其主方即为天麻钩藤饮。

天麻钩藤饮,一方面遵循传统中医理论,平肝、清肝,佐以安神、补肾;另一方面,结合实验研究之成果选择药物,加强了针对性,提高了疗效。即所谓"若以现代之高血压头痛而论,本方所用黄芩、杜仲、益母草、桑寄生等,均经研究有降低血压之作用,故有镇静精神、降压缓痛之功。"本方广泛应用于临床,也被多数教材列为肝阳上亢型高血压以及肝阳上扰之头痛、眩晕的主方,影响深远。

方中天麻、钩藤、石决明、栀子、黄芩以平肝、清肝,以杜仲、桑寄生补肾温阳,又以首乌藤、茯神安神,益母草行血为佐,川牛膝引血气下行为使。《医学衷中参西录》"脑充血"与《金匮翼》"肝厥头痛"的学说影响了本方的创制思路,于是应用川牛膝、益母草等下行之药。而且西医常用利尿剂和具有扩张血管作用的药物治疗高血压,川牛膝、益母草的应用也借鉴了这样的西医学观点,而化为中医学"水""瘀"的证治。

天麻,为兰科植物天麻的块茎,冬麻优于春麻。天麻入药始载于《神农本草经》,称赤箭,一名鬼督邮,一名神草,列在上品,认为味辛气温(今人以为甘平),一方面能"杀鬼精物、蛊毒恶气",另一方面可久服有补益之功,"益气力,长阴,肥健,轻身,增年"。关于"鬼神蛊恶"之类记载,可从侧面反映天麻对神志病的功效。而其补益之功,又在于"长阴",《名医别录》更言其"强筋力"。由此可见,后世"天麻乃肝经气分之药"(《本草纲目》)的认识去古未远。李杲讲:"肝虚不足者,宜天麻、芎𦜝以补之。"而"诸风掉眩,皆属于肝",古人又以天麻为定风草、治风之神药。《脾胃论》云:"眼黑头旋,风虚内作,非天麻不能除。"

总之,天麻主肝病、风病。而天麻所主风病,有内外两端。《开宝本草》讲天麻"主诸风湿痹,四肢拘挛",治外风所致痹症、麻木不遂诸症,天麻丸、秦艽天麻汤皆此类。《本草汇言》讲天麻治"一切中风、风痰",治肝风内动诸证,如眩晕头痛、惊风惊痫等,半夏白术天麻汤、玉真散皆此类。

钩藤,以茜草科植物钩藤带钩茎枝入药,钩藤入药最早见诸《名医别录》的记载,认为气微寒,无毒,"主小儿寒热、十二惊痫"。《药性论》认为"主小儿惊啼,瘈疭热壅"。《本草纲目》认为"平肝风,除心热……发斑疹"。今时用钩藤,则主治肝风内动诸证,如眩晕头痛、惊风惊痫等,天麻钩藤饮、羚角钩藤汤、钩藤饮子皆为常用;又可配蝉蜕、薄荷,主小儿惊痫夜啼。钩藤清肝气,可治肝火犯肺之哮病、喘证、咳嗽等;钩藤性清透,又可治风热外感、头目不利、斑疹透发不畅等证。正因其性清透,入煎剂宜后下以取其气。

石决明,为鲍科动物杂色鲍的壳,主要成分是碳酸钙。入药始载于《名医别录》,认为味咸气平,无毒,主目障翳痛、青盲,久服益精。张锡纯《医学衷中参西录》谓之"凉肝镇肝之要药",他提出"肝火夹血上冲"而致"脑中充血作疼、作眩晕",为石决明"善治"。此外,若石决明煅用水飞,可点眼。煅石决明还可对症制胃酸;外用可收敛止血,治外伤出血。今人认为性寒,中虚便溏者慎用。

3. 镇肝熄风汤之重镇与舒解　镇肝熄风汤,为张锡纯所创。《医学衷中参西录》阐述此方,立论皆从"中西医结合"出发。论其主证,为"内中风证,亦名类中风",即《黄帝内经》所言"煎厥""薄厥","西人所谓脑充血证";论脉,弦长有力,"即西医所谓血压过高"。其证候上盛下虚,脑中作疼发热,面色如醉,口眼歪斜,肢体不利,甚或眩晕颠仆,或成痿废偏枯。方用牛膝以引血下行,此为治标之主药。龙骨、牡蛎、龟甲、芍药以镇息肝风,代赭石以降胃平冲,玄参、天冬以清肺气,"肺中清肃之气下行,自能镇制肝木"。

张锡纯原拟镇肝熄风汤止于以上药味,后结合临证所见,服此方"间有初次将药服下,转觉气血上攻而病加剧者"。张锡纯认为是肝性刚躁,压而不服,"用药强制,或转激发其反动之力"。因此以茵陈、麦芽,与肝木同气相求,顺肝木之性以舒肝郁;又以川楝子引肝气下达,"折其反动之力"。由此,而成今日之镇肝熄风汤。张氏还提出了合并病机和加减法。病之本源,为脉之两尺虚,系肾脏真阴虚损,不能与真阳相维系,真阳脱而上奔,并夹气血以上冲脑部,可加熟地、山萸肉以固肾。心中热甚者,加石膏;有痰者,痰阻升降,加胆星也。

镇肝熄风汤,据《医学衷中参西录》按语,其实是由"建瓴汤"加减而成。建瓴汤之组方,怀牛膝、龙骨、牡蛎、白芍、赭石、铁锈等诸药即镇肝熄风汤之义,又加地黄、山药、柏子仁等补益之味。建瓴汤,治"脑充血证",即《黄帝内经》之所谓厥证。张氏谓之"酌定建瓴汤一方,服后能使脑中之血如建瓴之水下行,脑充血之证自愈"。

"风引汤"是镇肝熄风汤之剂祖。《金匮要略》风引汤,谓"除热瘫痫",张锡纯认为"其证原似脑充血也"。因方名"风引",而未尝用祛风之药,推知不为外风之证。方用寒凉石药多味,少佐干姜、桂枝之辛热。盖石性与其他寒药之性皆下沉,可引逆上之血使之下行。

牛膝,为苋科植物牛膝的根。入药始载于《神农本草经》,列在上品,认为味苦酸,主寒湿痿痹拘挛,膝痛不可屈伸,又能逐血气,治伤热火烂。今有怀牛膝、川牛膝两种,酒炙及生用也稍不同。川牛膝长于活血通经,怀牛膝长于补肝肾、强筋骨;"得酒则能补肝肾,生用则能去恶血"(《本草纲目》)。

牛膝有多方面效用,但如张锡纯所言,皆其力善下行之效。首先,"善引气血下注,是以用药欲其下行者,恒以之为引经"(《医学衷中参西录》)。凡血气、火气上逆之头痛、眩晕、齿痛、口舌生疮、吐血、衄血等皆可用之,如玉女煎之法。其次,牛膝能下行活血,"兼治女子月经闭枯,催生下胎",如血府逐瘀汤之用牛膝。再者,牛膝能下行通利小便,治淋痛、水肿等症,济生肾气丸即为此用。最后,牛膝原即为补益之品,能补肝肾,强筋骨,兼能祛风湿、活血,故腰膝痿痹,或跌打损伤,皆可用牛膝为剂,四妙散、独活寄生汤等皆此类。另外,经云"牛膝堕胎",妇人怀娠,宜当禁忌。

龙骨，为古代大型哺乳动物象、马、犀、鹿、牛等的骨骼化石，主要成分为碳酸钙及磷酸钙。古人记曰："生晋地，山谷阴，大水所过处，是龙死骨也，青白者善"（《吴普本草》）；"生晋地及太山岩水岸土穴中死龙处"（《名医别录》）。入药记载最早见于《神农本草经》，列在上品，认为味甘气平，主小儿热气惊痫、"鬼疰精物老魅"，又主泄利脓血，女子漏下，咳逆等上下气脱不收之候。《本草纲目》以之治"脱肛""敛疮"。《本草从新》认为龙骨味涩，龙骨所主"皆涩以止脱之义"。魂脱则多梦惊痫，精脱则滑遗带下，血脱则吐衄崩漏，肠脱则泄痢脱肛，表脱则汗，肺脱则喘，疮脱则不收，皆龙骨可治，所谓"能收敛浮越之正气"。龙骨为收敛之药，湿热积滞者不宜。龙齿，与龙骨功用略同，而偏于镇惊安神。

牡蛎，为牡蛎科动物长牡蛎、大连湾牡蛎或近江牡蛎的贝壳，主要成分为碳酸钙、磷酸钙及硫酸钙。入药始载于《神农本草经》，列在上品，认为味咸气平，能主惊恚怒气，除拘缓，又主女子带下赤白。牡蛎与龙骨，药效有相似之处。皆能镇肝安神、收敛固涩，两者常相须为用。牡蛎的安神、收敛之功不及龙骨，而平肝潜肝之效强。牡蛎咸能软坚，又能治瘰疬、癥瘕，如消瘰丸之法。煅牡蛎等对症以制酸止痛，常与乌贼骨、浙贝母同用。

4. 羚角钩藤汤之凉肝透营　羚角钩藤汤，创制于《通俗伤寒论》，原为邪热传入厥阴，神昏搐搦而设。药物组成为羚羊角、钩藤、生地、白芍、桑叶、川贝母、菊花、茯神、甘草、竹茹。因热极伤阴，风动痰生，心神不安，筋脉拘急，故用羚羊、钩藤、桑叶、菊花凉肝息风为主；佐以生地、白芍、甘草甘酸化阴，滋液缓急；川贝、竹茹、茯神化痰通络，清心安神。由于肝病中肝热风阳上逆，与此病机一致，故亦常用于肝阳重证，并可酌加石决明等潜镇。叶桂《温热论》中讲："在卫汗之可也，到气才可清气，入营犹可透热转气，如犀角、元参、羚羊角等物。"参照其思想，我们认为透散营分、肝血邪热，也是羚角钩藤汤的功能之一，即在邪热初入营血、肝血时，以羚羊角、桑叶、菊花以透散，使转气分而出。

羚羊角，以牛科动物赛加羚羊的角入药。药用记载初见于《神农本草经》，列在中品，认为味咸寒，能明目，起阴，安心气，常不魇寐，去恶血注下。陈念祖讲"肝为木，木得烈日而萎，得雨露而挺也。"（《神农本草经读》）此可谓羚羊角之要，秉风木而咸寒。《本草纲目》讲羚羊角"入厥阴肝经甚捷"，而肝之风木脏象，在窍为目，在合为筋。故"目暗障翳，而羚羊角能平之"；惊痫搐搦，"羚羊角能舒之"。

今人用羚羊角，皆从此理而出。治热邪炽盛，热极生风，肝风内动，惊厥抽搐；又治肝阳上亢，头晕目眩，头痛如劈等证；又治肝火上炎，目赤头痛。皆其清解深及肝血之热，又可治斑疹、热痹、肝火乘肺之咳喘等诸多证候。名方如《医醇賸义》羚羊角汤、《太平惠民和剂局方》羚羊角散、《千金方》紫雪丹，也皆从此理而出。

桑叶，为桑科植物桑的干燥叶。入药记载首见于《神农本草经》，列在中品，认为"主除寒热出汗"。《本草纲目》论桑叶曰："治劳热咳嗽，明目长发。"今人认为甘寒味苦，能透散温热，治风热感冒、温病初起、燥热咳嗽等；又能入肝血，故能治肝阳上亢之头昏、头痛、目赤昏花；肝肾精血不足，目失所养，眼目昏花，视物不清；以及肝血有热之咳血、吐血、衄血等诸证。总之，为入营血、肝血而透散邪热之药。

5. 大定风珠之敛极救阴　大定风珠，始载于《温病条辨》，药味为白芍、阿胶、龟甲、生地、麻仁、五味子、牡蛎、鳖甲、麦冬、炙甘草、鸡子黄。本方主治温热之邪消烁真阴，神倦瘈疭，脉弱舌绛，时有虚脱的现象，故用大队滋阴药，佐以介类潜阳镇定。在肝病中遇到肝肾阴血极虚，内风扇动不息，如眩晕不能张目，耳鸣，筋惕肉瞤，心慌泛漾，亦常用此加减。凡风阳上扰，肝阴多虚，且有水不涵木现象，故常用白芍、生地治本，结合息风潜阳。但肝阳宜于凉镇，虚风必须填补，将本方和羚角钩藤汤对比，可以看到用药的浅深程度。

五、暖肝、温肝之方药

1. 吴茱萸汤为拨乱之剂　吴茱萸汤与当归四逆加吴茱萸生姜汤，为经方暖肝之剂。吴茱萸汤在《伤寒论》阳明、少阴、厥阴三篇皆见："食谷欲呕，属阳明也，吴茱萸汤主之""少阴病，吐利，手足逆冷，烦躁欲死者，吴茱萸汤主之""干呕吐涎沫，头痛者，吴茱萸汤主之"。重用吴茱萸、生姜暖肝，参、枣补中，温补为法。厥阴病久寒，又有当归四逆加吴茱萸生姜汤之法。少阴病厥吐利冷，烦躁欲死者，本为死证，而用吴茱萸汤逆流挽舟，柯琴论其理甚详，故引其论如下。《伤寒来苏集·伤寒附翼》："吴茱萸辛苦大热，禀东方之气色，入通于肝，肝温则木得遂其生矣。……此拨乱反正之剂，与麻黄、附子之拔帜先登，附子、真武之固守社稷者，鼎足而立也。"

吴茱萸，以芸香科植物吴茱萸的近成熟果实入药。药用记载首见于《神农本草经》，列在中品，认为味辛温，能温中，下气，止痛，逐风邪，开腠理。为暖肝法常用药。《本草纲目》总结其功效主治为："吞酸，厥阴痰涎头痛，阴毒腹痛，疝气,血痢,喉舌口疮。"名方如左金丸、温经汤、鸡鸣散、四神丸等,皆用吴茱萸暖肝、温经以奏效。今人用其辛热逐风之性,还发展出外用之法,治疗风冷、风痒之证,如腹泻、牛皮癣等。唯其燥烈,耗气动火,不宜过服、久服,且阴虚有热者忌用。

2. 肝寒诸疝之剂　暖肝煎,创于《景岳全书》,药味为当归、枸杞子、小茴香、肉桂、乌药、沉香、茯苓。本方以温肝为主,兼有行气、散寒、利湿作用,主治小腹疼痛和疝气等证。张介宾《景岳全书》讲:"疝之暴痛或痛甚者……非有实邪而寒胜者,宜暖肝煎主之。寒疝最能作痛,多因触冒寒邪,或犯生冷所致。凡喜暖畏寒,脉弦细,鼻尖手足多冷,大小便无热之类,皆是也。"暖肝煎的组成,以当归、枸杞子温补肝脏,肉桂、茴香温经散寒,乌药、沉香温通理气,茯苓利湿通阳。凡肝寒气滞,症状偏在下焦者,均可用此加减。

天台乌药散,始载于北宋末年《圣济总录》,又称乌药散。能行气疏肝,散寒止痛。主肝经气滞寒凝,发为小肠疝气。前阴牵引脐腹疼痛,睾丸偏坠肿胀,亦治妇女痛经、瘕聚等属气滞寒凝者。《医方集解》论其组方曰:"此足厥阴、手太阴药也。乌药散膀胱冷气,能消肿止痛;川楝导小肠邪热,因小便下行;木香、青皮行气而平肝;良姜、茴香散寒而暖肾;槟榔性如铁石,能下水溃坚;巴豆斩关夺门,破血瘕寒积,皆行气祛湿散寒之品也。"其暖肝之法亦从温补肾气之母取法。

橘核丸,始载于《严氏济生方》,善行气止痛,软坚散结,以治疗㿗疝。肝脉抵少腹,绕阴器,㿗疝一证,多因久处卑湿之地,寒湿滞留厥阴,肝脉气血不和所致。初时寒湿浸淫肝经气分,但见睾丸肿胀,偏坠疼痛;久则痰湿内结,气血瘀滞,以致坚硬如石。《医方集解》讲其组方:"此足厥阴药也。……橘核、木香能入厥阴气分而行气;桃仁、延胡能入厥阴血分而活血;川楝子、木通能导小肠、膀胱之热,由小便下行,所以去湿;官桂能平肝暖肾,补肾命之火,所以祛寒;厚朴、枳实并能行结水而破宿血;昆布、藻、带,咸润下而软坚,寒行水以泄热,同为散肿消坚之剂也。"所以《医方论》讲:"此乃治㿗疝之专剂,理气、破血、软坚、行水之法俱备。"

橘核,为芸香科植物橘及其栽培变种的成熟种子。味苦气平,与前文所讲陈皮同出一物,功效略同。唯橘核专归肝经,能理气、散结、止痛,医家常用之治疗疝气疼痛、睾丸肿痛及乳房结块。

六、爕肝之方药

《伤寒论》之厥阴病篇制乌梅丸,药味为乌梅、当归、桂枝、细辛、蜀椒、干姜、附子、人参、黄连、黄柏。本方治肝脏正气虚弱而寒热错杂之证,用人参、当归补气血,细辛、干姜、附子、桂枝、蜀椒温寒通血脉,黄连、黄柏清火,再以乌梅味酸入肝为君,使药力集中于一经。

国医大师李士懋教授认为,肝阳虚馁,相火内郁化热,寒热错杂是厥阴病的病机实质特点。《伤寒论》乌梅丸以四逆汤、大小建中汤方义温阳,以泻心汤、白头翁汤方义彻热,集数方之功毕于一身,共襄扶阳调寒热,使阴阳臻于和平。李教授临证根据脉弦而重按无力,加之寒热错杂之临床表现即予乌梅丸治疗,实乃经验之谈,因而大大扩展了乌梅丸的应用范围。

激素依赖型哮喘(steroid-dependent asthma,SDA)的基本病机特点为阴阳两虚,寒热错杂,痰阻血瘀。乌梅丸系仲景《伤寒论》厥阴证主方,集酸、苦、辛、甘于一方,阴阳双补,气血同调,寒热同施,标本兼顾,能够以杂治杂而兼理肝风,与 SDA 证治特点恰相吻合。因此,我们常以乌梅丸作为 SDA 撤减激素过程中的主方进行加减化裁,疗效显著。临证当详审其阴阳之偏颇,寒热之偏盛,诱因之兼夹,及时调整药物比例,加减化裁。如以肝肾阴虚表现为主者,重用乌梅、当归,酌加白芍;以肾阳虚为主者,重用附子、细辛、桂枝;痰热证明显者,重用黄连、椒目,酌加黄芩;痰湿证明显者,重用细辛、桂枝、干姜;若由外感风寒诱发加重者,酌加炙麻黄、防风;因情志不遂,肝气郁结而诱发加剧者,酌加柴胡、白芍。

乌梅,以蔷薇科植物梅的近成熟果实入药。用药记载于《神农本草经》,列在中品,认为味酸平,"主下气,除热,烦满,安心"。《吴普本草》曰:"梅实明目。"今人以其收敛为用,治久咳、久泻、久痢、崩漏便血等。如《本草求真》所论:"入肺则收,入肠则涩,入筋与骨则软,入虫则伏⋯⋯口渴可止,宁不为酸涩收敛止一验乎。"方剂《世医得效方》一服散,《证治准绳》固肠丸,《圣惠方》乌梅丸等,皆此之理。

七、搜风通络之方药

旋覆花汤,由旋覆花、葱、新绛三味组成,主治"肝着"。载于《金匮要略》,论曰:"肝着,其人常欲蹈其胸上,先未苦时,但欲饮热,旋覆花汤主之。"《素问·举痛论》讲："寒则腠理闭，气不行，故气收矣；炅则腠理开，荣卫通""得炅则痛立止"。一般认为，旋覆花汤证的病机是病久由气入血，气血疲敝不行，即使饮热以"炅之"也无益，此时治用旋覆花汤。旋覆花善通肝络，新绛以活血化瘀，葱以通阳散结。新绛，有医家认为是绯帛，陶弘景则认为是新割之茜草。今时医家多从陶说，凡用旋覆花汤方义时，以茜草为是。葱，张寿颐主张用"青葱"，论曰："若单用青葱茎，则以疏通肝络之郁窒，与葱白专功发散不同。"可以参用此论。

鳖甲煎丸，记载见于《金匮要略》，主治"疟母"。《金匮要略》鳖甲煎丸证，病机是"结为癥瘕"，药味除了《伤寒论》《金匮要略》常用药之外，尚有桃仁、阿胶、芍药、牡丹皮、紫葳（凌霄花）、䗪虫、蜂房、蜣螂、鼠妇等大队入通血络及虫蚁搜剔之味，这是经方中并不常见的。一般认为，"疟母"是疟疾所致的肝脾肿大。用药与病理、生理相契合之外，中医药治疗还提倡用药与证候、病机的契合，因此有异病同治、同病异治的学理。凡气机郁滞，病久而至于虚、至于结、至于血络，痰凝瘀血结于肝经、结于胁下者，皆可取鳖甲煎丸方义论治。常被后世用来治疗病机属"结为癥瘕"的诸多病症，如肺间质病、癌性疼痛、肝硬化、子宫肌瘤、乳腺增生等。

露蜂房，为胡蜂科昆虫的巢入药。记载首见于《神农本草经》，列在中品，认为味苦平，主惊痫、瘛疭、癫疾等病证。可见，其主治大致为肝风致病。后世用之治风痛、风疹、牙痛、肿毒等证，皆取其搜风攻毒之用。目前，过敏性鼻炎等一些过敏性疾病常应用蜂房取效。

大黄䗪虫丸，为《金匮要略》治虚劳之方。治诸虚极之候，"羸瘦腹满，不能饮食"；而至于血络，"内有干血，肌肤甲错，两目黯黑"。大黄䗪虫丸方，以大黄、黄芩、杏仁之味，借泻心、陷胸方义，以攻逐腹满、干血之实；此外即为大队搜剔之味，桃仁、芍药、地黄、干漆、虻虫、水蛭、蛴螬、䗪虫等，以肝血之药及虫蚁之药搜逐血络。

大黄䗪虫丸为后世立"缓中补虚"之法。《伤寒论》方剂以汤剂为多，《金匮要略》中有许多丸散剂。《汤液本草·东垣先生用药心法》中讲："大抵汤者荡也，去大病用之；散者散也，去急病用之；丸者缓也，不能速去之，其用药之舒缓而治之意也"。于是"舒缓而治"，是搜逐肝血治法的一个原则。《临证指南医案》"久病入络"的理法中，叶桂也继承和发展了这一原则。现在常用于治疗肺间质纤维化、肝硬化和恶性肿瘤等疑难杂症。

小活络丹、大活络丹。小活络丹,即《太平惠民和剂局方》活络丹,与《圣济总录》大活络丹,皆是祛风逐湿与搜剔调血治法相合的代表方剂,治痹症日久、气痹血阻,风邪与痰凝血瘀在于络脉之候。小活络丹,以乳香、没药入血;大活络丹,更加以地黄、当归、赤芍、血竭、乌梢蛇、全蝎、地龙等大队血药、虫蛇之药搜风通络剔邪。大活络丹又能治病机相类的痿证、中风瘫痪、阴疽流注、跌打损伤等诸多疾病。峻药而为丸散之剂,寓峻药缓投之意,也是继承了经方搜逐肝血"缓中补虚"的原则。

地龙,为钜蚓科动物参环毛蚓干燥体。入药始见于《神农本草经》,列在下品,称"蚯蚓",认为味咸寒,"主蛇瘕,去三虫"。《荀子·劝学》讲:"蚓无爪牙之利、筋骨之强,上食埃土,下饮黄泉,用心一也。"地龙能走窜,可深及肝血,能下行至于水泉,又咸寒而能彻其热。故今人用其治热盛惊狂、风热痹络、风热哮证、热结水道等诸多病证。

乌梢蛇,为游蛇科动物乌梢蛇的干燥体,入药始载于《药性论》。《神农本草经》以蛇蜕入药,列在下品,以为味咸平,"主小儿百二十种惊痫,瘛疭,癫疾"。后世以蛇体入药。而《本草纲目》讲:"功与白花蛇同,而性善无毒。"此处"白花蛇",即现今之蕲蛇。乌蛇以其平和,而更为常用,为搜风攻毒之代表用药,尤宜于风湿顽痹日久不愈者。而中风口眼㖞斜、半身不遂、小儿急慢惊风、破伤风、麻风、疥癣、瘰疬、恶疮等诸多风证、毒证,在名方乌蛇丸、乌蛇酒、乌蛇散、定命散等皆以之取效。然则蛇性野烈,血弱为风者不宜。

牵正散、止痉散、五虎追风散。牵正散载于《杨氏家藏方》,《鲁府禁方》称祛风散,《仙拈集》称三神散。为白附子、白僵蚕、全蝎三味组成,热酒调服。吴昆在《医方考》中论牵正散:"中风,口眼㖞斜,无他证者,此方主之。"止痉散,为后世验方,载于《流行性乙型脑炎中医治疗法》一书,药味只全蝎、蜈蚣两味,主治四肢抽搐、顽固性头痛、偏头痛、关节痛等。五虎追风散,治疗破伤风,症见牙关紧闭、手足抽搐、角弓反张的验方。由蝉蜕、南星、天麻、全蝎、僵蚕、朱砂组成,黄酒为引。

以上方剂皆以搜风入络为能事,今人加减应用于面瘫、三叉神经痛、中风、腰椎间盘突出等病机属邪风入络的疾病。病机之论,可参照《金匮要略》风病之论:"夫风之为病,当半身不遂""贼邪不泻,或左或右,邪气反缓,正气即急,正气引邪,㖞僻不遂。邪在于络,肌肤不仁;邪在于经,即重不胜"。

全蝎、蜈蚣。全蝎,入药记载首见于《蜀本草》,为钳蝎科动物东亚钳蝎的干燥体,辛平,有毒。蜈蚣,入药记载首见于《神农本草经》,为蜈蚣科动物少棘巨蜈蚣的干燥体,辛温,有毒。二者皆搜风、息风的代表用药,而全蝎之力不及蜈蚣,蜈蚣力猛而刚燥,两者药性相近,常相须为用,以增强疗效。息风镇痉,以治痉挛抽搐;性善走窜通达,能攻毒散结,以治疮疡肿毒、瘰疬结核;搜风通络止痛,能主风湿顽痹及久治不愈之顽固性头痛或偏正头痛。

升降散,载于《伤寒温疫条辨》,由僵蚕、蝉蜕、姜黄、大黄组成。能升清降浊,散风清热。主温病表里三焦大热,今人常用之治风热、风温诸多证候。升降散用疏风透散药物治温热之病,是"火郁发之"的代表方剂。

无论外风、内风,邪在肝血、筋节者,从脏腑气化角度来看,可谓同气相求、同气相感,风邪之病易入于血络,肝血之病也易于出现风证,故古有"治风先治血,血行风自灭"(《医宗必读》)之说。治风木之病而不应纯用风木之法、风木之药,需结合以上两方面治法,即搜风入络、调和肝血之法。一方面,以虫蛇之药入血络剔邪搜风,比如升降散方中僵蚕、蝉蜕的搜剔;另一方面,结合行血、调血之法,比如升降散方中姜黄的行散。

僵蚕,为蚕蛾科昆虫家蚕幼虫感染白僵菌而致死的干燥体。入药记载首见于《神农本草经》,称白僵蚕,列在中品,认为味咸,"主小儿惊痫夜啼,去三虫,灭黑黚,令人面色好,男子阴疡病"。黚,音感,皮肤黧黑枯槁之意。《名医别录》讲:"生颍川,四月取自死者。"古人以之感风气而自死,故用治诸风之证。譬如惊痫风动、高热抽搐、癫痫、破伤风见角弓反张、风中经络而口眼㖞斜、风热头痛、风热目赤、风热咽痛、风疹瘙痒、风痰瘰疬痰核,以及风毒疔疮痈肿如流行性腮腺炎、乳腺炎等诸证。凡逐风在络脉者,尤其是夹痰热者,皆为适宜之药。名方《证治准绳》白僵蚕散、撮风散,《杨氏家藏方》牵正散,皆用僵蚕取效。

蝉蜕,为蝉科昆虫黑蚱若虫羽化时脱落的皮壳,入药始载于《名医别录》。《神农本草经》以"柞蝉"入药。《名医别录》讲:"柞者,鸣蝉也。"辛弃疾词有"明月别枝惊鹊,清风半夜鸣蝉"之句,古尚蚱蝉应风而鸣之意境,故医家用之治多种风证、肺金之证。《神农本草经》用蝉之成虫,列在中品,以为味咸寒,"主小儿惊痫夜啼,癫病,寒热"。后世凡风热火毒上攻之咽喉红肿疼痛、声音嘶哑、风疹瘙痒、麻疹不透,风热上攻或肝火上炎之目赤肿痛、翳膜遮睛,风湿浸淫肌肤血脉而皮肤瘙痒等,皆常用蝉蜕取效,蝉花散、蝉蝎散、五虎追风散、消风散等名方皆用之。《名医别录》有"主妇人生子不下"之论,故孕妇当慎之。

参考文献

［1］秦伯未.谦斋医学讲稿［M］.上海:上海科学技术出版社,1964.

［2］崔红生,武维屏,靳德社.哮喘的脏腑论治［J］.中医杂志,2004(7):546-547.

［3］崔红生.慢性咳嗽的辨病与辨证［J］.中医杂志,2006(7):500-501.

［4］崔红生,武维屏,张文君.试从心身医学角度谈支气管哮喘从肝论治［J］.北京中医药大学学报,1998(1):50-52.

［5］崔红生,靳锐锋,田彦.情志因素与支气管哮喘证治探析［J］.中华中医药杂志,2014,29(3):771-773.

［6］武维屏,贺福田.肝与咳、喘、哮［J］.北京中医学院学报,1990,13(2):11-13.

［7］武维屏,崔红生.试论支气管哮喘从肝论治的生理病理学基础［J］.中国中医基础医学杂志,2002(10):7-8.

［8］崔红生,赵兰才.武维屏从肝辨治支气管哮喘经验撷要［J］.中国医药学报,1999(2):49-51.

［9］崔红生,武维屏.武维屏辨治肺系疾病思路［J］.中医杂志,2013,54(2):107-109.

［10］崔红生.《内经》"和"思想在支气管哮喘防治中的意义［J］.北京中医药大学学报,2013,36(12):802-804.

［11］崔红生,毕伟博.论少阳主枢及其临床意义［J］.中华中医药杂志,2016,31(9):3433-3438.

［12］陈亦人,王兴华,张民庆,等.陈亦人伤寒论讲稿［M］.北京:人民卫生出版社,2011.

［13］韦挥德,唐蔚,林中昌,等.全国名老中医验方选集［M］.北京:学术书刊出版社,1988.

［14］李士懋,田淑霄.火郁发之［M］.北京:中国中医药出版社,2012.

［15］崔红生,范红玲,武维屏.乌梅丸治疗激素依赖型哮喘的疗效机理及临床运用［J］.北京中医药大学学报,2000(5):62-63.

［16］崔红生,武维屏,任传云,等.激素依赖型哮喘撤减激素过程中的证候学变化及其治疗特点［J］.中医杂志,2005(5):371-373.

［17］崔红生,徐光勋,任传云,等.激素依赖型哮喘撤减激素过程中的证候学变化及三步序贯法临床疗效观察［J］.中医杂志,2008(10):886-889.

（毕伟博,崔红生）

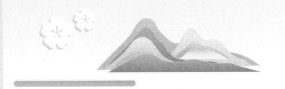

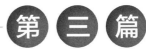

应用篇——调肝之现代运用

　　清代周学海《读医随笔》指出："医者善于调肝,乃善治百病。"从肝论治疾病历代多有发挥,至今渐趋完善。因生理病理特点,从肝论治内外妇儿疾病同中存异,本篇分科分病列述部分调肝法的现代运用。

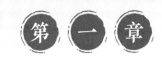

从肝论治肺系疾病

从肝论治肺系疾病由来已久,历代多有发挥,至今渐趋完善。

一、常见治法

(一)疏肝理肺法

1. 疏肝理肺,调畅气机　本法适用于肝郁气滞,肺失宣降之证。"肝升于左,肺降于右",肝气不升,则肺气不降;主气在肺,调气在肝,肝失疏泄而不得升发,则肺气难以肃降,肺气逆而作咳、作喘,与伏痰搏击而成哮。此证患者多性格内向,或因忧思气结而发病。

方药:柴胡疏肝散(《医学统旨》)加减。柴胡、白芍、枳实、炙甘草、陈皮、香附、川芎、杏仁等。

2. 疏肝理肺,化痰散结　本法适用木郁生痰犯肺。肝气郁结,失于疏泄,津液失布,凝而成痰,或肝郁化火,郁火灼津,炼液成痰,以致肝郁痰阻,肺气上逆。

方药:小柴胡汤合半夏厚朴汤(《金匮要略》)加减,或自拟柴胡枳橘汤加减,化热可合小陷胸汤(《伤寒论》)。柴胡、黄芩、清半夏、生姜、党参、炙甘草、厚朴、茯苓、苏叶、杏仁、桔梗、瓜蒌等。

3. 疏肝理肺,健脾化痰　本法适用于肝郁脾虚证。肝气郁滞,横克脾土,脾失健运而痰浊内生;或因饮食劳倦,损伤脾胃,脾不健运,斡旋失职,痰浊内生,痰浊中阻,土壅木郁。

方药:逍遥散(《太平惠民和剂局方》)加减。柴胡、当归、白芍、炒白术、茯苓、炮姜、薄荷、桑叶、杏仁、陈皮、法半夏等。

(二)养肝益肺法

1. 柔肝养阴益肺法　本法适用于肝阴(血)亏虚,肺阴不足。肝主藏血,肝血不足,肝体失养,肝主疏泄失司,肺气亦不得宣降;明代《症因脉治》云"肝经少血,肝气亏损,则木燥火生,亦为喘咳",肝之虚火循经上炎,肺阴必被灼耗。

方药:一贯煎(《柳洲医话》)合沙参麦冬汤(《温病条辨》)加减。生地、麦冬、枸杞子、山药、炒川楝子、南沙参、法半夏、玉竹、桑叶、天花粉、生甘草等。

2. 暖肝升阳肃肺法　适用于肝阳不足,疏泄无能,肝不左升、肺不右降所致的咳、喘、哮。表现为久咳不愈,咳嗽夜甚,活动喘促,痰黏、黄白相间,多伴有畏寒肢冷,舌黯淡苔薄水滑,脉沉弱略紧。

方药:柴胡桂枝干姜汤(《伤寒论》)合升陷汤(《医学衷中参西录》)加减。柴胡、桂枝、干姜、当归、枸杞子、茯苓、黄芪、升麻、知母、巴戟天等。

(三)清肝泻肺法

本法适用于肝火犯肺证。肺为娇脏,不耐寒热;而"火性炎上",肺为华盖,故人身一有火热,俱可燔灼肺脏。肝气郁滞久而化火,或情志过极,肝火暴亢,或肝胆本有湿热,均可上灼于肺,而致肺热气逆作咳喘。

方药:黄芩泻白散(《症因脉治》)合黛蛤散(《卫生鸿宝》)加减。黄芩、桑白皮、地骨皮、生甘草、青黛、海蛤壳、杏仁、苏子、焦栀子、柴胡等。

(四)柔肝理肺法

适用于阴虚风阳内动,或外风引动内风而致风摇钟鸣。

方药:验方过敏煎加减。银柴胡、防风、乌梅、五味子、白芍、甘草、杏仁、地龙、钩藤等。

(五)平肝肃肺法

肝肾乙癸同源,肺肾金水相生。禀赋薄弱或劳欲久病,耗伤肝肾之阴,真阴亏虚,则虚火内生,上炎灼肺;水不涵木,则肝阳上亢,风阳内动,易冲逆犯肺,致木叩金鸣,或风摇钟鸣。

方药:天麻钩藤饮(《中医内科杂病证治新义》)加减。天麻、钩藤、焦栀子、黄芩、石决明、杜仲、葶苈子、川牛膝、地龙、白芍等。

二、名家经验

(一)路志正从肝论治咳嗽

国医大师路志正认为,随着生活环境的改变,情志因素在咳嗽的发生发展的作用逐渐重要,据此提出从肝论治咳嗽,分设十二种治法,介绍如下。

1. 疏肝解郁法　肝失疏泄,气机郁滞,风邪外袭,化火犯肺,治以疏肝解郁,宣肺止咳。方选四逆散、柴胡疏肝散加减;或疏肝解郁佐以化痰,以逍遥散加减治疗。

2. 和解少阳法　邪犯少阳,气机郁遏,郁而化火,上逆犯肺,肺失宣降而作咳嗽。治以和解少阳,宣肺止咳,以小柴胡汤加减治疗。

3. 疏肝治肺法　肝火素旺之人,外感风热,风气通于肝,肝气不调,肺气失宣,导致肝肺二经风热,治以疏肝泻肺,以柴胡桂枝汤合升降散加减治疗。若表邪内郁,少阳枢机不利,致肺失宣降,气血津液输布受阻者,治以疏肝润肺法,方取柴胡桂枝汤合荆防败毒饮加减。

4. 清肝泻火法　肝火素盛,咳嗽因情志而发,肝火引动肺火,治以清泻肝火、肃肺止咳,方以泻白散合黛蛤散加减。

5. 养阴柔肝法　肝血不足,阴虚血燥,上逆犯肺而致咳,治以滋阴疏肝,润肺止咳,方选一贯煎加味治疗。

6. 平肝潜阳法　《临证指南医案》云:"肝阳化风,旋扰不息,致呛无平期。"《王九峰医案》指出:"肝脏阴虚阳僭,是以呛咳。"阴虚阳亢,肝阳化风,上扰于肺而致咳。治用叶桂"镇补和阳息风法",以镇肝熄风汤合泻白散加减。

7. 暖肝温肺法　肝体阴而用阳,肝阳不足,肺失温养,上逆而咳。治以温补肝阳佐以宣肺化痰止咳,方用暖肝煎加减;或以温肝利肺法,方以柴胡桂枝干姜汤加减治疗。

8. 调和肝脾法　肝气犯脾,痰湿内生,痰湿阻肺而咳。治以调和肝脾,化痰止咳,以柴胡疏肝散合六君子汤加减治疗。

9. 清肝活血法　肝气郁结,气滞血瘀,肝郁化火,影响肺之肃降,上逆而咳。治以清肝活血法,方用柴胡疏肝散合三七粉,或青蒿鳖甲汤加减。

10. 清利湿热法　肝胆湿热内蕴,影响肺之肃降,上逆而咳,治以清利肝胆湿热而止咳,方以龙胆泻肝汤加减。

11. 疏肝通络法　肝之脉络瘀阻,导致胁痛久嗽。《类证治裁》"肝木性升散,不受遏郁,郁则经气逆",正是指此。治宜疏肝通络,实证取仲景旋覆花汤加桃仁、桂枝、牡蛎、泽兰、郁金等;虚证以桃红四物汤加减,或以逍遥散加枳壳、青皮、丹皮、延胡索等治疗。

12. 泄肝和胃法　肝气犯肺、胃,导致咳而呕逆者,治以疏肝肃肺和胃,方以旋覆代赭汤加减。

（二）邵长荣教授从肝论治呼吸系统疾病

1. 从肝论治久咳　邵长荣教授通过长期临证积累,提出"止咳不独治肺,重在治肝"的学术思想。他认为咳嗽一证,尤其是久咳者,虽病因各异,兼证不一,但视其要,无不由于肝木郁滞以致气血流通受阻,津液输布失常,痰液停聚,影响肺的宣肃。而临证常见其郁有三:气郁、湿郁、热郁。为治之道,贵在疏肝解郁,并将治肝止咳分为三个阶段,即疏肝理气、破痰镇咳法,平肝顺气、润肺止咳法,柔肝敛气、活血止咳法。

（1）疏肝理气,破痰镇咳法:为第一阶段治法,表邪内郁,少阳枢机不利,以致肺气失宣,痰湿内蕴,或化火上扰,或蒙蔽清窍,此期多为实证。治疗当以疏肝理气,破痰镇咳为法。

（2）平肝顺气,润肺止咳法:为第二阶段治法,肝郁气滞,郁久生痰化热,助肝阳亢奋,肝上逆犯肺,肺阴受灼,此期多为虚实夹杂证。治疗当以平肝顺气,润肺止咳为法。

（3）柔肝敛气,活血止咳法:为第三阶段治法,肝肾阴虚,肝阳浮越,肺气不固,又另外感受邪,气血不和,病久入络,痰结血瘀。此阶段为难治阶段,证偏虚多实少,治疗当以柔肝敛气,活血止咳为法。

2. 从肝论治支气管扩张症　邵长荣教授治疗支气管扩张症重视急则治标,认为痰热壅肺型及肝火犯肺型为临床最常见的支气管扩张分型,治以清肺平肝。

（1）疏肝气,泻肺热:邵长荣教授治疗痰火壅肺型常以"疏肝气,泻肺热"为大法。依朱震亨的治痰通气之法分别采用疏肝(加用柴胡、平地木、青皮)、柔肝(加用鹿衔草、功劳叶、桑椹等)、清肝(加用生山栀、夏枯草、车前子)等。

（2）平肝清肝,凉血止血:邵教授治疗肝火犯肺型则以平肝清肝,凉血止血为治疗大法,处方以柴胡清肺饮、青黛散加减。以柴胡疏肝,前胡宣肺,一疏一宣,使肺气通畅,宣肃正常,咳嗽自平;平地木、功劳叶平肝阳,柔肝阴;青黛、栀子泻肝清火;配合六月雪、茜草根、蒲黄凉血止血。

3. 从肝论治慢性阻塞性肺疾病之咳、痰、喘、肿

（1）清肝降火止咳:邵长荣教授治疗慢性阻塞性肺疾病(简称慢阻肺)久病因肝气郁结,久而化热导致的咳嗽,重视清肝降火以止咳,自拟柴胡清肺饮(柴胡、前胡、赤芍、白芍、青皮、陈皮、矮地茶、半夏、黄芩、桑叶、桑白皮、连翘、板蓝根、款冬花)治疗。

（2）清肝平喘:邵教授治疗肝郁化热兼喘者重视清肝平喘,药用柴胡、前胡、青皮、陈皮、白芍、赤芍、芦根、白茅根、丹皮、地骨皮、桑白皮、酸枣仁、淮小麦、炙甘草等。

（3）舒肝导痰:邵教授治疗肝气郁结,疏泄无能,土壅木郁导致的咳痰则重视舒肝导痰,方以柴胡清肺饮加减。

（4）疏肝清肺利水:邵教授治疗慢阻肺后期的"喘肿"则认为气机不畅也可影响肺的肃降功能而使水饮停聚,上迫为喘,外溢为肿,治疗以疏肝清肺利水为法,常用大柴胡汤加味。

4. 从肝论治咳嗽变异性哮喘　邵长荣教授认为咳嗽变异性哮喘（CVA）的发生常与情志变化有关系,肝失疏泄、肝气上逆犯肺,或肝经气火上逆,上扰犯肺,风痰交阻气道,则发为痉挛性阵咳,以呛咳、胸闷、咽干为特点。另有一部分 CVA 患者以咽部症状为主要不适,常主诉咽干、咽痒,咽梗有异物感,但吐之无物,类似"梅核气"的症候群。邵教授认为此为肝气郁结,常用金铃子散合四逆散及小柴胡汤加减,一般加入前胡、青皮、桔梗、玉蝴蝶等药以舒肝解痉、利咽止咳。其中将大剂量的白芍配伍同等剂量的赤芍以并调气血、解痉止咳为邵教授用药的一大特色,临床观察疗效显著。

（三）武维屏从肝论治肺系疾病

武维屏教授治疗肺系疾病重视气机升降,尤重调肝理肺治疗肺系疾病。治疗外感发热三阳合治,少阳为枢;支气管扩张、慢性阻塞性肺疾病、肺癌、肺纤维化的治疗强调调畅气机,重在肝肺,具体理法方药详见本章第三节"病治举要"。武教授倡导调肝理肺法治疗肺系疾病,根据病证特点,分别设立疏肝理气和血法、清肝泻肺降逆法、柔肝息风润肺法、疏肝利肺化痰法、滋肝益肾肃肺法、养肝补气和血法、补肝健脾化痰法、益肝升阳肃肺法、扶肝清肺透邪法及和肝燮理阴阳法。

1. 疏肝理气和血法　适用于枢机不利或木叩金鸣所致之咳、喘、哮,此类患者症状多与情志有关,女性与月经密切相关。多表现为呛咳少痰,喘鸣气逆,胸胁胀满,胁肋胀痛,苔薄白或薄黄,脉弦。方以小柴胡汤、四逆散、逍遥散等方化裁。

2. 清肝泻肺降逆法　适用于木火刑金所致之咳、喘、哮。此类患者或干咳少痰,或呛咳阵作,或哮喘时发,甚见咯血,舌红,苔薄黄,脉细弦或弦数。方以泻白散合黛蛤散加减。

3. 柔肝息风润肺法　适用于阴虚之体，风阳内动，或外风引动内风，而致风摇钟鸣所致的咳、喘、哮。表现为咳嗽阵作，或时发时止，时轻时重，多为诱因（如过敏源）引发，胁肋隐痛，干咳无痰，咽干口渴，舌红少苔，脉弦细。方以过敏煎加减。

4. 疏肝利肺化痰法　适用于郁痰内生或因痰而郁之病机引起的咳、喘、哮。表现为胸胁、脘腹胀满或胀痛，胸闷憋胀，情绪抑郁，苔腻。根据具体寒热变化，以柴朴汤加减化裁。

5. 滋肝益肾肃肺法　适用于肝肾阴虚，虚火犯肺或肝肾不足，气失摄纳所致之咳、喘、哮。此类患者多为咳喘日久，或年老体弱之人，属阴虚火旺者，多表现为腰膝酸痛，盗汗气短，发作见面红烦躁，痰少质黏，难以咯出，舌红瘦，苔薄黄，脉细弦小数。方以滋水清肝饮化裁。属肾不纳气者，多表现为咳喘动则加重，呼多吸少，胸憋汗出，心慌气短，甚则张口抬肩，难以平卧，舌胖红，苔薄，脉沉弦或结代。方以定喘神奇丹加减。

6. 养肝补气和血法　适用于肝气不足，无力疏泄，气郁不舒，气血失和所致咳、喘、哮。表现为以咳嗽为主，遇风冷异味加重，喘促不重，痰少色白，多伴有胁胀或胸痛，并常有情志异常，舌淡黯，苔薄白，脉沉弱略弦。方以玉屏风散合四逆散加减。

7. 补肝健脾化痰法　适用于肝气不足，木不疏土，脾虚失运，痰浊内蕴所致的咳、喘、哮。表现多咳喘兼具，痰多色白质黏，胸中满闷，伴有纳差，腹胀便溏，舌质淡胖，苔白厚腻，脉沉弱略滑。方以补中益气汤加减。

8. 益肝升阳肃肺法　适用于肝阳不足，疏泄无能，肝不左升，肺不右降所致的咳、喘、哮。表现以久咳不愈，咳嗽夜甚，活动喘促，痰黏黄白相间，多伴有畏寒肢冷，舌黯淡，苔薄水滑，脉沉弱略紧。方以张锡纯理郁升陷汤加减。

9. 扶肝清肺透邪法　适用于肝气不足，枢机不利，表里失和，热郁胸中所致的咳、喘、哮。表现为咳嗽喘憋，痰多色黄，胸闷而痛，或有发热，急躁，便秘，舌红苔薄黄，脉滑，重按无力。方选自拟柴陷汤加减。

10. 和肝燮理阴阳法　适用于肝气久虚，肝阳不足，枢机不利，阴阳失衡所致的咳、喘、哮。表现为咳嗽喘憋，喉中响鸣，夜间或晨起咳喘明显，伴有口干肢冷等上热下寒之象，舌黯，苔薄黄腻，脉弦滑或细弱。方用乌梅丸加减。

（四）王行宽从肝论治慢性咳嗽

湖南中医药大学第一附属医院的王行宽教授擅长从肝论治内科疾病，尤善从肝论治慢性咳嗽。王行宽教授以朱震亨的"咳血方"为基础,创立了清肝宁肺方,对咳嗽变异性哮喘、嗜酸粒细胞性支气管炎等引起的慢性咳嗽进行治疗,并开展了系列的临床及实验研究。王行宽教授根据临床咳嗽患者常伴咽痒、阵咳痰少、口干苦、目眩、脉弦等肝木之征,总结出从肝治咳四法,介绍如下。

1. 利气豁痰法　久咳之疾,痰热内蕴肺管,肺管不利,久病及肝,肝气怫逆,肺气膹郁,痰气互结。多见咳嗽痰稠,咯痰不爽,胸闷气短诸症。治宜柔其肝气,降其冲逆,化其痰热,故利气豁痰为治咳之重要法则。方药多用柴芩温胆汤之类。

2. 清肝宁肺法　肝木失其疏泄,循经犯肺;或气郁化火,木火上迫,肺失肃降,则可致咳嗽阵作,胸胁疼痛,脉弦诸症。此类咳嗽,其病虽在肺,其因却在肝,故清肝宁肺为其治。推崇朱震亨之"咳血方",不论有无咳血均可使用。

3. 和解宣肺法　外感咳嗽,经月不愈,表邪未尽,邪在少阳,枢机不利,见口苦、咽干、头晕、目眩等少阳证者,此非汗、下所宜。当崇仲景和解法,和其里使邪不复内犯,解其表使邪自外出,方用小柴胡汤之类。

4. 柔肝养肺法　咽为肺之门户,且为肝之使道,大凡咳嗽声嘶之疾,多为阴津不足,虚火上炎为主。肺阴不足,反被肝侮,其候多见干咳迁延,声嘶胁痛,口苦苔少或剥,脉细弦。此类咳嗽,立方遣药既当润肺以养其阴,又当柔肝以泄其火,方药多选百合固金汤合一贯煎之类。

（五）孔令诩教授从肝论治咳嗽

孔令诩教授认为当今社会竞争日剧,人们心理压力日增,心态难于平衡,而致病涉肝木居多,临床上肝咳也较为常见。肝肺生理密切相关,主要表现在气机升降相因、调畅气血、五行相制、将相和谐、经络相关五个方面。治疗则分为以下四法。

1. 和解少阳,疏利肝胆　少阳受邪,枢机不利,可见往来寒热、胸胁苦满、不欲饮食、心烦喜呕四症,若兼见寒饮犯肺之咳嗽,仍可用小柴胡汤加减化裁治之。此时,和解少阳、疏利肝胆仍然作为本病的主要治疗原则。柴胡配伍黄芩调达枢机,清半夏和胃降逆止呕,去人参、大枣甘温壅滞及生姜辛散之品,加干姜温中化饮,加五味子敛肺止咳。

2. 祛风散热,疏肝达络　春季风木盛行,天气转暖,人体腠理开泄,易于感受风温邪气的外感疾患,往往伴随咳嗽症状。孔令诩教授重视对此类风温咳嗽的辨证论治,认为咳虽属肺,病机常受肝木影响,临证见干咳少痰、鼻干咽痒,甚则胸部微痛,舌尖红苔薄黄,脉浮弦数。常配伍桑叶、菊花、薄荷等轻清通络之品;眼目不适者重用菊花;咽痛甚加板蓝根、玄参、桔梗;胸胁不适、咳痰黏稠者,加丝瓜络、竹沥水。

3. 清肝泻火,宁肺止嗽 肝属木,肺属金。由于肝郁化火,或肝火上炎,耗伤肺阴,可出现干咳、胸胁疼痛、心烦、口苦目赤,甚或咯血等,均属肝木化火而加剧肺金病证的变化。孔令诩教授治疗此类咳嗽常以加减泻白散打底,在清泻肺火的基础上根据临床实际辨证施治。如见咳而抬肩、眼目红赤、急躁易怒者,属肝郁化火,加黛蛤散清肝泻火;咳嗽频剧、脘闷头胀者,属胆火上炎,加黄芩、栀子、白芍、连翘、枳实清降胆火;经年咳嗽、胸胁闷痛、喜引长息者,属邪伤肝络,加旋覆花、代赭石、郁金、佛手、川楝子疏理肝络;咳而痰多色黄,伴阴囊潮湿或带下黄臭、小便色黄、大便黏腻、舌红苔黄腻、脉弦滑数者,属肝胆湿热,加龙胆草、木瓜,配合清热祛湿之品清利肝胆。

4. 平肝潜阳,滋养肝阴 肺失清肃,燥热内盛,常可损及肝阴,致肝阳亢逆,而出现头痛、易怒、胁肋胀痛等肺病及肝的表现。孔令诩教授常用生牡蛎、珍珠母、海蛤壳等贝壳类药物为主药,既可平肝潜阳又可并化湿痰、热痰、老痰。若阴虚较甚,而见咽干、咽痛、口腔溃疡等虚火上炎症状时,常加生地、玄参、麦冬等滋阴柔肝之品。

（六）张伟教授从肝论治间质性肺疾病

张伟教授认为当今时代,由于抗生素、糖皮质激素等药物的长期运用,加之饮食、作息的变更,间质性肺疾病患者的病机更加复杂,不完全等同于"肺痿"。并根据《素问·玉机真脏论》言"五脏受气于其所生,传之于其所胜,气舍于其所生,死于其所不胜。……肺受气于肾,传之于肝……五脏相通,移皆有次,五脏有病,则各传其所胜"举例,"弗治,病入舍于肺,名曰肺痹,发咳上气。弗治,肺即传而行之肝"。由此可知,肺病易传肝,提出"见肺之病,知肺传肝,当先实肝"。临床上间质性肺疾病除咳嗽、咳痰、胸闷憋喘等典型症状外,大量患者兼具烦躁、睡眠差、情志抑郁等不同程度的肝系病证,其治疗可兼顾养肝阴、疏肝气两大原则。

1. 养肝阴以润肺 间质性肺炎一病,总在肺津耗伤,肺叶萎弱不用,其证或偏寒,或偏热,每因人之先天禀赋、起居饮食而异。肝藏血,津血同源,素体阴虚者,加之肺津亏耗日久,更易继伤肝血;肝乃厥阴之脏,体阴而用阳,阴血不足,风木之令失和,郁而化热,久则化火,反侮肺金。张伟认为肝阴不足,肝脏所寄相火上刑肺金,灼伤肺阴,肺叶失养,乃成肺痿,法可养肝阴以清肝热、息肝火,如此肺津足则肺气固,咳喘可平。临床症见咳嗽有力、咳声响亮者,皆为火气有余,若兼有胸胁胀痛、目赤烦躁、头晕头痛等症状,则为肝阴失养,肝火刑金无疑。可予生地黄、沙参、麦冬、五味子、川楝子、乌梅等,滋养肝阴、疏泄肝火,则肺金得安,津液得保,清肃令行,诸症消退。

2. 疏肝气以敛肺　肺痿一病,痰瘀为邪实,肺气壅遏不降为其因,析其由,木气上逆者不在少数。《素问·脏气法时论》言"肝苦急,急食甘以缓之"。后世医家提出"肝为刚脏,必柔以济之"。肝脏为一身气机之枢纽,主疏泄,调畅情志,体阴用阳,其生理特点决定其易出现肝气郁结、肝气亢逆的病理特点。当今社会,人的生活、工作节奏偏快,长期处于紧张状态,缺少情感沟通,易为情志所伤,肝气不畅,疏泄不及乃成肝郁。肝气久郁,每致经气亢逆,上壅胸胁,阻肺气肃降之路,肺气壅塞,久则津液难布,转生痰瘀,肺痿之渐也。《知医必辨》说:"肺为气之主,肝气上逆,清金降肺以平之。"反思之,肝肺共主血气之升降,欲复金气肃降之职,不可独肃肺气,宜兼顾疏肝。间质性肺炎患者临床症见精神亢奋、焦躁不安抑或心烦易怒者,多因肝气郁结不舒,久而亢逆,上犯肺金所致,若脉见弦象,肝郁无疑。治宜兼顾疏肝理气,可予柴胡、香附、郁金、薄荷诸药,升发风木之气,疏肝气之郁,肺气得降,金气可敛,咳嗽憋喘则能缓。需注意,间质性肺炎患者多发于中老年群体,"人过半百,阴气自衰",临床上仅兼肝气郁结者较少,肝阴亏耗而兼见肝气郁结者十有八九,故组方遣药宜养阴、理气并施。

（七）吕晓东等从肝论治特发性肺纤维化（IPF）

吕晓东等认为肺和肝两经首尾相连,使十二经脉阴阳相贯,且肝经可注入肺;肝与肺阴阳相配,一为阴中之阳,一为阳中之阴,是人体阴阳变化之枢纽;金木制化,肺金宣肃有序,肝木疏泄有度,紧密配合;肺与肝司气机升降,肝升肺降,肝左肺右,一升一降,升降协调,为调畅气机的枢纽;肺与肝主调和气血,肝主藏血,肺主一身之气。肝失疏泄,势必影响调畅气机和调节血量,气血失和,肺失治节,肺叶失于濡养,日久形成特发性肺纤维化;肺与肝调津液代谢,肺为水之上源,主通调水道,肝主疏泄,畅达气机,通利三焦,气能行津,维持机体津液正常代谢。肝失疏泄,影响肺金通调水道,则水液停聚,肺津失布,肺叶萎废,发为特发性肺纤维化。由此把从肝论治作为治疗肺纤维化的原则,拟定疏肝理肺、养肝润肺、清肝利肺大法。

1. 疏肝理肺　肝失疏泄可直接导致痰瘀的产生。肝气郁滞,气不布津,聚湿成痰;肝又为藏血之脏,肝气郁滞,不能行血,血行不畅而成瘀。在病理上,肝脏功能失常主要体现在气机失常、精神情志及肝经循行所到部位不适等表现。痰瘀阻滞手太阴经脉,则出现咳嗽喘促,胁肋胀痛,胸闷气短,舌黯、苔薄白,脉弦等。这些症状在 IPF 发生、发展的各个阶段均可见。故针对痰瘀互结型 IPF,当用疏肝理肺之法,疏畅肝气、调畅气机、化痰祛瘀。

2. 养肝润肺　肝主疏泄,畅达气机,一方面通过协调脾胃的运化收纳功能,化生精微物质以养肝濡肺;另一方面推动和调控气血和津液的循行、输布,使精微归肺以朝百脉。若肝辅助运化的精微物质不能上归于肺,则肺津亏虚,肺叶萎废不用。IPF 患者可见肝肾阴虚,上焦燥热之干咳、少痰等症,故养肝润肺之法治疗 IPF 具有一定应用价值。

3. 清肝利肺　因情志不遂,肝郁化火;或暴怒伤肝,肝火上炎;或肝阳亢盛之体,饮食起居失调,导致木火刑金,金不制木,反侮肺金,肺金受损,肺失濡养,虚火上扰,灼伤肺络,肺热叶焦,发为 IPF。肺失清肃,肝失疏泄,"左升太过,右降不及",出现大逆上气、咽喉干燥、咳吐浊唾涎沫等 IPF 的临床表现。因肝之经脉"其支者,复从肝,别贯膈,上注肺",故临床上运用清肝利肺之法治疗 IPF,肝热得清,肝阳得平,肺叶得以濡养,肺道得以通利,可谓"釜底抽薪"之妙用。

三、病治举要

(一)慢性咳嗽

咳嗽按病程可分为急性咳嗽、亚急性咳嗽和慢性咳嗽 3 类。当咳嗽时间 >8 周,称为慢性咳嗽。慢性咳嗽的病因较多,常见病因包括咳嗽变异性哮喘、鼻后滴漏综合征、嗜酸粒细胞性支气管炎、胃食管反流性咳嗽,这些病因占呼吸内科门诊慢性咳嗽病因的 70%~95%。西医学治疗慢性咳嗽在病因治疗的基础上,多以镇咳、祛痰为主,病情易反复。中医药治疗慢性咳嗽常从内伤咳嗽论治,不少医家善从肝论治咳嗽并进行临床观察,科学地评价其临床疗效。

1. 辨证论治　从肝论治咳嗽,临床常见证型有肝肺失调、内外风合,肝郁气滞、肺失肃降,肝火犯肺,肝郁气滞、痰气互结,肝肾亏虚、肺失肃降等。常用治法有肝肺同调、祛风为要,疏肝理肺、调畅气机,清肝泻肺,疏肝理肺、豁痰散结,养肝益肾肃肺等。

（1）肝肺同调,祛风为要:武维屏认为外风始受于肺,内风始生于肝,二者皆可导致咳嗽。由于肝肺生理相关,病理相连,肺卫不固与肝肾阴虚阳亢常相兼互见。外风袭肺易引动内风上扇,而内风上摇又易招致外风入侵,终致内外风相合为患。以内风为主者,当祛内风,有柔肝息风、平肝息风、虫类搜剔之别。若拟柔肝息风,宣肃肺气,常选用过敏煎加减;兼枢机不利,多合入小柴胡汤;若外风引动者,多合用辛温、辛凉解表药以祛外风;若外寒内热者,多合入麻杏石甘汤;若肝肺有热,可合入泻白散;若风阳内动,可加平肝清热、化痰息风药,如钩藤、白芍、黄芩、天麻等;若急躁易怒,咽痒难忍,久治不愈,可用虫类搜剔及平肝镇肝之品,如地龙、僵蚕、蝉蜕、全蝎、钩藤、石决明等药。以外风为主者,解表祛风宣降肺气为要,多用止嗽散;风寒明显,可用桂枝加厚朴杏仁汤加减;风热可用桑菊饮;有音哑等化燥伤津之象,偏热可合桑杏汤,偏凉可合杏苏散;寒包火仍可用麻杏石甘汤化裁。

（2）疏肝理肺,调畅气机:贺伟峻、周玲、吴跃遵《素问·咳论》之旨,从五脏咳论治,对肝咳拟疏肝解郁、清肺止咳之法,方选四逆散加味;姚义、曹安来治疗肝咳,拟疏肝理肺之法,以小柴胡汤加减;常秀贞、曹维珍对咳嗽阵作,以《医学统旨》柴胡疏肝散治疗,取得确切疗效;叶益丰以立疏肝解郁、下气降逆之法治久咳,方用四磨汤加味;张士珍、唐学游等认为,久咳之肝郁气滞,宜用逍遥散;王莒生亦用逍遥散、四逆散、柴胡疏肝散、半夏厚朴汤等,酌加宣肺降气化痰之品,以利缓解咳嗽之证,化解慢性咳嗽之征;武维屏倡用理肝以复肺气之肃降,方如小柴胡汤、四逆散、大柴胡汤、逍遥散等。

（3）清肝泻肺:王莒生以凉肝泻肝为纲,以黛蛤散、龙胆泻肝汤加减为法诊治慢性咳嗽;谭德福认为,若肝升太过,肺降不及,气火上逆,肺失清肃,则引发咳嗽,方用丹青饮化裁;何天有对木火刑金、热伤肺络者,采用清肝泻肺、润燥止咳之法,自拟制木安金汤;彭述宪自拟宣郁肃肺汤,治疗肝经郁火、上熏于肺所致咳嗽。

（4）疏肝理肺,豁痰散结:王行宽认为慢性咳嗽多以痰热内蕴肺管,肺管不利,久病及肝,肝气怫逆,肺气膹郁,痰气互结,治宜疏肝理肺、豁痰散结为法,方药多用柴芩温胆汤等。

（5）养肝益肾肃肺:王莒生以一贯煎等方补肝养血来诊治慢性咳嗽;彭述宪以肝血不足、木燥伤金立论,治以增损丹青饮;武维屏采用滋水涵木、肃肺止咳之法,自拟涵木肃肺饮以治久咳。

2. 临床经验

王洪自拟调肝和肺汤:柴胡 10g,白芍 15g,黄芩 15g,半夏 12g,青皮 10g,钩藤 15g,沙参 30g,前胡 12g,炙甘草 3g,桔梗 12g,枳壳 12g,陈皮 12g,紫菀 15g。

游柏稳等自拟清肝宁肺方:青黛 6g,瓜蒌子 10g,海蛤粉 15g,山栀子 10g,诃子 10g,浙贝母 15g,杏仁 10g,柴胡 10g,僵蚕 10g,桔梗 6g,沙参 10g,甘草 3g。治疗肝火犯肺证的嗜酸粒细胞性支气管炎显效。

殷文银等自拟柔肝理气止咳方:柴胡 15g,白芍 20g,黄芩 10g,青黛 10g,海蛤壳 10g,防风 12g,乌梅 15g,五味子 12g,川楝子 10g,桔梗 10g,杏仁 15g,炙紫菀 15g,炙款冬花 15g,生甘草 6g。

肖辉等以清肝解毒止咳方:桑叶 12g,菊花 12g,钩藤 12g,蝉蜕 15g,丹参 30g,紫菀 15g,桔梗 15g,杏仁 6g,青黛 6g,甘草 6g。热盛者,加石膏(包煎)15g;气虚者,加五味子 9g,山茱萸 12g;阴虚者,加生地黄 12g,熟地黄 12g,川贝母 9g;阳虚者,加炮附子(先煎)9g,临床疗效显著。

(二)支气管哮喘

1. 辨证论治　武维屏教授首倡调肝理肺治疗哮喘,强调哮喘发作期治疗注重祛邪理肝肺,缓解期重视扶正益肝肾,常用调肝五法组合生成诸多治法。调肝包括:①疏肝,适于肝郁气滞证,药物如柴胡、香附、苏梗等,方可选四逆散、柴胡枳橘汤、逍遥散等;②清肝,适用于木火刑金证,药物如黄芩、桑白皮、青黛、海蛤壳、栀子等,方可选泻白散合黛蛤散;③柔肝,适用于肝阴不足证,药物如乌梅、五味子、白芍等,方常选过敏煎;④平肝,适于肝阳化风或虚风内扰,药物如钩藤、生石决明、生赭石、紫石英、灵磁石、白蒺藜、天麻等,方可选天麻钩藤汤;⑤养肝,若肝肾不足,阴虚火旺方选加味一贯煎或滋水清肝饮化裁,药物如熟地、山萸肉、枸杞子、当归、北沙参、丹参等;肝肾阴虚,兼瘀热内伏用犀角地黄汤合四逆散加味,药物如水牛角、生地、柴胡、白芍、知母、丹皮等。以调肝理肺法组方治疗哮喘,形成院内制剂——哮喘宁颗粒,主要组成有柴胡、葶苈子、瓜蒌、黄芩、清半夏、白芍、钩藤等,一系列的临床及实验研究证实了其有效性和西医学作用机制。武教授认为,肝阳虚亦可导致哮喘反复发作的病机特点为本虚标实、寒热错杂,治疗当在温补肝阳的基础上合用滋补肝阴之药,且佐清泻相火之品,药味择辛苦甘酸为用,以乌梅丸为代表方剂。

其他医家从肝论治支气管哮喘,常用暖肝温肾益肺、清利肝经湿热、疏肝理气、清肝宁肺等法。

（1）暖肝温肾益肺:肝虚非只阴虚一证,若素体本属肝肾虚寒之象,加之以气血、痰瘀结聚,阻碍肺气之行,则用暖肝温肾益肺法。如方名湧治疗支气管哮喘,以其主因阴寒内盛、气机不利,方以暖肝煎加味。

（2）清利肝经湿热:王洪图对肝经湿热引发过敏性哮喘,以龙胆泻肝汤加减。

（3）疏肝理气:金延强、张伟以柴胡疏肝散或小柴胡汤加减或四逆散加减为方,来治胸闷变异性哮喘。

（4）清肝宁肺:王行宽推崇朱震亨之"咳血方",选用清肝宁肺汤治咳嗽变异性哮喘。

2. 临床经验　湖南中医药大学第一附属医院的游柏稳等应用清肝宁肺方:青黛 9g,山栀子 12g,诃子 12g,海浮石 12g,瓜蒌皮 12g,炒葶苈 12g,浙贝母 12g,杏仁 12g,柴胡 12g,僵蚕 9g,炙麻黄 9g,蝉蜕 9g。治疗咳嗽变异性哮喘的肝火犯肺证显效。

卢芳国团队对清肝宁肺汤(青黛、炒山栀、诃子、海浮石、瓜蒌皮、炒葶苈、白蒺藜、甘草、紫菀、蝉蜕、牛蒡子等组成),进行了系列的实验研究,发现清肝宁肺汤可减少咳嗽变异性哮喘模型大鼠的咳嗽次数,减低气管与肺体质重量指数,降低血清中 IgE、IL-6、ICAM-1 含量。

（三）慢性阻塞性肺疾病

慢阻肺从肝辨证多见肝郁气滞、肝火犯肺、肝郁脾虚及肝阴不足等证型。慢阻肺的治法主要在于以下几个方面:疏肝活血祛痰、疏肝健脾理气、清肝泄热润肺、滋肝益肾润肺。

1. 疏肝活血祛痰　武维屏认为肝藏血、主疏泄,肺朝百脉,肝肺失调,气机失畅,气为血帅,气推津液,气机不利,津聚成痰,血停为瘀,痰瘀互结阻于肺络。故疏肝理气,活血化痰为慢阻肺重要治法之一,常用当归芍药散加减。陈创荣以四物汤加减来治慢阻肺肝郁气滞、痰夹瘀血之证。

2. 疏肝健脾理气　王莒生认为慢阻肺病因由肝气郁结,克伐脾土而成。程昌顺以为慢阻肺呈慢性病程进行性发展,患者社会活动受限,出现焦虑、抑郁状态,肝气郁结可加重患者咳喘,从肝论治,通过疏肝理气,调畅呼吸功能,改善脾胃功能,调节患者情绪,可减轻咳喘、咯痰症状,减缓进展。李家飞、孙璐璐、张伟多以为肝郁气滞为慢阻肺之主要病机,同时可加用化痰理气之品,以恢复肺之宣降。张元兵运用此法则以六磨汤为主。

3. 清肝泄热润肺　张伟以为若肝郁化火,津液耗伤,肺失滋润,清肃不能,肺气不降,金不制木,肝气易动,升发太过,则呈此证,治当润肺清肝泄热。张元兵运用此法则以龙胆泻肝汤、白头翁汤为主。

4. 滋肝益肾润肺　张伟认为,肺肾金水相生,母病及子,不能下汲肾水,耗伤肾阴,而肝肾乙癸同源,真阴亏虚,肝之阴血不足,失其柔和,则虚火内生,上犯肺金,加重咳喘,故治以润肺滋肝之法。

(四)支气管扩张

邵长荣治疗痰火壅肺型支扩常以"疏肝气,泻肺热"为大法,依朱震亨的治痰通气之法,分别采用疏肝(加用柴胡、平地木、青皮)、柔肝(鹿衔草、功劳叶、桑椹子等)、清肝(加用生山栀、夏枯草、车前子)等法。武维屏教授认为虚、痰、瘀、热为支气管扩张病机之要,清、化、通、调为治法之纲,重视气血、表里、脏腑的通调,常常在辨证论治的基础上合用小柴胡汤、四逆散,使气血畅通、表里平衡、脏腑协调。从肝论治支气管扩张善用《千金》苇茎汤合泻白散;痰热夹肝火壅肺者,常合焦树德老师验方麻杏蒌石汤、黛蛤散。

(五)间质性肺疾病

间质性肺疾病(ILD)目前有200多种,特发性肺间质纤维化是其中之一,临床仅从影像学尚难细分该病种类,尤其是在早期。目前多以间质性肺疾病名之,中医病名尚未统一,根据临床表现多属于"肺痿""肺痹""短气""喘证"等范畴,各家对本病辨证施治尚未形成共识。

武维屏教授对本病的病名、病机、辨治有独特的见解。立病名:肺痹肺痿两元论,将由肺外因素及疾病引起的间质性肺病以"肺痹"命名,由肺脏自身病变发展而成的以"肺痿"命名。释病机:虚痰瘀为关键。辨证候:抓主证、观次证、顾兼证,依四诊及理化检查定诊断、明证候,知病位病性、病机转化、病势发展,然后据证立法,依法选方择药。论治则:益肺肾、化痰瘀、通肺络,以发作、迁延、多变三期论治。议治法:化痰、活血、散结、通络、解毒、解表、益气、养血、滋阴、助阳共十法。理思路:咳痰喘兼顾,肺脾肝肾同调,痰瘀虚标本兼治,宏观(中医四诊、病证症结合、西医望触叩听)微观(影像学、理化检查、病理等)结合。病机重视内风郁痰、气郁气逆、气滞血瘀、肝血肝阴肝气之不足,治疗强调衷中参西、标本兼顾、肝肺同理,从而达到气血调顺、五脏安和、阴平阳秘。

王书臣教授认为中医治疗间质性肺疾病,须审证辨因,强调补虚泻实,理气不忘通络。间质性肺疾病病变由气至血、由浅入深。由肺气虚逐渐导致气滞血瘀,瘀血既成又影响气机调畅,致气津难以布达,肺失濡润、肺痿加重。正气不足贯穿该病始终。重用黄芪合麦门冬汤等药治之。兼血瘀者加用水蛭、三棱、莪术活血破血、舒筋通络,加威灵仙通行十二经,加咸寒入肝经之地龙,解痉平喘,伍以丝瓜络、络石藤通络活血,改善气滞血瘀症状,提高患者生活质量。由于气为血帅,血为气母,肝藏血,肺主气,用益气活血通络之法治肺,也与肝密切相关。

参考文献

［1］武维屏,李军祥.升降理论在肺系疾病中的运用［J］.北京中医学院学报,1992,15(1):21.

［2］苏凤哲,杨丹.路志正从肝论治咳嗽学术思想探讨［J］.世界中西医结合杂志,2015,10(01):1-3+6.

［3］曹安来,化永康.从肝论治咳证［J］.上海中医药杂志,1989(12):30.

［4］常秀贞.柴胡疏肝散临床应用举隅［J］.山东中医杂志,1992(05):28-29.

［5］曹维珍,白甫.柴胡疏肝散临床应用拾零［J］.陕西中医,1993(11):36.

［6］王洪.从肝论治慢性咳嗽肝咳证临床观察［J］.北京中医药,2012,31(07):531-532.

［7］游柏稳,游海,杜海燕.清肝宁肺方治疗嗜酸粒细胞性支气管炎肝火犯肺证的临床观察［J］.湖南中医药大学学报,2011,31(09):61-63+67.

［8］周继朴.王莒生教授学术思想与临床经验总结及从五脏论治慢性咳嗽临床经验研究［D］.北京中医药大学,2011.

［9］肖辉,李成伟.清肝解毒止咳方治疗病毒感染后慢性咳嗽的临床研究［J］.世界中医药,2014,9(01):36-38.

［10］武维屏,田秀英.调肝理肺法治疗哮喘174例临床观察［J］.北京中医学院学报,1990,13(4):19-20.

［11］武维屏.武维屏学术思想及临床经验集［M］.北京:中国中医药出版社,2014.

［12］张霆,马胜林,李勇强,等.养阴柔肝法配合化疗对晚期非小细胞肺癌患者生活质量影响的研究［J］.中国肿瘤临床与康复,2007(6):571-573.

［13］耿佩华,张惠勇.邵长荣从肝论治痰热壅肺型支气管扩张经验［J］.上海中医药杂志,

2008,42(12):17-18.

[14] 武维屏,赵兰才.肺间质纤维化中医证治探析[J].中医杂志,2002,43(5):325-326.

[15] 杨玉霞,王书臣.王书臣教授治疗肺间质纤维化的学术经验[J].医学综述,2020,26(4):758-761.

（冯淬灵,郭源慧,郑佳昆）

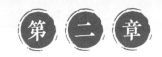

从肝论治心系疾病

一、常见治法

（一）疏肝理气法

1. 疏肝理气，畅通心脉　本法适用于肝气郁结，气机不畅。肝主疏泄，调畅全身气机，使全身之气通而不滞，散而不郁；肝失疏泄，气机运行失常，升降失宜，则郁而生结，不通则痛，发为心悸或心痛。此类患者多性格内向，或因郁怒忧思而发病。

方药：柴胡疏肝散加减（《医学统旨》）。柴胡、白芍、枳实、炙甘草、陈皮、香附、川芎、郁金、青皮等。

2. 疏肝理气，活血化瘀　本法适用于肝气郁结，气滞血瘀。肝藏血，主疏泄，以血为用，以气为本，体阴而用阳；肝失调控则气血不调，久则血行迟滞而成瘀血，痹阻心脉，可见胸闷胸痛，胸胁胀满，心悸气短。

方药：血府逐瘀汤加减（《医林改错》）。柴胡、枳壳、当归、生地、桃花、红花、赤芍、川芎、牛膝、丹参、砂仁、炙甘草等。

3. 疏肝理气，健脾化痰　肝气郁滞，横克脾土，木不能疏土，脾失健运而痰浊内生；或因饮食劳倦，先伤脾胃，或素体脾虚，脾不健运，痰浊内生；或先因痰浊中阻，土壅木郁。无论因郁生痰或因痰而郁，所成之痰，皆阻滞心脉，不通则痛，发为胸痹诸证。

方药：逍遥散（《太平惠民和剂局方》）合瓜蒌薤白半夏汤（《金匮要略》）加减。当归、白芍、柴胡、茯苓、炒白术、炙甘草、生姜、薄荷、瓜蒌、薤白、清半夏、枳实等。

（二）平肝潜阳，滋阴养心法

素体阳盛，性急多怒，肝阳偏旺；或长期恼怒焦虑，阳气偏亢而暗耗阴液；或平素肾阴亏虚，水不涵木，阴不制阳，肝阳亢逆于上，升发太过，血随气逆，气血上冲，则眩晕、头痛。

方药：天麻钩藤饮加减（《中医内科杂病证治新义》）。天麻、钩藤、川牛膝、炒栀子、黄芩、石决明、茯神、桑寄生、杜仲、益母草、女贞子、生地等。

（三）清肝泻火宁心法

情志不遂，肝气郁久化火，或火热之邪内侵，或他脏火热累及于肝，肝火引动心火，心神被扰，则见心悸、失眠；或气火升腾，灼伤心阴，不荣则痛，发为胸痹。

方药：龙胆泻肝汤（《医方集解》）加减。龙胆、炒栀子、黄芩、木通、泽泻、车前子、柴胡、炙甘草、当归、生地、生牡蛎等。

（四）补血柔肝，养心安神法

肝为刚脏，体阴而用阳，以血为本，以气为用，年过四十，阴气自衰，或思虑劳神太过，暗耗营阴，阴血不足，心脉不充，肝血不藏，心脉失养，筋脉拘挛急迫，不荣则痛，发为心痛。

方药：酸枣仁汤（《金匮要略》）合一贯煎（《柳洲医话》）加减。酸枣仁、茯苓、川芎、知母、炙甘草、生地、麦冬、枸杞子、山药、炒川楝子、当归等。

（五）滋养肝肾，养阴复脉法

劳欲太过，肾精耗损，水不涵木；或因久病体虚，导致肝阴不足，肝阴亏虚又导致肝血不足，肝血不足，则心血亏损，心脏失于濡养，最终导致心肝血虚，影响心主血脉的功能。临床上可发为眩晕、心悸、心痛。

方药：杞菊地黄丸（《医级》）加减。生地、山药、山茱萸、泽泻、茯苓、牡丹皮、枸杞子、菊花等。

（六）暖肝散寒，通络止痛法

素体阳虚或外感风寒，寒凝肝脉，肝主筋脉，筋脉挛急，心脉拘挛，血脉痹阻而致胸痹。

方药：暖肝煎（《景岳全书》）合丹参饮（《时方歌括》）加减。当归、枸杞子、肉桂、小茴香、乌药、沉香、茯苓、丹参、砂仁等。

二、名家经验

（一）董建华从肝论治高血压

中国工程院院士董建华教授对于高血压的治疗，以调肝为首务。现将治法总结如下。

1. 疏肝降逆法 肝为厥阴风木之脏，主疏泄而喜调达。"诸风掉眩，皆属于肝"（《素问·至真要大论》），揭示了肝在高血压中的主导作用。若身心过劳，或情志郁结，使肝失疏泄，气机郁阻，则气郁血逆，血压上升。治当疏肝降逆。常用药有白芍、枳实、青皮、香橼皮、佛手、郁金、钩藤、旋覆花、代赭石、生龙骨、生牡蛎。

2. 镇肝豁痰法 无痰不作眩，董建华教授认为，脾虚聚湿生痰未必就出现眩晕，只有肝气夹痰上冲，痰气交阻，气血逆乱才会导致血压升高。痰随气逆，治以镇肝豁痰。常用药有代赭石、旋覆花、石决明、钩藤、黄连、半夏、全瓜蒌、陈皮、茯苓、白术等。

3. 清肝泻火法 高血压多属本虚标实之证。情志过极，肝郁化火，上扰清窍而使血压突然升高，治当清肝泻火。常用药有钩藤、菊花、黄芩、苦丁茶、龙胆、白芍、木贼、夏枯草、牛膝、石决明。

4. 平肝潜阳法 肝藏血，肾藏精，肝肾相济，精血互生，故有"肝肾同源"之说。若肝肾阴虚，水不涵木，则肝阳上扰，血压升高。此多为高血压的慢性过程，血压的特点是居高不下。治当平肝潜阳，常用药有石决明、生牡蛎、磁石、钩藤、地龙、白蒺藜、白芍、生地、牛膝等。血压下降后，改为滋补肝肾法，常用药有枸杞子、生地、熟地、墨旱莲、女贞子、当归、白芍、苦丁茶、牛膝、五味子、杜仲、山茱萸等。

（二）王行宽从肝论治高血压

王行宽为湖南中医药大学第一附属医院终身教授、主任医师、博士生导师。倡导内科杂病宜综合治理，多脏调燮，提倡"杂病治肝"。认为肝肾亏虚为风病发病之本，血脉瘀阻狭隘为病机关键，风、痰、火、浊、瘀为主要发病因素。王行宽教授从肝病论治高血压，有如下治法。

1. 补益肝肾，平调阴阳法 风眩之为病，乃体内气血阴阳失衡所致，为本虚标实之证，故补益肝肾、平调阴阳为风眩治本之法。肝阴亏虚化风，或阳亢于上，症见头晕、耳鸣、腰膝酸软，方用天麻钩藤饮加减。

2. 疏肝理气,养血活血法　风眩之病位在血脉,血脉营气亏虚,痰瘀脂浊互结,血脉瘀阻狭隘,血为气之母,养血活血,血行则气自行。治宜疏肝理气,养血活血。临床常用药有地龙、山楂、丹参、鸡血藤、姜黄、牡丹皮、赤芍、当归、白芍、柴胡等。

3. 疏肝宣肺祛风法　外感风邪,经月不愈,表邪未尽,邪在少阳,枢机不利,清阳不升,见头晕、目眩、口苦、咽干少阳证者,非汗下所宜。治以仲景和解法,和其里不使邪复内犯,解其表使邪自外出,方用小柴胡汤类。

4. 疏肝化痰法　《丹溪心法》云:"善治痰者,不治痰而治气,气顺则一身之津液亦随气而顺矣。"治痰之法在理气,而理气之要在疏肝,临床上常用药物有杏仁、瓜蒌、泽泻、法半夏、枳实、竹茹等。

5. 清肝平肝法　情志不遂,肝郁化火,或肝胆湿热内盛,肝火上扰清空则头眩。治以清肝平肝,方用丹栀逍遥散加减。

三、病治举要

(一)高血压

高血压是由一系列复杂且相互作用的原因引起的进行性心血管综合征。中国心血管病患病率处于持续上升阶段,据 2018 年的中国心血管病报告,估计全国有心血管病患者 2.9 亿,其中高血压患者 2.45 亿。高血压的病因和发病机制有遗传、交感神经系统活性亢进、RASS 系统激活、细胞膜离子转运异常、胰岛素抵抗等。西医学治疗高血压具有降压速度快的优势,但由于其治疗机制都是针对增高的血压起对抗作用,一旦停药血压常常反弹,且长期服用会产生耐药性及各种副作用。高血压属于中医的"眩晕""头痛"范畴,古今很多医家在从肝论治高血压方面有着丰富经验,并经过临床验证有着确切的疗效。

1. 辨证论治　从肝论治高血压,常见证型有气滞血瘀、肝火上炎、肝阳上亢、肝胆郁热、肝风痰浊、肝肾阴虚等,常用治法有疏肝解郁、清肝泻火、育阴潜阳、平肝温胆、祛风化痰、滋补肝肾法等。

(1)疏肝活血法:郭士魁指出,冠心病合并高血压的主要病机是"气滞血瘀",并创制方药降压通脉方,用于治疗冠心病合并高血压的患者。以活血化瘀为主要治则,伍用其他活血、行气、通脉之药,并取《金匮要略》瓜蒌、薤白豁痰通阳,佐以黄芩、菊花等清泄肝热,临床有着确切的治疗效果。

(2)清肝泻火法:董建华认为临床中因情志过极,肝郁化火,上扰清窍而使血压突然升高者并不少见,治当清肝泻火,釜底抽薪,常用药物有钩藤、菊花、黄芩、龙胆、夏枯草、生石决明等。张炳厚认为高血压主要病位在肝,肝为刚脏,体阴用阳,其性喜调达,郁则化风、化火,可以清肝泻火法,用龙胆泻肝汤加减。

(3)育阴潜阳法:邓铁涛认为高血压受病之脏主要在肝,肝与肾关系最为密切,先天不足或生活失节而致肾阴虚,肾阴不足不能涵木引起肝阳偏亢,治宜平肝潜阳,自拟石决牡蛎汤。岳美中认为,镇肝熄风汤对肝阳上亢证有着较好疗效。

(4)平肝温胆法:严世芸认为高血压与肝肾密切相关,病机关键是情志不遂、饮食失节、内伤虚损引起阴阳气血平衡失调所致,平肝温胆法适用于肝胆郁热型患者,常用黄连温胆汤加减。高辉远认为,对肝胆郁热,不宜徒用寒凉,应因势利导用平肝温胆,使之解热,治以温胆汤加味。

(5)祛风化痰法:胡建华强调高血压多呈本虚标实之候,尤其发作之时标实征象更为突出,此乃痰饮作祟。胡老认为巅顶之上,唯风可到,痰饮作为浊阴之邪,必借风力始可上犯,故痰饮随肝风而升,蒙蔽清阳,必作眩晕。临床上常用半夏白术天麻汤加减,以平肝息风、化痰降逆。

(6)滋补肝肾法:祝谌予强调,本病以肝肾阴虚为主,肾阴亏损,水不涵木,致使肝阳上亢,且肝肾阴虚多见于高血压中晚期,特点是血压以舒张压升高为主,脉压相对偏小。治宜滋补肝肾,方用杞菊地黄丸等。

2. 临床经验 封倩等应用疏肝活血利水降压方(柴胡、郁金、三七粉、赤芍、丹参、益母草、茯苓、泽泻、天麻、川牛膝)联合氯沙坦钾片治疗原发性高血压病,具有较好疗效,可改善患者临床症状,降低血压。

刘艳等针对肝火亢盛型的高血压患者,在西药治疗基础上,加用清肝解郁颗粒(夏枯草15g、柴胡10g、枳壳10g、野菊花15g、白芍10g、莱菔子20g、郁金15g、炙甘草10g),取得了较好的降压效果。

钱锋等应用滋补肝肾潜阳方(石决明25g、牛膝30g、生地15g、决明子15g、茵陈15g、天麻10g、钩藤20g、桑叶15g、石斛10g、白芍15g)治疗高血压肝肾阴虚、肝阳上亢证,可有效降低血压,改善临床症状。

(二)冠心病

冠心病指冠状动脉粥样硬化使血管腔狭窄或阻塞,或(和)因冠状动脉功能性改变(痉挛)导致心肌缺血缺氧或坏死而引起的心脏病。西医学治疗冠心病,在病因治疗的基础上,多以扩冠、抑制心肌收缩、减慢心率、预防心肌梗死为主。中医药治疗心痛胸痹常从心气虚、心阳虚、心阴虚、阴阳两虚、痰瘀互阻、心脉瘀阻等方面论治,对患者症候的改善、心绞痛的发作程度频次和生存质量等方面疗效显著,也有不少医家善从肝与心两脏来论治冠心病并进行临床观察,取得了明显的临床效果。

1. 辨证论治 从肝论治冠心病,临床常见证型有:肝郁气滞、心脉痹阻,心阳不足、肝气郁滞,阴虚阳亢、心脉瘀阻,肝胆湿热、扰动心神等,常用治法有疏肝解郁、行气活血,补益心阳、疏肝理气,柔肝潜阳、宁心通脉,清肝利胆、泻火安神等。

(1)疏肝解郁,行气活血:郭士魁根据《素问·脏气法时论》"心病者,胸中痛,胁支满,胁下痛,膺背肩胛间痛,两臂内痛",认为胸痹疼痛的病机为经脉阻滞,气滞血瘀,治以活血逐瘀、行气解郁,方用失笑散、丹参饮、活血通瘀膏。陈可冀根据"疏其血气,令其调达"的原则,对情志抑郁不畅所致胸痹者,治以疏肝解郁、调畅气机,方用疏肝解郁汤(柴胡、郁金、香附、川楝子、延胡索、青皮、红花、丹参、川芎、泽兰)、四逆散、逍遥散和越鞠丸。董建华认为气滞血瘀型的胸痹患者,除气滞血瘀外,还有心气不足的表现,根据"气为血帅,气行血行"的理论,治疗除活血化瘀、疏肝理气外,还常予益气药,方用自拟调气化瘀方(黄芪、党参、甘草、旋覆花、广郁金、丹参、三七粉)。周次清根据五行生克,子病及母,治以疏肝解郁、行气活血,方用柴胡疏肝散、逍遥散、血府逐瘀汤加减。

(2)补益心阳,疏肝理气:程万里、王克岭等遵《素问·举痛论》"寒气客于脉外,则脉寒……寒气稽留……故痛甚不可按也"之旨,从心之阳气不足,寒邪凝聚,导致肝气滞而论。对心痛治疗以强心阳、益心气、养心血、理肝气之法,方选冠脉通痹汤加减,药用桂枝、党参、当归、制首乌、丹参、红花、川芎、瓜蒌、薤白、郁金。岳美中认为"胸为清阳之府",治疗胸痹心痛拟廓清阴邪、温通气液之法,方用枳实薤白桂枝汤、加味冠通汤(党参、当归、薤白、红花、延胡索、广郁金、丹参、瓜蒌、鸡血藤)、苏合香丸加减。蒲辅周认为胸痹病因是心气不足,营气不周,心气不足而致肝气郁滞,根据"损其心者,调其营卫"的原则,治以活血顺气,方用两和散(人参、丹参、鸡血藤、血竭或藏红花、琥珀、石菖蒲、炒没药、香附、远志肉、茯苓)。

(3)柔肝潜阳,宁心通脉:原明忠根据《素问·上古天真论》,认为胸痹的病机为本虚标实,肝阴亏虚,阴虚阳亢,心脉瘀阻,治以滋阴潜阳、化瘀通脉,方用自拟滋潜通脉汤(丹参、赤芍、豨莶草、首乌、生地、女贞子、木香、菊花、红花、郁金、川芎)。

(4)清肝利胆,泻火安神:张惠、倚息难卧等认为胸痹肝火炽盛,热扰心神证,治以清肝泻火,方用自拟疏泄肝胆方(柴胡、黄芩、半夏、生晒参、枳实、赤芍、郁金),单味药可用桑叶、夏枯草、决明子。朱明军、刘永昌等认为病机为肝胆湿热,痹阻心脉,治以清肝利胆、泻火安神,方用龙胆泻肝汤、黄连温胆汤加减。

2. 临床经验　赵冠英认为胸痹心痛气滞血瘀证常伴随血虚的表现,治以养血活血化瘀、疏理肝气,药用当归、熟地、芍药、鸡血藤、泽兰、红花、血竭、乳香、没药。

刘志明、徐利亚等对老年肾阴素亏、胸阳不振的胸痹,以通阳行气活血,自拟补肾通阳活血方(制首乌、瓜蒌、枳壳、桑椹、薤白、杜仲、半夏、三七、川芎、丹参、太子参、炙甘草)。

杨培君认为胸痹病机为肝阳上亢,化火扰心,灼津凝痰,闭阻心络,治以柔肝潜阳、宁心通脉,方用镇肝熄风汤合酸枣仁汤加丹参、佛手、三七。

方和谦认为情志不遂,肝失调达,气机阻滞,或兼劳倦伤脾,可致肝郁脾虚气滞,而见胸胁胀闷窜痛,喜叹息,易怒,心悸胸闷心痛,腹胀腹泻,苔白或腻,脉弦。治疗用疏肝柔肝、理气健脾,方用和肝汤加味(当归、白芍、白术、党参、茯苓、苏梗、香附、薄荷、炙甘草、瓜蒌、法半夏、郁金、陈皮、石斛)。

(三)慢性心力衰竭

心力衰竭是指由于各种原因引起的心脏舒缩功能障碍,以心脏排血量不能满足机体代谢需为特征的临床综合征。主要原因可分为心肌本身衰竭、心肌负荷过度及心脏舒张充盈受限三个方面。心力衰竭是各种器质性心脏疾病的终末阶段。中医学认为,心主血脉、主神志,肝主情志、主藏血;心属火,肝为心之母,心和肝在血行方面密切相关。

1. 辨证论治　慢性心衰从肝辨证,多见肝郁气滞、肝郁脾虚湿盛、心肝血瘀及肝郁气滞血瘀等证型。慢性心衰的治法主要在于以下几个方面:疏肝理气,疏肝健脾利水,疏肝活血化水,疏肝活血、调畅气机。

(1)疏肝理气法:陈芳认为,肝主疏泄,肝的疏泄功能对全身各脏腑组织的气机升降出入之间的平衡协调起重要的调节作用。由于情志刺激所造成的肝郁气滞,或肝火犯肺导致经脉运行不畅,血不循常道运行,当先用疏肝理气法疏导,方用柴胡疏肝散加减。

(2)疏肝健脾利水法:张毅治疗精神悲观,心中懊恼,脘胁胀满的慢性心力衰竭患者,方用逍遥散合五苓散以疏肝理气,健脾利水。

(3)疏肝活血化水法:连林芳认为慢性心力衰竭因情志因素诱发或加重者,治宜疏肝理气、活血化水。方用四逆散、桃红四物汤合苓桂术甘汤加减。

(4)疏肝活血、调畅气机法:詹文涛治疗心源性肝瘀血、肝硬化,常用自拟疏肝活血强心汤以疏肝活血、调畅气机。付月箫认为慢性心衰的病机是气滞血瘀、水饮痰浊停滞脏腑经隧,自拟疏肝活血汤加减治疗。

2. 临床经验 薛金贵治疗心力衰竭伴抑郁,辨证为肝郁血瘀证,用自拟疏肝解郁、活血利水方:柴胡15g,枳壳9g,赤芍10g,当归15g,川芎15g,猪苓20g,茯苓20g,白术15g,郁金10g,炙甘草6g。

王公利治疗慢性充血性心力衰竭伴抑郁患者,给予解郁颗粒:柴胡、川棟子、青皮、白芍、香橼、降香、栀子、黄芩、石菖蒲、合欢皮、炒枣仁、琥珀。

(四)心律失常

心律失常是指心搏的频率或节律、心搏起源部位或冲动传导中任何一项或多项异常。病因有各种心血管疾病及水电解质紊乱、麻醉、缺氧、胸腔或心脏手术、自主神经功能紊乱等。部分患者病因不明。临床上常见的心律失常主要有期前收缩(房性、交界性和室性)、阵发性心动过速(室上性或室性)、扑动或颤动(房性或室性)、传导阻滞(窦房、房室及室内)、病态窦房结综合征等。

1. 辨证论治 从肝论治心律失常,常用疏肝理气、疏肝活血、清肝泻火、清肝化痰、养血疏肝、滋阴柔肝等法。

(1)疏肝理气法:肝主疏泄,调畅气机,为气血调节之枢纽。《保婴撮要·心脏》曰:"肝气通则心气和,肝气滞则心气乏。"由于情志抑郁,使肝失调达,气机失调,心气瘀滞,心脉失养,发为心悸。陈敏、骆丽娟推崇用柴胡疏肝散治疗肝郁气滞型心律失常。刘兆宜、毛长岭等用仲景柴胡加龙骨牡蛎汤加减治疗肝气瘀滞型心律失常,取得满意疗效。

(2)疏肝活血法:心朝百脉,以通为顺;肝主疏泄,性喜调达。肝失疏泄会直接影响心血运行,肝失调畅,气血逆乱,久则血行迟滞而致瘀血。孙兰军、张琪主张用血府逐瘀汤治疗心肝血瘀型心律失常。

(3)清肝泻火法:肝气郁结,郁久化火,上扰心神,心则动悸。郭维琴自拟疏肝清心汤以疏肝解郁,清热安神。焦华琛以龙胆泻肝汤治疗心肝火旺型心律失常。

（4）清肝化痰法：林钟香认为痰热内绕、心脉失和型心律失常方以黄连温胆汤，清热疏肝、化痰定悸治疗。

（5）养血疏肝法：孙秀景认为气血亏虚，气机运行不畅，或久病心血暗耗，发为心悸，常用药物有柴胡、白芍、当归、麦冬、龙眼肉、远志、黄芪、酸枣仁、白术、枳壳、香附等。张琪教授认为心肝血虚致悸，当用酸枣仁汤加减。

（6）滋阴柔肝法：王瑞科认为老年人心律失常常因肝肾不足引起，治以杞菊地黄丸滋肝养阴。张琪推崇用二至丸养阴柔肝；阴虚阳亢者用天麻钩藤饮，平肝潜阳、宁心定志。

2. 临床经验　黄宁自拟调肝定悸颗粒（丹皮、栀子、柴胡、当归、白芍、薄荷、苦参、甘松、酸枣仁、首乌藤、檀香、延胡索、炙甘草）治疗肝郁化火型室性期前收缩，具有较好临床疗效。

王英虹用疏肝宁心汤（香附 10g，郁金 10g，生麦芽 30g，川楝子 10g，栀子 10g，太子参 15g，生地 10g，玉竹 12g，当归 10g，合欢皮 15g，磁石 30g，生铁落 30g，炙甘草 5g）治疗室性期前收缩，效果较著。

周婷等治疗应用抗心律失常的西药后仍不能有效控制心律失常或控制不满意的患者，加用疏肝理气活血方（柴胡 10g，炒白芍 15g，川芎 15g，当归 15g，葛根 20g，姜半夏 10g，木香 6g，青蒿 20g，苦参 15g，益母草 20g，陈皮 10g，佛手 15g，郁金 10g，黄芪 15g）。肢肿，加大腹皮 20g；腹胀、大便不通，加枳实 15g；纳差，加鸡内金 10g，谷芽 15g，麦芽 15g；夜寐不安，加磁石 30g。

参考文献

［1］国家心血管病中心. 中国心血管病报告 2018［M］. 北京：中国大百科全书出版社，2019.

［2］秦建国，翁维良，郭维琴. 郭士魁学术思想探析［J］. 中医杂志，2015，56（15）：1273-1275.

［3］刘如秀，刘宇，徐利亚，等. 刘志明从肾论治胸痹［J］. 四川中医，2013，31（2）：1-3.

［4］张鹏鹏，武晋，张永康. 原明忠老中医应用滋潜通脉汤治疗胸痹的经验［J］. 山西中医，2013，29（2）：4-5.

［5］张惠，张京春，刘玥，等. 从肝论治冠心病的治法与方药研究进展［J］. 中西医结合心血

管病杂志,2015,13(11):1281-1286.

[6] 张毅,常娅杰.心病疏肝举要[J].吉林中医药,1997(3):27-28.

[7] 罗珊珊.詹文涛教授从五脏论治慢性心力衰竭的经验[J].中华中医药杂志,2006,21(7):418-419.

[8] 薛金贵,李琴,沈睿.从肝论治慢性心力衰竭伴抑郁患者30例临床观察[J].中国中医急症,2009,18(11):1753-1754+1757.

[9] 郭维琴.郭维琴临证精华[M].2版.北京:人民军医出版社,2013.

[10] 张秋华,张琪.张琪教授从肝论治心悸经验[J].吉林中医药,2012,32(12):1206-1208.

[11] 付培红,林钟香.林钟香从肝论治心悸经验[J].江西中医药,2007,38(9):9.

[12] 黄宁.调肝定悸颗粒治疗室性期前收缩(肝郁化火证)的临床研究[D].山东中医药大学,2013:10-13.

[13] 周婷.疏肝理气活血方治疗心律失常的临床观察[J].上海中医药杂志,2005,39(4):9-10.

（戴雁彦,常爱娟,韩文博,李雪莹,樊莎莎）

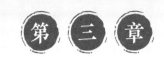

第三章

从肝论治脾胃系统疾病

"诸病多自肝来""见肝之病,知肝传脾,当先实脾"。历代医家均有从肝论治脾胃系疾病的经验,至今日趋完善。

一、常见治法

(一)疏肝理气和胃法

本法适用于肝失疏泄,胃失和降。肝主左而宜升,胃主右而宜降;肝气不升,则先天之气化不能由肝上达,胃气不降,则后天之饮食不能由胃下输,此证之病根,正因当升者不升,当降者不降也。本证多因情志不舒,肝气郁结,横逆犯胃,胃失和降所致。肝气不升,则胃气不降,胃气郁滞,则见胃脘、胸胁胀满疼痛等证。

方药:柴胡疏肝散加减(《医学统旨》)。柴胡、白芍、枳实、炙甘草、陈皮、香附、川芎等。

(二)疏肝和胃泄热法

本法适用于肝郁化热,横逆犯胃,胃失和降。肝气郁结日久,或失治、误治导致肝胃火郁,火热上乘;或肝气郁结,肝血虚少,日久则生热化火,致肝胃郁热;或怒气伤肝,气逆动火,反逆于胃,所谓"土虚木贼",热积中州,引起胃脘痛等症。

方药:化肝煎(《景岳全书》)合左金丸(《丹溪心法》)加减。贝母、白芍、青皮、陈皮、丹皮、山栀子、泽泻、黄连、吴茱萸等。

(三)养阴柔肝和胃法

素体肝肾阴虚或久病胃脘疼痛者,过用辛香疏散之剂,损伤肝阴胃津,肝气失去制约,相对偏亢,木横乘土,胃阴匮乏,脾胃升降失和而发诸证。或肝郁日久化火,肝阴被灼,肝气不舒,则五脏精华不能"淫气于肝",肝体失养,肝阴不足,不能驭制肝阳肝气,使肝用相对过亢而犯逆脾胃,致肝胃阴虚,气机不利,引起胃脘隐痛。

方药:一贯煎(《续名医类案》)合益胃汤(《温病条辨》)加减。生地、枸杞子、黄精、沙参、麦冬、当归、白芍、炙甘草、川楝子、玉竹、乌梅等。

(四)疏肝健脾法

本法用于肝失疏泄,脾虚不运。情志不遂,郁怒伤肝,肝失条达,横乘脾土;或饮食不节、劳倦太过,损伤脾气,脾失健运,湿壅木郁,肝失疏泄而成。因肝郁而致脾虚,乃肝实脾虚。正如吴昆说:"泻责之脾,痛责之肝。肝责之实,脾责之虚,脾虚肝实,故令痛泻。"肝脾不调,属肝脾同病。

方药:痛泻要方(《丹溪心法》)加减。白术、白芍、防风、陈皮等。

(五)疏肝理气活血法

本证多因肝郁气滞,气机失调,气滞血瘀,瘀血有形,故痛处固定,血瘀致脉络不通,则不通则痛。

方药:失笑散(《太平惠民和剂局方》)合丹参饮(《时方歌括》)加减。蒲黄、五灵脂、丹参、檀香、砂仁等。

(六)温肝散寒和胃证

本证为素体阳虚,或久受外寒侵袭,或病程日久多用苦寒之品,以致肝经受寒,寒邪上犯,肝阳被遏;或中焦有寒不散,使肝木旺而克土,症见胃痛绵绵、泛泛欲吐或呕吐清水等。

方药:吴茱萸汤(《伤寒论》)合黄芪建中汤(《金匮要略》)加减。吴茱萸、人参、大枣、黄芪、桂枝、芍药、炙甘草、川椒、干姜、人参、饴糖等。

二、名家经验

(一)董建华教授从肝论治胃痛

名医董建华院士认为引起胃痛的基本病机为胃失和降。而胃失和降与肝胆的疏泄升发异常密切相关,因此针对从肝论治胃痛提出了以下治法。

1. 理气通降 情志不遂,肝气郁结,横逆犯胃,肝胃气滞,不通则痛。治以疏肝和胃,理气止痛。方选加味香苏散。

2. 化瘀通降 胃为多气多血之府,初病在气,久病入血。气滞可致血瘀,血瘀又加重气滞,故应化瘀理气兼施。治以化瘀和胃,理气止痛。瘀血轻者方选金延香附汤（川楝子、延胡索、香附、陈皮、枳壳、大腹皮等），瘀血重者合猬皮香虫汤（炙刺猬皮、炒九香虫、炒五灵脂、川楝子、延胡索、制乳香、制没药、香附、香橼皮、佛手等）。

3. 平肝降逆　肝胃不和，痰浊内阻，胃气上逆，发为胃痛。治以平肝和胃，降逆化痰。方选旋覆代赭汤。

（二）田德禄教授从肝论治脾胃系统疾病

全国名中医田德禄教授重视"清降"理论在消化系统疾病中的应用，善从肝论治。

1. 从肝论治胃食管反流病　本病隶属于"吞酸"范畴，田德禄教授认为该病之病因多为情志不畅，肝气不舒，肝失疏泄，或郁而化热，移热于胆，肝胆郁热夹胃气上逆而发病。故治当首重清泄肝胆郁热，肝胆气机得调，胃气自降而吞酸自止。据此提出以下治法。

（1）疏肝理气：适用于肝胃气滞所致吞酸，常用四逆散合香苏散加减。

（2）清肝和胃：胃气壅滞，肝胃不和，虚实夹杂者，可日久化热。本法适用于肝热移胃所致吞酸，常用化肝煎合左金丸、乌贝散等加减。

（3）清胆和胃：适用于胆热移胃所致吞酸，常用小柴胡汤，或柴芩温胆汤合理气消胀合剂（香苏散加味）。

（4）清肝降逆，化瘀养阴：适用于肝胆郁热移胃日久，热易耗气伤阴，易致肝胃阴虚之吞酸。方药选用小柴胡汤（柴胡可以用薄荷、青蒿、丝瓜络代替）合香苏散、失笑散、丹参饮；兼见肝胃阴虚者，加益气养阴之味，或予以滋肝肾阴之品。

2. 从肝论治慢性胃炎　田德禄教授针对本病，首辨脏腑，先辨单纯的肝受累，抑或是肝脾同病、肝胃同病、肝胆同病；其次辨虚实，虚者多见于肝阴不足或虚实并见之肝郁脾虚、肝胃阴虚，实者见于肝气郁结、肝经或肝胆经实热或湿热。对于肝气郁结者，予疏肝解郁之四逆散；肝气郁而化热者，予疏肝清热之大柴胡汤、小柴胡汤、化肝煎、左金丸；肝胆郁热者，予清疏肝胆之柴芩温胆汤、蒿芩清胆汤，或清利肝胆湿热之龙胆泻肝丸、当归龙荟丸；虚者，以肝郁脾虚多见，以疏肝健脾之逍遥散，养血清肝黑逍遥散、加味逍遥丸等；对于肝阴虚者，有养阴柔肝之一贯煎、滋水涵木之滋水清肝饮。

3. 从肝论治肠易激综合征　肠易激综合征是一种功能性肠病。胃通降功能的正常，有赖于脾升胃降的协调平衡；肝的疏泄功能正常，是脾胃正常升降的重要条件。针对腹泻型肠易激综合征,田德禄教授在继承董老的学术观点的同时,又发展性地提出了新的见解。田老认为泄泻主要病变部位在脾、胃、大肠,发病与肝、肾等脏器密切相关,但病变中心为脾,并特别强调了情志因素在泄泻病中的作用。现代人精神压力较大是当下的时代特征,田老将时代的变迁与传统中医理论有机结合。在泄泻病的中医病机认识上,除了特别强调脾的中心地位,肝旺乘脾、土虚木乘亦是本病的关键环节。田老认为,长期腹泻易中伤脾胃,在脾胃虚弱的基础上,一旦情志失和,则会导致泄泻的加重,是以本病为慢性病程,常因情志刺激而加重。故而脾虚为本,肝旺为标。肝主痛,脾主泻,肝旺克土,宜泻肝补土,调畅气机。是以抑木扶土,疏肝理脾为核心治法。方用痛泻要方合香砂枳术丸化裁、逍遥散加减。

4. 从肝论治功能性消化不良　田德禄教授认为,本病核心病机为胃气壅滞、失于和降,在继承董建华教授"通降"理论的基础上,提出"胃动力三线药物"。一线药物为枳实、白术等;二线药物为秦艽、威灵仙等;三线药物为牵牛子等。临床上根据症状之轻重酌情选用。并结合现代脾胃病多实、多热、多郁的特点,提出"清降"理论为本病的根本治则治法。同时,亦认为在本病中,肝与胃二者之间关系密切,胃气的和降有赖于肝气的条达,而肝之正常疏泄亦离不开胃气的通畅,故而认为肝胃同病为本病的重要病机,治疗上应以调肝和胃为主。遣方用药上,选用四逆散疏肝和胃,合香苏散降胃导滞,二者合用,共奏调肝和胃之功。

(三)徐景藩教授从肝论治慢性萎缩性胃炎

徐景藩教授为首届国医大师,在治疗慢性萎缩性胃炎方面积累了丰富的经验。徐老认为本病多因情志不畅,肝失疏泄,戕伐脾胃,而致胃失受纳、腐熟,脾失运化,气血乏源,则胃体失养,而生黏膜萎缩之疾。故将本病分为3型,分别为:①中虚(脾胃气虚)气滞证;②肝胃不和证;③胃阴不足证。并从以下治法论治。

1. 疏肝和胃　适用于因情志不遂,致气郁伤肝,失于疏土,木土同病,均为气滞所累,而见肝胃气滞、肝胃不和之证,治以疏肝解郁和胃,方用四逆散或柴胡疏肝散。又气病日久影响血行,故于疏肝和胃基础上,酌加通络化瘀之品,气血同治。

2. 抑肝和胃　适用于肝气疏泄太过,横逆克伐脾胃,而致胃气上逆,实为木旺乘土之证。肝郁日久必化热,火邪犯胃,又见肝胃郁热之证。治宜抑肝和胃降逆,当以泄肝、清肝为法。泄肝以二陈汤合左金丸,共奏柔敛、清泄之功;清肝又以化肝煎或丹栀逍遥丸清泄肝经之火。且于方中,当时时顾护肝之生理特性,佐以柔肝、敛肝之品。

3. 滋阴柔肝养胃　适用于长期情志不遂、急躁易怒等而致肝胃阴虚亏耗、肝阴不足之证。治以滋阴柔肝养胃,方用一贯煎加减。

4. 益气健脾,调肝和胃　适用于病久迁延不愈,脾胃气血亏虚,中土失养,肝失条达之证。治以益气健脾,调肝和胃。方用黄芪建中汤合六君子汤为主,并酌加疏肝理气之品以调肝、疏肝,又使补而不滞。

（四）李军祥教授从肝论治脾胃系统疾病

北京中医药大学东方医院李军祥教授擅长从肝论治脾胃病。李教授参考清代医家王泰林的"治肝三十法",在继承董建华院士"疏肝调木"治疗脾胃病的基础上,结合临床经验,总结了脾胃病从"肝"论治十六法。

1. 疏肝　本法针对肝郁而言,治以疏肝理气解郁,以恢复肝之正常疏泄功能为主。结合具体病证、病变脏腑之不同,又有疏肝理气和胃、疏肝理气化湿、疏肝理气化痰、疏肝理气通络之别。其中,疏肝理气和胃,以柴胡疏肝散为代表方;疏肝理气化湿,则以柴胡疏肝散合平胃散为主;疏肝理气化痰,多用半夏厚朴汤;疏肝理气通络,则以旋覆花汤主之。

2. 散肝　"散肝"取"肝欲散,急食辛以散之"之意,亦针对肝郁而言。以健脾补血、舒散肝气为主,则肝郁得疏,血虚得养,脾弱得复,是为散肝。方多以逍遥散促肝之条达。

3. 泄肝　本法针对肝旺而言。肝者,主司疏泄,促进脾胃之运化。然疏泄太过,又易形成肝旺犯脾克胃之证。泄肝之法,根据脏腑病位之不同又有泄肝和胃制酸、泄肝健脾和胃之别。前者以"吞酸"一病多见,治以疏肝和胃,方用二陈汤合左金丸为主;后者多致肝脾不调,运化失司,治以疏肝健脾和胃,方用柴芍六君汤为主。

4. 抑肝　"见肝之病,知肝传脾,当先实脾"。"抑肝"一词实为"抑木扶土"之意,多见素体脾虚,土虚木乘之证,治当以补土为主,兼以抑木。以泄泻为例,代表方为痛泻要方。

5. 清肝　本法针对肝火而言,消肝泻火。肝火在上在外者,既能灼肺阴,又能激心阳,此乃肝之亢阳游行于中、上二热。治以清肝泻火,方用龙胆泻肝汤。

6. 泻肝　本法针对肝火在内、在下之证。所谓在内、在下,是指肝火郁于下焦。治以泻肝通便,方以泻青丸、当归芦荟丸。

7. 化肝　本法针对肝经郁火之证。肝郁日久,郁而化火。治以化肝清热,方用化肝煎。

8. 镇肝　本法针对肝风而言。主肝阳上亢,肝风内动之证。治以重镇平肝降逆,方可用柴胡加龙骨牡蛎汤。

9. 息肝　本法针对肝风而言。若肝阳上亢,肝风初起,当用息风和阳法。结合病情,可于辨证基础上采用凉肝、息风潜阳、滋肝等法。

10. 搜肝　本法亦针对肝风而言。当首辨外风、内风,临床上脾胃病患者若合并偏头痛,可合用升降散(蝉蜕、僵蚕、酒大黄、姜黄)治疗。

11. 平肝　若肝逆之证,可予平肝之法。肝逆一证,当以平肝降逆为主,方用旋覆代赭汤、奔豚汤。

12. 缓肝　本法针对肝急而言。肝体阴用阳,有赖阴血之濡养,肝体失养则"肝气甚",可见肝气急迫紧张之病态表现。又脾胃为气血生化之源,若脾胃功能失调,则无以化生气血,充养肝体,可见肝急之证。"肝苦急,急食甘缓之",是为缓肝法,方以甘麦大枣汤为代表。

13. 暖肝　适用于肝寒气滞之证。若肝肾不足,寒滞肝脉,气机郁滞,当治以暖肝温肾、散寒凝、行气滞,方可用暖肝煎。

14. 敛肝　本法针对肝散而言。肝阴不足,阴虚阳亢,虚风内动,此宜滋补肝阴,多以酸敛之品,如乌梅、白芍、木瓜等,取酸甘养阴之意,是为敛肝。

15. 补肝　本法针对肝虚而言。肝藏血,主疏泄,体阴而用阳。肝阴不足,则肝体不用,失于疏泄之职;肝阳不足,疏泄无力,则气机郁滞。根据临床实际的发展变化,肝之气血阴阳的偏甚,按侧重之不同,可分为补肝阴、肝阳、肝气、肝血等法。

16. 养肝　本法针对肝虚而言。肝藏血,主疏泄,在体合筋,体阴而用阳,喜条达而恶抑郁。肝血不足,则肝体失用,四肢失养,疏泄失职。治宜养血滋阴,方可用一贯煎。

三、病治举要

(一) 慢性胃炎

慢性胃炎分为慢性非萎缩性胃炎和慢性萎缩性胃炎。西医学针对慢性胃炎的不同病因多予杀幽门螺杆菌、促进胃动力、保护胃黏膜等治疗。中医辨证从肝论治慢性胃炎亦收效颇佳。

1. 辨证论治　从肝论治慢性胃炎,常见证型有肝胃不和、肝郁脾虚、肝胃郁热、肝胃阴虚等,常用治法有疏肝和胃、疏肝健脾、清肝泻热、滋阴疏肝等。

(1)疏肝和胃:田德禄教授治以疏肝和胃、理气解郁,方用香苏散合柴胡疏肝散加减;樊巧玲教授方用四逆散加减,常用药物有醋柴胡、枳实、白芍、佛手、香橼、苏梗、甘草等;徐景藩教授自拟疏肝和胃汤以疏肝和胃行瘀,药用醋柴胡或苏梗、炒白芍、炒枳壳、佛手、橘皮、橘络、香附、郁金、茜草、红花、鸡内金、炙甘草等。

(2)疏肝健脾:林慧光教授以抑肝扶脾为原则,方用四逆散加味治疗。

(3)疏肝泻热:田德禄教授对于肝胃郁热型慢性萎缩性胃炎,予化肝煎合蒿芩清胆汤,基本方为川贝母、青皮、陈皮、牡丹皮、栀子、青蒿、黄芩、半夏、枳实、竹茹、八月札、绿萼梅、龙胆等;朱生樑以疏肝泄热、和胃降逆法,药用柴胡、香附、黄芩、川黄连、吴茱萸、生姜、赤芍药、白芍药、牡丹皮、枳壳、佛手、紫苏梗、太子参等。

(4)滋阴疏肝:袁红霞教授对于胃阴不足、肝气横逆者,在善胃2号方(天花粉 20g,玉竹 15g,沙参 15g,麦冬 30g,赤芍 15g,重楼 10g,蒲公英 30g,夏枯草 30g)基础上清肝调肝,酌加桑叶、牡丹皮、瓦楞子;肝火既清而兼见肝胃阴伤者,常予乌梅、白芍、甘草、沙参、麦冬、枸杞子等,以酸甘化阴,柔肝养胃。

2. 临床经验　周振强等用加味逍遥散(柴胡 10g,枳实 10g,砂仁 10g,香附 10g,陈皮 10g,白芍 15g,白术 15g,紫苏梗 15g,甘草 5g)治疗慢性浅表性胃炎,加味化肝煎治疗肝胃郁热型慢性萎缩性胃炎,左金丸合化肝煎治疗肝胃郁热型慢性浅表性胃炎。燕晓愿等用小柴胡汤合左金丸加减(柴胡 12g,人参 15g,法半夏 9g,黄芩 9g,炙甘草 12g,生姜 9g,黄连 6g,吴茱萸 3g,大枣 10 枚)治疗慢性萎缩性胃炎。代景贤用一贯煎加减(北沙参 20g,麦冬 30g,地黄 15g,当归 15g,川楝子 12g,枸杞子 15g,党参 15g,白术 12g,黄芪 15g,九香虫 12g,玫瑰花 12g,三七粉 10g,山药 30g,桂枝 12g,白芍 15g,黄连 12g,吴茱萸 6g,瓦楞子 30g,海螵蛸 30g,枳壳 12g,白及 15g,蒲公英 30g,槟榔 20g,甘草 6g)治疗慢性萎缩性胃炎。

(二)胃食管反流病

胃食管反流病有以下三种类型,非糜烂性胃食管反流病、反流性食管炎和巴雷特食管,三者均有不同程度的反流、烧心的症状。西医学药物治疗上主要以抑酸、促进胃动力等为主。本病属于中医"吐酸""食管瘅"等范畴。《黄帝内经》言:"少阳之胜,热客于胃……呕酸善饥。"明代医家秦景明在《症因脉治·呕吐论·内伤吐酸水》言:"呕吐酸水之因。恼怒忧郁,伤肝胆之气,木能生火,乘胃克脾,则饮食不能消化,停积于胃,遂成酸水浸淫之患矣。"故本病的发生发展与肝密切相关。

1. 辨证论治　从肝论治胃食管反流病,常见的证型有肝胃不和证、肝胃郁热证、胆热犯胃证。常用治法为疏肝理气、和胃降逆,疏肝泄热、和胃降逆,清化胆热、降气和胃。

(1)疏肝理气、和胃降逆:田德禄教授治疗胃食管反流病,认为该病初起以肝胃不和为主要病机,治法以疏肝和胃、降逆抑酸,方选四逆散合香苏饮合乌贝散;查安生教授治疗肝胃不和型胃食管反流病,认为治宜疏肝理气、和胃降逆,方用柴胡疏肝散合金铃子散加减。

(2)疏肝泄热、和胃降逆:曾升海临证用方以左金丸合乌贝散为基础,自拟疏肝和胃降逆汤加减,收效甚良;田耀洲等选用左金丸合旋覆代赭石汤加减化裁,治疗肝胃郁热型胃食管反流病获得佳效。

(3)清化胆热、降气和胃:田德禄教授对胆胃郁热型胃食管反流病予小柴胡汤合实痞通口服液,清疏肝胆、降胃和逆。

2. 临床经验　临床中,魏群等对肝胃郁热型反流性食管炎,予清热降逆汤(柴胡 12g,煅瓦楞子 12g,黄连 9g,吴茱萸 3g,当归 10g,川楝子 10g,旋覆花 10g,白及 10g,白芍 30g,蒲公英 30g,茯苓 15g,赭石 15g,甘草 5g)。

(三)功能性消化不良

功能性消化不良是一组表现为上腹部或胸骨后胀满、疼痛不适、纳呆、饱闷、反酸、恶心呕吐、大便异常而无器质性病变的临床症候群。西医学在药物治疗上主要予促进胃动力、抑酸、抗幽门螺杆菌感染等。本病属于中医学"胃脘痛""痞满""嘈杂""呃逆""反胃"等范畴,病位在脾胃,与肝密切相关。

1. 辨证论治　从肝论治功能性消化不良,常见的证型有肝气郁结、肝气犯胃、肝胃郁热、肝胃阴虚等,常用治法为疏肝解郁、理气消滞,疏肝解郁、和胃降逆,疏肝泄热和胃,柔肝养胃等。

(1)疏肝解郁、理气消滞:郑振芳对于肝气犯胃型功能性消化不良,予柴胡疏肝散加减,治以疏肝理气和胃。

（2）疏肝解郁、和胃降逆：董建华提出本病发病与情志郁结不畅、外邪积于内等相关，以肝郁、胃气不降为引发症状的原因，故常用"四逆散"以疏肝理气，"香苏饮"来降胃导滞；王郁星针对肝郁气滞型功能性消化不良，治以疏肝理气，方用柴胡疏肝散加减。

（3）疏肝泄热和胃：范汉淮对肝胃郁热型治以疏肝泄热和胃，方用化肝煎合乌贝散。

（4）柔肝养胃：王郁星对于肝胃阴虚夹气滞型功能性消化不良，治以柔肝养胃理气止痛，方用一贯煎加味。

2. 临床经验　临床中，刘汶对消化不良肝气郁结证，给予柴胡疏肝散（陈皮 10g，柴胡 10g，川芎 10g，香附 10g，枳壳 10g，芍药 10g，甘草 5g）。肝气犯胃型功能性消化不良，李艳等予加味逍遥和胃汤（炒柴胡 10g，杭芍 15g，当归 15g，茯苓 30g，炒白术 15g，炒枳壳 15g，粉葛 30g，炒黄芩 15g，海螵蛸 15g，浙贝母 15g，白及 10g，甘草 5g）。肝胃不和、胃阴不足型功能性消化不良，应瑛给予一贯煎加减（生地 15g，蒲公英 15g，半枝莲 15g，当归 10g，麦冬 10g，枸杞子 10g，北沙参 10g，八月札 10g，丹参 10g，鸡内金 10g，川楝子 6g，佛手片 6g；脾胃气虚加党参、黄芪；胃气上逆加旋覆花、代赭石；肝郁气滞加柴胡、青皮；腹痛、泛酸加延胡索、煅瓦楞子）；脾胃虚弱、肝脾不调型溃疡，用芍药甘草汤加味。

（四）肠易激综合征

1. 辨证论治　肠易激综合征是一种功能性肠病。胃运化功能的正常，有赖于脾升胃降的协调平衡；肝的疏泄功能正常，是脾胃正常升降的重要条件。其发生的病因与中医"腹痛""便秘""泄泻"具有高度相关性，腹痛病机为肝木过亢为本，湿邪、瘀血等为标；便秘病机为肝木过亢，脾运受抑，导致肠道气阻于内；泄泻病机为木疏过极，脾泄由作。治疗均需以调理肝木为主，健脾运为辅。

（1）腹痛型：肝气郁结，脾胃升降失司导致的腹痛，可使用柴胡疏肝散。血瘀腹痛，如《医门要诀》言"脐旁左右痛者，乃冲脉病也，当用血分之药，若用气药无益也。宜当归四逆汤加吴茱萸、生姜；又四物汤去地黄，加肉桂、黄芪、生姜、甘草、红花。"

（2）便秘型：胡珂认为其发病主要与肝、脾、胃、大肠等脏腑功能失调相关，尤以肝与大肠为主，即肝气不调、大肠传导失司为主要病机。治当以疏肝降浊，理脾运肠，调理气机为基本原则，自拟方宽畅通便饮。

（3）腹泻型：由于忧郁伤肝，肝失条达，气机不畅，逆犯脾胃，纳化失常，迫气下行而致，症见腹胀腹痛，肠鸣泄泻，大便清稀，水气并下，泻后痛缓，与情绪有关。治宜抑肝扶脾，理气燥湿，方用痛泻药方加味。

2. 临床经验　林健祥等用自拟枳术芍甘汤治疗该病，以生白术、枳实、白芍、甘草、生地、火麻仁、厚朴、决明子为基础方；气秘加太子参、北芪；热秘加大黄（后下）、蒲公英；虚秘加肉苁蓉。

参考文献

[1] 冯文亮,马卫国,田德禄.田德禄中医辨证治疗慢性萎缩性胃炎经验[J].北京中医药,2015,34(9):700-702.

[2] 潘廷越.徐景藩教授诊治慢性萎缩性胃炎的学术经验[D].南京中医药大学,2014:13.

[3] 周振强,傅志雄.加味四逆散治疗慢性浅表性胃炎56例[J].新中医,2010,42(2):61-62.

[4] 燕晓愿,杨崇河.小柴胡汤合左金丸治疗慢性萎缩性胃炎50例[J].实用中医药杂志,2011,27(1):18-19.

[5] 代景贤.一贯煎加减治疗慢性萎缩性胃炎100例[J].河南中医,2015,35(5):1154-1155.

[6] 李志红,田德禄.田德禄教授应用"清降法"治疗脾胃疾病的经验[J].北京中医药大学学报(中医临床版),2011,18(6),34-36.

[7] 庞鹏宇,王沁易.曾升海教授从肝论治胃食管反流病经验[J].陕西中医,2016,37(3):344-345.

[8] 田耀洲,滑永志.经方治疗胃食管反流病[J].江苏中医药,2007(9):55-57.

[9] 魏群.清热降逆汤治疗肝胃郁热型反流性食管炎临床研究[J].新中医,2012,44(5):11-13.

[10] 刘汶,范萌,陈言言,等.柴胡疏肝散对功能性消化不良肝气郁结证患者胃动力及胃肠激素的影响[J].中医杂志,2010,51(1):30-33.

[11] 李艳.加味逍遥和胃汤治疗功能性消化不良(肝气犯胃型)的临床研究[D].云南中医学院,2015:15.

[12] 应瑛.加味一贯煎治疗功能性消化不良120例[J].浙江中医杂志,1998(03):109.

[13] 张涛.胡珂从肝论治肠易激综合征[J].江西中医药,2003(09):26.

［14］林健祥,曾素娥,谭朝辉,等.枳术芍甘汤治疗便秘型肠易激综合征 36 例[J].实用中医内科杂志,2011,25(6):71-72.

［15］李俊柳,胡冬菊,黄梅淑.清热养阴降浊冲剂治疗胃癌前病变 60 例[J].陕西中医,2005(09):885-887.

［16］庞竹怡,陆为民.调肝法在徐景藩三型论治萎缩性胃炎中的运用探讨[J].辽宁中医杂志,2012,39(10):1953-1955.

［17］李军祥,毛堂友,姜慧.脾胃病从"肝"论治十六法[J].中国中西医结合消化杂志,2018,26(10):812-816.

（李志红,曹云）

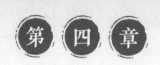

从肝论治肾系疾病

魏之琇在《续名医类案》中载："肝为万病之贼……殆以生杀之柄，不可操之人耳。"认为肝为五脏之贼，百病皆可从肝论治。肝与肾关系密切，不仅生理关系上肝肾同源，病理关系亦互为影响。因此，慢性肾脏病离不开从肝论治。

一、常见治法

（一）泻肝利肾法

1. 疏肝利肾，行气解郁　本法适用于肝郁气滞，气机不畅所致肾气郁滞。因肝失疏泄，阻滞气机，气血不行，壅塞经脉，影响肾经气机而致。患者多情志抑郁，平素易怒。

方药：柴胡疏肝散（《医学统旨》）加减。柴胡、白芍、枳实、炙甘草、陈皮、香附、川芎等。

2. 清肝肾，泻实热　本法适用于外感热邪，循经内传及肝，或肝郁日久化火，久而及肾所致的肝肾实热证。

方药：泻肾汤（《千金方》）加减。芒硝、大黄、茯苓、黄芩、生地黄汁、菖蒲、磁石、玄参、细辛、甘草。

3. 清热利湿　本法适用于肝经湿热日久及肾，所致的肝肾两经湿热之证。

方药：龙胆泻肝汤（《医方集解》）加减。龙胆、黄芩、山栀子、泽泻、木通、车前子、当归、生地、北柴胡、甘草等。

（二）泻肝补肾法

1. 疏肝理气，补肾　本法适用于肝气郁滞，盗伤母气所致的肾虚肝郁气滞证。

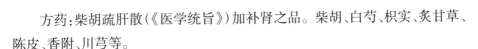

方药:柴胡疏肝散(《医学统旨》)加补肾之品。柴胡、白芍、枳实、炙甘草、陈皮、香附、川芎等。

2. 活血化瘀,补肾 本法适用于肝经血瘀,日久伤肾,所致的肾虚肝经瘀血证。

方药:膈下逐瘀汤(《医林改错》)加补肾之品。五灵脂、当归、川芎、桃仁、丹皮、赤芍、乌药、延胡索、甘草、香附、红花、枳壳等。

(三)滋补肝肾法

1. 滋补肝肾之阴 本法适用于肝阴不足,下劫肾阴所致的肝肾阴虚证。

方药:六味地黄丸(《小儿药证直诀》)加减。熟地黄、山茱萸、山药、泽泻、丹皮、茯苓等。

2. 温补肝肾之阳 本法适用于肝阳亏虚,子病及母,导致肾阳亏虚而致的肝肾阳虚之证。

方药:肾气丸(《金匮要略》)加减。干地黄、山药、山茱萸、茯苓、泽泻、丹皮、桂枝、炮附子等。

3. 填肾精补肝血 本法适用于肝血亏虚,借资于肾水,日久引起肾精不足,从而导致的肝肾精血亏虚之证。

方药:地黄、怀山药、何首乌、阿胶、当归、白芍等益精填髓,滋阴补血之类。

二、名家经验

(一)何立群从肝论治肾系疾病

上海中医药大学何立群教授认为,慢性肾病之诱因多为湿热瘀血,湿热又多壅于肝经,肝失疏泄而气机失调,气不行而生瘀血。慢性肾脏病患者大多有气机不畅,出现胸闷憋喘、心慌、头晕等症状;更有甚者肝郁乘脾,出现纳呆、恶心、呕吐等症状。何教授指出在治疗慢性肾病时无论虚实,勿忘从肝论治。

1. 柔润益肾,酸缓补肝 适用于湿热瘀血伤阴之慢性肾病后期,方用一贯煎加南沙参、覆盆子等。

2. 体阴用阳,疏养结合 适用于慢性肾病之肝郁证,常用一贯煎加味化裁。若遇肝用不疏者,加用川楝子疏肝理气;遇肝郁甚者,加广郁金、延胡索调理肝经气血;还善用枸杞子、白芍、当归等滋养肝血。但慎用柴胡,以免升动肝阳、耗伤肝阴。

3. 治风从肝,治肾风宜通 适用于慢性肾脏病,因感受风邪病情加重或复发,且出现蛋白尿较多或经久不消者。方用四蚕汤(蝉蜕、僵蚕、蚕茧壳、蚕沙)共治内外之风;或投以防风、荆芥炭、豨莶草等以祛风胜湿,升脾阳之气,治肝经之风、补肝肾;并常加用牛蒡子平补肝气,以防补泄太过。

(二)叶传蕙从肝论治肾系疾病

成都中医药大学附属医院急重症研究室主任叶传蕙教授常结合临床症状和发病因素从肝论治肾病。认为久病多郁,从肝肾同源出发,治疗采用疏肝泄热、疏肝养血、疏肝解郁、疏肝利水活血及疏肝和胃之法。

1. 疏肝泄热法 适用于肾病合并有咽部肿痛的病证,方用叶氏经验方(金银花、连翘、鱼腥草、板蓝根、黄芩、栀子),合清代医家杨栗山之治温病良方升降散(僵蚕、姜黄、蝉蜕、大黄)去片姜黄,加桔梗、柴胡。

2. 疏肝养血法 适用于肝血不足所致肾精不足,或肾精不足所致肝血不足,最终导致的肝肾精血亏虚证。方用逍遥散加减,以疏肝养血,补肾健脾。

3. 疏肝解郁法 适用于以清热利尿之法治疗效不佳,每因情志因素复发加重的淋证。方用《伤寒论》之四逆散化裁,以透邪解郁,疏肝理脾。

4. 疏肝利水活血 适用于因情志失畅,肝失疏泄,气机郁滞而影响水液在体内的升降出入运行,致水液内停的水肿。方用叶氏消肿汤(柴胡、法半夏、白芍、枳壳、猪苓、车前草、丹参、益母草、僵蚕、桂枝、泽泻)加减。

5. 疏肝和胃 适用于肝失疏泄,气机不畅,水液代谢失常致肠道水肿而引起的肾病并发的消化系统症状。方用藿香、苍术、柴胡、姜半夏、黄芩、苏叶、黄连、竹茹加减。

(三)吕仁和从肝论治难治性慢性肾病

北京中医药大学东直门医院吕仁和教授将慢性肾脏病分为早期(虚损期)、中期(虚劳期)、晚期(虚衰期)论治。其从肝论治慢性肾脏病有3法:早期,散风清热、疏利肝胆;中期,通经活络、疏肝解郁、滋养肝肾;晚期,调补气血肝肾、通活血脉、和降浊毒。

1. 散风清热、疏利肝胆 适用于尿中蛋白不除,血尿不减,并有胸胁不适,口苦咽干,大便不爽,舌苔薄黄,脉弦者。药用:荆芥炭10g,防风10g,炒山栀10g,蝉蜕10g,银柴胡10g,黄芩10g,茵陈30g,丹皮15g,赤芍15g,白芍20g,丹参30g,川芎15g,枳实10g,甘草10g,三七粉3g(分冲)。

2. 通经活络、疏肝解郁、滋养肝肾 适用于血尿,蛋白尿,并有腰疼腿酸,胸脘痞满,纳谷不香,口苦,易有头晕,血压偏高的患者,常伴见弦脉。表明经络不活,肝肾亏虚,兼有气滞。方药:狗脊 10g,川断 10g,川牛膝 30g,丹参 30g,丹皮 15g,银柴胡 10g,赤芍 15g,白芍 15g,炒枳壳 6g,枳实 6g,香附 10g,乌药 10g,甘草 10g。

3. 调补气血肝肾、通活血脉、和降浊毒 适用于肝肾气血虚衰,浊毒内留,经脉瘀滞者。常见临床症状有疲乏无力,头晕目眩,急躁易怒,便干,尿黄,视物模糊,常易转筋,爪甲枯萎,耳轮始干,舌胖黯红,舌苔黄腻,脉弦滑数。方药:生黄芪 30g,当归 10g,菊花 10g,枸杞子 10g,山萸肉 15g,生地 20g,玄参 15g,丹皮 15g,白芍 20g,赤芍 15g,丹参 30g,红花 10g,桃仁 10g,熟大黄 15g,木瓜 20g,山栀 10g,甘草 10g。

(四)邹燕勤从肝论治慢性肾炎

全国著名中医专家邹燕勤教授治疗乙型肝炎相关性肾炎、慢性肾炎用药后肝功能异常、慢性肾炎并发或用激素导致的高血压等病证时,主张从肝论治。常用治法有以下 4 种。

1. 清肝解毒法 感受湿热邪毒,蕴结于肝,累及于肾,导致肾失封藏。临床表现有上腹痞胀,乏力纳差,口干口苦,舌红,苔黄腻,脉弦数。肝功能检查血清谷丙转氨酶、谷草转氨酶升高,尿检可见红细胞、蛋白或管型等。见于药物性或肝源性疾病引起的肝功能损害者。治以清肝解毒,除湿保肝。常用药物:栀子、炒黄芩、半夏、制大黄、贯众、土茯苓、垂盆草、田基黄、鸡骨草、凤尾草、白花蛇舌草、五味子等。

2. 养肝滋阴法 水不涵木,木失滋荣,肝血不足亦可致肾精亏损。临床表现有头晕,目涩,耳鸣,咽干,胁痛隐隐,腰酸膝软,舌干红,苔少或薄黄,脉细弦。见于肝功能受损后恢复期。治以养肝柔肝,滋阴补肾。常用方为六味地黄丸加减,常用药物有生地黄、山萸肉、山药、制首乌、茯苓、丹皮、泽泻等。若胁痛不适明显,可用一贯煎加减,药用当归、白芍、沙参、麦冬、枸杞子、川楝子等;若腰酸较著,加桑寄生、川续断等补肾强腰;若头晕、目涩明显,加枸杞子、白菊花等养肝明目;若口干为甚,加石斛、芦根等养阴生津。

3. 平肝潜阳法 肝肾阴虚不能制阳,肝阳上亢,阳亢风阳上扰。临床表现有头晕头痛,面红目赤,耳鸣目眩,腰膝酸软,舌红,苔薄黄或薄白,脉细,血压升高。可见于肾性高血压,或慢性肾炎运用激素等药治疗过程中出现高血压者。治以平肝降逆,滋阴潜阳。常用方为天麻钩藤饮加减,常用药物有天麻、钩藤、蒺藜、怀牛膝、山萸肉、桑寄生、炒黄芩、茯神、首乌藤等;若目糊、心烦等火热之象较重,加入栀子、夏枯草等清泄肝热;若头晕、失眠明显,加入茯神、蒺藜、龙骨、牡蛎等平肝息风潜阳。

4. 疏肝和络法　久病不愈,肝络瘀阻,气滞血行不畅。临床表现有浮肿,腹胀,或有腹水,唇甲青紫,舌质紫黯或有瘀点瘀斑,脉细弦涩。见于慢性肾炎合并肝胆疾病日久不愈者。治以疏肝和络,活血利水。常用药物有制香附、广郁金、川楝子、佛手、丹参、川芎、赤芍、桃仁、红花、泽兰、泽泻、车前子等。

三、病治举要

(一)尿路感染

尿路感染属于中医之淋证范畴。

从肝论治尿路感染,临床常见证型有:肝气郁结、肝郁化火、肝经湿热、肝肾阴虚、肝郁脾虚。常用治法有:疏肝解郁、清肝泻火、清利肝胆湿热、滋补肝肾之阴、健脾疏肝。

(1)疏肝解郁:远方等认为肝气郁结,多伴有血瘀之证,故用沉香散佐活血化瘀药,如牛膝、香附、郁金、王不留行等;王琴等疏肝解郁用逍遥散、四逆散加减,药用柴胡、枳实、白芍、当归、香附、薄荷、土茯苓、连翘、黄芩、牛膝、通草;董志刚认为治疗此证型当用四逆散加减(柴胡、枳实、陈皮、川楝子、延胡索、郁金),配用萹蓄、瞿麦、车前子、滑石等淡渗利湿之品;马晓燕治疗此证型用沉香散;张琳琪治疗此证型以解郁丸或逍遥散加减,调畅气机;刘锐常以四逆散、丹栀逍遥散、沉香散等方加减治疗;王维英认为可用辛散之柴胡、香附疏肝解郁,久病入络,若肝郁伴有少腹疼痛久者,或舌质瘀黯者,肝之经脉气血瘀滞,可加用生蒲黄、王不留行,以活血化瘀、利尿通淋。

(2)清肝泻火:远方治疗肝郁化火引起的尿路感染,用龙胆泻肝汤和八正散加减;王琴等治疗此证用龙胆泻肝汤加减,药用龙胆、柴胡、通草、滑石、车前草、泽泻、黄芩、益母草、土茯苓、川牛膝、路路通、浙贝母;董志刚治疗此证当用小柴胡汤合八正散加减(大黄、黄柏、蒲公英、柴胡、半夏、黄芩),配淡渗利湿之品。

(3)清利肝胆湿热:远方认为治疗肝胆湿热证用柴胡、黄芩、黄柏、黄连、龙胆、栀子、滑石、泽泻、木通、灯心草、野菊花加减;董志刚、马晓燕治疗此证型用龙胆泻肝汤加减(柴胡、香附、黄连、龙胆、栀子);刘锐用龙胆泻肝汤、泻青丸加减治疗;王维英应用黄柏、苍术、川牛膝、生薏苡仁、土茯苓、瞿麦、萹蓄、车前

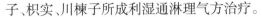

子、枳实、川楝子所成利湿通淋理气方治疗。

（4）补肝肾之阴：王琴等认为治疗肝肾阴虚证型的尿路感染用一贯煎加减，以滋补肝肾之阴，药用生地黄、沙参、当归、枸杞子、川楝子、泽泻、山药、牛膝、陈皮、黄柏、土茯苓、通草；董志刚认为治疗此证用杞菊地黄丸加减（熟地黄、山药、菟丝子、山茱萸、枸杞子、天冬），配淡渗利湿之品；刘锐教授多以一贯煎、黑逍遥散等方加减，养血柔肝；王维英认为在使用辛性之药疏肝的同时，应注重养肝血柔肝，可加用白芍、当归、甘草柔肝养血。

（5）健脾疏肝：王维英认为可对肝郁脾虚者重用苍术，以加强燥湿健脾之效；脾虚湿盛较著，大便稀溏者，多加用茯苓、炒白术以健脾利湿；脾胃不和者，多用石菖蒲、蚕沙以化湿和胃，砂仁、鸡内金以化湿醒脾开胃，助脾胃运化；同时可加用厚朴、木香，借其辛香之性以畅脾胃气机。张法荣治疗此证型方用四君子汤加减，用炒白术、茯苓、苍术、黄芪、山药健脾利湿，配伍柴胡、白芍、当归疏肝柔肝。尿频尿热、舌苔黄腻等湿热症状甚者，加萹蓄、薏苡仁、瞿麦清利湿热；脾肾两虚，腰及小腹凉者，加附子、肉桂温肾助阳。

（二）肾性水肿

从肝论治肾性水肿，常见治法有：疏肝理气利水；平肝潜阳，利水消肿；疏肝宣肺，调气利水；清肝利水；疏肝通络；滋养肝肾利水。

（1）疏肝理气利水：赵进喜认为情志不畅、肝气郁滞证当用四逆散加减，药物常用柴胡、炒枳壳、赤芍、白芍、香附、香橼、佛手等；张志华、叶传蕙、江宏革以柴胡疏肝散为主方加减。

（2）平肝潜阳，利水消肿：张志华认为用决明钩藤饮加泽泻、车前子为主方，平肝潜阳固肾；叶传蕙以天麻钩藤饮为主方。

（3）疏肝宣肺，调气利水：江宏革以五苓散为主方，加柴胡、升麻以升发肝气，加杏仁、枳实以降肺气。

（4）清肝利水：赵进喜认为治疗气郁化热，症见口干、口苦、心烦者，治当清解郁热，用柴苓汤加减，药物常用柴胡、黄芩、丹皮、栀子、猪苓、茯苓、泽兰、泽泻等；张志华用龙胆泻肝汤合五苓散；江宏革以栀子、炒黄芩、半夏、制大黄、贯众、土茯苓、垂盆草、田基黄、鸡骨草、凤尾草、白花蛇舌草、五味子为主药，组方清肝解毒利水。

（5）疏肝通络：张志华以血府逐瘀汤、五苓散为主方疏肝通络祛瘀，适当佐以党参、黄芪以防伤正气；江宏革认为久病不愈，气滞血行不畅而肝络瘀阻证,当用川芎、郁金、丹参、赤芍、川楝子、佛手、桃仁、红花、泽兰、泽泻、车前子为主药组方,疏肝和络利水;刘政等用加味柴皮饮(柴胡、黄芩、半夏、生姜、党参、大枣、甘草、茯苓、大腹皮、生姜皮、桑白皮、陈皮、泽兰、车前子、桂枝),以调肝理气,活血行水。

（6）滋养肝肾利水:张志华以二至丸合滋水清肝饮加车前子为主方加减;江宏革以滋水清肝饮为主方加减,养肝滋肾敛精利水。

（三）肾性血尿

从肝论治肾性尿血,常见证型有肝火亢盛证、肝经湿热证、瘀血内结证、肝阴亏虚证、肝阳不足证。常见治法有疏肝、清肝、养肝之法。

（1）疏肝:于敏等治疗瘀血内结证时,以血府逐瘀汤加减(当归、桃仁、红花、赤芍、生地黄、柴胡、川芎、牛膝、丹参、三七、蒲黄、甘草等)为主方,行气活血。马晓燕认为以柴胡、黄芩、橘皮等疏肝解郁。周恩超认为暴怒伤血之尿血当用加味逍遥散送服子芩丸疏肝解郁、养血和营,常用药有当归、芍药、茯苓、炒白术、柴胡、牡丹皮、炒山栀、黄芩、白茅根、仙鹤草、炙甘草;肝郁血瘀时当用新绛旋覆花汤合苏子降气汤、虎杖散,以疏肝解郁、养血和营,常用药为旋覆花、葱、茜草、紫苏子、半夏、前胡、羌活、当归、肉桂、虎杖、赤芍、当归、桃仁、川芎、枳实、防风、甘草。何学红、罗仁临床治疗气机郁滞所致尿血以柴胡疏肝散加减。

（2）清肝:于敏等治疗肝火亢盛证用加味逍遥散加减(柴胡、栀子、龙胆、牡丹皮、夏枯草、虎杖、车前子、水牛角、小蓟、当归、白芍、生地等)为主方,治疗肝经湿热证用龙胆泻肝汤加减(龙胆、栀子、黄芩、柴胡、茵陈蒿、郁金、石菖蒲、车前子、泽泻、益母草、泽兰、甘草、虎杖等)为主方;马晓燕以川楝子、郁金、香附、龙胆、菊花等清肝泻火;孙香娟认为治疗肝胆郁热,熏蒸血脉证宜用龙胆泻肝汤加桃仁、丹皮、牛膝、郁金;周恩超认为治疗肝胆火盛当用龙胆泻肝汤、加味丹栀汤、龙胆一味水煎服,或当归饮(当归、羚羊角、赤芍、生地、小蓟)。

（3）养肝:于敏等治疗肝阴不足证以一贯煎加减(生地黄、沙参、枸杞子、麦冬、当归、川楝子、赤芍、白芍、牡丹皮、熟地黄、山茱萸、山药、泽泻等)为主方,滋阴清热、养血止血;治疗肝阳不足证以暖肝煎加减(小茴香、沉香、乌药、肉桂、干姜、吴茱萸、艾叶、枸杞子、茯苓、当归、牛膝、杜仲等)为主方,暖肝温阳。马晓燕以白芍、佛手、女贞子等养阴柔肝。

（四）肾性蛋白尿

从肝论治肾性蛋白尿,常见治法有疏肝理气,清肝泄热。

（1）疏肝理气:郭补林等以逍遥散合归脾汤加减,治疗慢性肾炎、尿蛋白长期不消并随情绪波动而增加的病证。运苛政选方金铃子散,加桃仁、红花、川芎、丹参等活血化瘀药。

（2）清肝泄热:运苛政选用龙胆泻肝汤或丹栀逍遥散加减治疗,若伴有心烦失眠,肝火上扰心神者,可选加川牛膝、淡豆豉、首乌藤等;若便秘甚、腹胀者,则选加大黄、枳实等通腑泄浊;若兼小便短赤者,则重用白茅根、败酱草、萹蓄、车前子等导热下行;若患者湿热明显,则选加黄芩、黄连、栀子、滑石等清利湿热。

参考文献

［1］吉晶,何立群.何立群辨治慢性肾脏病策略及用药经验［J］.上海中医药杂志,2018,52（11）:27-29.

［2］孙蓓蓓,何立群.何立群教授运用中医药治疗慢性肾脏病经验集锦［J］.世界中医药,2019,14（05）:1102-1105.

［3］邹燕勤,王钿生,朱俊,等.《内经》所蕴含的中医肾病证治思路探讨［J］.南京中医药大学学报,2019,35（05）:513-517.

［4］孙田虹,王维英.王维英从肝论治老年女性淋证的经验［J］.陕西中医,2015,36（01）:80-82.

［5］黄婷,李星,潘广辉,等.张法荣从肝论治尿路感染经验［J］.湖北中医杂志,2016,38（09）:21-22.

［6］运苛政,赵华,吴新萍.从肝论治慢性肾炎蛋白尿临证体会［J］.新中医,2017,49（11）:155-156.

（何彦澄,肖永华）

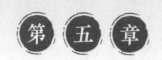

从肝论治脑系疾病

一、常用治法

（一）疏肝理气

1. **疏肝解郁,活血通络**　本法适用于肝气郁滞,血行不畅,瘀阻脑脉。七情失调,肝失条达,气机不畅,肝气郁结,血行不畅,瘀阻脑脉。血瘀则血不濡养筋脉,出现偏身麻木、瘫软,舌脉受阻,则舌强、言语不利。

方药:柴胡疏肝散(《医学统旨》)合补阳还五汤(《医林改错》)加减,或四逆散(《伤寒论》)合桃红四物汤(《医宗金鉴》)加减。柴胡、当归、白芍、茯苓、白术、甘草、川芎、桃仁、红花、枳实、地龙等。

2. **疏肝理气,息风化痰**　本法适用于肝郁乘脾,痰浊内生。肝疏泄失职,气机郁结,木郁乘土,则脾失健运,痰浊内生。痰性流动,若肝风夹痰,上蒙清窍,则见头部昏沉,眩晕欲仆,口眼歪斜等症状;痰浊流窜经络,则出现肢体麻木不仁,甚或半身不遂。

方药:柴胡疏肝散(《医学统旨》)合化痰通络汤加减。柴胡、白芍、川芎、枳壳、陈皮、香附、甘草、茯苓、半夏、白术、天麻、胆南星、丹参、大黄等。

（二）养血柔肝,活血通络

本法适用于肝阴血亏虚、络脉瘀阻、筋脉失养。肝藏血主筋,血养筋;若肝之气血不足,筋脉失养,则筋力不健,筋脉拘挛抽搐。肝体阴而用阳,若阴血亏虚,肝之疏泄功能受损,则气血不畅,络脉瘀阻,则肢体麻木或不遂。

方药:偏于肢体麻木,可用补肝汤(《医学六要》)合四物汤(《太平惠民和剂局方》);偏于肢体筋脉拘挛者,可用芍药甘草汤(《伤寒论》)或舒筋缓痉饮(王永炎院士自拟方)加减。生地、当归、白芍、枣仁、川芎、木瓜、炙甘草、赤芍、防己、伸筋草、木瓜等。

（三）平肝息风

1. 平肝息风,化痰祛瘀　本法适用于肝风夹痰夹瘀,横窜经络,脉络瘀阻,或火升风动,气血并逆于上,经脉阻塞,则见猝然昏仆、语言不利、口眼㖞斜、半身不遂等。

方药:天麻钩藤饮(《中医内科杂病证治新义》)合涤痰汤(《奇效良方》)加减。天麻、钩藤、石决明、山栀、黄芩、桑寄生、怀牛膝、首乌藤、益母草、杜仲、茯神、半夏、胆南星、枳实、石菖蒲、竹茹等。

2. 平肝潜阳,清热息风　本法适用于肝阳暴亢,风火上扰。素体肝旺,加之暴怒伤肝,或烦劳过度,肝阳暴张,阳化风动,风火相扇,血随气逆,直冲犯脑,清窍闭塞,故见昏仆不知,半身不遂,筋脉拘急,肢强口噤等症。

方药:天麻钩藤饮(《中医内科杂病证治新义》)合安宫牛黄丸(《温病条辨》)加减。天麻、钩藤、石决明、黄芩、桑寄生、怀牛膝、首乌藤、牛黄、水牛角、麝香、珍珠、朱砂、雄黄、郁金、冰片等。

3. 平肝潜阳,通腑泻火　本法适用于肝阳夹痰热互结而生风。肝肾阴虚,阴不制阳,肝阳上亢,阳亢化风,肝旺克脾,痰浊内生,郁而化热,痰热互结生风,流窜经络则见半身不遂、肢体强痉、言语不利等,痰热熏灼肠道,腑气不通,则腹胀便秘。

方药:镇肝熄风汤(《医学衷中参西录》)合星蒌承气汤(王永炎院士自拟方)加减。生龙骨、生牡蛎、代赭石、钩藤、菊花、白芍、玄参、龟甲、川牛膝、川楝、南星、当归、石决明、丹参、大黄、芒硝等。

4. 平肝息风,清热化痰开窍　本法适用于热极生风。肝阳素旺,横逆伐脾,脾运失司,痰浊内生,痰郁化热,肝火夹痰火,横窜经络,蒙蔽清窍,或五志过极,心火引动肝阳暴动,气血并走于上,发为中风。

方药:羚角钩藤汤(《通俗伤寒论》)加减。羚羊角、钩藤、生地、丹皮、石决明、白芍、珍珠母、夏枯草、栀子、黄芩、川贝、天竺黄等。

（四）镇肝息风,滋阴潜阳

本法适用于阴虚风动。肝为刚脏,体阴而用阳,内寄相火,赖肾水以濡养。若房劳过度,精血暗耗,或久病失养,耗伤真阴,阴不制阳,相火妄动,虚风上扰,横窜经络则半身不遂、言语不利,阴血不足,经脉失养,则肢体麻木等。

方药:镇肝熄风汤(《医学衷中参西录》)或育阴通络汤(王永炎院士自拟

方)加减。代赭石、龙骨、牡蛎、龟甲、白芍、玄参、天冬、麦芽、茵陈、川楝子、生地、枸杞子、桑寄生等。

（五）滋肾养肝,息风通络

本法适用于水不涵木。肝肾同源,肝藏血,肾藏精主水,子母之脏,若肾精不足,七情过度,导致水不涵木,木少滋荣,故肝阳偏亢,内风时起,夹素蕴之痰热,蒙蔽清窍,以致神识不清;横窜经脉,阻滞气血运行,经络失养,以致口眼歪斜,语言謇涩,半身不遂。

方药:六味地黄丸(《金匮要略》)合天麻钩藤饮(《中医内科杂病证治新义》)加减。熟地黄、鸡血藤、山茱萸、枸杞子、菟丝子、女贞子、龟甲等。

二、名家经验

（一）王永炎教授从肝论治中风

王永炎教授在中风的内风、痰、火、虚、气血基础上,又提出了“毒损脑络”的病机假说和“血中生风”的观点。根据中风病不同阶段的病机及病证特点,分别设立平肝息风、育阴息风、化痰通络、化痰通腑、解毒通络、柔肝通络以及疏散风邪等治疗。

1. 息风化痰,活血通络　适用于风痰阻络证。肝之内风夹痰浊、瘀血,上扰清窍,脑脉痹阻。可选用化痰通络汤(王永炎院士自拟方)加减。

2. 平肝息风,清热泻火　适用于风火上扰证。素体阳盛、体壮实者,肝郁化火,亢而动风,风火相扇,鼓荡气血上冲犯脑。可选用天麻钩藤饮(《中医内科杂病证治新义》)加减。

3. 化痰通腑泻热　适用于痰热腑实证。内生之痰热夹风阳之邪上扰清窍,痹阻脑脉,滞于中焦,影响升降气机而致腑气不通,清阳不升,浊阴不降,使清窍蒙塞。可选用星蒌承气汤(王永炎院士自拟方)加减。

4. 育阴息风,活血通络　适用于阴虚风动证。多为年老体衰者,素体肝肾阴虚,阴不制阳,内风扇动,气逆血乱,上犯虚损之脑脉而致半身不遂等症。可选用育阴通络汤(王永炎院士自拟方)或镇肝熄风汤(《医学衷中参西录》)加减。

5. 解毒通络　适用于毒损脑络证。认为肝之功能失调,内生风火、痰浊、瘀血等毒邪,其胶着壅塞于脑络,脑络受损,气血渗灌失常,发为中风。依据瘀毒、火毒、热毒、风毒、痰毒的不同,采用活血解毒、开窍解毒、清热解毒、通腑解毒、息风解毒、化痰解毒的方法。可选用清开灵、醒脑静、星蒌承气汤（王永炎院士自拟方）、安宫牛黄丸（《温病条辨》）、镇肝熄风汤（《医学衷中参西录》）、天麻钩藤饮等。

6. 疏散风邪，活血通络　本法适用于中风先兆证、中风病急性期时。肝火旺盛，热极生风，或肝阴不足，阳化风动，或肝肾精血不足，虚风内生，内生之风行在血脉之中，为"血中之风"，血中之风夹痰、夹瘀，或上扰脑窍，或横窜经脉，则产生中风病诸证。或中风病后，有情志过极、劳累过度、饮食不节等诱因时，虚风内生，"血中之风"又动，中风病复发。遵循"发之、散之"原则，使血中之风从外而解，平息血中旋动之风，风静而血宁，阻止中风病的发生或减轻中风病后遗症。可选用小续命汤（《金匮要略》）或大秦艽汤（《素问病机气宜保命集》）合桃红四物汤（《医宗金鉴》）加减。

7. 养血柔肝，舒筋缓急　本法适用于中风后阴血亏虚、营卫失和、络脉瘀阻、筋脉失养所致的肢体偏瘫、筋脉挛急之证。肝藏血，肝主筋，肝血不足，筋脉失于濡养，则肢体偏瘫拘挛。可选用芍药甘草汤（《伤寒论》）或舒筋缓痉饮（赤白芍、防己、伸筋草等）合复元通络液（王永炎院士自拟方）。

（二）焦树德教授从肝论治中风

中日友好医院焦树德教授认为中风病发病多以内风立论，又与火、痰、气、虚等因素交互。内风主要是肝风内动为主，多因郁怒伤肝，肝阳暴亢而致；也可因肝肾阴虚，肝阳上亢而致；或情志不遂，肝气久郁，气郁化火，火生风动，气血逆乱而致；或气盛之人，情志不遂，气有余便是火，气火交加，气逆血乱而发；或肝血亏虚，血不养肝，虚风上扰而致；肝郁脾虚，痰浊阻络，或肝郁化火，灼液成痰，痰热化风，上蒙清窍而成。根据中风不同阶段的病机特点，从肝论治和预防中风。

1. 息风化痰，平肝潜阳，通经活络　适用于中风急性期风痰阻滞经络证。素体肝旺，木旺乘土，脾失健运，痰浊内生，肝风夹痰浊上扰，痹阻脑络则发病。方用自拟镇肝熄风复遂汤加减（生石决明、生赭石、生牡蛎、钩藤、赤芍、白芍、怀牛膝、茯苓、半夏、橘红、胆南星、郁金、石菖蒲、红花、桃仁、桑枝、全蝎、穿山甲等）。

2. 通腑泄热，祛风化痰　适用于风痰阻络，兼大便干结、舌苔厚腻者。拟用三化复遂汤（三化汤合搜风顺气丸加减），生大黄、厚朴、炒枳实、桃仁、羌活、防风、半夏、钩藤、全瓜蒌、玄明粉。

3. 祛风除痰,运脾清心,祛瘀开窍 适用于风痰上扰,痰浊阻络,舌本失利导致的失语或言语不利。方用自拟转舌解语汤加减(半夏、橘红、石菖蒲、天麻、红花、天竺黄、白僵蚕、茯苓、远志、全蝎等)。

4. 滋补肝肾,潜阳息风 适用于肝肾不足,督脉失养,虚阳上越所致。方用自拟镇肝防风汤加减(生石决明、生赭石、生龙骨、生牡蛎、钩藤、桑寄生、泽泻、玳瑁、蔓荆子、牛膝等)。

(三)朱良春教授从肝论治中风

国医大师朱良春认为精血衰耗,肝肾阴虚,和肝阳偏亢,化火动风,夹有痰瘀为类中风的主要病因病机。治疗上,开窍、固脱是重要的急救措施,豁痰通络、化瘀和络是治标的常规大法,滋养肝肾、调和阴阳是治本的根本法则。建议用滋益肾阴,平肝息风,开窍化痰,活血祛瘀,通络行滞多法并进。药物可选用钩藤、地龙、珍珠母、全蝎、僵蚕、生地、石斛、石菖蒲、豨莶草、怀牛膝、蛤蚧等。

另外,朱良春教授认为中风多由肝肾亏于下,气血并走于上,肝阳偏亢,内风时起,风阳内动,夹痰火窜阻经络,则见口眼歪斜、舌暗不语、半身不遂等诸症。以平肝息风、化痰通络、宣通机窍为重要法则。后期则以活血通络为主。药物可选用熟地、牛膝、僵蚕、桑枝、豨莶草、制首乌、女贞子、生白芍、当归、天麻、丹皮、木瓜、川贝、潼蒺藜、白蒺藜、石决明等。

(四)任继学教授从肝论治中风

国医大师任继学认为中风为内风所起,与肝密切相关,针对肝阳上亢、虚风内动、肝肾精血亏虚分别提出育阴潜阳、理气降逆及填精法。

1. 育阴潜阳 内风系因肝肾阴亏,肝阳失敛,阳动生热,热极化风,风阳上犯而成,多属肝阳上亢之证。法宜育阴潜阳,禁忌发散之品、燥热之剂。方剂可选用驯龙汤(《医醇賸义》)或潜阳熄风汤。

2. 理气降逆 适用于虚风内动,正气引邪,邪正相争,产生冲气,气逆血升之证。可选用八味顺气散(《医方类聚》)之类,或理气反正汤。

3. 补益肝肾填精 病起于肝阳上亢者,禁用苦寒直折,折则虚火四起,有燎原之势;必用滋降厚味之品,透达下焦,以补其不足。其方剂可用滋营养液膏或地黄饮子(《圣济总录》)。

(五)张学文教授从肝论治中风

国医大师张学文认为,中风中经络的病理机制主要在瘀血、痰浊阻滞经络,中脏腑则为肝阳上亢、络破血溢。在王永炎教授执笔的《中风病中医诊断标准》的基础上,介绍了从肝论治中风的几个证型治法。

1. 清肝息风,育阴潜阳　适用于肝阳暴亢,风火上扰证。在中经络的基础上,又见眩晕头痛、面红耳赤、目苦咽干、心烦易怒、尿赤便干、舌质红绛、苔薄黄、脉弦有力等肝经实火症状。可选用羚角钩藤汤(《通俗伤寒论》)、天麻钩藤饮(《中医内科杂病证治新义》)、镇肝熄风汤(《医学衷中参西录》)、羚羊角汤(《圣济总录》)、建瓴汤(《医学衷中参西录》)、龙胆泻肝汤(《太平惠民和剂局方》)等方剂加减化裁组方。

2. 豁痰息风,祛瘀通络　适用于风痰瘀血,痹阻脉络证。在中经络基础上,又具备头晕目眩、舌质黯淡苔白腻、脉弦滑等痰湿内盛症状。可选用半夏白术天麻汤(《医学心悟》)、导痰汤(《校注妇人良方》)、涤痰汤(《济生方》)、温胆汤加味(《医宗金鉴·妇科心法要诀》)等加减化裁。

3. 通腑泄热,息风化痰　适用于痰热腑实,风痰上扰证。中经络主症基础上,又见腹胀便秘之阳明腑实证及眩晕痰多之痰热症候,其舌质黯红或黯淡、苔黄或黄腻、脉弦滑或瘫侧弦滑而大。可选用导痰汤(《校注妇人良方》)合天麻钩藤饮(《中医内科杂病证治新义》),三化汤(《奇效良方》)加味,星蒌承气汤(王永炎院士自拟方),滚痰丸(《玉机微义》)变方,清气化痰汤(《幼科直言》)等方加减化裁。

4. 滋阴或育阴息风　适用于阴虚风动证。在中经络四大主症基础上,又见烦躁失眠、眩晕耳鸣、手足心热、舌红绛或黯红、少苔或无苔、脉弦细数等阴虚风动之象。可选大定风珠(《温病条辨》)、杞菊地黄汤(《医级》)、六味地黄汤(《白喉全生集》)、犀角地黄汤(《备急千金要方》)、羚羊角汤(《圣济总录》)、大补阴丸(《丹溪心法》)、二至丸(《医方集解》)、镇肝熄风汤(《医学衷中参西录》)、建瓴汤(《医学衷中参西录》)等方化裁加减。

5. 清肝息风,潜阳开窍　适用于风火上扰清窍证。在中脏腑主症具备的基础上,意识障碍较轻,仅为神识恍惚、迷蒙,且见便干便秘、眩晕麻木、舌红绛、苔黄腻、脉弦滑,其瘫痪侧肢体多为强痉拘急。可选羚羊角汤(《圣济总录》)、镇肝熄风汤(《医学衷中参西录》)、犀角地黄汤(《千金要方》)、豨莶至阴汤(任应秋经验方)加减化裁。

（六）赵建军教授从肝论治中风

长春中医药大学的赵建军教授认为,中风病重要的发生机制在于内生风邪夹痰瘀毒邪上攻,导致脑脉受损。而内生风邪中"肝风"为最著,内生毒邪中"瘀血"之毒最重,"肝风"和"瘀血"常常相伴而生。辨证论治当给予平肝息风,化瘀通络,采用心脑舒通胶囊(蒺藜的提取物)治疗中风肝风夹瘀证。

(七)周慎教授从肝论治中风

湖南省中医药研究院附属医院的周慎教授论治中风病中经络,认为病位在脑,以肝肾亏虚为本。因肝主藏血,肾主藏精,精血不足,髓海空虚,筋脉失养,而神机失用。根据肝体阴而用阳、喜条达而恶抑郁的生理特点,采用息风平肝(熄风通络汤加减)、化痰清肝(涤痰汤加减)、滋阴柔肝(柔肝通络汤加减)、养血补肝(养血通络汤)之法治疗中风病,疗效满意。

1. 息风平肝法　此法适用于肝阳上亢、肝风内动之证。肝阳上亢,肝风内动,加之肾水不足,水不涵木,阴不制阳,筋脉失养,故见半身不遂,口眼歪斜,言语不利,头晕头胀,面红目赤,口干口苦,纳食减少,心烦失眠,大便偏干,舌质红,苔黄,脉弦或数。方用熄风通络汤加减。

2. 化痰清肝法　此法适用于肝风内动、痰浊上引之证。肝风内动,夹痰上扰,风痰阻络,气血运行失常,筋脉失养,则见肢体无力;官窍失养,则见面瘫口喝;痰浊蒙神,则见神疲思睡。方用涤痰汤(《奇效良方》)加减。

3. 滋阴柔肝法　此法适用于肝阴不足、虚风内动之证。肝体本虚,或失于涵养,肝阴不足,不能制阳,阳亢化风上扰清窍,气血逆乱,津液不能正常输布,而成痰、成瘀,筋脉失养,偏枯不遂。方用柔肝通络汤加减。

4. 养血补肝法　此法适用于肝血不足、虚风内动之证。肝主筋,肝主藏血,血主濡之。肝不藏血,血失濡养,症见半身不遂,或肢麻不仁,关节不利,面色无华,头晕心悸,视物模糊,两目干涩,舌质淡红,苔薄白,脉细无力。方用养血通络汤加减。

三、病治举要

(一)短暂性脑缺血发作

短暂性脑缺血发作(TIA)是由颅内血管病变(颈内动脉或椎基底动脉系统的短暂性血液供应不足)引起的短暂的局灶性相关部位神经支配区域的相应神经系统症状。表现为突然发病,局限性神经功能缺失,短则数秒数分钟,长则数小时恢复正常,可反复发作,发作后不留任何症状和体征。TIA 是引起脑梗死的高危因素,积极治疗 TIA 是预防脑梗死的关键环节。TIA 发病特点与"肝""肝风"关系最为密切,故许多学者临证从肝论治。

1. 辨证论治　从肝论治短暂性脑缺血发作,临床常见证型有肝阳上亢证、肝肾阴虚证、风痰阻络证、气虚血瘀证、肝热血瘀证。常用治法有滋养肝肾、活血通络,清肝活血、化瘀通络。

（1）滋养肝肾、活血通络:肝肾阴虚型短暂性脑缺血发作可以杞菊地黄丸为主方加减化裁;中风先兆属肝肾阴虚、瘀热上扰者,可予柴胡加龙骨牡蛎汤加减治疗。

（2）清肝活血、化瘀通络:张学文教授认为,肝热血瘀是导致缺血性中风的根本原因,其创立了清肝和血、化瘀通络的清脑通络方（决明子、丹参、川芎、赤芍、山楂、水蛭等）用于治疗中风先兆,预防中风的发生。

2. 临床经验　临床采用张学文教授经验方清脑通络方（决明子、丹参、川芎、赤芍、山楂、水蛭等）能明显降低肝热血瘀型短暂性脑缺血发作,且在改善临床症状和降低血液流变学指标方面疗效显著。临床应用具有平肝息风作用的加味天麻汤化裁（天麻、钩藤、白术、丹参、皂角刺、川芎等）治疗中风先兆,以杞菊地黄丸为主方治疗肝肾阴虚型短暂性脑缺血发作,均获得较好的临床疗效。

（二）脑梗死

脑梗死好发于50~60岁以上的人群,常有动脉粥样硬化、高血压、风湿性心脏病、冠心病、糖尿病等基础疾病,以及有吸烟、饮酒等不良嗜好的患者。约25%的患者病前有短暂性脑缺血发作病史。起病前多有前驱症状,表现为头痛、头晕、眩晕、短暂性肢体麻木、无力。起病一般较缓慢,患者多在安静和睡眠中起病。多数患者症状经几小时甚至1~3天病情达到高峰。脑梗死发病后多数患者意识清醒,少数可有程度不同的意识障碍,一般生命体征无明显改变。如果大脑半球较大面积梗死、缺血、水肿,可影响间脑和脑干的功能,起病后不久出现意识障碍,甚至脑疝、死亡。

1. 辨证论治　从肝论治脑梗死,急性期中医辨证常分肝阳上亢,风火上扰,肝风夹瘀,阴虚风动等;恢复期常见证型有风痰瘀阻,风火上扰,肝风夹瘀。常用治法有滋阴潜阳、息风通络,平肝息风、化痰活血,滋养肝肾、潜阳息风。

（1）滋阴潜阳,息风通络:应用镇肝熄风汤加味,治疗中风阴虚风动型。

（2）平肝息风,化痰活血:赵建军教授认为"肝风夹瘀"是中风病发生的病机关键之一,辨证论治当予平肝息风、化痰通络,采用心脑舒通胶囊。风痰瘀血是急性脑梗死的主要病机之一,内风形成之后行于血脉之中,为血中之风,血中之风旋动,夹痰夹瘀,或上扰清窍,或横窜经络,则产生中风病诸症,方用镇脑平肝丸。

（3）滋养肝肾,潜阳息风:肝肾阴虚为中风病病理基础之一,自拟滋肝补肾方(怀牛膝、白芍、天冬、玄参、川楝子、茵陈、龟板、生地等)可用于治疗恢复期脑梗死,亦可选用左归丸治疗。

2. 临床经验　周慎教授从肝肾治脑,创立方剂柔肝通络汤(制首乌、桑椹、枸杞子、丹参、葛根、红花、石菖蒲、法半夏、蝉蜕、全蝎)治疗肝肾亏虚型中风。王永炎院士以平肝息风、化痰通络为法,选用钩藤、菊花、瓜蒌、胆南星、丹参、赤芍、鸡血藤等药物治疗风痰瘀血、痹阻脉络型脑卒中,疗效显著。另有医者采用平肝化痰法(天麻、钩藤、地龙、姜半夏、陈皮、瓜蒌仁、生山楂、莱菔子)治疗急性期脑梗死,应用平肝活血汤(天麻、金银花、牛膝、川芎、赤芍、红花、丹参、益母草、当归、桃仁、胆南星等)治疗风痰瘀阻型急性脑梗死,平肝熄风胶囊(天麻、钩藤、石决明、蜈蚣、丹参、牛膝、甘草、黄芩、大黄、菊花、豨莶草、水蛭等)治疗风火上扰型脑梗死,以及镇肝熄风汤治疗阴虚风动型脑梗死,均取得了良好临床疗效。

（三）脑出血

脑出血是中老年人常见病,在中国占全部脑卒中的20%~30%,其病死率、致残率高,是我国脑血管病中死亡率最高的临床类型。中医学认为脑出血之根源在于阴虚阳亢。肝肾阴虚,肝阳上亢,突遇情志刺激如大怒等,致肝阳暴张,"气之与血并走于上,则为大厥"。并提出复生之法即"气复返则生,不复返则死"。

1. 辨证论治　从肝论治脑出血,常见证型有肝阳化风、阴虚风动、肝阳上扰、瘀痹经络。常用治法有平肝潜阳、化痰息风,平肝除湿、通经活络,破血化瘀。

（1）平肝潜阳,化痰息风:方选羚角钩藤汤或镇肝熄风汤加减,治疗脑出血。

（2）平肝除湿,通经活络:肝阳上扰、瘀痹经络是脑出血主要病机之一。痰湿郁(瘀)阻不化而生热,湿热熏蒸,损伤络脉;郁脾虚,脾失健运,湿聚成痰,痰湿阻碍气机,气机不畅,经脉不通,脑失所养而发病。以平肝除湿、通经活络为法,选用天龙通经活络汤(天麻、秦艽、钩藤、地龙、桑枝、丝瓜络、泽泻、茯苓、鸡血藤等)加减治疗。

(3)破血化瘀:中医学认为"离经之血即为瘀血",脑出血后血肿即为瘀血,运用破血化瘀方法。可选用自拟中风平肝汤(钩藤、菊花、白蒺藜、川芎、土鳖虫、水蛭、珍珠母、丹参)治疗急性脑出血。

2. 临床经验 临症以平冲降逆、镇肝息风、宁血安脑为法,应用经验方安脑平冲汤(生龙骨、生牡蛎、怀牛膝、生大黄、栀子、黄芩、钩藤、木香、泽泻、蝉蜕、柴胡、生甘草)治疗蛛网膜下腔出血,并在促进积血吸收以及预防再卒中、便秘等并发症方面有一定作用。蛛网膜下腔出血后的脑血管痉挛多由于肝风上扰清窍,脑脉痉挛拘急而成,此时离经之血尚未消散,形成瘀血,阻滞脉络,而有再次出血之虑。治宜柔肝、平肝、镇肝并投,凉血、散血并用,予自拟方二芍三虫解痉(生白芍、赤芍、僵蚕、干地龙、全蝎、羚羊角、钩藤、生龙骨、生牡蛎、生地、牡丹皮、土茯苓、生大黄)治疗。在西医基础治疗上,加用平肝止血汤(代赭石、钩藤、珍珠母、龙胆、黄芩、栀子、三七、大黄、生地、泽泻、酸枣仁、柴胡)治疗高血压性脑出血急性期有较好的疗效,能促进脑出血昏迷患者意识障碍的恢复,改善患者神经功能缺损症状,提高患者生活质量。

(四)血管性痴呆

血管性痴呆(VD)是由各种脑血管疾病引起的脑损伤所致的痴呆。随着我国人口的老龄化、饮食结构的改变,本病的发病呈增加趋势。该病不仅严重损害了患者健康和生命质量,也给社会和家庭带来沉重的负担,因此已引起了世界各国的普遍关注。本病病位在脑,其发病与心、肝、脾、肾功能失调相关,与肝的功能改变更为密切,从肝防治血管性痴呆疗效较好。

1. 辨证论治 从肝论治血管性痴呆,常见证型有肝肾阴虚、肝阳上亢。常用治法有调肝理气,补肝养血,平肝息风,滋肝养血,平肝潜阳,疏肝化浊,疏肝解郁。

(1)调肝理气:水湿、痰饮、血瘀阻滞脉络,使营血黏浊,血行滞慢,共同构成了血管性痴呆的致病因素。调肝能充分发挥脾胃游溢精气,灌溉四旁,布散全身的作用,并能化生气血精微,为脑络提供足够的营养,起到益智健脑,预防血管性痴呆发生的作用。用药可选用柴胡、升麻、葛根、蒺藜、青皮、佛手、乌药等入肝经之药。

(2)补肝养血:肝者,将军之官,谋虑出焉;肝经与督脉会于巅,与脑髓之间有特定的联系。补肝养血能使人们思维活动正常,能思考问题、出谋划策。

用药上可选用当归、白芍、生地、阿胶、枸杞子、酸枣仁、五味子等,以补肝养血。

(3)平肝息风:田金洲教授等认为血管性痴呆患者以肝肾阴虚为本,肝阳上亢、痰瘀内阻为标。治以平肝息风、活血通络、补肾益智为法,选用自拟平肝熄风复方颗粒。

(4)滋肝养血:老年人多会肾精亏虚,髓海渐空,以至于水不涵木。肝血亏虚,肝阴不足,痰瘀阻窍,脑脉失养,灵机失用是血管性痴呆的基本病因病机之一。治疗以滋肝养血、活血通络、醒脑开窍法,自拟养肝活血开窍中药复方。

(5)平肝潜阳:情志所激,肝气郁结则会出现心情抑郁,沉默寡言。肝郁日久化火,则情绪烦乱不堪,急躁难耐易怒。肝郁化火,肝火上炎,扰乱神明也可能发作为痴呆。在VD病情波动期,肝起主导作用,特别是由波动期进入下滑期,往往在情绪急躁、风阳上扰时发生,平肝潜阳可以延缓或阻止病情恶化。

(6)疏肝化浊:陈士铎《辨证录》认为,痴呆的病位在于心,但病本在肝,其主要病机在于肝郁乘脾,胃衰痰生,积于胸中,弥漫心窍,使神明受累,并提出以开郁逐痰、健胃通气为主的治法,方用自拟复聪饮。

(7)疏肝解郁:血管性痴呆病机主要有两个方面。其一,肝失疏泄,气机郁滞,气滞则血瘀,瘀血阻于清窍,神明失聪,发为呆病;其二,肝气横逆克于脾土,则脾失健运,水谷不化转生痰浊,肝风夹痰,蒙蔽清窍,遂神智不明。因此,疏肝解郁为本病的重要治则,自拟解郁醒脑方。

2. 临床经验　临证应用平肝熄风复方颗粒剂(天麻、钩藤、石决明、杜仲、益母草、首乌藤、槐花、栀子等)对血管性痴呆有确切的疗效,同时在改善全身功能状况和减轻周边症状方面有明显作用,可以提高患者的生存质量。《中医内科学》认为,本病由于肝气郁结,肝气乘脾,脾失健运,聚湿生痰,蒙闭清窍,神机失用而成痴呆,立疏肝化浊法治疗血管性痴呆,自拟方复聪饮(佛手、香附、柴胡、石菖蒲、郁金、半夏、茯苓、苍术、川芎、礞石、冰片)治疗,临床显效。在西药治疗基础上,加服解郁醒脑方(柴胡、白芍、制香附、合欢皮、郁金、赤芍、川芎、远志、石菖蒲、炙甘草),可改善患者抑郁症状及生活质量。

(五)卒中后抑郁

卒中后抑郁症是脑卒中后的常见并发症,其发生率临床报道不完全相同,多在40%~50%左右。抑郁症的出现不仅影响患者的生存质量和认知方面的恢复,也妨碍其神经功能障碍的恢复,而且提高脑血管病的病死率。卒中后抑郁是继发于脑卒中之后的一种情志异常疾患,其临床症状虽多,但以情绪低落为主要表现。中医理论认为,肝主疏泄,性喜条达。脑梗死后因多数病人肢体活动受限或语言受阻,加之部分患者康复较慢,出于对生命的担忧及日后生活自理能力的担心,导致心理障碍,必影响到肝失条达,形成气郁。

1. 辨证论治　从肝论治卒中后抑郁,常见分型有肝阳偏亢、瘀阻脑络,肝气郁结,肝气上逆,肝郁化火。常用治法有疏肝解郁。

疏肝解郁:赵建军教授临证以疏肝解郁为法,选用朱震亨越鞠丸为基础方加减治疗脑卒后抑郁,亦可选用逍遥散、柴胡疏肝散、四逆散等。

2. 临床经验　赵建军团队以越鞠丸为基础方进行辨证论治。诸多医者以柴胡疏肝散为基本方治疗中风后抑郁,均有明显的治疗作用。基于著名老中医王翘楚教授"从肝论治"的学术思想,肝郁瘀阻为脑卒中抑郁的主要病机之一,临床采用平肝活血为法,自拟方(桑叶、菊花、天麻、钩藤、羚羊角、水牛角、葛根、川芎、赤芍、白芍、丹参、柴胡、龙骨、牡蛎、郁金、菖蒲)治疗卒中后抑郁患者,取得满意临床疗效,并且对促进患者康复和提高患者生存质量有重要意义。

(六) 卒中后睡眠障碍

失眠是心神疾病,七情郁结是导致心神病变的重要原因。现代研究表明,肝脏不但与中枢神经有关,而且与自主神经有关。肝为气血之枢,主疏泄而畅气机,舒情志而和阴阳,主藏血而养诸脏,调血量而行气血;而气血又为神之本,神本于血而动之以气,故神志之病与肝密切相关。临床脑卒中患者中,因肝病变而致失眠及精神障碍者殊不少见,其治疗以肝脏为病位中心,以气、血、郁、火、痰、虚为主要病因要素,从肝治疗有较好的临床疗效。

1. 辨证论治　从肝论治卒中后睡眠障碍,临床常见分型为肝郁血瘀证、肝火上炎证、肝胆气虚证、肝阴亏虚证。常用治法有疏肝解郁、调肝化瘀;清肝泻火、清利湿热;滋补肝阴、滋阴潜阳;补益肝胆、益气定志;清肝解郁、化痰安神等。

(1) 疏肝解郁、调肝化瘀:逍遥散合血府逐瘀汤。

(2) 清肝泻火、清利湿热:龙胆泻肝汤合酸枣仁汤。

(3) 滋补肝阴、滋阴潜阳:天王补心丹合珍石汤。

(4) 补益肝胆、益气定志:安神定志丸合酸枣仁汤。

(5) 清肝解郁、化痰安神:柴芩温胆汤。

2. 临床经验　基于疏肝安神为基本治法,采用四逆散加减(柴胡、白芍、枳壳、酸枣仁、五味子、栀子、黄芩、石决明、牡蛎)治疗卒中后睡眠障碍,疗效显著。临症对于卒中后失眠属肝气不舒、气机郁滞者,可选用柴胡疏肝散加减;肝火上扰,心神不宁者,用龙胆泻肝汤加减化裁;肝血不足,阴虚火旺者,多用酸枣仁汤加减化裁,均获良好效果。临床应用柔肝安神汤(柴胡、白芍、当归、川芎、首乌藤、合欢皮、酸枣仁、郁金、香附、茯神等),能有效改善脑卒中后睡眠障碍患者的失眠和抑郁症状。

(七)卒中后肢体痉挛

肝为刚脏,体阴而用阳,主筋,性喜条达。中风后患者因肝风内动,阴血亏虚,筋脉渐失濡养,从而出现肢体僵硬挛缩、屈伸不利、肢体无力等痉挛的临床表现。正如《张氏医通》云:"凡属阴虚血少之辈,不能营养筋脉,以致搐挛僵仆者,皆是此证。"故而治疗宜从肝入手,滋肝阴,补肝血,柔筋解痉,可达到较好的临床疗效。

1. 辨证论治　从肝论治中风后痉挛,临床常见证型为肝阴血亏虚。常用治法有调和肝脾、缓急止痛,养阴柔肝、活血通络。

(1)调和肝脾,缓急止痛:张仲景的"芍药甘草汤"是从肝论治中风后痉挛的名方,广东省中医院脑病专家黄培新教授在芍药甘草汤基础上加川木瓜而成"舒筋汤",在临床上用于治疗中风后痉挛。

(2)养阴柔肝,活血通络:王永炎院士经验处方"舒筋缓痉饮",其主要药物有赤白芍、防己、伸筋草等,可养血柔肝、活血通脉。周慎教授团队认为脑梗死后痉挛性瘫痪的关键病机在于肝血亏损、脉络瘀阻、筋脉失养,自拟白芍络石方(白芍、络石藤)治疗中风偏瘫痉挛。

2. 临床经验　周慎教授治疗中风后痉挛性瘫痪擅长于从肝主筋入手,采用内外并重的方法,局部与整体结合,内服滋补肝肾、柔肝通络药物,如柔肝通络汤(制首乌、桑椹、枸杞子、丹参、葛根、地龙、山楂等)以治疾病之本,外用活血通络、舒筋解痉药物,如舒筋解痉汤(透骨草、路路通、豨莶草、艾叶、冰片)熏洗以缓解主要症状,能有效地降低手部肌肉的痉挛,缓解患肢的疼痛症状,且注重随证加减,取得较好的临床疗效。另外周慎教授团队临床应用自拟方白芍络石方,能有效改善脑梗死患者肢体的肌力、肌张力,促进偏瘫肢体运动功能的康复,以及日常生活活动能力和神经功能恢复。

参考文献

［1］王永炎,张伯礼.中医脑病学［M］.北京:人民卫生出版社,2007.

［2］焦树德.中风病的诊治和预防［J］.新中医,1997(9):7-9.

［3］朱良春.中风论治［J］.中医药研究,1989(4):22.

［4］任继学.中风病辨治［J］.吉林中医药,1983(4):12-15.

［5］张学文,任继学,李宝华,等.中风病的临床研究［J］.陕西中医,1988(9):385-392.

［6］盛芳,周慎.周慎主任医师从肝论治中风病经验［J］.湖南中医杂志,2011,27(1):32-33.

［7］朱爱华,田金洲,钟剑,等.平肝熄风复方颗粒剂治疗血管性痴呆的临床对照研究［J］.中国中药杂志,2006(20):1722-1725.

（付彩红,邹忆怀）

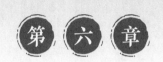

第 六 章

从肝论治常见疫病

一、常用治法

疫病,指具有传染性的外感热病。历代中医治疗疫病的治法很多,从肝论治疫病的治法散见于文献,兹归纳为和解透邪法、疏风解毒法、凉营透热法、息风解痉法、清利肝胆法、养肝补益法六法。临床上根据病情可数法相合或与其他治法结合使用。

(一)和解透邪法

有缓和疏解,透邪外达之意,凡和解少阳、表里双解、透达膜原、调和营卫之法均可称为和解透邪法。用于邪在半表半里、邪伏膜原、邪郁胆胃、枢机不利、营卫不和等证,证见寒热往来、口苦咽干、目眩头痛、胁痛黄疸、呕恶脘痞、舌红苔黄脉弦等。

方药:小柴胡汤(《伤寒论》)加减。柴胡、半夏、党参、黄芩、生姜、大枣、炙甘草等。

(二)疏风解毒法

有清热解毒、疏风散邪之意,用于风热疫毒,壅于胆经,证见壮热烦躁、腮部肿痛、头痛口渴、咽红肿痛、舌红苔黄、脉滑数。

方药:普济消毒饮(《东垣试效方》)加减。黄芩、黄连、板蓝根、连翘、马勃、薄荷、牛蒡子、升麻、僵蚕、柴胡、玄参、桔梗、生甘草等。

(三)凉营透热法

有清营凉血止血之意,用于温邪热毒陷于营血分,证见壮热烦渴、斑疹紫黑、吐血衄血、痉厥、舌绛。

方药:清营汤(《温病条辨》)加减。水牛角、生地黄、玄参、连翘、麦冬、金银花、丹参、黄连等。

（四）息风解痉法

1. 平肝息风法　用于肝阳化风或热极生风,证见高热面赤、角弓反张、颈项强直、四肢抽搐、神识不清。

方药:羚角钩藤汤(《重订通俗伤寒论》)加减。羚羊角、钩藤、桑叶、川贝母、竹茹、生地黄、菊花、白芍、茯神、生甘草等。甚或以此送服至宝丹。

2. 滋阴息风法　用于热病后期,肝阴亏虚,阴虚风动,证见四肢抽搐、神倦瘛疭、低热头晕、舌绛舌颤、苔少脉细。

方药:大定风珠(《温病条辨》)加减。白芍、阿胶、生龟、生地黄、火麻仁、五味子、生牡蛎、麦冬、炙甘草、生鸡子黄、鳖甲等。

（五）清利肝胆法

有清肝利胆、化湿排毒之意,用于肝胆湿热所致黄疸胁痛、目黄口苦、发热呕吐,舌红苔黄腻,脉数等。

方药:茵陈蒿汤(《伤寒论》)加减。茵陈、栀子、生大黄等。或蒿芩清胆汤(《重订通俗伤寒论》)加减。青蒿、赤茯苓、黄芩、竹茹、姜半夏、陈皮、枳壳、青黛、滑石、甘草。

（六）养肝补益法

有补益肝气肝阴之意,用于热病后期气阴两虚,证见神疲乏力、肢体麻木、小腿抽搐、口干心烦、失眠盗汗、干咳无痰、目视不明、舌淡红苔少、脉细弦等。

方药:补肝汤(《医宗金鉴》)加减。当归、熟地黄、白芍、酸枣仁、木瓜、川芎、炙甘草等。

二、名家经验

（一）刘裁吾先生治疗流行性脑膜炎经验

刘裁吾是民国时期湖南著名中医师,医术精湛。1935 年长沙流行性脑脊髓膜炎流行,患病者百余人,当时西医竟诋毁国医不能辨治,故刘老撰《痉病与脑膜炎全书》以示对抗。书中凡正名、溯源、原因、辨症、类别、病理、诊断、治疗、诠方、验案十篇,认为本病发病之时,冬寒未尽,重裘未脱,治之之法,不外宣发太阳或开泄厥阴,或者两法同时运用。论其病机,痉病为督脉发生之病,与西医之脑脊髓膜炎相合。以太阳厥阴之痉属诸督脉。厥阴之俞在背项,厥阴与督脉会于巅顶,言厥阴则督亦在其中也。厥阴火热内冲,即是血质凝结,血质凝结,则灼热潮红肿胀疼痛,脑膜炎所由成也,痉为督脉之病,溯其由来,外则寒冷外闭,治太阳之表,即以治督,宣发太阳者,使周身之毛孔不为寒冷外闭,则痉作罢。宣发太阳之剂有飞龙夺命丹、行军散、平痉解痉汤等四十方,或两方合用,或加减运用。开泄厥阴者,使周身之脉管不为火热内冲,则痉作亦罢,开泄厥阴之剂有千金龙胆汤、七味龙胆汤、加减龙胆汤、龙胆泻肝汤、加减龙胆泻肝汤、紫雪丹、玉枢丹、至宝丹等三十九方,或两方合用,或加减运用。

（二）蒲辅周治疗麻疹、流行性乙型脑炎经验

蒲辅周先生是中医临床大家,对疫病诊治经验丰富,对于麻疹,提出麻疹及麻疹肺炎治疗四法:①宣透法。在初起必须急用此法,不可过早使用寒凝凉血之品,致使邪无宣透之机,可选用杏苏散、银翘散、升麻葛根汤等方。②表里两解法。麻疹失于宣透,则病邪由卫而气,以致肺胃同病,表里受邪,内结胸中。此时必须两解,由卫透气,选用麻杏石甘汤、五虎汤、凉膈散、三黄石膏汤等方。③清热救阴法。麻疹后期,热盛阴伤,方剂可采用竹叶石膏汤、人参白虎汤等。④生津固脱法。麻疹误用温燥或寒凉,以致邪陷不解,正脱津伤,宜急扶正救液,方剂用独参汤、生脉散、麦门冬汤等。

蒲老诊治流行性乙型脑炎,提出根据季节、病人体质不同分别施治。如发于 1956 年 8 月暑季的患者,辨为暑湿并重,用新加香薷饮加减;而发病于 1964 年 8 月的患者,诊为风暑湿内闭,用新加香薷饮加佩兰、藿香等味。而对体质偏虚者,经治疗由热转寒,阳气欲脱时,用参附龙牡汤浓煎频服,不拘时候服。体现了善于辨证论治的特点。

（三）关幼波治疗病毒性肝炎经验

关幼波先生是著名中医临床家,肝病大家,在对急性肝炎主张三辨、三要。对慢性肝炎注重扶正祛邪,调理气血,调理中州。

1. 三辨　辨湿热轻重、辨在气在血、辨三焦部位。关老师认为,急性病毒性肝炎"有黄湿热较重,无黄湿热较轻"。有黄是湿热入于血分,无黄是湿热入于气分。湿热偏于中上二焦主要是看舌苔,苔白、黄或腻,并以恶心、厌油腻、纳呆、身重乏力为多见;湿热偏于中下二焦主要看二便,如尿黄短少、大便燥结等。

2. 三要　治黄要治血、解毒、化痰。黄疸主要是湿热蕴于血分,病在百脉,所以治疗也从治血入手,即在清热祛湿的基础上加用活血药。当湿热久羁,蕴而成毒,或兼感疫毒之时,毒助热势,热助毒威,必须加用解毒之品,运用化湿解毒、凉血解毒、通下解毒、利湿解毒等,尤对急性炎性病变和转氨酶过高者效果显著。治黄要化痰,痰化黄易散,化痰法多与行气、活血、化瘀诸法配合使用。

3. 治疗慢性肝炎注重扶正祛邪,调理气血,调理中州　慢性肝炎以正气虚为矛盾的主要方面,由于正不抗邪,招致湿热再侵,"因虚致病",湿热羁留在肝、脾、肾。故慢性肝炎的治疗,应注重扶正祛邪,调理气血,补其不足,损其有余。调理肝、脾、肾,中州要当先,肝失疏泄,或横逆上扰,或流窜三焦,对脾胃影响迅速而持久。治疗应注意调理中州,稍佐祛邪;若湿从寒化,脾肾阳虚,当健脾助阳,温化寒湿。痞块形成的病理实质是肝阴虚、肝血虚,或血瘀、痰湿阻于血络所致。由于痰血互相胶固,痰阻血难行,血凝痰难化,所以治痰必治血,活血必治痰。活血化痰的治则要贯穿治疗的始终,一般选用当归、白芍、丹参、王不留行、藕节、龟甲、鳖甲等,配合其他活血、化痰、化瘀之品。

(四)黄坚白治疗慢性肝炎经验

黄坚白是奉政府调令参与中医研究院(现为中国中医科学院)西苑医院建院的元老,是中医内科学家、中医教育家。他对慢性肝炎的治疗积累了丰富经验,认为慢性肝炎主要分以下五型施治:①肝郁脾虚型,症见肝脾尚未增大,胁痛引肩背,脘腹胀满或痛,烦躁,呕恶食少,治用逍遥散或加味逍遥散化裁。②血瘀型,症见肝脾肿大,胁痛显著,面色晦黯,脉弦有力,舌质苍老色黯,用方三甲汤(牡蛎、鳖甲、山甲、柴胡、郁金、姜黄、桃仁、红花、甘草);肝大肿硬,兼用大黄䗪虫丸或鳖甲煎丸。③血虚型,症见肝脾大,胁痛,面色萎黄苍白,头晕心悸,神疲舌淡,用方养血行瘀汤(当归、白芍、川芎、生地黄、首乌、丹参、郁金、延胡索)。④脾滞型,症见肝脾肿大,疼痛不甚,腹胀胸满,食后更甚,嗳气呕恶,脉弦滑,用方加味平胃汤。⑤脾虚型,症见肝脾肿大,疼痛不甚,面色苍白,倦怠怯弱,气短腹胀,食少便溏,用方六君子汤。

(五)刘惠民辨治流感、麻疹、病毒性肝炎经验

刘惠民是建国初期著名中医临床家、教育家,医术精湛,擅长诊治外感病。刘老认为流感应属于广义伤寒范畴,对流感的辨证治疗取法《伤寒论》,按六经病证进行辨证,三阳经病以麻黄汤、桂枝汤、麻杏石甘汤、小柴胡汤等方剂为主化裁应用;主张早期解表,更重表里双解和清里透邪,他认为早期不仅限于表证,多兼见里热,主张解表清里并行。小儿系纯阳之体,易热盛动肝风,故多用钩藤、薄荷等以清热平肝止痉;成人内蕴之热,可以通过清里而除,也可表散而解,代表药对如生石膏配合麻黄,既协同解表又清里热,达到表里双解目的。

对麻疹出疹期合并脑炎,出现抽搐神昏、双目紧闭、呼吸急促者,刘老认为是疹毒失宣,生痰化热,蒙蔽清窍,引动肝风所致。治以清热豁痰,镇痉息风,佐以透疹,用胆南星、竹茹、川贝等清热豁痰,用蜈蚣、全蝎、僵蚕、钩藤、蝉蜕息风镇痉,以桔梗、射干、生石膏等清宣肺热,用山药、西洋参、葛根、牛蒡子等益气生津、脱毒外出。若因高热后冰水灌肠降温,导致热毒内陷,引动肝风,疹毒不得宣透,则治以清热息风、解毒透疹,用钩藤、犀角、僵蚕、蝉蜕息风平肝解毒,麻黄、荆芥穗、葛根、连翘、芦根、升麻发表透疹。

对急性黄疸型肝炎,刘惠民认为温热之邪蕴积于肝、胆、脾、胃,常用柴胡、茵陈、龙胆、山栀、苦参、田基黄、大青叶、小麦苗等以清利肝胆湿热,用赤小豆、茯苓皮、白豆蔻、白术等利湿补气健脾,再结合临床见证灵活加减。对慢性肝炎和迁延性肝炎刘老常用以下几法:疏肝理气法,常取越鞠丸、金铃子散、橘核丸加减;活血化瘀法,取活血通经汤、鳖甲煎丸、膈下逐瘀汤加减;滋阴清热,补肾养肝,多用六味地黄丸、青蛾丸、石斛清胃汤等加减;健脾和胃法:常用健脾丸加减。

(六)武维屏辨治流感经验

呼吸病专家武维屏教授在治疗各种疫病(流感、H1N1流感、非典型病原体肺炎等)也颇有心得,认为疫病发生是正邪斗争的结果,强调扶助正气、增强体质在预防疫病中的重要性,对高热患者视其证、舌、脉,多主张三阳合治,以和解透邪为主。其研制有院内制剂柴胡解热饮,已在临床应用多年。

(七)钱英治疗慢性肝炎经验

钱英为全国老中医药专家学术经验继承工作指导老师,对慢性肝炎的治疗积累了丰富的经验。认为慢性病毒性肝炎所致的黄疸,病因多为感染湿热、疫毒之邪,病机为痰瘀、毒邪、正虚交织错杂,故需分清主次,化痰、解毒、活血等多法联用。慢性重型肝炎病机特点为"肝胆热毒炽盛,湿毒壅盛,毒瘀胶着,肝体肝用俱损,脾肾气阴或阴阳两伤",其病程迁延,有湿-热(毒)-(郁)瘀-虚之本虚标实,提出"截断逆挽"的治法,开拓了治疗重型肝炎的新思路,对湿热疫毒侵入血分,困阻中焦之发热黄疸者,治以解毒、凉血、通腑法,用《千金》犀角散合茵陈蒿汤加减。

(八)王书臣教授治疗流感经验

王书臣教授为首都国医名师,当代著名肺病学家,认为流感的发病与感受外邪侵袭、机体抗病能力低下有关,当气候失常、寒暖失调时更易发病。

"风""毒""虚"是流感发病的基本病因，三者皆与肝有关，其中"毒"是致病外因，贯穿疾病发生发展的始终；"风"是"毒"的载体，风善行数变，毒借风势，致疾病流行扩散；"虚"是发病的内因。治疗需据不同发展阶段分期论治，初期宜疏风解毒，中期重在清热解毒，后期应扶正解毒。初期多选用银翘散、三拗汤等疏风解表，并配合清热解毒之品；中期热毒犯肺，可选用麻杏石甘汤、小陷胸汤清肺解毒；后期邪毒伤正或正虚邪恋，应扶正固本与清热解毒并用，可选用参附汤、生脉饮等。

三、病治举要

（一）流行性感冒

流行性感冒，简称流感，早在《黄帝内经》中已有肺热病及外感风邪所致流感样症状的描述，认为病因是四时之气，尤以寒邪为主，藏于肌肤，发为温病。如《素问·骨空论》载："风从外入，令人振寒，汗出头痛，身重恶寒。"本病可归属"时行感冒""外感温病""温疫"范畴，六淫邪气为其病因，六淫侵袭有当令之时气和非时之气，六淫之间可单独致病，但常常是互相兼夹为病。流感冬、春发病率较高，故以夹寒、夹热为多见，而成风寒、风热之证。

1. 辨证论治　从肝论治流感，常见证型有热壅肝肺、邪犯少阳等，常用治法有清肺平肝解毒法、和解少阳透邪法等。

（1）清肺平肝解毒法：用于证见高热，咳嗽，痰黏咯痰不爽，口渴喜饮，咽痛，目赤，或痉厥抽搐，舌质红苔黄或腻，脉滑数。治以清肺平肝解毒，方药如炙麻黄、杏仁、生石膏（先煎）、知母、水牛角、芦根、牛蒡子、钩藤、地龙、金银花、青蒿、蝉蜕等。

（2）和解少阳透邪法：用于证见往来寒热，口苦咽干，目眩头痛，咳嗽气短，或呕吐腹泻，舌淡红，苔黄或白，脉弦或浮。治以和解少阳、扶正透邪，方药如小柴胡汤加减，药用柴胡、黄芩、党参、法半夏、生姜、炙甘草、炒杏仁、苏叶、玉竹；阴虚加白薇、青蒿、麦冬等；阳虚加干姜、葱白；兼气虚者加人参。

2. 临床经验　赵兰才教授根据内外相因疾病观，认为流感病因是同气相求，外感疫毒或夹六淫，必有内在正虚及内生邪毒为基础，可分为初期、中期、恢复期三期。初期为邪在肺卫，表现为外感风热证，阳热内盛猝感风寒则表现为外寒内热证；中期邪入气营分，正盛邪实，表现为热毒壅肺证、邪犯肺胃，治用自拟流感2号（金银花、连翘、黄芩、柴胡、生石膏、知母、芦根、甘草）加减；恢复期余邪未净,化热伤阴,肝火犯肺,甚则动血,表现为热伤肺阴证、邪滞肺系证,治疗用平肝润肺之清肺止咳汤(青黛、黄芩、炙百部、炙枇杷叶、炙紫菀、白前、桔梗、川贝母、甘草)加减。

研究显示,多种中成药对治疗流感有显著的疗效,特别是在改善发热、咳嗽、咽痛、周身酸痛及头痛等症状上明显优于利巴韦林等西医抗病毒药物。常用中成药主要包括:连翘、金银花、炙麻黄、炒苦杏仁、石膏、板蓝根、绵马贯众、鱼腥草、藿香、大黄、红景天、薄荷脑、甘草等。具有清瘟解毒,透邪泄热作用。

（二）流行性腮腺炎

流行性腮腺炎是由腮腺炎病毒引起的一种呼吸道传染病,可归属于中医学"痄腮"范围,是因感受风温邪毒,壅阻少阳经脉引起的时行疾病。主要临床特征为以耳垂为中心的肿胀疼痛,张口受限,咀嚼困难,发热,头痛及咽痛。中医文献又称为"时行腮肿""蛤蟆瘟""搭腮肿""鸬鹚瘟"等。本病一年四季都可发生,冬春易于流行,学龄儿童发病率最高。

痄腮之病机与风温时邪壅阻少阳有关。如清代《疡科心得集·辨鸬鹚瘟耳根痈异证同治论》云:"夫鸬鹚瘟者,因一时风温偶袭少阳,络脉失和。生于耳下,或发于左,或发于右,或左右齐发。"指出本病的病机与少阳胆经有关,风温邪毒从口鼻肌表而入,侵犯足少阳胆经。少阳受邪,毒热循经上攻腮颊,与郁热相搏,气滞血郁,运行不畅,凝滞腮颊,故局部漫肿、疼痛;热甚化火,出现高热不退,烦躁头痛;经脉失和,机关不利,故张口咀嚼困难。热毒炽盛,邪陷厥阴,扰动肝风,蒙蔽心包,可见高热抽搐、昏迷等症;邪毒内传,引睾窜腹,则可伴有睾丸肿胀、疼痛或少腹疼痛;肝气乘脾,还可出现上腹疼痛、恶心呕吐等症。

1. 辨证论治　从肝论治痄腮常用疏风清热、利胆散结法,清热解毒、息风开窍法,理气疏肝、解毒止痛法等。

（1）疏风清热,利胆散结法:用于邪犯少阳证,证见轻微发热恶寒,一侧或两侧耳下腮部漫肿疼痛,咀嚼不便,或伴头痛,咽痛,纳少,舌红,苔薄白或淡黄,脉浮数。

方药:银翘散(《温病条辨》)加减。牛蒡子、荆芥、桔梗、甘草、连翘、金银花、板蓝根、夏枯草、赤芍、僵蚕。热毒壅甚者,合普济消毒饮(《东垣试效方》)加减。

（2）清热解毒,息风开窍法:用于邪陷心肝证,证见高热不退,神昏,嗜睡,项强,腮部肿胀疼痛、坚硬拒按,头痛,呕吐,舌红,苔黄,脉洪数。

方药:凉营清气汤(《喉痧症治概要》)加减。山栀、黄连、连翘、生甘草、水牛角、生地、丹皮、赤芍、竹叶、玄参、芦根、薄荷、钩藤、僵蚕。神志昏迷者,加紫雪丹或至宝丹,清热镇惊,息风开窍。

　　(3)理气疏肝,解毒止痛法:用于毒窜睾腹证,证见病至后期,腮部肿胀渐消,一侧或两侧睾丸肿胀疼痛,或伴少腹疼痛,痛甚者拒按,呕吐,便秘或腹泻,舌红,苔黄,脉数。

　　方药:大柴胡汤(《伤寒论》)加减。柴胡、黄芩、清半夏、黄连、黄柏、山栀、川楝子、延胡索、马齿苋、僵蚕、枳壳、白花蛇舌草等。

　　(4)药物外治:①青黛散、紫金锭、如意金黄散,任选一种。以醋或水调匀后外敷患处,1日2次。适用于腮部肿痛。②鲜蒲公英、鲜马齿苋、鲜仙人掌(去刺),任选一种。捣烂外敷患处,1日2次。适用于腮部肿痛。

　　2.临证经验　李永清教授致力于伤寒温病统一辨证理论,对流行性腮腺炎辨证分为表证、半表半里证、里证。表证为风热时毒引起的病变初期,以发热微恶风寒、耳垂前后微肿为主症,用普济消毒饮加减;半表半里证为正邪互争,正盛邪实,表现为耳垂前后焮红肿胀、寒热往来、热甚寒微、苔黄或黄燥,用自拟柴胡清营汤加减(柴胡、黄芩、生地、玄参、麦冬、金银花、板蓝根、竹叶、紫草、生姜、炙甘草);里证分正盛邪实型和正虚邪微两证,前者用清营汤加减,后者用沙参麦冬汤加减。

　　王瑞龙报道治疗96例流行性腮腺炎,用中药内服,同时外敷消散膏治疗。轻证和普通型,用银翘败毒散加减;重证型,属温毒内侵,里热炽盛,用普济消毒饮加味。腮部漫肿坚硬,加夏枯草、昆布;高热惊厥,加钩藤、全蝎;睾丸肿痛,加橘核、荔枝核、川楝子、延胡索等。外敷消散膏由黄柏、大黄各200g,姜黄、赤芍、重楼各100g,血竭、冰片各50g,凡士林200g组成。全部病例皆治愈,退热时间平均为3.1天,消肿时间平均为6.2天。

　　王国忠报道用中药外治法治疗流行性腮腺炎,用中药青宝丹(组成为大黄、黄柏、姜黄、白芷、天花粉、白及、橘皮、青黛、甘草,研极细末备用),以鲜蒲公英或鲜半枝莲汁调成糊状,掺以平安散(由牛黄、硝石、硼砂、冰片、雄黄、朱砂、麝香组成,研极细末)少许,外敷患处,每日3次。治疗流行性腮腺炎205例,治疗后1天热退肿消者130例,占全部病例的63.4%;2天热退肿消者65例,占31.7%;3天热退肿消者10例,占4.9%。

（三）麻疹

麻疹是由外感麻毒时邪引起的一种急性出疹性疾病,以发热、咳嗽、流涕、眼泪汪汪、全身发红色斑丘疹及早期口腔颊黏膜出现麻疹黏膜斑为特征。因其疹点如麻粒大,故名麻疹,我国南方地区称为痧、痧疹。西医学亦称本病为"麻疹",是由麻疹病毒引起的急性呼吸道传染病。好发于冬、春季,常引起流行。20世纪60年代以来,我国普遍使用麻疹减毒疫苗预防接种,有效地控制了大流行。近年来非典型麻疹病例增多,发病有向较大年龄推移的现象,未作预防接种及未患过麻疹的成人时有发病。

麻疹的主要病因为感受麻毒时邪,麻毒时邪从口鼻吸入,侵犯肺、脾。毒邪犯肺,初热期邪郁肺卫,宣发失司;麻毒入于气营,正气与毒邪抗争,祛邪外泄,皮疹透发于全身,并达于四末,若营分毒炽,斑丘疹色紫成片;疹透之后,毒随疹泄,麻疹逐渐收没,热去津伤,进入收没期。这是麻疹顺证的病机演变规律。麻疹以外透为顺,内传为逆。若正虚或邪盛化火,均可导致麻疹透发不顺,邪毒内陷,形成逆证。可形成邪毒闭肺、邪毒攻喉、邪陷心肝、内闭外脱、协热下利及毒结阳等证。

1. 辨证施治　从肝论治麻疹多在出疹期和逆证时,出疹期用清热解毒凉营法;逆证见邪陷心肝,热毒入营时,治宜平肝息风、清营解毒法。

（1）清热解毒凉营法:用于出疹期,主证为发热持续,起伏如潮,每潮一次疹随外出,口渴欲饮,目赤多眵,咳嗽加剧,肤有微汗,烦躁不安。疹子先从耳后发际处出现,继则头面、颈部、胸腹、四肢,最后手心、足底、鼻准部见疹点,疹色黯红,触之碍手,或斑疹紫红成片。舌质红、舌苔黄,脉洪数。

方药:清解透表汤(《中医儿科学》)加减。金银花、连翘、桑叶、菊花、葛根、蝉蜕、紫草、牛蒡子、芦根、甘草、赤芍、升麻等。

（2）平肝息风,清营解毒法:用于麻疹逆证,最多见于出疹期邪陷心肝者,证见高热烦躁,神昏抽搐,谵语,或见鼻扇,皮肤疹点密集成片遍及全身,色紫红,舌红绛起刺,苔黄糙,脉洪数。

方药:羚角钩藤汤(《通俗伤寒论》)加减。羚羊角、钩藤、桑叶、菊花、生地黄、白芍、川贝母、竹茹、茯神、生甘草等。

（3）外治法:初热期外用透疹药以促疹出。用生麻黄、芫荽子、西河柳、紫浮萍各15g,置锅内煮沸,以其热气蒸熏患者,待药汁稍冷后可用其擦洗面颈、四肢等,以助透疹。须注意保暖和防止烫伤。出疹期除继续外用透疹药蒸洗外,需内服清营透表汤剂。

2. 临床经验　邢锡波医师是著名中医学家,对麻疹诊治经验丰富。疹前期,用疏表宣肺透疹法,冬春季节气候寒冷,腠理易于闭塞,火为寒郁而成内热,脉多浮缓或浮紧,宜辛温宣表透疹;如气候温热,脉浮大或滑数,宜辛凉宣表透疹法,使毒邪外宣;如目赤心烦气促,属表里郁闭,必用麻杏石甘汤加僵蚕、牛蒡子、桔梗、葱、豉之类,以清宣凉解。出疹期,神志不爽或烦躁不安,有时昏睡合目不开,甚或昏迷,高热稽留四日,或体温骤降,咳嗽严重,甚至呕吐,声音嘶哑,痰鸣气喘,鼻翼扇动,为毒热陷肺,指纹多现青粗或青紫,在气关或在命关。治疗时应在清热解毒基础上加局方至宝丹、安宫牛黄丸、紫雪丹,气营兼清,清心醒神。

常志中是民国时期河北省名中医,对麻疹治疗经验丰富。他认为:"疹喜清凉,不喜温燥,初期宜辛凉宣表,不可使用辛燥药品。"麻疹见形期变证较多见,常因初热期调治不当,导致出疹隐隐不能透出皮肤,或无疹形可见,或一出即回,创立皂刺桃仁追毒汤(皂刺 6g,桃仁 6g,红花 6g,郁金 4.5g,穿山甲 4.5g,甘草 9g),配合牛麝朱砂散,疗效显著。对于麻疹变证治疗,以"清热解毒为主,佐以活血通络"为原则,用皂刺桃仁追毒汤活血托毒;"毒疹不出,非强心活血不救",可配合牛麝朱砂散强心开窍治疗麻疹急危重症。对于麻疹顺证治疗,主张以清凉透疹法为主。蝉蜕为最常用的发表透疹药,浮萍发表透疹效果较强,可配合使用,如伴咽痛也可用薄荷、金银花、牛蒡子等,选药皆清轻之品,凉而不寒,不至冰伏其邪。常志中喜用红花,轻者 3g,重者 6g;麻疹不易透发宜加用紫草;芦根本有透疹功效,肺热咳嗽用之尤宜。对于麻疹合并肺炎,主张以牛黄定喘膏(牛黄 0.6g,槟榔 6g,牵牛子 6g,大黄 6g,人参 4.5g,青黛 3g,共为极细末),蜜水调服。5 岁以上每次服 1.5g,5 岁以下每次服 0.75g,1 周岁以内服 0.3g。

(四)病毒性肝炎

病毒性肝炎是由多种肝炎病毒引起的,以肝脏病变为主的一种传染病,包括甲型、乙型、丙型、丁型和戊型。具有传染性较强、传播途径复杂、流行面广泛、发病率高等特点。临床特征以食欲减退、恶心、上腹部不适、肝区痛、乏力为主要表现,部分患者可出现黄疸发热、肝大伴有肝功能损害。据世界卫生组织估计,2015 年全球约有 3.5 亿例病毒性肝炎慢性感染者。急性病毒性肝炎多在 2~4 个月后恢复;乙型、丙型和丁型肝炎能转为慢性并发展为肝硬化,并有发生肝癌的可能。

病毒性肝炎的传染源主要是急、慢性患者及其携带者,不同类型的肝炎具体的传染源也各有不同。病毒性肝炎主要是通过粪 - 口传播、体液传播、血液传播或母婴传播,不同类型的肝炎其具体的传播途径稍有不同。人群普遍易感,多流行秋冬季。乙型肝炎在我国总感染率为57.6%,大多表现为隐性感染。我国临床上将病毒性肝炎分为急性肝炎、慢性肝炎、重型肝炎、淤胆型肝炎、肝炎肝硬化和慢性无症状携带者等六型。

病毒性肝炎发病演变的过程主要是从气到血、从阳到阴。根据临床表现,在中医文献中可将病毒性肝炎归属"胁痛""黄疸""湿温""癥积""肝温"等范畴。本病主要病机为湿热相搏,胶固不化,壅滞不解,邪无出路,日久瘀而发黄;或热毒炽盛,动血伤络,闭窍生风。湿热、气滞、血瘀中以湿热为最,贯穿本病始终。慢性乙型肝炎病机特点是湿热疫毒隐伏血分,引发湿热蕴结证;湿阻气机则肝失疏泄、肝郁伤脾,或湿热伤脾,湿热疫毒郁久伤阴,可导致肝肾阴虚;久病阴损及阳,或素体脾肾亏虚,致脾肾阳虚;久病致瘀,可致瘀血阻络。

1. 辨证施治　中医治疗急性肝炎和慢性重症肝炎急性加重期,一般按黄疸、肝温论治,分湿热并重证、热重于湿证、热毒炽盛证三型;其余按中医的肝积、胁痛论治,分肝胃不和证、气滞血瘀证、脾虚湿困证、湿热阻滞证、肝肾阴虚证等。

(1)热重于湿:证见脘胁胀痛,发热口渴,烦躁,身黄、尿黄、目黄,黄而有光泽,舌红苔黄腻,脉弦数。治以清热利湿,疏泄肝胆。

方药:茵陈蒿汤(《伤寒论》)加减。茵陈、栀子、生大黄、田基黄、矮地茶、金钱草、虎杖等。

(2)湿热并重:证见脘胁憋闷或疼痛,食欲不振,恶心欲吐,汗出不彻,或身目黄疸,黄色鲜明,小便黄,苔黄腻,脉弦数或滑数。治以清利湿热,疏泄肝胆。

方药:甘露消毒丹(《医效秘传》)加减。滑石、黄芩、茵陈、石菖蒲、川贝母、通草、藿香、连翘、白蔻仁、薄荷等。

(3)热毒炽盛:证见壮热,身黄、目黄、小便黄,胁痛腹胀,口渴烦躁,神昏谵语,抽搐,或吐血、便血,或肌肤瘀斑,舌红绛,苔黄燥,脉弦数。治以清热解毒,凉血利窍。

方药:清瘟败毒饮(《疫疹一得》)加减。

（4）肝胃不和：证见胁肋胀痛，精神抑郁或易怒，饮食减少，脘腹胀满，肠鸣矢气多，大便不调，苔薄白，脉弦细。治则：舒肝和胃。

方药：柴胡疏肝散（《医学统旨》）加减。

（5）气滞血瘀：证见两胁刺痛，胁下有痞块，面色晦黯，肌肤甲错，妇女经闭或行经夹块，少腹疼痛，舌紫黯或有瘀斑，脉弦。治则：活血化瘀，疏肝解郁。

方药：膈下逐瘀汤（《医林改错》）加减。

（6）脾虚湿困：证见脘腹闷痛，不思饮食，口黏不爽，头重身困，身目发黄，黄而晦黯，大便溏泄，小便色黄，少气懒言，舌苔白腻，脉沉细。治则：散寒化湿，疏肝健脾。

方药：茵陈术附汤（《医学心悟》）加减。若脾肾阳虚者，合用附子理中丸、金匮肾气丸加减。

（7）湿热阻滞：证见脘腹胀满，胁肋胀痛，肢体困倦，食欲不振，厌食油腻，口苦恶心，大便溏薄而气臭，尿黄，苔黄腻，脉濡数。治则：清热利湿，调肝健脾。

方药：清热利湿汤（《刘奉五妇科经验》）加减。茵陈、栀子、麦芽、垂盆草、金钱草、板蓝根、柴胡、六月雪、白花蛇舌草、赤芍、青皮、虎杖、黄芩、党参、白术、甘草等。

（8）肝肾阴虚：证见头晕目眩，耳鸣，腰膝酸软，胁痛绵绵，少寐多梦，舌质淡红，苔薄少津，脉弦细数。治则：补养肝肾，清热解毒。

方药：一贯煎（《柳洲医话》）、滋水清肝饮（《医宗己任编》）加减。

2. 临床经验 邢锡波认为慢性肝炎右脉多大于左脉，左脉多弦细、弦虚、弦细数，偏沉是病势稳定阶段；左脉弦滑、弦数，多伴转氨酶高。肝脾肿大，治以疏肝化郁为主；如脉弦虚，则疏肝化郁药量可减，辅以补气健脾。选药时疏肝化郁药不可齐用，如三棱、莪术、乳香、没药、五灵脂、延胡索等交替使用，防止产生抗药性和耐药性。对肝脾大又肝功异常者，常用复肝汤为基本方，药物有鳖甲、生黄芪、牵牛子、茯苓、青皮、大腹皮、三棱、桃仁、木香、砂仁、琥珀、麝香。此方以补气健脾治其本，疏肝理气恢复肝功能，活血化瘀以缩肿大之肝脾，疏泄利水以消水肿。

张健等在西医常规治疗基础上，加用茵陈蒿汤加减治疗48例慢性乙型肝炎患者，结果显示其有效率为95.83%，说明茵陈蒿汤加减治疗慢性乙型肝炎疗效明显。

（五）百日咳

百日咳是由百日咳鲍特菌感染引起的急性呼吸道传染病。因以咳嗽为主症，病程可迁延数月，所以称百日咳，中医古籍称为"顿咳""顿嗽""鹭鸶咳"；因其具有传染性，故又称"天哮呛""疫咳"。临床以阵发性痉挛咳嗽，并出现特殊的鸡啼样吸气声为特征。本病好发于冬春季节，以5岁以下小儿最易发病，若不及时治疗，可持续2~3个月以上。在古代医籍中有类似本病的记载，如《素问·咳论》描述："久咳不已……此皆聚于胃，关于肺，使人多涕唾而面浮肿气逆也"。明代秦景明《幼科金针·天哮》记载："夫天哮者……盖因时行传染，极难奏效。其症嗽起连连，而呕吐涎沫，涕泪交流，眼胞浮肿，吐乳鼻血，呕衄睛红。"确切描述了本病症状，并指出本病具有传染性。

本病由外感时行邪毒侵入肺系，夹痰火交结气道，导致肺失肃降。小儿肺常不足，时行邪毒从口鼻而入，侵袭肺卫，肺卫失宣，肺气上逆，出现流涕、咳嗽等症状。继而疫邪与内生痰火胶结，气道阻塞，肺失清肃，气火上冲，而咳嗽加剧，以致痉咳阵作，痰随气升，待痰涎吐出后，气道稍得通畅，咳嗽暂得缓解。病位虽主在肺，但可累及心、肝、胃、膀胱、小肠等脏腑。病至后期，正气耗损，肺脾亏虚，多见气阴不足证候。年幼或体弱小儿体禀不足，正气亏虚，不耐邪毒痰热之侵，在病之极期可导致邪热内陷心肝，则可致昏迷、抽搐之变证。

1. 辨证论治　从肝论治百日咳一般常用清肝宣肺化痰法、养肝阴息风法。

（1）清肝宣肺化痰法：宜于肺肝热盛证，证见反复阵发性痉挛性咳嗽，入夜尤甚，面红目赤，涕泪交横，如鸡啼鸣，痰多而黏，可伴呕吐，舌质红苔黄，脉滑数。

方用：桑白皮汤（《古今医统》）和黛蛤散（《医说》）加钩藤、地龙等。

（2）养肝阴息风法：用于气阴虚风动证，证见阵咳次数减少，呛咳无力，痰少黏，面色红赤，自汗盗汗，手心热，舌红瘦苔薄白少，脉细弱。

方用：补肺汤（《永类钤方》）合黛蛤散（《医说》）加减。

2. 临床经验　倪菊秀将百日咳分初咳期、痉咳期、恢复期。初咳期类似感冒咳嗽，可有发热、咳嗽、流涕等，用银翘散加减。痉咳期外邪已入里化火，痰火胶结，痉咳连连不已，需待吐出痰涎方可暂缓，口渴心烦，面赤唇红，痰中带血，目赤胁痛呕吐等，治疗当宣肺化痰、平肝解痉，使邪去正安，方拟三拗汤合止嗽散加减。恢复期，痉咳发作次数减少、程度减轻，逐渐痊愈，但病久肺气耗伤,肺虚累及脾虚,故伴见纳谷减少、夜寝汗多、舌苔淡薄,为脾不化湿,凝聚成痰,又致痰浊郁肺,当补益脾肺、兼化痰浊,方拟异功散或星附六君汤加减。

陈治水用马齿苋合剂(马齿苋、生石膏、浙贝母、百部、侧柏叶、麻黄、杏仁)治疗,同时用抗生素组对照。结果显示马齿苋合剂治愈率比对照组高,且疗程变短,提示马齿苋合剂有抑制百日咳鲍特菌的作用。

(六)传染性单核细胞增多症

传染性单核细胞增多症是由 EB 病毒感染所引起的一种急性的单核巨噬细胞系统增生性疾病。主要临床特征为不规则发热、咽峡炎、淋巴结肿大、肝脾大、皮疹、外周血液中淋巴细胞显著增多,并出现异常淋巴细胞、嗜异性凝集试验阳性,血清中可测得抗 EBV 抗体。典型的传染性单核细胞增多症大多发生在青年成人,本病传染源是患者和 EB 病毒携带者,主要传播途径是经口亲密接触,或者性行为、飞沫、母乳喂养、血液制品传播。青少年多由于接吻时唾液传播。

中医历代文献无传染性单核细胞增多症的病名记载,依据其流行性、传染性及其典型临床症状,可归属于中医温病、瘟疫、温毒范畴。若患儿有扁桃体炎、淋巴结肿大、肝脾肿大、皮疹等表现,亦与中医的"乳蛾""疫喉痧""痰核""烂喉丹痧"等病证相似。《灵枢·寒热》载:"此皆鼠瘘寒热之毒气也。"后世认识到病因为风热毒邪。如《诸病源候论》言:"风热毒气客于咽喉、颔颊之间,与血气相搏,结聚肿痛。"

机体正气一时不足,肺脏娇嫩,卫气顾护失司,瘟疫时邪乘虚从口鼻而入,首犯肺胃,结于咽喉,并内传脏腑,流注经络,伤及营血。故见高热咽痛,颈、腋、腹股沟处淋巴结肿大、肝脾肿大、发斑等见症;后期余邪未尽,温热毒邪久居,气阴损耗,则出现气阴两伤的病证。

1. 辨证施治　从肝论治本病,一般多用清肝解毒化瘀法、疏利肝胆散结法。

(1)清肝解毒化瘀法:宜于热瘀肝胆证,证见身黄、目黄、尿黄,胸胁胀痛,恶心呕吐,纳呆厌食,大便黏稠,肝脾大明显,肝功能异常,舌红苔黄腻,脉弦数。用方茵陈蒿汤加减。伴有瘀毒阻络者,肝脾肿大,烦躁神昏,颈项强直,口眼㖞斜等,合用大定风珠、羚角钩藤汤滋肝息风,加紫雪丹或安宫牛黄丸开窍定惊。

(2)疏利肝胆散结法:宜于肝胆痰热蕴于经络,证见不规则发热,颈、腋、腹股沟处淋巴结肿大,以颈部为著,脾脏肿大,舌红苔黄腻,脉滑数。用方清肝化痰丸(《医门补要》)加减。柴胡、生地黄、丹皮、连翘、猫爪草、夏枯草、僵蚕、浙贝母、海藻、山慈菇、昆布、白花蛇舌草等。淋巴结日久肿硬不消,加白芥子、皂角刺、白芷、丝瓜络、路路通、穿山甲、三棱等通络软坚散结;热毒炽盛者,壮热烦渴,咽喉红肿疼痛,乳蛾肿大,甚则溃烂,淋巴结肿大硬痛,合用普济消毒饮加犀角、牛黄、紫草等;合并正虚邪恋证者,病程日久,发热减退,或低热不退,精神不振,疲乏无力,口干唇红,淋巴结及肝脾渐缩小,舌红绛或淡红,苔少脉细弱,酌加益气生津化瘀之品,或合青蒿鳖甲汤加减。

2. 临床经验　刘宝文教授系辽宁省名中医,他认为该病属"温病、温疫"之范畴,热、毒、痰、瘀是主要病理因素。强调分期论治,以清热解毒为基本治则。初期病位在肺卫,首先表现为发热、咳嗽、咽干等肺卫表热证。治以疏风清热、解毒利咽,用银翘散和普济消毒饮化裁,金银花,连翘,桔梗,马勃,牛蒡子,板蓝根,山豆根,天花粉等。中期邪毒化热入里,热邪燔灼,疫毒内侵脏腑,毒热互结,煎熬营血,临床表现多种多样,变证较多,少数转为重症。多表现为高热,咽痛,肝脾及淋巴结肿大,苔黄,脉数有力;重者可出现斑疹隐隐,舌绛紫等热入营血之特征。此期治以大清气血,化瘀散结,多采用清瘟败毒饮加减。此期出现黄疸,恶心呕吐,口苦,脘痞纳呆,苔腻等中焦湿热变症。宜茵陈、郁金等药物清热利湿退黄,注意茵陈量需较大,一般用至 30~40g;酌情加用芦根、滑石等药物分消走泄,祛湿化浊。若寒战高热后疫毒逆传心包,扰动肝风,出现神昏肢厥、谵语,甚至心阳暴脱等危急重症,急宜清心镇惊开窍,可予安宫牛黄丸温水送服。后期邪热渐解而伴有阴液耗伤,兼余邪留恋为主要病机,表现为低热绵延,淋巴结肿大经久不消,乏力,口干,气短等症状。此期以养阴生津、解毒散瘀为治则,常用竹叶石膏汤为主方加减。

孙晓旭等报道用四妙清瘟败毒饮加减治疗儿童 EB 病毒相关传染性单核细胞增多症(infectious mononucleosis,IM)有较好疗效。将符合纳入标准的 70 例 IM 患儿按照随机数字表法分为对照组和治疗组,每组各 35 例。对照组给予更昔洛韦注射液,治疗组患儿在对照组基础上联合四妙清瘟败毒饮治疗。比较两组患儿的临床疗效、临床症状缓解时间及治疗前后中医证候积分变化情况,检测获得性免疫应答指标($CD4^+$、$CD8^+$、$CD4^+/CD8^+$)及肝功能等指标。其结论为四妙清瘟败毒饮加减治疗儿童 EB 病毒相关 IM,可提高患儿获得性免疫应答反应,改善中医证候,缩短临床症状缓解时间。

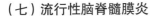

（七）流行性脑脊髓膜炎

流行性脑脊髓膜炎,简称流脑,是由脑膜炎球菌引起的化脓性脑膜炎。致病菌由鼻咽部侵入血循环,最后局限于脑膜和脊髓膜,形成化脓性脑脊髓膜病变。是好发于儿童的一种急性传染病。本病发病急、变化快,主要临床表现为突起发热,头痛,呕吐,神昏、惊厥,皮肤有瘀点、瘀斑或紫癜,及颈项强直等脑膜刺激征,脑脊液呈化脓性改变。每年冬春季为流行季节。潜伏期1~7天,一般为2~3天。主要通过呼吸道进行传播。人群对本菌易感,但发展至临床疾病者少,带菌者比病人多,缺乏某些补体成分的人特别易于复发。中医学中无"流脑"名称,该症状多属于中医的"疫病""瘟疫""痉病"。病因为外感风热疫毒,引动内藏之伏火,致气机壅滞,闭窍生风,内犯厥阴,陷营动血伤络;后期热盛伤阴,阴虚风动,痰热阻络,脑窍失养。

1. 辨证论治　从肝论治流脑一般用清热解毒、清气凉营法,清营泄热、凉血解毒法,及滋阴养肝、益气清热法。

（1）清热解毒,清气凉营法:宜于气营两燔证,证见壮热烦躁,头痛如劈,颈项强直,恶心呕吐,神志不清,谵语抽搐,或见斑疹,便秘口渴,舌红绛,苔黄燥,脉弦数。方用清瘟败毒饮加减;神昏抽搐,加紫雪丹或安宫牛黄丸。

（2）清营泄热,凉血解毒法:宜于热陷营血证,证见壮热不退,神昏谵语,四肢抽搐,角弓反张,皮肤大片斑疹,鼻衄,吐血,舌绛少苔或光剥,脉细弦而数。方用化斑汤合犀角地黄汤。

（3）滋阴养肝,益气清热法:宜于肝阴亏虚,余热未尽证,证见热退,或有低热,斑疹渐退,留有瘀斑,手足抽搐,盗汗自汗,乏力口干,胃纳欠佳,舌光剥,脉细数。方用生脉散合三甲复脉汤。

（4）后遗症:出现偏瘫拘急,肢体活动不利,角弓反张,或舌謇失语,目睛直视呆滞,或吐舌弄舌,或喉中痰鸣等。辨证属于阴虚风动者,用大定风珠方;属于风痰阻络证者,用导痰汤;属于气虚血瘀者,用补阳还五汤。

2. 临床经验　邢锡波医师认为流脑属于中医的"温疫",应按卫气营血辨证。初期表现为卫分表证或卫气同病证;若邪气鸱张,邪热迅速入于营血,表现为热入营血、正盛邪实的里实热证,此期易出现正不胜邪的邪热内陷厥阴、热入心包或痰蒙心窍证;后期可出现肝肾阴血亏虚、痰瘀阻络的耳聋、偏瘫、失语等后遗症。对瘟毒壅闭上焦,内陷厥阴,热毒犯脑,出现高热神昏抽搐,脑脊液压力增高、颜色混浊,舌红绛苔黄腻者。治用清宣毒热、开窍醒神、息风镇痉法,用生石膏、大青叶、连翘、黄芩、黄连、贯众、葛根清热宣毒,用天麻、钩藤、僵蚕、胆南星、全蝎、水牛角、羚羊角息风镇痉,用牛黄、紫雪散、朱砂等清心开窍醒神。

王一战等用计算机检索流行性脑脊髓膜炎中医证治文献,提取医案的中医四诊信息,经过数据标准化处理并建立数据库,运用中医传承辅助系统挖掘用药规律,共纳入文献59篇,医案66例。核心药物为石膏、生地黄、玄参、牡丹皮、大黄、甘草及石菖蒲、郁金。结论认为"清热祛邪"是中医遣药组方治疗流脑的主要原则,酌用开窍、息风止痉药,病程后期重视补气、养阴药的运用。培本祛邪,标本兼顾,为临床治疗提供依据和指导。

 参考文献

[1] 刘裁吾. 痉病与脑膜炎全书[M]. 长沙:湖南印书馆,1935.

[2] 蒲辅周. 中医对几种急性传染病的辨证论治[M]. 北京:人民卫生出版社,1960.

[3] 柳诗意,刘燕玲,洪慧闻,等. 关幼波辨治急性肝炎经验[J]. 山东中医杂志,2013,32(4):283-285.

[4] 吕媛媛,薛博瑜. 关幼波治疗慢性肝病经验[J]. 河南中医,2013,33(4):521-522.

[5] 黄坤强. 黄坚白[M]. 2版. 北京:中国中医药出版社,2014.

[6] 刘宇. 山东中医药大学九大名医经验录系列 刘惠民[M]. 北京:中国医药科技出版社,2018.

[7] 武维屏. 武维屏学术思想及临床经验集[M]. 北京:中国中医药出版社,2014.

[8] 王书臣,崔云,苗青. 王书臣治疗肺病学术经验集萃[M]. 北京:北京科学技术出版社,2016.

[9] 赵兰才,曾文颖. 流行性感冒三期论治[J]. 北京中医,2007(11):719-721.

[10] 田艳平. 连花清瘟胶囊治疗流行性感冒疗效和安全影响[J]. 心理月刊,2019,14(8):160.

[11] 李永清. 外感病证治[M]. 北京:中国中医药出版社,2013.

[12] 孟宏伟. 常志中麻疹诊治经验及临床运用体会[J]. 医学研究与教育,2020,37(2):49-54

[13] 邢锡波. 邢锡波医案集[M]. 北京:人民军医出版社,1991.

[14] 张健,李海涛,陈鹏. 茵陈蒿汤加减治疗慢性乙型病毒性肝炎48例[J]. 湖南中医杂

志,2014,30(7):52-53.

［15］何子强,杨冰.百日咳中医治疗的现状及其评析[J].河南中医药学刊,1996(1):
59-61.

［16］孙婷,沈佳颖,韩海琼.倪菊秀治疗小儿百日咳痉咳经验探析[J].中国中西医结合儿
科学,2020,12(6):559-561.

［17］夏芸芸,马立明.刘宝文治疗传染性单核细胞增多症经验[J].吉林中医药,2021,41
(4):461-464.

［18］孙晓旭,李向峰,马淑霞.四妙清瘟败毒饮加减治疗儿童 EB 病毒相关传染性单核细
胞增多症临床研究[J].河南中医,2021,41(8):1210-1213.

［19］王一战,王玉贤,苏芮,等.基于数据挖掘的流行性脑脊髓膜炎中医用药规律研究[J].
中华中医药学刊,2017,35(9):2341-2344.

（赵兰才,李旭鹏）

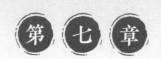

从肝论治恶性肿瘤

一、常用治法

（一）疏肝法

1. **疏肝理气** 本法适用于肝郁气滞证。肝主疏泄，性条达而恶抑郁，肝气疏泄不及而致气机郁滞，经脉不利，肝郁日久，聚而成积。《灵兰要览》云："治积之法，理气为先。"故疏肝理气法为恶性肿瘤的常见治法。此证患者多胸胁、乳房胀闷窜痛，情志易怒，善太息。常见于原发性肝癌、乳腺癌、胃癌等。

方药：柴胡疏肝散（《医学统旨》)加减。柴胡、陈皮、白芍、枳壳、香附、川芎、郁金、预知子、石见穿、土茯苓、鸡内金、甘草等。

2. **疏肝健脾** 本法适用于肝郁脾虚证。肝气郁结，疏泄不利，横克脾土，脾运化失司，气滞湿聚，日久渐成积块。《金匮要略》有云："见肝之病，知肝传脾，当先实脾。"说明肝郁乘脾致癌在临床较为常见。此证患者多两胁作痛，口苦，目眩，纳呆食少，或有腹泻，往来寒热。常见于原发性肝癌、胃癌、乳腺癌等。

方药：逍遥散（《太平惠民和剂局方》)加减。柴胡、当归、白芍、白术、茯苓、生姜、薄荷、炙甘草等。

3. **疏肝和胃** 本法适用于肝胃不和证。肝失疏泄，气机郁结，横逆犯胃，致使中焦失运，胃失和降，运化失司，痰湿内生，久聚成积。此证患者多呃逆嗳气、吞酸嘈杂。常见于胃癌、原发性肝癌等。

方药：四逆散（《伤寒论》)合参赭培气汤（《医学衷中参西录》)加减。柴胡、白芍、枳实、党参、生赭石、知母、当归、柿霜饼、清半夏、肉苁蓉、天门冬、炙甘草等。

4. **行气活血** 本法适用于气滞血瘀证。肝藏血，主疏泄，气机不利，瘀血阻滞胸胁,阻碍清阳升达,气滞血瘀,积留不去,癥瘤乃成。正如《素问·至真要大论》所云,"疏其气血,令其条达,而致和平",治疗时应施以行气活血法以消积化瘤。此证患者多因肝气不疏,不通则痛,故见胸痛,日久不愈,痛如针刺而有定处,或呃逆日久不止,急躁易怒。常见于肺癌、肝癌、胃癌等。

方药:血府逐瘀汤(《医林改错》)加减。生地、当归、赤芍、桃仁、枳壳、红花、牛膝、桔梗、柴胡、川芎、预知子、郁金、夏枯草、鸡内金等。

(二)滋肝法

本法适用于肝肾阴虚证。肝藏血,体阴而用阳,肝阴不足,不能上滋头目,头晕耳鸣,两目干涩;阴虚不能制阳,虚火上炎,故颧红盗汗,五心烦热。肝肾同源,肝病日久必导致肾虚,肾阴虚则腰膝酸软,眩晕耳鸣。常见于原发性肝癌、乳腺癌、卵巢癌等。

方药:一贯煎(《续名医类案》)合杞菊地黄丸(《麻疹全书》)加减。熟地黄、山茱萸、山药、泽泻、牡丹皮、茯苓、沙参、麦冬、生地、当归、川楝子、枸杞、菊花、黄精等。

(三)清肝法

1. 清肝利胆 本法适用于肝胆湿热证。湿热蕴结于肝胆,日久聚而为积。此证患者多因湿热内阻肝胆,疏泄失司,气机不畅,故胁肋胀痛,湿热郁蒸上逆则口苦,胆汁不循常道而外溢肌肤,故身目发黄。常见于原发性肝癌、胰腺癌、胆囊癌等。

方药:茵陈蒿汤(《伤寒论》)加减。茵陈、栀子、大黄、柴胡、炒枳壳、黄芩、半夏、赤芍等。

2. 清肝泻火 本法适用于血热崩漏证。肝为藏血之脏,主疏泄,若七情郁结,肝失调达,郁而化火,热迫血外溢,发为崩漏。此证患者需以《素问·至真要大论》中"热者寒之"之法,清肝泻火以止血固崩。常见于子宫内膜癌、宫颈癌等。

方药:加味逍遥散(《内科摘要》)加减。柴胡、白术、当归、白芍、茯苓、薄荷、甘草、丹皮、栀子、生地、益母草、血余炭等。

二、名家经验

(一)王沛从肝论治恶性肿瘤

1. 从肝论治胃癌 王沛教授认为正气不足是胃癌发生的根本。瘤体居于胃中,严重影响受纳腐熟功能,影响胃气生成及运化,致气血生化乏源。故认为治疗胃癌应顾护胃气、补脾肾之气,养血柔肝止痛至关重要,多选用生黄芪、当归、桂枝、白芍、茯苓、焦三仙、生首乌、女贞子、山茱萸、补骨脂等健脾和胃、益肾、补血柔肝的药物。如黄芪与当归相配,取当归补血汤之义以补气生血。

2. 从肝论治原发性肝癌　王沛教授认为肝癌属本虚标实之证。本虚主要为脾气不足,肝阴亏损;标实即指邪毒内蕴,气血瘀滞,痰湿蕴结。发病之初多为肝郁脾虚,气滞血瘀,肝之阴阳失去平衡;肝乃体阴而用阳,而阳常有余阴常不足,故日久则气郁化火,湿热内生,瘀毒互结,肝阴亏损,见消瘦、积块、黄疸、臌胀、疼痛等症;晚期由于邪毒耗气伤阴,致肝肾阴虚,气虚不摄,血动窍闭,见消化道出血、肝昏迷等症。治疗上可分为滋阴柔肝法与疏肝理气、补肾益肝法。

(1)滋阴柔肝法:王沛教授认为在肝癌治疗当中,柔肝应与健脾并重。肝体阴而用阳,而阳常有余阴常不足,故肝阴易亏,肝阳易亢,肝火易旺;临床肝病者,性情躁怒、忧虑者为多。故治肝宜柔,以滋阴柔肝为主,使肝阳得潜,肝气得疏。治肝癌,柔肝阴、理肝气、益脾气并重,常用药物青蒿、鳖甲、杭白芍等。

(2)疏肝理气,补肾益肝法:王沛教授提出治肝癌以调理气机为先,气行则血行,气行则湿化,组方选用益气健脾之品。肝主疏泄,调人体一身之气机;脾乃中土,为气机升降之枢纽。肝肾同源,肝阴虚日久必损及肾阴虚,肾阴虚则水不涵木,肝阳愈亢,肝阴愈虚,故须补肾滋水以涵木。

3. 从肝论治乳腺癌　王沛教授认为乳腺癌基本病机以肝郁气结为主,兼有脾肾亏虚,以及痰凝、邪毒的蕴结。总的治法以疏肝解郁为主,适当健脾补肾,兼以散结、通络。在乳腺癌患者中,肝郁者所占比例较大,肝郁导致气机逆乱,乘克脾土,脾虚及肾,脾肾两虚,预后较差,故应疏肝理气,使肝气舒,气机畅,气血调和,正气乃复。常用药物有柴胡、香附、青皮、陈皮、郁金等。

4. 从肝论治肺癌　王沛教授认为肺癌发生、发展是处于一个不断变化的复杂过程中。肺脏自身特性决定了肺癌发病过程可出现诸多复杂症候,这与机体状态和体质有很大关系。肺癌发病原因总的来说,为肺阴受损,肺气不足。然虚证中有实证,虚实夹杂,不同患者侧重点不同,治疗上以辨寒热阴阳为主线,根据具体症状随证施治。咯血、痰中带血,是肺癌的一个常见症状,多为情志不畅,肝火旺盛,木火刑金,热伤肺络所致,肺阴受火刑煎灼,炼液为痰,多为黄痰。治疗常用柴胡、黄芩疏理肝气,清泻肝火;牡丹皮、焦栀子凉血止血;胆南星、瓜蒌清化热痰。

（二）郁仁存从肝论治恶性肿瘤

1. 从肝论治胃癌　郁仁存教授认为疏肝理气是治疗胃癌的重点，"外邪"仅是导致胃癌条件之一，"内虚"才是疾病关键所在。机体正气虚弱，则无力祛邪，邪气留于机体内，则脏腑、气血、经络等正常功能均可遭受严重负面影响，提高肿瘤发生概率。肝主疏泄、藏血，肝之病多气血不调，肝病必阴血亏虚；肝肾同源，补肾阴即补肝阴。郁仁存教授认为应加强疏肝理气，可多用柴胡、郁金、川楝子、玫瑰花等药物。此外，当患者出现腹泻、腹胀等不良反应时，考虑可能与脾虚、脾阳不升有关，处方中强调使用健脾升阳的白术、茯苓、厚朴花、升麻等药物，以健脾利湿、提升患者阳气。

2. 从肝论治前列腺癌　郁仁存教授认为前列腺癌发病根本原因是肝、脾、肾亏虚。治疗时在健脾补肝肾基础上，根据痰、瘀、毒的属性，随证加减应用化痰、消瘀和解毒类药。

（三）刘嘉湘从肝论治恶性肿瘤

1. 从肝论治肺癌　刘嘉湘教授认为，肝郁气滞血瘀为晚期肺癌常见证型，常见咳嗽不畅或咯血，胸闷气急，胸胁胀痛或剧痛，且痛有定处，或颈部及胸部青筋显露，唇甲紫黯，舌紫黯、有瘀斑瘀点，苔薄黄，脉细弦或涩。治疗应以"扶正祛邪，疏肝调神"为要，方选复元活血汤、小柴胡汤加减。

2. 从肝论治原发性肝癌　刘嘉湘教授治疗肝癌擅用疏利少阳之法。《伤寒论·辨太阳病脉证并治》曰："伤寒五六日，往来寒热，胸胁苦满，默默不语饮食，心烦喜呕，或胸中烦而不呕……小柴胡汤主之。"临床上多以小柴胡汤加减，顺从肝性，使其条达舒畅，达到消散癌肿的目的。

3. 从肝论治宫颈癌　刘嘉湘教授认为宫颈癌病发"六七"，以肝肾不足为主。肝肾不足，冲任失调是本病发病的基础。治疗应以扶正为本，补肝肾为先，始终以"补益肝肾，调补冲任"为大法。临床上常用六味地黄丸、肾气丸等为主。

4. 从肝论治大肠癌　刘嘉湘教授认为大肠癌病因病机，是饮食不节，恣食肥腻、醇酒厚味，或误食不洁之品，损伤脾胃，运化失司，遂成宿滞；湿浊内生，郁而化热，湿热蕴毒下注，浸淫肠道，气滞血瘀蕴结日久而成积块。其中，湿热、火毒瘀滞属病之标，脾虚肾亏、正气不足乃病之本。治疗肝肾阴虚证，以滋养肝肾、清热解毒为治法，常选知柏地黄汤加减治疗。

（四）朴炳奎从肝论治恶性肿瘤

1. 从肝论治原发性肝癌　朴炳奎教授将原发性肝癌归纳总结为肝阴虚、

肝阳虚、肝阳实、肝阴实四种证型。通过循因论治、扶正培本等治疗原则,调节肝之"不和"病理状态,以达到阴阳气血平和、阴平阳秘的状态。对于肝阴不足者,常用枸杞子、女贞子、墨旱莲、五味子等养肝柔肝药物,以滋水涵木;对于肝阳虚者,常在健脾益气基础上,选用肉苁蓉、杜仲、乌药、肉桂等温阳药物,旨在温水而暖木。

2. 从肝论治卵巢癌 朴炳奎教授认为社会和家庭的双重压力容易影响女性的情绪,往往引起情志不畅,导致肝失疏泄,肝气郁结,气郁日久则血行不畅,气血瘀滞,留于卵巢形成癥瘕。治疗遵循"肝为刚脏,职司疏泄,用药不宜刚而宜柔,不宜伐而宜和"原则,同时注重患者心理疏导。临证常多种治肝药并用,如用柴胡、香附、郁金等药以理气疏肝;用白芍等药以养阴柔肝;用当归等药以养血充肝;用栀子、黄芩等药以清泻肝火等。

3. 从肝论治乳腺癌 朴炳奎教授认为,乳腺癌初起以肝气郁结、痰瘀毒结为主;经过手术、放疗或者化疗等治疗之后,邪去正衰,以气血亏虚,肝、脾、肾功能受损为主;疾病复发转移,体内残存伏邪作祟,脏器衰竭,以正气不足,痰瘀癌毒流窜,肝、肾、冲任不足为主。肝失疏泄贯穿于本病发生发展全过程,故无论处于何种病程阶段均当注重调肝。临床实践中常以四逆六君调冲汤(柴胡、白芍、枳壳、生黄芪、生白术、茯苓、陈皮、半夏、炒三仙、生地、枸杞子、淫羊藿、莪术、土茯苓、白花蛇舌草)为主方治疗。

(五)潘敏求从肝论治恶性肿瘤

1. 从肝论治原发性肝癌 潘敏求教授将原发性肝癌分为气滞血瘀、肝郁脾虚、肝胆湿热、阴虚内热等型,主要采用"健脾理气、化瘀软坚、清热解毒法";并拟定肝复方,研制肝复乐片和肝乐合剂,用于以肝郁脾虚为主证的原发性肝癌。肝复方由党参、鳖甲、重楼、黄芪、白术、土鳖虫、桃仁、大黄、半枝莲、茯苓、柴胡、香附、陈皮、三七、生牡蛎、全蝎、甘草等药物组成。党参健脾益气,生津养血;醋鳖甲化瘀软坚散结;重楼清热解毒,消肿止痛。党参、鳖甲、重楼三者共为君药,健脾理气、化瘀软坚、清热解毒。臣以白术、黄芪补气健脾益胃,助党参益脾胃之气,同时利水;臣以土鳖虫、大黄、桃仁活血逐瘀,助鳖甲化瘀散结之效;臣以半枝莲清热解毒、散瘀止痛,以助重楼清热解毒。佐以茯苓健脾利湿,增强脾胃运化之力;佐以三七、生牡蛎、全蝎活血散结,以助化瘀软坚;佐以香附、陈皮疏肝理气,和胃降逆,以助诸药健运脾胃、活血通络。柴胡为使,一则疏肝解郁,以佐上药,二则引经,使他药直达病所;甘草为使,调和诸药。

诸药合用,共奏健脾理气、化瘀软坚、清热解毒之功。随证加减时,肝郁脾虚甚者,加郁金、山药、陈皮、麦芽;肝胆湿热甚者,加茵陈、蒲公英、黄芩;阴虚内热甚者,加牡丹皮、地骨皮、麦冬;肝肾阴虚甚者,加枸杞子、女贞子、墨旱莲、菟丝子;纳呆、乏力甚者,加炒麦芽、薏苡仁;痛甚者,加延胡索、川楝子、制乳香、制没药等。

2. 从肝论治乳腺癌　潘敏求教授认为情志内伤,肝失疏泄,气机郁结是乳腺癌发病的重要原因。治疗主张以疏肝柔肝为主,兼顾理气解郁,防止郁热化火。疏肝常用郁金、柴胡、木香、香附、川楝子等药物;柔肝多用枸杞、白芍、女贞子、菟丝子等药物;清肝火多用栀子、虎杖、田基黄等药物。

3. 从肝论治肺癌　潘敏求教授认为肺癌发生与肝脏相关。肝主升发,肺主肃降,两者联系主要体现在气机调节和气血升降运行上,即"肝从左而升,肺从右而降"。若肝升太过,气火上逆犯肺,木火刑金,可见咳嗽、胸痛,伴咯血或高热、手足逆冷等症。用药可配伍柴胡、白芍等疏肝柔肝,羚羊角等清肝降火,佐以桑白皮、玄参等清热润肺。

(六)周岱翰从肝论治恶性肿瘤

1. 从肝论治胃癌　周岱翰教授指出,胃癌病机以本虚为主,易及他脏,特别是肝、脾、肾三脏。肝与脾胃同处中焦,关系密切,肝属木,脾胃属土,脾胃气虚,则木旺而乘之。临床上此类患者多出现胃脘胀满,善太息,嗳气陈腐,或呃逆频频,纳食减少或呕吐等相关症状,多辨证为肝胃不和,治疗以疏肝和胃、降逆止痛为主。晚期胃癌多出现肝脾肾精气虚损,此时患者癌毒的毒根深藏日久,耗伤气血津液,气血不行,瘀结胃脘,影响脾升胃降,临床可见饮食日少、形体消瘦的特点。这一阶段治疗涉及三脏气血阴阳平衡,多用"升脾阳、滋肝肾"的方法,组方选用补中益气汤、二至丸、肾气丸等。

2. 从肝论治原发性肝癌　周岱翰教授认为,肝癌病由于瘤体之瘀毒结于肚腹,致气机不畅,失于疏泄,致脾胃不能运化,则水湿内停,湿浊或从寒化或从热化,而出现黄疸、纳呆、恶心欲呕、周身乏力、胁肋隐痛、便血、衄血、水肿等症。肝癌除了肝脏瘤体本身积证之外,容易引起各种变证,导致临床中辨证较复杂,临证宜抓热、瘀、虚的特点,分肝热血瘀型、肝盛脾虚型、肝肾阴虚型。

(1)清肝解毒法:用于疾病早期肝热血瘀型。症见肚腹结块,或胀闷疼痛,口唇干焦,或烦热口干,甚则肌肤甲错,便结尿黄,舌苔白厚,舌质红或黯红,脉弦数。药用半枝莲、白花蛇舌草、重楼、栀子、大黄、羚羊角、牛黄等。

（2）扶脾抑肝法：用于疾病中期肝盛脾虚型。症见肚腹肿物，胀闷不适，消瘦倦怠，短气不眠，口干不喜饮，腹胀纳少，进食后胀甚，尿黄短，大便溏数，甚则出现肢肿、腹水、黄疸，舌苔白、舌质胖，脉弦细。药用半枝莲、白花蛇舌草、重楼、栀子、地龙、党参、生晒参、白术、茯苓、薏苡仁等。

（3）滋养肝肾法：用于疾病晚期肝肾阴虚型。症见臌胀肢肿，短气肉削，唇红口干，食少不眠，或身热烦躁，舌光无苔，舌质红绛，脉细数无力。药用女贞子、山萸肉、墨旱莲、生地黄、白芍、西洋参、麦冬等。

（七）武维屏教授从肝论治肺癌

武维屏教授认为，肺癌发生不外虚、气（郁）、痰、瘀、毒；病位在肺，与五脏相关，尤其与肝关系密切，故立消、补、通、调四法则为治。肝肺气机不畅为肺癌病机关键，重视从肝论治肺癌，强调除痰消积、治气为先，理气重肺肝；姑息治疗、整体调养，不能离肺肝；消、补、通、调治气、血、痰，关键在肺肝，并总结出肺癌治疗中调肝理肺常用十法，内容可见本章病治举要部分。肺癌各期凡见有肝肺气郁、气血亏虚者，治宜健脾益肺疏肝，调理枢机，方选参芪逍遥散、香郁透脓归脾丸、四逆补肺汤合参芪当归芍药散加减。

（八）李佩文从肝论治恶性肿瘤

1. 从肝论治原发性肝癌　李佩文教授认为，治疗肝癌要重视肝郁脾虚与血瘀。肝、脾、肾三脏同病，湿、热、气、血、毒结聚成块，形成肝积。治疗上以扶正培本、健脾疏肝为基本治则，将其分为四种类型，辨证施治用药。

（1）疏肝健脾法：原发性肝癌初期多为肝郁脾虚。因脾气健运依赖于肝气疏泄正常，肝气郁结，则脾失健运，肝气疏泄太过，则横逆犯脾，故患者每多肝脾同病。肝气不疏，阻于胁络，不通则痛，故见胁肋胀痛；肝气乘脾，脾失健运，故纳呆、便溏。治法疏肝健脾，理气散结。以逍遥散、柴胡疏肝散、枳实消痞丸加减。

（2）清肝利胆法：肝气郁结，郁久化热，横犯脾胃，脾失健运，湿浊内阻。湿热互结，蕴于中焦，熏蒸肝胆，胆汁不循常道而泛滥，致身目肌肤发黄；肝胆火热上扰，则口苦咽干，肝热犯胃，故恶心呕吐。治法清热利胆，化湿解毒。以茵陈蒿汤、五苓散、龙胆泻肝汤加减。

（3）行气活血法：气为血帅，气滞则血行不畅，渐致血瘀；久病入络，肝气久郁，导致肝络瘀阻，胁下积块，胁部胀痛，形体消瘦，肌肤甲错。治法行气活血，化瘀消癥。以化肝煎、膈下逐瘀汤加减。

（4）滋补肝肾法：邪毒阻于肝胆，耗伤肝阴，肝肾同源，日久肝肾之阴俱亏，阴虚内热，故见颧红、低热、盗汗、五心烦热等；肝血亏耗，机体失养，故胁肋隐痛；腰为肾之府，肾虚故腰酸腿软。治法滋补肝肾，凉血软坚。以知柏地黄丸、一贯煎加减。

2. 从肝论治乳腺癌　李佩文教授诊治乳腺癌，特别是其相关郁证有独特见解。从肝郁肾虚着手，乳腺癌相关郁证多为情志不遂、肝郁气滞所致，治疗宜采用疏肝解郁、解毒散结之法。临床以逍遥散、柴胡疏肝散等加减，同时配合欢皮、合欢花、玫瑰花、凌霄花、郁金等疏肝解郁，调畅情志。若伴咽中异物感、大便溏等脾虚痰湿证，则加半夏、厚朴、麸炒白术等健脾化痰；若气郁化火，表现为心烦易怒、口干口苦、尿黄便秘等，则加牡丹皮、焦栀子、知母、黄柏等清热泻火；若出现胸胁刺痛、四肢麻木、舌质瘀点瘀斑等血瘀之象，则加鸡血藤、丹参、红花等活血化瘀。

3. 从肝论治胰腺癌　李佩文教授认为，胰腺癌的发生发展与情志变化关系密切。情志失调，肝失疏泄，导致肝气郁结是胰腺癌病机之一。《素问·举痛论》曰："百病皆生于气也。"情志内伤最易损伤肝，肝失疏泄，肝气郁结，阻滞经脉，血行受阻，气滞血凝，日久导致胰腺癌发生。同时肝脏是胰腺癌最为常见及多发的转移部位，胰腺癌发生肝脏转移后，病情进展迅速、预后差。在临证中将"疏肝散结，补肝血调肝用"作为重要治则，方选柴胡疏肝散化裁，常加用养肝之药白芍，与当归共用养肝血，预防和治疗肝转移。

4. 从肝论治妇科肿瘤　李佩文教授认为，妇科肿瘤发病机制是冲任损伤、肾肝脾失调。卵巢、子宫属于女子胞，与冲、任二脉及肾、肝、脾三脏关系密切。肝郁气滞导致的血瘀，是妇科肿瘤形成的重要机制。女子以肝为先天，百病生于气也。情志内伤，肝郁气结，血行不畅，瘀血内阻；气机不畅，津液、水湿不化，痰湿内生，阻于冲任，结成癥瘕。肝郁化热，肝肾阴虚，虚热内生，可导致冲任热证；肝阴血不足，可致冲任虚证。常选膈下逐瘀汤加减治疗。

（九）林洪生从肝论治恶性肿瘤

1. 从肝论治乳腺癌　林洪生教授认为，乳腺癌属"乳岩""乳癖"范畴，与肝肾两经关系最为密切。女子以肝为先天，肝脉布络胸胁，肝主疏泄，宜疏泄调达，郁怒伤肝，则胸胁脉络气机不利，气滞血瘀，久则聚痰酿毒，凝结于乳中而成癌。肝肾同源，肾虚不能滋养肝木，肝失条达而郁滞，故肾气亏虚是病之本，肝气郁结为病之标。疏肝补肾、理气散结是主要治疗方法，临床常用柴胡、白芍、香附、枳壳、女贞子、墨旱莲、淫羊藿、鹿角霜、橘核、浙贝母、山慈菇等。

2. 从肝论治肺癌 肺癌患者气虚则滞；病后情志不畅，肝失疏泄，亦可气滞；痰瘀阻滞脉络，气机也必有阻滞，故患者每有气滞表现。常以桔梗、苦杏仁调肺气；佛手、香附调肝气；大腹皮、枳壳调胃气；莪术、延胡索调血中之气。化疗是治疗肺癌的主要手段，化疗阶段的病机为脾胃不和，气血不足，肝肾亏虚。主张以健脾和胃、调补气血、滋补肝肾为治则，以减少化疗毒性，提高化疗完成率和疗效。且放、化疗期间，患者易出现恶心、呕吐、腹痛、腹泻等肝胃不和、肝脾不调表现，临证重视顾护患者脾胃之气。常以温胆汤、逍遥散加减，或疏肝和胃，或调和肝脾，以恢复脾胃功能，使胃能受纳和降、脾能健运、气血得生。

3. 从肝论治原发性肝癌 林洪生教授认为，肝癌发病始于禀赋不足，正气亏虚，或发病日久，攻伐太过，脏腑精气耗伤严重，与感受湿热毒邪、长期饮食不节、嗜酒过度及长期情志失调等因素有关。以正虚为本，气滞血瘀、湿热癌毒等积聚为标，病性本虚标实；病位在肝，累及脾肾。主要病机有气滞血瘀、湿热蕴结、肝肾阴虚、正气虚衰。《医宗必读·积聚》云："积之成也，正气不足，而后邪气踞之。"正气虚弱，加之外受邪毒，正不胜邪，致肝脾功能失调，进而气滞血瘀，积久成癌。对胁痛口苦、脘腹痞闷、面色晦黯、厌食油腻等肝热的患者，常用龙胆泻肝汤加减，以清热疏肝；对胁下痞块、两胁胀痛、腹大鼓胀、口干口苦、身目发黄等湿热毒瘀结者，用茵陈蒿汤加减，以清热利湿、活血解毒；此外，龙葵、半边莲等化湿利水，对肝癌腹水有一定效果。

（十）陈信义从肝论治肿瘤

1. 从肝论治胃癌 陈信义教授认为，肝郁气滞、寒凝血瘀是胃癌发生发展的主要病机，并拟定"新加良附方"辅助治疗中晚期胃癌。该方在经典名方"良附丸"基础上加穿山龙组成，方中香附疏肝理气止痛，高良姜温中暖胃、散寒止痛，穿山龙活血化瘀通络，共奏疏肝理气、散寒活血止痛之效。临床应用能显著改善胃癌患者胃脘疼痛、胸腹胀满、畏寒肢冷、食欲不振等症状，联合化疗具有提高临床缓解率作用。

2. 从肝论治癌因性疲乏 癌因性疲乏是在癌症发生、治疗与进展过程中的常见症状。肝属木，脾属土，肝脾相克，在病理关系上，有木乘土或土侮木。因此治疗癌因性疲乏以补脾为主时，要适当加入疏肝药，以防土侮木导致肝郁证。以肝郁脾虚为主者，选用柴胡疏肝散为主方，茯苓、党参、炒白术为加味之品，以体现"见肝之病，当先实脾"理论，以防肝木克脾土。

3. 从肝论治肿瘤相关性抑郁　肿瘤相关性抑郁主要临床表现为心境或情绪低落,兴趣缺乏与乐趣丧失等。应从肝脾进行论治,肝气郁结,脾失运化,肝脾失调,脏腑阴阳气血失衡而成郁证。正如《景岳全书·郁证》所云:"初病而气结为滞者,宜顺宜开;久病而损及中气者,宜修宜补。"运用调平肝脾理论,情志抑郁属肝气郁结者,治以疏肝解郁之柴胡疏肝散。

三、病治举要

(一)乳腺癌

乳腺癌治疗主要采取手术治疗、化放疗、内分泌治疗、靶向治疗及中医药治疗为主的综合治疗。中医药从整体出发,调整机体阴阳、气血、脏腑功能平衡,增效减毒,能改善患者生存质量,延长患者生存时间。

1. 辨证论治　从肝论治乳腺癌,常见证型有肝郁气滞、肝郁脾虚、肝郁痰凝、肝胃不和、肝肾阴虚等。常用治法有疏肝理气、疏肝健脾、疏肝化痰、疏肝养肝、补肾疏肝等。

(1)疏肝理气:郁仁存教授治疗乳腺癌肝郁气滞证,予疏肝理气、化痰散结,药用逍遥散加减。郑卫琴教授认为,乳腺癌以肝郁为本,患者肿块的大小、硬度、疼痛常受情绪影响,且容易在焦虑、紧张、郁怒时诱发,治疗以疏肝理气解郁为主,肝疏则乳络通畅,脾肾俱安,常以柴胡疏肝散加减。

(2)疏肝健脾:余桂清教授在治疗肝郁脾虚型乳腺癌时常以疏肝理气、养血散结为主,方选逍遥散加减。吴煜教授认为术后患者耗伤气血,女子以血为用,更应注重养血,临证亦选用逍遥散加用鸡血藤、阿胶、四物汤等养血活血,从而共奏疏肝健脾养血之效。

(3)疏肝化痰:朴炳奎教授提出乳腺癌初起,以肝气郁结、痰瘀毒结为主,提出疏肝健脾、化痰逐瘀、散结抗癌的治疗方法,常用主方为四逆六君调冲汤,主要由四逆散合六君子汤加上益肾、调补冲任及抗癌药物组成。

(4)疏肝养肝:林丽珠教授认为情志不畅、肝气郁结、阴虚痰结是乳腺癌重要病因病机,治疗时重在疏肝养肝,兼顾柔肝缓急,以柴胡疏肝散为基础方,加麦冬、女贞子、墨旱莲、山茱萸、杜仲、桑寄生等。

(5)补肾疏肝:杨宇飞教授认为乳腺癌病理特点主要为肝郁肾虚,采用有补有泻的"三交疏肝补肾方",常用方剂如六味地黄丸、二至丸、小柴胡汤、逍遥散等。在内分泌治疗中,患者多出现潮热、汗出、急躁易怒、月经紊乱等症状,王禹堂教授认为上述症状符合肝肾阴亏、阴虚火旺的表现,应用六味地黄丸合丹栀逍遥散加减治疗。

2. 临床经验 王笑民教授应用疏肝健脾中药(柴胡、当归、白芍、白术、茯苓、生姜、薄荷、炙甘草、生黄芪、鸡内金、浙贝母、砂仁、川楝子、陈皮)治疗73例晚期乳腺癌患者。发现在化疗期间使用该方可以减轻患者消化道毒副作用,增强疗效,提高患者生存质量。

李杰教授临床治疗乳腺癌采用病证结合的方法,确立以疏肝健脾为法的基本治则,针对不同患者灵活运用不同药对(郁金配预知子、青陈皮配半夏、绿萼梅配佛手、地龙配鸡血藤、骨碎补配补骨脂、鹿衔草配透骨草等)以提高临床治疗效果。

刘展华等采用柴胡疏肝散治疗乳腺癌术后伴发抑郁的患者,治疗后总体抑郁程度减轻,抑郁症状得到显著改善。上肢淋巴水肿是乳腺癌术后常见并发症,唐武军等自拟疏肝通络中药,如柴胡、郁金、路路通、水蛭、当归、鸡血藤、络石藤、海风藤、桂枝、车前草、车前子等治疗术后上肢淋巴水肿,获得较好的临床疗效。

(二)胃癌

胃癌治疗主要采取手术治疗、化疗、靶向治疗及中医药治疗为主的综合治疗。中医药治疗在改善患者生存质量、延长患者生存时间方面发挥着重要的作用。

1. 辨证论治 从肝论治胃癌,常见证型有肝郁脾虚证、肝郁气滞证、寒凝血瘀证、肝胃郁热证、肝气犯胃证、气血亏虚等。主要治法有疏肝健脾,理气散寒活血,清肝和胃,养血柔肝,疏肝理气、化瘀散结,平肝降逆、和胃止呕,清肝化热、和胃理气,温补肝脾、益气养血等。

(1)疏肝健脾:袁长津教授认为肝气郁结、脾胃虚弱是胃癌发生、发展的基础,患者每多因情志不遂,肝失疏泄,肝气郁结,脾气虚弱,引起五脏气血失调,基本病机为肝郁脾虚。治疗时应特别注重后天脾胃,从肝、脾两脏同时入手,以参苓白术散为基础方,自拟健脾疏肝益气汤。方中黄芪、党参、太子参益气扶正健脾,为君药,补脾胃之气;因脾喜燥恶湿,故又以薏苡仁、茯苓、炒白术健脾渗湿,以祛痰湿之邪,并改茯苓为茯神增其安神之功;木香、八月札疏肝理气,丹参、莪术、白花蛇舌草解毒、止痛、抗癌。共奏疏肝健脾、益气抗肿瘤的作用,提高患者生存质量。

（2）理气散寒活血：陈信义教授认为肝郁气滞、寒凝血瘀是胃癌发生发展的主要病机，首创"新加良附方"治疗中晚期胃癌。该方是在经典名方良附丸基础上加穿山龙组成，方中香附疏肝理气止痛，高良姜温中暖胃、散寒止痛，穿山龙活血化瘀通络，共奏疏肝理气、散寒活血止痛之效。

（3）清肝和胃：胃癌患者多有肝气郁结，日久化火，火邪犯胃，致肝胃郁热，伤及胃阴。周维顺教授针对肝胃郁热证型，用自拟方合丹栀逍遥散加减，药用猕猴桃根、水杨梅根、蒲公英、半枝莲、白花蛇舌草、三叶青、猪苓、茯苓、灵芝、炒薏苡仁、柴胡、青皮、陈皮、栀子、白芍、浙贝母、牡丹皮等。腹胀明显，可加用郁金、木香；痛甚者，加用延胡索、川楝子等；如嗳气频作者，加半夏、旋覆花等。

（4）养血柔肝：王沛教授认为正气不足是肿瘤发生的根本，瘤体居于胃中，久之影响胃受纳腐熟功能，致气血生化乏源。认为治疗晚期胃癌，当顾护胃气、补脾肾之气，且养血柔肝止痛至关重要，多选用生黄芪、当归、桂枝、白芍、茯苓、白术、生薏仁、焦三仙、生首乌、女贞子、山茱萸、补骨脂等能健脾和胃益肾、补血柔肝药物。

（5）疏肝理气、化瘀散结：胃癌前病变是指胃黏膜出现中、重度不典型增生和（或）不完全性结肠型增生，其主要伴存于慢性萎缩性胃炎。田德禄教授认为慢性萎缩性胃炎以胃脘痞闷为主要症状，属中医的"胃痞"范畴，以和降胃气为总则，每选苏梗、苏子、制香附、炒陈皮、香橼皮等；慢性萎缩性胃炎以气阴两虚为多，治疗多健脾益胃以固本，药选百合乌药汤加减；祛瘀化痰以散结，临床上常用赤白芍、三七粉、莪术活血化瘀，土贝母化痰散结。此外，田德禄教授认为，本病的缠绵难愈与邪毒未尽有关，临证治疗时每每加入白花蛇舌草、蒲公英、虎杖等清热解毒之品，以达既病防变之目的。

（6）平肝降逆、和胃止呕：呕吐是胃癌患者常见症状，由于肝气升发太过，导致肝气犯胃，胃气逆于上致呕吐。临床可用黄连温胆汤以和胃降逆，酌加吴茱萸、川楝子、延胡索、降香等，以加强行气止痛降逆之效。

（7）清化肝热、和胃理气：胃癌患者多伴有情志抑郁，肝气郁结，久郁化火，火邪犯胃，致肝胃郁热，伤及胃阴。可用滋水清肝饮。

（8）温补肝脾、益气养血：胃癌患者多久病体虚，久病肝脾俱损，可出现气血亏虚的证候。现代药理学研究表明，可用补中益气汤提高机体免疫力。陈洁生研究发现，肠内营养基础上辅以四君子汤改善胃癌术后患者营养状态，提

第三篇 应用篇——调肝之现代运用

高免疫功能,促进患者康复。

2. 临床经验 贾英杰教授认为胃癌形成与五行中土、木关系密切,肝胆属木,脾胃属土,木土之间存在着相克乘侮的制约关系。在治疗中若胃癌患者多见肝木旺以克制脾土,应以"抑木"为主,"扶土"为辅;若病机以肝实为主,应着重"抑木",佐以"扶土";若以脾虚为主,应着重"扶土",佐以"抑木"。抑木多化裁柴胡疏肝散和逍遥散,扶土多用补中益气汤和圣愈汤加减。

刘沈林教授认为胃癌术后多见肝脾不调证,在治疗时采用抑木扶土法恢复中焦平衡。治标从气郁入手,重在调肝;治本重在健脾以扶正。其在选用健脾药时,喜用气阴双补、柔和滋润之品;治肝时常以理气与活血、消癥、散结之品配伍同用,从而保持中焦升降有序,预防胃癌复发转移。

李俊柳等用清热养阴降浊冲剂(当归、白芍、菖蒲、郁金、五灵脂、麦冬、黄连、莪术、茯苓、石斛、蒲公英、败酱草、白花蛇舌草等)治疗癌前病变取得较好疗效。

(三)肺癌

肺癌是最常见恶性肿瘤,治疗主要采取手术治疗、化放疗、靶向治疗、免疫治疗及中医药治疗为主的综合治疗,以提高患者生存质量、延长生存期作为主要治疗目的。中医药治疗对于肺癌诊治发挥着重要的作用。

1. 辨证论治 从肝论治肺癌,临床常见证型有肝郁气滞证、气滞血瘀证、肝火犯肺证、肝阴不足证等。常用治法有疏肝理气、理气化瘀、清肝润肺、滋阴润肺等。

(1)疏肝理气:刘嘉湘教授方选柴胡剂加减治疗肺癌肝郁气滞证,常用药有八月札、绿萼梅、香附、青皮、川楝子、柴胡等。八月札味苦性平,归肝、胃、膀胱经,疏肝和胃,软坚散结;绿萼梅味微酸、涩,性平,归肝、胃、肺经,疏肝和胃,理气化痰,理气不伤阴,加之归肺经,疏肝气兼通肺气,肺癌患者尤为适合,二者同为疏肝理气之要药。孙桂芝教授重视扶正祛邪,疏畅肝气,方常选柴胡剂,如柴胡疏肝散加减。武维屏教授治疗肝郁气滞型肺癌,方选四逆散、逍遥散、畅金煎等;兼见便溏、咳痰稀白,苔白腻,脉濡滑或沉滑等寒痰蕴肺证者,方选柴朴二三汤;兼见便秘、咳嗽,痰黄质黏,苔黄腻,脉弦滑或滑数等痰热壅肺证者,方选大柴胡汤合小陷胸汤;兼见胸闷乏力,面色晦黯,纳呆,舌淡黯苔薄白,脉弦细等肺脾气虚证者,方选保元汤合逍遥散等;兼见心下痞硬,嗳气等肝胃不和证者,方选香苏旋覆代赭汤;或见邪犯肝胃等寒热夹杂证者,方选四逆半夏泻心汤。

（2）理气化瘀：张代钊教授常选瓜蒌薤白半夏汤加减，以活血化瘀，降逆化痰平喘，治疗气滞血瘀型肺癌。刘嘉湘教授认为气滞血瘀证常见于肺癌晚期伴上腔静脉综合征或骨转移者，方选复元活血汤加减。武维屏教授认为肺癌早期常出现肝郁气滞血瘀之证，常选血府逐瘀汤加减治疗。

（3）清肝润肺：肝肺调节气机，如气机升降失常，则肝气郁结，气郁化火，肝火灼肺，肺失清肃，常见胁痛、易怒、咳逆、咯血等木火刑金之候。肺失清肃，燥热下行，使肝失条达，疏泄不利，出现胸胁引痛胀满、头痛头晕、面红目赤等肺燥伤肝，金不制木之候。武维屏教授常选养阴清肺汤或百合固金汤加减。

（4）滋阴润肺："肺为脏腑之华盖，只受得脏腑之清气，受不得脏腑之病气，病气干之，亦咳亦呛矣"。肝五行属木，体阴用阳，肝火常盛，肝阴耗损，侵袭娇肺。肺癌患者多恐惧焦虑，郁郁寡欢，肝气内郁，日久伤阴。孙桂芝教授常应用鳖甲配伍龟甲作为治疗肺癌的常用药对。鳖甲咸、平，入肝、脾、肾经；龟甲咸、甘、性平，入肾、心、肝经。鳖甲软坚散结之力强，龟甲滋阴扶正之效优，两者配伍共奏滋补肝肾、软坚散结之功，相需并用，有扶正祛邪、软坚消瘤之佳效。武维屏教授从滋肝阴以防木火刑金立法治疗肺癌，方选一贯煎加减。

2. 临床经验　武维屏教授重视从肝论治肺癌。提出调肝理肺治疗肺癌十法：疏肝解郁、化痰理肺法，疏肝活血、化痰利肺法，养肝益肾肃肺法，清肝凉血泻肺法，疏肝健脾补肺法，疏肝和胃、宣降肺气法，暖肝温肾益肺法，凉肝养阴、清热解毒法，养肝肃肺、润燥化痰法，柔肝肃肺、祛风止嗽法。武维屏教授认为肺癌中医治疗应掌握：扶正祛邪为原则，辨证（为基础）辨病（肺癌种类、TNM分期、治疗状况）相结合，对症治疗识缓急，抗病延年是目的。从肝论治十法仅是对常见病机证候的治疗概括，可供对证选用。因重视肝郁病机，临床常以四逆散化裁的自拟方畅金煎随证加减治疗，也多取效。

朱慧志教授认为肺癌术后的内伤咳嗽与肝、肺关系密切，肝郁化火上逆郁肺，及肺阴亏虚皆可导致咳嗽。根据咳嗽成因的不同，分别采用降肝火、清肺热和养阴润肺之法，并佐以扶正之法治疗该病，临床疗效显著。

程昌培等基于张锡纯"肝为气化之始"论治肺癌。其认为肝气郁滞或肝气亏虚，元气匮乏，宗气不足，胸阳乏源，以至癌毒犯肺，是形成肺癌的主要原因。治疗上应采用温补肝气、条达肝木，实脾补肝、肝脾同理，敛肝固脱、大补元气的治则，配合抗癌祛邪，收阳归根。重用黄芪、山茱萸，加人参、白术、山药、桂枝、麦芽、蜈蚣、全蝎、莪术、乳香、没药等。胸痛者,并入瓜蒌薤白剂、薏苡附子散等;大汗淋漓者,加入生龙骨、生牡蛎、白芍等。

（四）原发性肝癌

原发性肝癌具有恶性程度高,病情进展快,生存期短,高度异质性等特点。据统计,我国肝癌的发病率及死亡率位居所有癌症的第4位与第2位。对于大部分不能手术切除的中晚期肝癌患者,采用介入、放疗、靶向、免疫以及中医药等多种方法综合治疗是目前主要治疗措施。

1. 辨证论治　从肝论治肝癌,临床常见证型有肝郁脾虚证、气虚血瘀证、肝肾阴虚证等。常用的治法有疏肝健脾理气、益气活血、滋补肝肾等。

（1）疏肝健脾理气:刘鲁明教授认为积聚的病理基础首先是脾虚气滞,在此基础上可发展其他一系列病变。肝癌较早病变是脾气虚弱,在此基础上病变逐步加重,直至肝脏本质受到影响;治疗以香砂六君汤、六君子汤为主方加减。

（2）益气活血:孙桂芝教授认为肝癌既有毒瘀之实,又有气血亏损之虚,施治应攻补兼施,在培补脾气同时,活血解毒散结以消积。方用益气活血软坚解毒方,主要药物为黄芪、炒白术、水红花子、炮山甲、白花蛇舌草等。

（3）滋补肝肾:王宪波教授认为,正气虚是主要原因,并贯穿疾病终始。晚期肝癌患者癌性毒邪积聚成块,消耗正气,使气血大伤,最终耗及下焦肝肾真阴真阳。治以固本培元法,滋补肝肾真阴真阳,常用药物有熟地、山药、山萸肉、芡实、怀牛膝、杜仲、补骨脂、桑寄生、淫羊藿等。

2. 临床经验　林丽珠教授治疗肝癌主要以疏肝健脾为主,根据肝癌传变规律辅以清肝泻火、疏利三焦、滋肾养阴之法,临床中多以小柴胡汤加减治疗。对于肝胆湿热型患者,予小柴胡汤加茵陈、徐长卿、虎杖、半枝莲、白花蛇舌草等;对于肝热血瘀型患者,予小柴胡汤加桃仁、莪术、红花、三七以活血通络,祛瘀止痛,或予小柴胡汤加茜根、墨旱莲、仙鹤草、赤芍等以凉血止血;对于肝盛脾虚型患者,予小柴胡汤加郁金、白术、茯苓、当归等;对于肝肾阴虚型患者,予小柴胡汤加知母、黄柏、牡丹皮、生地黄、女贞子等,或以知柏地黄丸合小柴胡汤治疗。

蒋益兰教授基于"肝体阴而用阳"论治巨块型肝癌,认为该病主要表现为"以肝体不足为本,肝用失常为标"。治疗上应以固本为主,治标为辅,补肝脾肾以治本,行气活血攻毒利水以治标。

吴煜教授认为肝郁气滞、脾虚痰凝是肝癌的主要病机,在治疗方面应以疏肝健脾为治疗肝癌的基本治则。其认为在以四逆散为基础疏肝实脾、培本扶正的同时,根据肝癌治疗特点临证加减,注重补虚与攻邪,可取得良好疗效。

参考文献

[1] 何秀兰,周而复,袁尚华,等.王沛教授治肝癌临床经验总结[J].中国中医基础医学杂志,2004(3):70-71.

[2] 李宪锐,商建伟,丁劲,等.王沛教授治疗乳腺癌临床经验总结[J].现代中医临床,2017,24(5):37-39+56.

[3] 贾鹏飞.基于数据挖掘技术初探王沛教授中医治疗非小细胞肺癌处方用药及配伍规律的研究[D].北京:北京中医药大学,2018.

[4] 江洋,王子卿,张弘,等.王沛治疗肺癌经验撷菁[J].辽宁中医杂志,2019,46(4):696-698.

[5] 徐晓华,吴霞,李可欣,等.郁仁存教授运用理气药物治疗肿瘤的经验探讨[J].环球中医药,2019,12(11):1728-1731.

[6] 马云飞,孙旭,于明薇,等.郁仁存教授治疗老年中晚期前列腺癌的经验探析[J].环球中医药,2019,12(9):1406-1408.

[7] 金一顺.郁仁存教授治疗胃癌经验[J].光明中医,2017,32(24):3536-3539.

[8] 田建辉,刘嘉湘.刘嘉湘治疗宫颈癌经验介绍[J].中华中医药杂志,2016,31(2):519-521.

[9] 李和根.刘嘉湘辨治大肠癌经验[J].上海中医药杂志,2011,45(8):6-7.

[10] 姜晓晨,张传龙,强睿,等.全国名中医朴炳奎诊治原发性肝癌临床经验拾萃[J].北京中医药,2021,40(9):926-929.

[11] 陈卫建,吴文君.朴炳奎治疗乳腺癌经验[J].中医杂志,2016,57(23):1996-1998.

[12] 刘新敏,朴炳奎.朴炳奎治疗卵巢癌经验[J].中医杂志,2015,56(22):1907-1909.

[13] 王兵,侯炜,赵彪,等.朴炳奎教授辨治乳腺癌临床经验探析[J].环球中医药,2013,6(8):627-629.

[14] 杜小艳.潘敏求治疗原发性肝癌经验[J].湖南中医杂志,2014,30(11):23-25.

[15] 贺立娟,潘博.潘敏求治疗三阴乳腺癌经验[J].湖南中医杂志,2018,34(5):32-34.

[16] 易玲,唐蔚,潘博,等.全国名中医潘敏求治疗肺癌经验[J].湖南中医杂志,2022,38

（4）:38-41.

[17] 戴黎颖,刘展华.周岱翰教授治疗胃癌临证经验[J].天津中医药,2018,35（10）:721-
　　　723.

[18] 林靖,周岱翰.周岱翰对肝癌病的辨治思路[J].辽宁中医杂志,2016,43（8）:1640-
　　　1642.

[19] 邬晓东,姜丽娟.周岱翰治疗原发性肝癌经验[J].中医杂志,2015,56（8）:648-650.

[20] 袁梦琪,张磊,张晨阳,等.李佩文教授从"肝郁肾虚"论治乳腺癌相关郁证经验[J].
　　　世界中西医结合杂志,2022,17（1）:72-76.

[21] 张稚淳,贾梦冉,田劭丹,等.李佩文教授治疗胰腺癌经验探讨[J].天津中医药,
　　　2019,36（12）:1160-1162.

[22] 刘浩,林洪生.林洪生治疗肿瘤方药撷菁[J].辽宁中医杂志,2015,42（12）:2309-
　　　2310.

[23] 石玉春.林洪生教授运用中医药治疗肺癌经验[J].中医药导报,2016,22（20）:17-19.

[24] 于会勇,王学谦,李麒,等.林洪生"固本清源"思想在肺癌治疗中的应用[J].中国中
　　　医药信息杂志,2016,23（10）:107-109.

[25] 毛启远,周慧灵,关靓,等.林洪生"固本清源"理论治疗原发性肝癌经验思想[J].中
　　　华中医药杂志,2020,35（8）:3950-3953.

[26] 吕鹏,赵欢,李蕊白,等.从肝论治胃癌[J].环球中医药,2019,12（01）:86-89.

[27] 许晶,南梦蝶,刘宇,等.基于"调平理论"论治恶性肿瘤和恶性血液病的研究现状与
　　　展望[J].世界中医药,2021,16（3）:355-360.

[28] 李娜,田劭丹,张雅月,等.陈信义教授运用膏方治疗癌因性疲乏经验[J].现代中医
　　　临床,2015,22（2）:51-53.

[29] 许炜茹,张青,富琦,等.疏肝健脾法联合化疗治疗晚期乳腺癌临床研究[J].世界中
　　　西医结合杂志,2016,11（6）:815-818.

[30] 桑毅婷,李杰.李杰运用疏肝健脾法辨治乳腺癌临床经验[J].中国中医基础医学杂
　　　志,2020,26（6）:844-846.

[31] 赵辰辰,杨佩颖,孔凡铭,等.贾英杰辨治胃癌经验[J].中医杂志,2020,61（12）:1046-
　　　1048.

[32] 彭海燕,刘沈林.刘沈林抑木扶土法治疗胃癌术后经验[J].中医杂志,2019,60（16）:
　　　1363-1366.

[33] 武维屏.肺癌从肝论治探析[J].中医杂志,2014,55（24）:2091-2093.

［34］王银月,朱慧志.朱慧志从肝肺论治肺癌术后咳嗽经验[J].中国民间疗法,2022,30(6):39-41.

［35］关秋红,武维屏.从肝论治肺癌十法[J].现代中医临床,2015,22(6):47-49.

［36］程昌培,杨柱,唐东昕.基于张锡纯"肝为气化之始"论治肺癌[J].四川中医,2020,38(4):37-39.

［37］郑心婷.林丽珠教授治疗原发性肝癌经验介绍[J].新中医,2009,41(2):11-12.

［38］卢林竹,唐迎港,杨洁,等.蒋益兰基于"肝体阴而用阳"论治巨块型肝癌经验[J].中医药导报,2022,28(2):180-183.

［39］曲骞,吴煜.吴煜教授疏肝健脾法治疗肝癌经验探析[J].西部中医药,2018,31(6):40-43.

（侯丽,李亚,李蕊白,李光达,吴洁雅,黄子明）

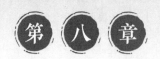

从肝论治消渴病

一、常用治法

（一）疏肝法

1. 疏肝解郁 本法适用于肝气郁结证。肝气郁结，多因情志不遂，肝失疏泄，气机郁滞所致。肝气郁结则影响各脏腑气机升降、蒸腾、运化，引起内热郁滞，灼伤阴液，而成消渴病。多见于疾病初期，性格急躁者，口渴、口苦，胸胁或少腹胀闷窜痛，善太息，抑郁易怒，舌质黯红，脉弦。

方药：柴胡疏肝散（《医学统旨》）加减。陈皮、柴胡、川芎、香附、枳壳、芍药、甘草等。

2. 疏肝健脾 本法适用于肝郁脾虚证。由于肝气郁结，疏泄功能失常，肝气横逆克犯脾胃，导致脾胃虚弱，不能运化水谷，影响脾胃之纳运，形成肝气犯胃和犯脾之候。故见多饮尿频，胸胁胀闷，倦怠乏力，纳呆便溏，舌质淡红，舌体胖嫩有齿痕。

方药：逍遥散（《太平惠民和剂局方》）合参苓白术散（《太平惠民和剂局方》）加减。白扁豆、白术、茯苓、甘草、桔梗、莲子、人参、砂仁、山药、薏苡仁、当归、白芍、柴胡等。

3. 疏肝活血 本法适用于肝郁血瘀证。肝失条畅，气机郁滞，气滞则血行不畅，日久瘀热壅盛，灼伤阴津，则见口渴喜饮；络脉瘀阻，百病丛生，瘀阻眼络则见视物昏花，瘀阻下肢血络则肌肤筋脉失养、肢体疼痛、皮肤不仁，舌质黯红有瘀斑，脉弦涩。

方药：复元活血汤（《医学发明》）加减。柴胡、天花粉、当归、桃仁、红花、炮山甲、大黄、甘草等。

（二）清肝法

1. 清肝泻火，润肺止渴　本法适用于肝火灼肺证。因肝郁化火，上犯于肺，肺阴被耗，津液输布失常，故见口干咽燥，烦渴多饮，小便频数量多，大便干结，体重减轻，情绪激动易怒，舌红苔少或黄，脉弦数或滑数。

方药：黛蛤散（《卫生鸿宝》）合泻白散（《医方考》）加减。青黛、蛤壳、地骨皮、桑白皮、粳米、甘草等。

2. 清肝泻火，养胃生津　本法适用于肝火犯胃证。因肝火犯胃，胃火炽盛，邪热消谷，耗伤阴津，故见多食易饥，形瘦，大便秘结，口干欲饮，烦躁易怒，舌红苔黄，脉弦滑数。

方药：丹栀逍遥散（《内科摘要》）加减。丹皮、栀子、柴胡、白芍、当归、黄芩、薄荷、茯苓、生姜、大枣等。

3. 清肝泻火，清利湿热　本法适用于肝胆湿热证。因情志抑郁，致使肝气不舒，失于条达，加之恣食肥甘厚味，湿热内生，随肝经上扰下注，耗伤阴血。本型亦多见于肥胖型患者。临床表现为口渴多饮，口苦咽干，口黏，纳不多，乏力，胸胁胀痛，善太息，舌质红，苔黄腻，脉弦滑数。

方药：龙胆泻肝汤（《太平惠民和剂局方》）加减。龙胆、黄芩、山栀子、泽泻、木通、车前子、当归、生地黄、柴胡、生甘草等。

（三）滋补肝肾法

1. 滋补肝肾　适用于肝肾阴虚证。肝藏血，体阴而用阳，肝阴耗伤，损及肾阴而形成。临床表现为口渴多饮，尿多形瘦，头晕眼花，腰膝酸软乏力，遗精，舌红少苔，脉弦细，妇女甚或不孕。

方药：六味地黄丸（《小儿药证直诀》）加减。熟地黄、酒萸肉、牡丹皮、山药、茯苓、泽泻等。

2. 养肝补血　适用于阴血亏虚证。消渴为阴虚火旺、内热耗津之疾，津血同源，病程迁延日久，耗伤阴血，阴血亏虚，见下肢肌肉拘挛而疼，跛行，夜间疼重，时有抽筋，舌质淡苔白，脉细。

方药：补肝汤（《医宗金鉴》）加减。当归、白芍、熟地、川芎、炙甘草、木瓜、酸枣仁等。

（四）温补肝肾法

本法适用于肝肾阳虚证。肝阳虚证多由寒邪直中脏腑，折损阳气，或阴（精）血不足，阴损及阳，或肝阳虚损，无以升发，阴寒之气充斥脏腑而发病，其病位在肝,累及于肾。可见口干渴、多尿、乏力、肢肿、形寒、阳痿、足冷、舌质淡、苔白、忧郁善恐、怏怏不乐、脉弦沉。

方药:肾气丸(《金匮要略》)加减。生地、山萸肉、山药、茯苓、泽泻、熟附子、肉桂、牛膝、丹皮、车前子等。

二、名家经验

(一)吕仁和教授从肝论治糖尿病及并发症的经验

国医大师吕仁和教授,学习《素问·阴阳别论》所述"二阳之病发心脾,有不得隐曲,女子不月,其传为风消"及《灵枢·五变》"怒则气上逆,胸中蓄积,血气逆留,腨皮充肌,血脉不行,转而为热,热则消肌肤,故为消瘅"。认为情志不遂,肝气郁结,在糖尿病的发生、发展、变化过程中起着重要作用,因此在糖尿病及其并发症、合并症的临证遣方用药中,将从肝论治贯穿始终。

1. 疏肝理气法 因于情志不畅而导致的糖尿病,或不能接受罹患糖尿病的患者常见抑郁焦虑,或情绪急躁,治以舒肝理气、活血散结,常用舒肝止消丸加减。具体药物有柴胡、赤芍、白芍、枳壳、枳实、炙甘草、丹参、水红花子、桃仁、红花、卫矛、夏枯草等。

2. 舒肝清热法 糖尿病患者情志不舒,肝郁化热,郁热内结,见心烦抑郁、口苦咽干、胸胁苦满者,治以舒肝清热,应用舒肝清热汤加减。具体药物有柴胡、赤芍、白芍、枳壳、枳实、厚朴、葛根、天花粉、玄参、生大黄。

3. 补肝活血法 糖尿病周围神经病变见四肢麻木、刺痛等症状者,治以补益肝肾、活血通络,常用活络止消丸加减。具体药物有狗脊、川断、木瓜、牛膝、丹参、川芎、水蛭、生甘草、卫矛、蜈蚣、土鳖虫等。亦常用桃红化瘀饮加减,具体药物有桃仁、水红花子、当归、柴胡、赤芍、白芍、枳壳、枳实、丹参、黄精、五味子、茵陈等。

4. 理气通便法 糖尿病胃肠神经病变,或饮食不规律,可出现大便秘结,甚至形成顽固性便秘,治以理气活血通便,常用通便止消丸加减。具体药物有熟大黄、枳壳、枳实、丹皮、木香、玄明粉、当归、赤芍等。

(二)林兰教授从肝论治糖尿病相关并发症

1. 从肝论治糖尿病视网膜病变 中国中医科学院广安门医院林兰教授将本病分为肝郁气滞、肝肾不足、阴虚阳亢三型。

(1)肝郁气滞型:多见头晕目眩,心胸满闷,善叹息。治宜疏肝清热、行气

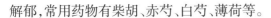

解郁,常用药物有柴胡、赤芍、白芍、薄荷等。

（2）肝肾不足型:多见目眩耳鸣,初感眼前蚊蝇,或如隔云雾视物,继则眼前红光满布,甚则一片乌黑,伴腰酸,五心烦热。治宜补益肝肾、养血填精,常用药物有菟丝子、枸杞子、山萸肉、制首乌等。

（3）阴虚阳亢型:常见骤然目盲,或视物色红,或荧星满目,黑影遮睛,伴口苦咽干,目赤面红。治宜平肝明目、清热凉血,常用药物有水牛角、生地、丹皮、赤芍、郁金等。

2. 从肝论治糖尿病合并脑血管病　林兰教授认为消渴病合并中风,与肝的气机疏泄升降密切相关。消渴病日久,真阴暗耗或五志过极化火劫阴,可使肝阳上亢出现头晕头痛。治宜育阴潜阳、镇肝息风,以镇肝熄风汤合天麻钩藤饮加减运用,常用药物有天麻、钩藤、石决明、杜仲、桑寄生、牛膝、首乌藤、天冬、玄参、龟甲、代赭石、龙骨、牡蛎等。

（三）仝小林教授运用仲景方从肝论治糖尿病

中国中医科学院广安门医院内分泌科的仝小林教授,运用柴胡剂治疗糖尿病。

1. 运用小柴胡汤治疗糖尿病气郁证　仝小林教授以小柴胡汤和解少阳,疏散少阳瘀滞,清解胸腹蕴热。应用于糖尿病患者血糖波动较大,同时伴有紧张焦虑,敏感消极,心神不安,胸胁苦满,口苦咽干等症状。

2. 运用大柴胡汤治疗肝胃郁热的糖尿病性胃轻瘫　仝小林教授认为早期糖尿病患者常因肝气郁结,气郁化热,影响中焦气机升降,乃少阳阳明合病。在临床上可引起胃轻瘫,以胃排空延缓为特征,出现恶心、上腹饱胀,或便秘、腹泻交替等症状。用大柴胡汤加减,少阳阳明并治,既清肝胃郁热,又开胃肠积滞,降气通腑,使中焦郁热得除,壅滞得消,腑气得降,症状消除,血糖亦随之稳定。

（四）王耀献教授从肝论治糖尿病

北京中医药大学东直门医院的王耀献教授,以以下六种方法治疗糖尿病患者在发病前后伴有的精神症状,如恼怒、忧虑、紧张等。

1. 清热舒肝法　肝气不舒,郁而化火,化燥伤阴,变生消渴。临床多见胸胁苦满,长太息,口苦咽干等。治以疏肝解郁、清肝泻火,方选舒肝清热汤（见吕仁和教授经验方）。

2. 健脾疏肝法　肝郁横逆克脾,脾失健运,精气不升,谷精下流,遂成消渴。常见倦怠乏力,纳呆便溏,舌体胖嫩有齿痕。治以疏肝健脾,以逍遥散合参苓白术散加减治疗。

3. 活血疏肝法　肝郁气滞,血行不利,久而化瘀阻络,消渴变证丛生。临床表现以四末麻木,唇舌黯红为主。治以疏肝化瘀,方取桃红化瘀饮(见吕仁和教授经验方)。

4. 润肺清肝法　肝失疏泄,气火上逆,木火刑金,灼伤肺津,致肺失通调。临床表现以口渴多饮,口干舌燥,尿频量多为主。治以清肝泻火、滋阴润肺,以丹栀逍遥散合二冬汤加减。

5. 清胃泻肝法　肝郁化火,肆虐中宫,胃火炽盛,胃阴被灼,热则消食而致消谷善饥,形体消瘦,胃热便秘等。治以清泻肝胃之火,常用龙胆泻肝汤合玉女煎加减。

6. 滋肾养肝法　乙癸同源,肝郁化火,下劫肾阴,致水谷精微下注。故可见尿频量多,混浊如脂膏,五心烦热,舌红少苔等。治以滋阴益肾,方选六味地黄丸加减。

(五)徐远教授"达肝法"在糖尿病治疗中的应用

北京中日友好医院中医糖尿病科的徐远教授认为"达肝"即条达肝脏气血,恢复肝木疏泄条达之性。根据肝脏的生理特性和与他脏的相互关系,灵活应用清肝、柔肝、养肝等法。

1. 肝脾证治

(1)肝郁脾虚,痰湿内停:肝失疏泄,脾升胃降失常,水谷不得运化,变生痰湿,留滞体内。多见肥胖,嗜食肥甘,胁胀脘痞,舌淡胖有齿痕,脉滑诸症。治宜疏肝解郁、健脾化湿,方取二陈汤合柴胡疏肝散加减。

(2)肝郁克脾,脾不布精:木克脾土,脾不升清,水谷精微不得布散。多见于体弱失养的老年消渴患者,常焦虑,胸胁闷胀,善太息,乏力,纳呆等。故以疏肝健脾为要,意在输布精微。方用六君子汤合逍遥散加减。

2. 肝胃证治

(1)肝胃失和,胃气不降:肝失疏泄,横逆犯胃致脘腹胀痛、胸胁窜痛、嗳气呃逆;或饭后自觉食不下行;或排便量少、排便不畅。症状可随情绪变化。治宜疏肝行气、和胃降逆,以香苏平胃散加减治疗。

(2)肝气不舒,火郁犯胃:情志不畅,木不疏土,热积中州,火热灼伤胃肠之津。见烦躁易怒,胃脘灼热,反酸烧心,伴口苦、口臭、便秘等。治宜疏散少阳郁热、清泻阳明胃火,方选大柴胡汤加减,反酸重者可与左金丸。

3. 肝肺证治

(1)肝火灼肺,肺津不布:肝火素胜,上逆犯肺,肺金被侮,肺失宣散。见烦躁易怒,伴皮肤干燥、汗少、咽干、便干。治宜清肝泻火、宣肺布水,以泻白散合逍遥散加减。

(2)肝郁肺闭、水道不利:肝郁闭肺,三焦气化不利,水道不通。见抑郁焦虑,胁胀,口苦,目眩,面浮肢肿,甚则尿少,出现悬饮、痰饮、气短、咳喘等。治宜舒肝开肺、通利三焦,方选开肺行水方(印会河经验方)加减。

4. 肝肾证治

(1)肝肾阴虚,肾失封藏:消渴病燥热伤阴日久,肝肾阴亏,肾失固摄与封藏,见于消渴迁延日久或老年患者,发稀面枯、耳轮干瘦,烦热盗汗,尿频,甚则混浊如膏脂。治宜养肝滋阴、益肾填精,方选左归丸或地黄丸之类。

(2)肾阳不足,寒客肝脉:消渴日久,阴损及阳,或老年患者,年高肾亏,阳不温煦。症见畏寒喜暖,腰膝酸软,面浮肢肿等,舌淡黯,脉细。治宜温补肝肾、行气散寒,方用右归丸合暖肝煎加减。

5. 心肝证治

(1)心肝火旺,火热扰心:情志不遂,肝郁化火,君相火旺,燥扰神明,可致烦躁易怒、口舌糜烂、尿赤便干等,舌红苔黄,脉弦。方用达郁汤合导赤散之类。

(2)心肝血虚,心神失养:肝血不足,心失所养,或心肝虚火,燥扰心神,可致心烦失眠,目干肢麻,面色无华,爪甲色淡等。故补益心肝、交通心肾、颐养心神,选补肝汤合酸枣仁汤。

(六)于秀辰教授从肝论治糖尿病足病

北京中医药大学东直门医院于秀辰教授认为,由于糖尿病病程长、并发症多,尤其患糖尿病足后,身体、家庭、社会等因素都可能使患者出现情绪波动、焦虑、抑郁、对生活丧失信心等负面情绪。这些情绪均可导致肝郁气滞、肝郁化火、阴虚阳亢、肝胃郁热等病机演变,临床可见郁证、不寐、便秘、眩晕、头痛、胃痛等合并症。故在临床辨证时,除要兼顾糖尿病足本身的辨证,还要兼顾情志因素导致的变证。急则治其标,标证的解除有利于足病本身的缓解。

1. 郁病 因足病导致心情不畅,胸胁胀痛,痛无定处,善太息,舌淡红,苔薄白,脉弦。治以疏肝理气开郁,方用柴胡疏肝散加减。

2. 肝郁化火型之不寐、便秘 因恼怒伤肝,肝郁化火,上扰心神,则不寐而易怒,甚则彻夜不眠;肝气犯胃,胃肠结热,口渴喜饮,大便秘结,舌红苔黄,脉弦数。均治以清肝泻火,方用龙胆泻肝汤加减。

3. 阴虚阳亢型之眩晕、头痛　肝阳上亢,肝风内动,上扰头目则头晕;肝阳上亢,气血上冲,则头胀痛,面红目赤;肝郁化火伤阴,心失所养,则失眠多梦,心烦易怒,舌红苔黄,脉弦或数。治以滋补肝肾、平肝潜阳,方用天麻钩藤饮加减。

4. 肝胃郁热型之胃痛　肝气郁结,横逆犯胃,肝胃气滞,故胃脘胀痛;气病多游走不定,胁为肝之分野,故胃痛连胁,攻撑作痛;胃失和降,受纳失司,故不思饮食,嗳气频作,舌苔薄白,脉弦。治以疏肝理气、泄热和胃,方用丹栀逍遥散加减。

三、病治举要

(一)糖尿病周围神经病变

糖尿病周围神经病变(DPN)是当今神经病变常见原因之一,中医学中没有明确的 DPN 概念的描述,根据该病"麻、痛、凉、痿"等症候特点,将之归于"消渴脉痹""消渴""痹证""痿证"等范畴。吕仁和教授提出 DPN 病机为消渴日久致气阴两伤、脉络失养或痹阻。久之以致肢痛发麻,甚则发而为痿。治以补益肝肾、活血通络,常用活络止消丸加减。裴瑞霞教授认为本病与肝脏密切相关,病机属虚实错杂,以阴血亏虚为本,气滞、血瘀、血热、痰湿等为标,病位在腠理肌肤,主要病变在肝,与肺、脾、胃、肾密切相关。该病从虚实两大方面论治。肝气郁结为主者常选用四逆散、小柴胡汤、柴胡疏肝散化裁;肝血亏虚为主者常选用芍药甘草汤、四物汤、逍遥散等为基本方。

(二)糖尿病视网膜病变

糖尿病视网膜病变(diabetic retinopathy,DR)是糖尿病(diabetes mellitus,DM)眼病中最常见和严重的并发症,是导致 DM 患者视力下降的主要原因。中医学经典文献中没有糖尿病视网膜病变(DR)这一病名,根据 DR 视觉变化及视力下降情况等,可将其纳入中医眼科"视瞻昏渺""云雾移睛""消渴目病"等范畴,中医治疗 DR 有一定的优势。DR 以阴血亏虚为本,气滞血瘀为标,具有虚实夹杂、本虚标实的证候特点。刘文华等认为治疗 DR 分 4 型论治:
①气阴两虚型,视网膜病变多为单纯型第Ⅰ、第Ⅱ期,治当益气生津、滋补肝肾为主,兼以活血通络,以生脉散合杞菊地黄丸加减。②瘀阻脉络型,视网膜病

变多为第Ⅲ、第Ⅳ期,眼底出血,治疗宜益气养阴、凉血止血,可用生蒲黄汤加减;若出血停止用桃红四物汤。③痰血凝滞型,视网膜病变多为增殖型第Ⅳ、第Ⅴ期,治疗当活血通络、化痰散结。常用补阳还五汤酌加夏枯球等软坚散结类药物。④阴阳虚损型,视网膜病变多为增殖型的第Ⅳ、第Ⅴ期,治宜阴阳双补,常用右归饮加减。

参考文献

[1] 于秀辰,吕仁和.中医有效方药选登(1)[J].中国医刊,1999(7):50.

[2] 倪青.著名中医学家林兰教授学术经验之十一 病位侧重肝脾肾 治宜祛瘀重养阴——治疗糖尿病视网膜病变的经验[J].辽宁中医杂志,2001(05):259-260.

[3] 王耀献.论糖尿病与肝[J].北京中医药大学学报,1999(1):65-66.

[4] 柳红芳.全小林应用仲景方治疗糖尿病的经验[J].北京中医药大学学报,2001(1):51-53.

[5] 王艳梅,徐远.徐远教授“达肝法”在消渴病治疗中的应用[J].世界中西医结合杂志,2012,7(8):648-651.

[6] 于秀辰.中西医结合治疗糖尿病足[M].北京:人民卫生出版社,2009.

[7] 何丹,郭龙龙,裴瑞霞.裴瑞霞从肝辨治消渴痹证[J].湖北中医杂志,2019,41(8):23-25.

[8] 刘文华,廖品正.糖尿病性视网膜病变的病因及分型论治探讨[J].国医论坛,2001,16(3):15-16.

（于秀辰,杨雯,叶青）

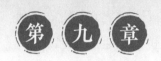

从肝论治瘿病

瘿的病名最早见于战国时期的《庄子·德充符》。瘿病是由于情志内伤、饮食及水土失宜,以致气滞、痰凝、血瘀壅结颈前所引起的颈前喉结两旁结块肿大为主要临床表现的一类疾病,现代中医临床常作为所有甲状腺疾病的总称,其特点是发于甲状腺部,或为漫肿,或为结节,或有灼痛,多皮色不变。宋代陈无择在《三因极一病证方论·瘿瘤证治》中,按脏腑归属将瘿分为五类:"坚硬不可移者,名曰石瘿;皮色不变,即名肉瘿;筋脉露结者,名筋瘿;赤脉交络者,名血瘿;随忧愁消长者,名气瘿。"瘿病相当于西医的单纯性甲状腺肿、甲状腺腺瘤、甲状腺功能亢进症、甲状腺炎(急性甲状腺炎,亚急性甲状腺炎)、桥本甲状腺炎、甲状腺癌及甲状腺结节等甲状腺良性、恶性疾病。

一、常用治法

(一)疏肝解郁法

本法适用于肝气郁滞,痰气郁结等中医证候。肝为刚脏,喜条达而恶抑郁,若肝气失于条达,津液失于正常输布,凝聚成痰,气滞痰凝,壅结颈前。此类患者多属情志不舒,长期忧思恼怒而发病。

方药:柴胡疏肝散(《医学统旨》)加减。柴胡、白芍、枳实、炙甘草、陈皮、香附、川芎、杏仁等。

(二)清肝泻火法

本法适用于肝热炽盛之证。肝为刚脏,内寄相火,若大怒伤肝,郁火内炽,或肝气郁结,郁久化热,或肝热炽盛,灼津成痰,痰气壅结颈前。此类患者多属脾气暴躁,或嗜酒过度而发病。

方药:龙胆泻肝汤(《医方集解》)加减。龙胆草、栀子、黄芩、木通、泽泻、车前子、柴胡、当归、生地等。

（三）柔肝滋阴法

本法适用于肝阴亏虚证。肝体阴而用阳,喜润而恶燥,若痰气郁结颈前,日久化火伤阴,或心阴亏虚,心失所养而发病。此类患者多因疾病迁延日久不愈。

方药:天王补心丹(《校注妇人良方》)加减。人参、茯苓、玄参、丹参、桔梗、远志、当归、五味子、麦冬、天冬、柏子仁、酸枣仁、生地等。

（四）平肝化痰法

本法适用于肝阳上亢、痰瘀壅结的中医证候。肝属木,赖水以滋养,若肾阴亏虚,水不涵木,或气火内郁,损耗阴津,以致阴不制阳。此类患者多恼怒焦虑。

方药:天麻钩藤饮(《中医内科杂病证治新义》)加减。天麻、钩藤、石决明、山栀、黄芩、川牛膝、杜仲、益母草、桑寄生、首乌藤、茯神等。

（五）舒肝散风法

本法适用于肝气不舒、邪犯少阳的中医证候。肝主升发,喜条达,恶抑郁,外邪侵袭,涉及少阳,遏郁气机,常导致肝气不舒,少阳经气不利。此类患者常出现胸胁苦满,不欲饮食,心烦喜呕,口苦咽干等症状。

方药:小柴胡汤(《伤寒论》)加减。柴胡、黄芩、人参、桔梗、牛蒡子、钩藤、薄荷、蝉蜕、五味子、生姜、大枣、甘草等。

二、名家经验

（一）路志正教授从肝论治甲状腺功能亢进症

国医大师路志正教授主张以肝郁为中心,五脏相关,分阶段论治甲状腺功能亢进症。根据病证特点,路老认为从"风消"论治甲亢更为贴切,并强调"心、肝、脾、胃同治,不独滋阴降火"。进而将甲亢分为早、中、末三期,分别设立理气解郁法、益气养阴法、健脾补肝理气除痰化瘀法、补肝肾固阴法等4法。

1. 理气解郁法　适用于甲亢早期,肝郁胃热。肝郁则气滞,气滞则亦从火化,加之胃热亢盛,导致甲亢的发生。可选用逍遥散(肝郁气滞)、丹栀逍遥散(肝郁化火)、柴胡疏肝散(肝郁脾虚)、四逆散(肝脾不调)等方化裁。

2. 益气养阴法　适用于甲亢中期。由于早期肝郁火盛,易灼伤阴液,导致中期气阴两虚。故治疗上可选用生脉散合西洋参、太子参、黄精、黄芪等补气药物。

3. 健脾补肝,理气除痰化瘀法 适用于甲亢中期以后。由于脾失健运,真阴耗伤,肝肾之阴不足,虚火妄动,煎熬津液而成痰,痰气交阻,血脉不畅,痰瘀互结。治以参苓白术散、归脾丸等进行化裁。

4. 补肝肾固阴法 适用于甲亢末期。由于肝阴不足,肝肾同源,易损及肾中真阴真阳,可出现肾阴、肾阳亏虚之候。滋阴宜选用六味地黄丸、知柏地黄丸合一贯煎,温阳宜选用真武汤合附子汤加减化裁。

(二)段富津从肝论治甲状腺功能亢进症

龙江医派著名医家段富津教授认为甲亢以肝郁气滞、脾虚痰凝、痰气瘀结为主要病理变化,但究其根源肝气郁结为其发病之本。将甲亢分为气郁痰阻、肝郁痰凝、肝气郁结、痰气郁结 4 个证型,分别运用以下 4 法进行治疗。

1. 疏肝理气,佐以化痰散结 七情内伤,肝失疏泄,气郁不通,脾虚痰阻。故治以疏肝理气,佐以化痰散结,方选柴胡疏肝散加减。

2. 疏肝理气,化痰散结法 本法与前者运用机制相似,但气郁程度更重,痰凝更甚。故选用四逆散疏肝理气健脾,并合用消瘰丸化痰散结。

3. 理气化痰,软坚散结 由于肝气郁结,脾虚失健,聚湿成痰,痰气交阻于脉道,痰、气、血互结。治以理气化痰,软坚散结。方选自拟柴夏煎加减:夏枯草,郁金,柴胡,连翘,生牡蛎,浙贝母,玄参,半夏,陈皮,赤芍,姜黄,牡丹皮,炮山甲,甘草。

4. 疏风解毒,清解肝热,散结止痛 由于痰气郁结,内有郁火,复外感风热邪毒,导致甲亢。治宜疏风清热、解毒散结止痛,方选银翘散加柴胡、白花蛇舌草、射干、生牡蛎、夏枯草、天花粉、浙贝等疏肝散结之品。

(三)徐经世教授从肝论治甲状腺功能亢进症四法

国医大师徐经世教授认为甲状腺功能亢进症的治疗当首辨病位,甲状腺乃肝经循行所系,其病多责之于肝,故临床治疗多从肝入手;并结合母病及子、木土相克之五行理论,兼治脾心。以行气化痰消瘿法、清肝泻火散结法、理气活血化痰法和滋阴养肝宁心法为主,基础方分别为柴胡疏肝散合二陈汤、栀子清肝汤合黄连温胆汤、四逆散合二陈汤加丹参及穿山甲等、生脉散合二至丸等,随证加减时多用佛手、香附、浙贝母、茯苓、三棱、莪术、山慈姑等行气活血、散结消瘿之品。

（四）魏子孝教授活用经方从肝论治甲状腺功能减退症

首都国医名师中国中医科学院西苑医院魏子孝教授基于《伤寒论》学术思想,结合多年临床经验,认为甲状腺功能减退症多属阳气虚衰,肝郁脾虚,肝气、肝阳常有余,甲状腺功能减退症更常见于女性。常选用四逆散合半夏厚朴汤行气解郁、健脾化痰;并针对女性患者生殖系统功能特点,重视临证加入调经活血之品。

（五）赵进喜从肝论治甲状腺功能亢进症

北京中医药大学赵进喜教授根据"辨体质 - 辨病 - 辨证"的临床诊疗模式,对甲亢的治疗积累了丰富的经验。在辨体质上,赵进喜教授将人的体质分为"三阴三阳",即太阳体质、阳明体质、少阳体质、少阴体质、太阴体质、厥阴体质。而甲亢多发生于少阳体质和厥阴体质的人,即甲亢的发生与肝胆联系密切。在辨病上,赵进喜教授认为甲亢中,肝气犯脾,气郁痰结,或肝火壅盛,横犯脾土,痰热瘀结,阴虚火旺,气阴两虚都是在肝郁、肝旺的基础上发生、演变的,其总的病机实属本虚标实。在辨证上,赵进喜教授将甲亢分为肝气犯脾证、肝胃火盛证、痰热瘀结证、阴虚火旺证、阴虚肝旺证、气阴两虚证,并分别配以相应治法、方药。

1. 肝气犯脾证　本证是在肝气郁结的基础上,肝木横克脾土而成。治疗上应柔肝健脾,方选消瘰丸、逍遥散,并合用参苓白术散加减。

2. 肝胃火盛证　本证是由于肝郁太久,气郁化火,肝火犯及脾胃而成。治疗上应调和肝胃、清热泻火,方选消瘰丸合大柴胡汤加减。

3. 痰热瘀结证　本证是由于气郁不舒,肝失疏泄,肝气横逆犯于脾,脾失健运,痰湿内蕴,气机郁滞,气不行血,血行迟缓,痰凝血瘀而成。治疗上除应重视清热凉肝,还应注意活血化瘀散结,方选消瘰丸合血府逐瘀汤合黄连温胆汤加减。

4. 阴虚火旺证　本证的发生是在前证的基础上,由于痰热瘀结,灼炼阴津,导致阴虚火旺的形成。治疗上应滋阴降火、消瘿散结,方选天王补心丹合消瘰丸加减。

5. 阴虚肝旺证　由于阴虚火旺日久,灼炼肝阴,导致肝阴不足,肝阳上亢,肾水亏虚,上部出现头晕耳鸣之状,下部出现腰膝酸软之症。治疗上应平肝息风、滋阴潜阳、消瘿散结,方选天麻钩藤饮合消瘰丸合当归六黄汤加减。

6. 气阴两虚证　由于阴虚日久,伤阴耗气,故易形成气阴两虚之证。治疗上应益气养阴,方选五参汤合生脉散加减。

(六)高上林从肝论治亚急性甲状腺炎

西安市中医医院高上林教授认为,亚急性甲状腺炎属于中医学"瘿痈"范畴,由于足厥阴肝经循喉咙,故此病与肝关系密切。情志抑郁导致肝气郁结,肝失疏泄,进而或影响津液输布形成痰浊;或气郁化火,炼液为痰;或肝郁克土,脾失健运,聚湿为痰,痰气交阻。故将本病分为初、中、后三期,每期又划分为若干证型。

1. **热毒壅盛型**　肝郁日久,气郁化火,复感风热毒邪内侵,导致痰瘀壅滞于颈前。治以清热解毒,化痰散结。方选柴葛解肌汤合贝母栝楼散加减化裁。

2. **肝胃郁热型**　抑郁暴怒伤肝,肝郁化火,肝火犯胃,胃热壅盛;抑郁暴怒伤肝,肝郁化火,肝火犯胃,胃热壅盛。因此治以疏肝清热,养阴和胃。方选丹栀逍遥散合玉女煎加减化裁。

3. **肝胆湿热型**　患者感受湿热之邪,肝胆枢机不利,正邪相争于膜原之上。治以疏肝利胆,清热止痛。方选龙胆泻肝汤加减化裁。

4. **脾虚湿盛型**　该病进入中期后,由于初期肝火阳热太盛,耗气伤阴;或肝郁克土,脾失健运,水湿内停,脾阳不振。故治以调补脾肾,化气行水。方用苓桂术甘汤加减化裁。

5. **肝郁脾虚型**　中期之后,该病进入后期(恢复期),以正虚为主,兼有痰瘀。治以疏肝解郁,养血健脾。方用逍遥散加减化裁。

(七)张宁教授从肝论治甲状腺功能亢进症

张宁教授结合多年临床经验,总结出"从肝论治"甲状腺功能亢进症的诊疗思想。除重视疏肝理气、清肝泻火、滋补肝血外,还注重在用药过程中针对抗甲状腺药物的副作用进行保肝,常以柴胡疏肝散、丹栀逍遥散、一贯煎等为基础方,并常配伍健脾、养心、补肾中药,倡导"中病即止""用药精准"。当甲亢患者出现药物性肝损伤、粒细胞减少等不良反应时,张宁教授则善用茵陈、栀子清热利湿,金钱草、车前草、泽兰利湿泄浊,川芎、阿胶养血补血,针对西药产生的不良反应亦有较好疗效。

(八)于秀辰教授从肝论治慢性淋巴细胞性甲状腺炎经验

于秀辰教授基于临床经验,结合慢性淋巴细胞性甲状腺炎的病因病位、发病特点及临床表现,认为慢性淋巴细胞性甲状腺炎的发生发展与肝的生理病理关系密切,临床观察发现疏肝清肝、柔肝养肝以调肝,并佐以化痰散结、活血化瘀的方法辨证论治,疗效良好,临床常用柴胡、香附、枳壳、陈皮等药疏肝理气,栀子、夏枯草、连翘、决明子等药清肝泻火,用白芍、山萸肉、五味子、枸杞子等药养阴柔肝,并用夏枯草、半夏、浙贝母、连翘等药软坚散结。

(九)汪悦从肝论治慢性淋巴细胞性甲状腺炎

南京中医药大学汪悦教授认为慢性淋巴细胞性甲状腺炎患者并非单一因素致病,在临床中应注重辨证论治,随证加减应用不同方药。若肝郁气滞明显者,应注重柴胡、青皮、陈皮等疏肝理气药物的应用,可选用复方香附散加减;若肝火壅盛者,宜加用栀子、丹皮、黄芩、柴胡等药;若痰瘀互结者,应加桃仁、红花、当归等活血化瘀之品;若肝郁导致脾肾亏虚者,当加用熟地、益智仁、淫羊藿等温补脾肾之品。

(十)魏佳平教授从肝论治甲状腺功能亢进症

魏佳平教授根据多年临床经验,认为甲亢诸症与肝关系密切,提出对甲亢当以从肝论治,总结出疏肝清热、酸泻肝木,抑木扶土,滋水涵木中医治疗甲亢的三种基础治法。多以小柴胡汤、柴胡疏肝散、丹栀逍遥散、参苓白术散、滋水清肝饮、六味地黄丸等为基础方随证加减,临床疗效显著。

(十一)王行宽教授从肝论治甲状腺功能减退症

王行宽教授主张"治病求本,审机定治",认为甲状腺功能减退症病位首要在肝,病机关键以肝郁气滞、脏腑失调为本,以痰湿瘀血为标。治疗上总以"多脏调燮、标本兼顾"为纲,首从肝入手,疏肝开郁,注意精神调护,并同时兼顾健脾益气,顾护中焦脾胃,又温补肾阳,不忘水饮凌心,倡导"痰瘀同治"。临床常以四逆散为基础方加减,重用川楝子、木香、厚朴、海藻、夏枯草、牡蛎等药,并善用百合、紫苏叶佐金制木。

(十二)裴瑞霞教授从肝论治慢性淋巴细胞性甲状腺炎经验

裴瑞霞教授临证善用"和法",根据临床经验将慢性淋巴细胞性甲状腺炎辨证分为5型,即肝郁脾虚、痰气凝结证,肝郁气滞、痰瘀互结证,肝郁化火、肝火旺盛证,肝郁日久、气阴亏虚证,阴阳失衡、脾肾亏虚证。分别治以逍遥散加减疏肝健脾、消痰散结之品,柴胡疏肝散加减疏肝理气、活血散结之品,龙胆泻肝汤加减清泄肝火、理气化痰之品,小柴胡汤合生脉散加减益气养阴、散结消瘿之品,金匮肾气丸加减益气温阳、温肾健脾之品,临床疗效较好。

(十三)温伟波教授从肝脾二脏论治慢性淋巴细胞性甲状腺炎经验

温伟波教授结合临床经验,认为慢性淋巴细胞性甲状腺炎多与情志失调、饮食失宜、体质因素相关,其病机为肝郁气滞,脾虚痰实,互结筋络。提出疏肝行气、健脾化痰、通筋散结治疗桥本甲状腺炎,自拟消瘿汤(夏枯草、土贝母、牡蛎、穿山龙、炒橘核、炒荔枝核、郁金、炙香附、陈皮、茯苓、法半夏、黄药子、山慈菇、僵蚕、白芍、当归、川芎、赤芍、浙贝母、桔梗、甘草),临床疗效显著。

(十四)丁治国教授从肝论治甲状腺功能亢进症

丁治国教授在治疗甲状腺功能亢进症时,基于"腐本相应"理论,认为甲状腺功能亢进症发病的原因与情志密切相关,肝郁气滞是导致本病发生、发展的重要原因。因而从肝出发,"木郁达之",临床注重疏肝、清肝、平肝、养肝及保持气机通畅,以求"达之"。在治疗方法上,丁治国教授自拟甲亢基础方(柴胡、合欢花、制香附、郁金、夏枯草、桔梗、赤芍、白芍、丹参、党参、黄芪、白术、远志、茯神、生牡蛎、猫爪草、黄芩、牡丹皮、麦冬、知母),随证加减,并注重"腐本相应,治病求本",注意气血同调,升降并用,虚实兼顾。

三、病治举要

(一)甲状腺功能亢进症

甲状腺功能亢进症(简称甲亢)是指甲状腺合成、分泌甲状腺激素过多引起神经、循环、消化系统兴奋性增高和代谢亢进为特征的内分泌疾病。其临床主要表现有面部烘热,心悸不宁,烦躁易怒,多食消瘦,乏力自汗,手指震颤,甲状腺肿大等。

1. 辨证论治 从肝论治甲亢,临床常见的证型有肝郁气滞、肝胃火盛、肝郁脾虚、肝肾阴虚、痰瘀互结、肝阳上亢动风、心肝阴虚等。常用治法有疏肝解郁,清肝泻热,疏肝健脾、化痰散结,滋补肝肾、化痰祛瘀,育阴潜阳、豁痰息风,滋阴宁心柔肝等。

(1)疏肝解郁法:段富津认为甲亢以气滞、痰凝、血瘀为主要病理变化,但发病之本为气郁。对甲亢气郁痰阻证,用疏肝理气之法,佐以化痰散结,方选柴胡疏肝散加减;肝郁痰结证,治以疏肝理气、化痰散结,方选四逆散合消瘿丸加减;肝气郁结,痰凝血瘀,治以理气化痰、软坚散结,兼以活血化瘀,方选柴夏煎加减;痰气郁结,复感风热邪毒,治以疏风清热、解毒散结止痛,方用银翘散加减。赵文娟认为治疗瘿病尤以治气为本,所谓"气顺火自消,气顺痰自化,气顺血自行",而治气终不离肝。对甲亢气机怫郁之证,用疏肝理气、养阴生津之法,选用柴胡疏肝散加减。谢建军认为肝气失于调达,津液凝聚成痰,气滞痰凝壅结颈前而成甲亢,治以疏肝理气、化痰消瘿,方选柴胡疏肝散合消瘰丸加减。

(2)清肝泻热法:路志正认为,甲亢早期病机多属肝郁胃热,治以理气解郁、清泻肝火,常用龙胆泻肝汤和泻心汤加减。谢建军也选用龙胆泻肝汤加减来清肝泻火、消瘿散结,治疗甲亢肝火旺盛证。白秀英通过临床分析,认为清肝泻火治疗甲亢,多用龙胆、黄芩、栀子、知母等药。李赛美用白虎汤、白虎加人参汤合四逆散治疗甲亢早期肝郁气滞、胃热炽盛之证。

(3)疏肝健脾,化痰散结法:路志正在分阶段辨证治疗甲亢中,选用参苓白术散、归脾丸等加减,来健脾补肾,化痰祛瘀散结。

(4)滋补肝肾,化痰祛瘀法:路志正认为,在甲亢中期气阴耗伤,诸多脏腑功能明显失调,表现出本虚的一面,而肝肾阴虚明显,多用一贯煎加减,或合六味地黄丸、知柏地黄丸。邓铁涛认为甲亢晚期多属气阴两虚、痰瘀阻络之虚实夹杂,本虚标实之证,多用生脉散合消瘰丸加减化裁。

(5)育阴潜阳,豁痰息风法:张琪临床辨证甲亢属阴虚阳亢,对其论治需要育阴潜阳、养肝消瘿,对甲亢性心脏病必用金石之品重镇潜阳、安神镇惊并配合大剂量滋阴养血之药。白秀英用白芍、麦冬、生龙骨、生牡蛎、白蒺藜、石决明等育阴潜阳。

(6)滋阴宁心柔肝法:谢建军认为痰气郁结颈前,日久化火伤阴,肝阴亏虚,或心阴亏虚,心失所养至甲亢迁延不愈者,方选天王补心丹合二陈丸加减治疗。路志正则在病人心悸失眠时加入酸枣仁、远志、柏子仁、合欢皮等养心安神。

2. 临床经验 卢昉等针对甲状腺功能亢进症肝气郁结证患者,应用治甲一方(青皮、钩藤、浙贝母、猫爪草、菊花、夏枯草、昆布、丹皮、龟甲等)治疗,以疏肝理气、消肿散结。张吉力应用柴胡栀子汤(柴胡15g,栀子10g,白芍12g,夏枯草10g,生龙骨30g,生牡蛎30g,川芎10g,丹皮10g,茯苓10g,陈皮10g,浙贝母10g,炙甘草6g)联合甲巯咪唑治疗甲状腺功能亢进症肝郁化火证患者,疗效显著。李俊飞等应用疏肝益气汤(黄芪20g,栀子10g,当归20g,生龙骨15g,香附10g,白芍15g,郁金10g,夏枯草10g,柴胡10g,龙胆草10g,甘草10g)联合丙硫氧嘧啶治疗甲状腺功能亢进症肝气郁结、气血不足证患者,疗效显著。张瑞瑞等应用清肝泻火消瘿方(柴胡15g,栀子20g,丹皮20g,赤芍20g,枳壳15g,香附15g,陈皮15g,当归12g,白芍12g,龙骨12g,牡蛎12g,半夏

10g,夏枯草10g,甘草6g)联合甲巯咪唑治疗甲状腺功能亢进症肝火炽盛证患者,疗效显著。

林镁等自拟疏肝健脾方(柴胡15g,当归15g,白芍15g,川楝子15g,黄芪20g,太子参10g,茯苓15g,白术15g,夏枯草15g,鳖甲20g,炙甘草6g),可以降低甲状腺激素,升高促甲状腺激素水平。郭宝荣等针对甲状腺功能亢进症心肝阴虚火旺型患者,自拟清热亢甲片(柴胡、夏枯草、生地、栀子、连翘、黄连、生龙牡、炒枣仁、黄芪)治疗。孔芳丽等自拟清肝泻火方(栀子15g,牡丹皮15g,黄芩15g,柴胡15g,白芍15g,当归15g,苏梗15g,柏子仁15g,茯苓15g,钩藤20g,千里光15g,夏枯草15g,木贼15g,麦冬10g)治疗,均有良好疗效。

(二)甲状腺功能减退症

甲状腺功能减退症(简称甲减)是指甲状腺合成、分泌甲状腺激素减少或生理效应不足,引起的以基础代谢率降低为特征的内分泌疾病。其临床表现为全身代谢减慢,畏寒,乏力,嗜睡,动作迟缓,黏液性水肿,低体温,食欲减退,肌肉关节疼痛等。

1. 辨证论治　对甲减的中医辨证还没有形成统一认识,大多医家认为其主要病机为脾肾阳虚,归为中医的虚劳、水肿等范畴,以温补脾肾、补中益气、阴阳双补等方法治疗,并取得一定的疗效。王春勇认为甲减的病位在肝,病机为肝失疏泄,木郁土壅,阳气不达,治疗以疏肝解郁、通阳化饮,使用"柴胡桂枝干姜汤"治疗一典型甲减患者,获得痊愈。路志正从肝郁脾虚,虚热扰心证论治,用疏肝健脾,温胆宁心之法治疗甲减。马瑶等认为,老年甲状腺功能减退症与肝脏有密切关系,在分型论治上分为实证和虚证。实证中,肝气郁滞证,采用疏肝理气之法治疗;虚证中,肝阳虚证应标本兼顾,益气温阳,并针对不同病理产物予除湿、活血化瘀、清热祛痰、理气解郁等;肝阴虚证,若形成肝络瘀阻,产生肝郁血瘀之证,则治以疏肝理气、养血柔肝通络,若肝阳亢,肝木乘脾,则在疏肝的基础上"酸泻肝木、滋水涵木";阴阳俱虚证,肝郁气滞日久,阴阳互损,阴阳两虚,导致气、血、津、液、精及脾肾功能失调,此时也必然会影响其他脏器和整体,治疗以滋阴补阳、调整五脏为本。高天舒将甲状腺功能减退症分为肝郁、脾虚、肾虚三期治疗,初期的病机为肝郁及脾,应疏肝解郁为主,方用逍遥散加减。王志刚认为肝郁脾虚是甲减的重要病机,治疗应疏肝健脾,方选柴胡疏肝散合六君子汤加减。

2. 临床经验　李伟等针对甲状腺功能减退症肝郁脾虚肾虚证患者,应用益肾逍遥散(山萸肉 20g,柴胡 10g,白芍 20g,当归 15g,炒白术 20g,茯苓 20g,党参 15g,炙甘草 10g,等)治疗,疗效显著。任慧等针对甲状腺功能减退症心肝火旺证患者,应用凉肝清心汤(柴胡、栀子、丹皮、当归、白芍、淡竹叶、玄参、夏枯草、麦冬、酸枣仁、生地、甘草)治疗,疗效显著。

临床中,梁苹茂等认为甲状腺功能减退症常由情志内伤,痰气交阻于颈部,久病成瘀而致,故从阴疽辨证,在温阳补血、散寒通滞的基础上,利用疏肝理气等方法,对临床 50 例痰湿瘀结证患者运用阳和汤合甘麦大枣汤加减(熟地黄、鹿角胶、党参、当归、荆芥、麻黄、炙甘草、肉桂、山慈菇、穿山甲、海浮石、柴胡、枳壳、半夏、大麦、大枣)治疗。朱铁英等针对肝郁脾虚、痰瘀互结型患者,予以温阳活血、疏肝理气、利湿除痰药(淫羊藿 20g,仙茅 15g,党参 20g,黄芪 50g,泽泻 10g,白术 20g,生地 20g,川芎 15g,赤芍 15g,苍术 30g,茯苓 20g,炙甘草 10g)治疗,疗效显著。

(三)甲状腺炎

甲状腺炎是指由于免疫因素、感染因素及其他因素导致的甲状腺的炎性改变,以致甲状腺滤泡结构被破坏的临床疾病。可分为急性甲状腺炎、亚急性甲状腺炎、亚急性淋巴细胞性甲状腺炎、慢性淋巴细胞性甲状腺炎以及其他如放射性、创伤性甲状腺炎等。由于临床上以亚急性甲状腺炎和慢性淋巴细胞性甲状腺炎多见,故本章主要论述二者的临床表现及辨治方法。

亚急性甲状腺炎:以上呼吸道感染作为前驱症状,并伴有甲状腺区特征性疼痛,常向同侧耳、咽喉、下颌角、颏、胸背部等处放射,且出现甲状腺不对称性肿大。

慢性淋巴细胞性甲状腺炎:出现甲状腺弥漫性、分叶状或结节性肿大,质地较硬,早期可无症状,亦可出现颈部压迫感,偶有局部疼痛或触痛。随着病情加重,患者可出现甲状腺功能减退的症状。

中医认为甲状腺炎的发生多由于素体亏虚、七情所伤导致的肝失条达,气机郁滞,津炼成痰,痰气交阻而成。中医学一般将其归属于"瘿痈""瘿气""瘿瘤"的范畴。

1. 辨证论治　从肝论治亚急性甲状腺炎,临床常见的证型有心肝火旺、气郁痰凝、阴虚火旺等,常见治法有疏肝理气、清热散结,理气疏肝、化痰活血散结,养阴清热、散结止痛等。

(1)疏肝理气,清热散结:王镁等人对心肝火旺引起的亚急性甲状腺炎,以加味逍遥散加减。

（2）理气疏肝，化痰散结：魏子孝等人对情志抑郁引起的亚急性甲状腺炎，以四逆散合半夏厚朴汤加减，行气解郁、健脾化痰。许芝银等人对气滞痰凝引起的慢性淋巴细胞性甲状腺炎，以疏肝健脾、理气化痰为主，方选半夏厚朴汤加减。

（3）疏肝健脾，行气化痰：唐汉钧等人对脾虚肝郁、气滞痰凝引起的慢性淋巴细胞性甲状腺炎，以六君子汤合逍遥散加减。

（4）益气养阴，软坚消瘿：程益春等人对肝肾阴虚、郁热互结引起的慢性淋巴细胞性甲状腺炎，从疏肝散结、益气养阴、清热散结的角度治疗，方用生脉散合柴胡疏肝散加减。许芝银等人对郁热伤阴引起的慢性淋巴细胞性甲状腺炎，则从肝气郁结、郁而化热伤阴角度治疗，方选柴胡疏肝散合一贯煎加减。

2. 临床经验　董佳妮等人基于"治未病"思想，应用逍遥散加味颗粒（当归、白芍、柴胡、茯苓、太子参、白术、海藻、昆布、酒萸肉、山药、熟地黄、陈皮、清半夏、香橼、佛手等）治疗桥本氏甲状腺炎，疗效显著，可降低 TPOAb 和 TgAb 水平。胡春平等人针对桥本甲状腺炎甲减伴甲状腺肿肝郁脾虚证患者，应用疏肝散结消瘿汤（柴胡 10g，香附 10g，郁金 10g，浙贝母 10g，白芍 15g，茯苓 15g，白术 15g，莪术 10g，鬼箭羽 10g，夏枯草 15g，积雪草 15g，生牡蛎 30g，穿山龙 30g），联合穴位埋线治疗，疗效显著。戴琴等应用调肝法自拟方（柴胡 10g，青皮 10g，白芍 10g，生地黄 10g，枸杞子 10g，川楝子 6g，夏枯草 10g，茯苓 10g，甘草 6g）治疗桥本甲状腺炎，疗效显著。

赵相军等人针对亚急性甲状腺炎肝郁化火、痰气瘀阻证的患者，应用升降散合消瘰丸加味（白僵蚕 10g，全蝉蜕 10g，姜黄 10g，川大黄 10g，玄参 10g，浙贝母 15g，生牡蛎 30g，柴胡 15g，半夏 10g，甘草 10g，知母 20g，茯苓 10g，生地 10g，麦冬 15g，白术 10g，黄连 5g）治疗。刘玲等针对肝郁蕴热型亚急性甲状腺炎患者，使用丹栀逍遥散加减（柴胡 10g，当归 10g，丹皮 10g，栀子 10g，香附 10g，半夏 10g，黄芩 10g，白术 15g，茯苓 15g，赤芍 15g，丹参 15g，夏枯草 15g，炙甘草 6g）治疗。姬晓诚等针对慢性淋巴细胞性甲状腺炎肝旺脾虚证，运用山慈菇扶正方（山慈姑 6g，穿山甲珠 6g，陈皮 6g，半夏 10g，香附 10g，海藻 10g，昆布 10g，浙贝母 10g，三棱 10g，莪术 10g，党参 10g，黄芪 10g，防己 10g）治疗。

（四）结节性甲状腺肿

结节性甲状腺肿是由于甲状腺非炎症性和非肿瘤性因素阻碍甲状腺激素

合成,导致垂体前叶分泌多量促甲状腺激素,形成单纯性甲状腺肿。当病情进一步恶化时,甲状腺滤泡上皮转为局灶性增生,部分区域出现退行性病变,腺体内出现不同发展阶段的结节。属于中医"瘿病""肉瘿""瘿瘤"等范畴。中医学认为该病多由于情志内伤,肝失条达,肝郁气滞,津凝痰聚而成;或肝旺克土,脾失健运,聚湿为痰而成;或肝郁气滞,气停血瘀,痰瘀互结而成;或气郁化火,肝肾阴虚,导致气阴两虚,痰瘀互结而成。其临床表现多为早期甲状腺弥漫性肿大,缓慢进展,日久形成结节,且结节质地坚硬,伴有甲状腺疼痛、甲状腺毒血症等,严重者可出现慢性刺激性干咳、吞咽困难、声音嘶哑、声带麻痹、霍纳综合征等并发症。

1. 辨证论治 从肝论治结节性甲状腺肿,临床常见的证型有气郁痰阻、痰结血瘀、气阴两虚等。常见治法有理气解郁、化痰软坚,理气活血、化痰散结,益气养阴、软坚散结等。

(1)理气解郁,化痰软坚:刘惠民等人对肝气郁结、气滞痰阻引起的结节性甲状腺肿,从疏肝健脾、理气化痰出发,方选逍遥散合四海舒郁丸加减。高上林等针对气郁痰结化热证,采用疏肝理气清热的治法,以逍遥散加减。

(2)理气活血,化痰散结:米烈汉等人对肝郁气滞、痰瘀互结引起的结节性甲状腺肿,从肝论治,选方柴胡疏肝散合海藻玉壶汤加减。程益春等人对痰瘀互结,郁而化热证,从解郁清热、化痰活血的角度立论,以海藻玉壶汤合桃红四物汤加减。唐汉钧等人对肝旺克土,脾虚痰凝证,从五行相生相克的理论出发,以肝木与脾土的关系立论,选方四逆散合海藻玉壶汤加减。

(3)益气养阴,软坚散结:林兰等人针对肝郁化火,阳结阴虚引起的结节性甲状腺肿,从滋补肝阴、清热逐瘀、理气化痰入手,方选滋阴散结方。胡然、胡思荣等人针对心肝阴虚型结节性甲状腺肿,以滋补心、肝之阴为出发点,并运用清热安神之法,方选天王补心丹加减。

2. 临床经验 梁亚妮等应用加味散结汤(柴胡15g,栀子10g,香附10g,当归10g,丹皮15g,莪术15g,浙贝母15g,牡蛎30g)治疗结节性甲状腺肿属肝郁化火、气滞血瘀证患者,疗效显著。贾长辉等人应用疏肝散结方(柴胡10g,海藻10g,丹参20g,桃仁10g,当归15g,路路通10g,红花10g,白芥子15g,木鳖子15g,赤芍12g等)治疗结节性甲状腺肿肝郁气滞血瘀证患者,疗效显著。路波等以"厥阴为轴"辨治甲状腺结节,常以四君子汤加减滋补厥阴肝血,以金匮肾气丸加减滋补厥阴肝阳、益气温阳,以一贯煎加减滋补厥阴、滋阴降火,以柴胡疏肝散加减疏解厥阴气郁、疏肝解郁,以半夏厚朴汤合二陈汤加减化厥阴痰滞、理气化痰,以血府逐瘀汤加减除厥阴血瘀、行气化瘀。金向羽等人应用行气化痰消瘿汤(香附 15g,柴胡 10g,郁金 10g,枳壳 10g,陈皮 10g,白术 12g,法半夏 10g,夏枯草 15g,浙贝母 15g,牡蛎 15g,海藻 15g,昆布 15g,甘草 6g)治疗结节性甲状腺肿,疗效显著。

胡思荣等针对结节性甲状腺肿气郁痰凝证患者,予温胆汤加减(陈皮 15g,半夏 12g,茯苓 12g,炙甘草 6g,枳实 10g,竹茹 30g,厚朴 15g,浙贝 10g,鳖甲 15g,酸枣仁 15g,远志 12g,生牡蛎 30g,合欢皮 15g,桃仁 15g,红花 15g,焦山楂 15g)治疗。田萌等针对结节性甲状腺肿气郁痰凝痰瘀互结证,予疏肝消瘿饮(柴胡 14g,制香附 14g,陈皮 14g,枳实 15g,煅牡蛎 15g,枳壳 15g,白芍 10g,川芎 10g,三棱 10g,莪术 10g,青皮 10g,夏枯草 10g,浙贝 10g,炙甘草 6g)治疗。张洪梅等针对结节性甲状腺肿气阴两虚证患者,予内消连翘丸(生黄芪、连翘、夏枯草、射干、天花粉、漏芦、泽兰、沙参、桃仁)治疗。杜丽坤等针对结节性甲状腺肿痰凝血瘀证患者,予贝牡莪消丸(浙贝、牡蛎、莪术、夏枯草、玄参)治疗。沈忱等运用活血消瘿方(蜣螂虫 10g,莪术 15g,桃仁 15g,王不留行 15g,土鳖虫 10g,柴胡 10g,猫爪草 10g,京三棱 15g,皂角刺 15g,白花蛇舌草 15g,广郁金 15g,茯苓 20g)治疗结节性甲状腺肿肝郁气血郁滞证患者,疗效显著。

参考文献

[1] 邵攀辉,陈宝忠.国医大师段富津教授治疗瘿病的临床经验[J].中医药学报,2018,46(2):56-58.

[2] 荆鲁,董宇,周育平,等.路志正养阴柔肝法辨治儿童甲状腺功能亢进症经验[J].中医杂志,2016,57(17):1460-1461.

[3] 王丽丹,张广德.魏子孝活用经方辨治甲状腺功能减退症经验[J].世界中西医结合杂志,2021,16(3):446-449+453.

[4] 田元祥等.内科疑难病名家验案 1000 例评析(中册)[M].北京:中国中医药出版社,2005.

[5] 裴瑞霞,汪德芬,白小林,等.高上林治疗甲状腺结节经验[J].陕西中医,2012,33(10):1378-1379.

[6] 虞洁薇.唐汉钧治疗甲状腺疾病经验[J].山东中医杂志,2014,33(11):933-935.

[7] 韩向莉,娄志杰,蔡井阳,等.林兰运用抑木扶土法治疗甲状腺结节经验举隅[J].山西中医,2020,36(2):4-5+8.

[8] 胡然,胡思荣.结节性甲状腺肿的中医治疗[J].湖北中医杂志,2013,35(11):37-39.

[9] 柯雅思,赵进喜,曲志成,等.赵进喜教授辨体质-辨病-辨证治疗甲状腺功能亢进症经验[J].世界中医药,2014,9(1):69-70.

[10] 张耀夫,周婧雅,孟繁章,等.赵进喜运用"三位一体"诊疗模式诊治亚急性甲状腺炎经验[J].北京中医药,2021,40(1):66-68.

[11] 汪德芬,裴瑞霞,高上林.高上林主任医师治疗亚急性甲状腺炎的临床经验[J].陕西中医,2013,34(8):1027-1029.

[12] 陈姝瑜,汪悦.汪悦教授治疗甲状腺疾病经验介绍[J].四川中医,2018,36(1):22-25.

（王世东,陈宇）

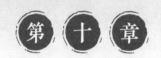

从肝论治皮肤病

一、常用治法

（一）疏肝理气法

本法适用于肝郁气滞证,可使肝气条达,人身气机和畅,有利于情绪改善,解除郁结,缓解应激,提高机体对不良刺激的耐受性及自我调节能力,促进脏腑器官的正常功能活动,有利于筋脉肌肤、毛发的康复,消除抑郁情绪。主要适用于各种自主神经功能障碍性皮肤病、情志因素引起的皮肤病,以及与内分泌失调有关的皮肤病属肝气郁结证者,如痤疮、黄褐斑、斑秃、神经性皮炎、带状疱疹神经痛等。除原发皮肤病变症状外,并有两胁胀痛,胸胁胀满,头晕目眩,口燥咽干,月经不调,痛经,舌苔薄黄,脉弦等。肝郁气滞导致的皮肤疾病发病前常有情志不遂史。

方药:逍遥散(《太平惠民和剂局方》)合柴胡疏肝散(《医学统旨》)加减。柴胡、香橼、木香、苏梗、青皮、香附、乌药、郁金、延胡索、川芎、栀子、丹皮、鸡血藤、益母草、泽兰等。

（二）清肝泻火法

本法适用于皮肤病见肝经火盛者。肝内寄相火,五行中与春相合,为"风木之脏",容易化火动风。肝火导致的皮肤病有神经性皮炎、皮肤瘙痒症、湿疹、痒疹等。临床表现为皮肤瘙痒剧烈,搔抓无度,可见红色丘疹、斑片、脱屑,好发于颈部两侧、胁肋部、腰部、外阴等处,头晕胀痛,耳鸣如潮,急躁易怒,胁肋灼痛,面红目赤,口苦口干,便秘尿赤,舌红苔黄,脉弦数。肝火之症属实、属热,实则泻其子,故与清心泻火法同用效果较好。

方药:栀子清肝汤(《外科正宗》)合泻心汤(《金匮要略》)加减。黄芩、黄连、龙胆草、栀子、菊花、淡竹叶、夏枯草、生地、丹皮、赤芍、白蒺藜、钩藤、石决明等。

(三)清肝利胆法

本法适用于湿热之邪蕴阻于肝经所出现的湿热证。肝失疏泄,影响脾之运化,水湿代谢障碍,湿邪内生,聚湿生热、生痰,湿热蕴阻于肝经,则出现肝经湿热的证候。因湿性重浊下趋,肝经绕阴器、布胁肋,故皮损多发生于四肢手足、外阴、胸胁和腰部。常伴有黄疸,胁肋胀痛灼热,食少腹胀,口苦泛恶,目赤尿黄,舌红苔黄腻,脉弦数。皮损有红斑、丘疹、水疱,严重者见渗出、糜烂、结痂,阴部潮湿发黏。湿热引动肝风,则瘙痒剧烈;湿热阻滞局部经络,气血瘀滞不通,则出现局部疼痛。肝经湿热常导致的皮肤病有带状疱疹、天疱疮、阴囊湿疹、下肢湿疹、湿疹样皮炎、足癣继发感染等,甚则热腐为脓而成痈疽、丹毒、疮疡。

方药:龙胆泻肝汤(《医方集解》)合当归龙荟丸(《丹溪心法》)加减。龙胆草、柴胡、车前子、泽泻、黄芩、黄柏、马齿苋、茵陈、萆薢、土茯苓、地肤子、苦参、白鲜皮、川楝子、郁金、延胡索、川芎、王不留行等。

(四)养血柔肝法

本法适用于皮肤病见肝血亏虚证者。肝血亏虚多以筋脉爪甲、两目、肌肤等失去血的濡养,以及全身血虚的病理现象为辨证要点。症见眩晕耳鸣,面白无华,爪甲不荣,夜寐多梦,视力减退或雀盲,肢体麻木,关节拘急不利,皮肤干燥粗糙、脱屑、皲裂、瘙痒,妇女经少、色淡,甚则闭经,舌淡苔白,脉细。主要见于慢性消耗性皮肤病、慢性病耗伤肝血或失血过多者,如系统性红斑狼疮、银屑病、硬皮病、皮肌炎、老年瘙痒症、血小板减少性紫癜、脱发等。

方药:四物汤(《太平惠民和剂局方》)合一贯煎(《柳洲医话》)加减。当归、地黄、川芎、赤芍、白术、茯苓、川楝子、玄参、丹参、益母草、香附、知母、地骨皮等。

(五)滋补肝肾法

本法适用于肝肾阴虚证。肝主藏血,肾主藏精,精能化血,血能生精。肝肾同源,在生理、病理上肝肾常常是同盛同衰。肝肾阴液相互滋生,肾阴亏虚,水不涵木,肝阳上亢,故以肝肾阴虚证的肝阴亏损、肌肤筋脉爪甲失养的证候表现和阴虚内热证共见为辨证要点。肝肾阴虚证是在许多皮肤病中都可出现的一种证型,如系统性红斑狼疮、白塞综合征、干燥综合征、鱼鳞病、硬化性苔藓、斑秃、白发病、白癜风、黄褐斑、黑变病等。在这些疾病的某一阶段或某些患者中都可出现肝肾不足的表现。症见脱发，皮肤色素脱失或色素沉着，皮肤干燥、萎缩，伴两目干涩、视物不清，耳鸣健忘，咽干口燥，胁痛，腰膝酸软，潮热盗汗，五心烦热，肢体麻木拘挛，阳痿遗精，性功能障碍，女子月经不调、量少或闭经，舌红苔少，脉细数。

方药：六味地黄丸（《小儿药证直诀》）合二至丸（《医方集解》）加减。当归、熟地、白芍、川芎、首乌、枸杞子、山萸肉、菟丝子、覆盆子、五味子、女贞子、墨旱莲等。

二、名家经验

（一）赵炳南教授从肝论治皮肤病

赵炳南教授是我国中医皮科学、外科学界的泰斗，是现代中医皮肤科的奠基人和开拓者。赵老诊治皮肤病重视中医整体观念，认为阴阳之平衡、营卫气血之调和脏腑经络之通畅皆与病损变化息息相关，此外思想情绪的过激或过度抑郁而引起的七情变化也会导致皮肤病的发生、发展。在临证时重视从肝论治，强调"和法"的应用。

1. 疏肝理气和解法　适用于肝郁气滞、气机不畅之证，临床常见肝郁化火，蕴于肌肤诸症，如带状疱疹、神经性皮炎、皮肤瘙痒症，以及气机不畅、痰滞湿阻所致的痰核流注，瘰疬肿物；或因肝郁气滞，肾水不足所致的一些色素性皮肤病，如黄褐斑、黑变病等。常用药物有柴胡、郁金、香附、青皮、陈皮、川楝子、枳壳、厚朴、木香等。临床常用代表方剂如逍遥散。

2. 清热利湿泻火法　对于火热之邪引起的皮肤病，临床上表现有口干，唇燥，发热，烦躁，大便干，小便黄少，舌质红或绛，舌苔黄或黄腻，脉滑数或浮大而数。皮损表现有皮肤红斑，灼热，出血斑、血疱等，甚至有皮肤红肿热疼，常见于急性湿疹及皮炎类疾患、过敏性紫癜、出血性红斑、大疱性皮肤病、药疹、剥脱性皮炎、皮肌炎、急性系统性红斑狼疮等。赵老十分重视对心与肝胆的辨证，认为心肝火盛是导致急性炎症性皮肤病的重要原因，喜用龙胆泻肝汤加减化裁。常用药物有生石膏、黄芩、黄连、黄柏、栀子、龙胆草、生地、丹皮、白茅根、紫草根、茜草根、赤芍、地骨皮、大青叶，及牛黄散、紫雪散、羚羊角粉等。

3. 补益肝肾强筋壮骨法　在临证中，对于肝肾不足患者，表现为体弱，羸瘦，形容憔悴，口干咽燥，虚烦不眠，骨蒸潮热，低热不退，腰膝软萎，手足不温，舌红少苔或舌淡体胖,脉细数无力者,赵老也强调补益肝肾之法的运用。常见有两种情况,一种是素体阴虚;另一种是严重全身性或高热性皮肤病后期,伤及阴分而致阴虚。临床上常见于系统性红斑狼疮、天疱疮、白塞综合征、剥脱性皮炎及药疹后期或色素性皮肤病等。常用药有沙参、麦冬、熟地、生地、玄参、石斛、女贞子、枸杞子、龟甲、鳖甲、玉竹、墨旱莲、黄柏、知母等。此外,有一些患者可出现阴阳两虚,特别常见一些色素性皮肤病或内分泌引起的皮肤病,如肝斑、黑变病或严重皮肤病引起的肾脏病变等。见到此情况则应阴阳双补,常加入仙茅、淫羊藿、菟丝子、补骨脂,必要时可用附子、肉桂等。在补益肝肾药中加入养血活血药如鸡血藤、首乌藤、赤白芍等,则更可强筋壮骨。临床常用代表方剂如六味地黄丸、滋补肝肾丸等。

（二）朱仁康教授从肝论治皮肤病

朱仁康教授是广安门医院皮肤科的创始人,也是我国著名的中医皮外科专家。朱仁康教授认为"有诸内必形诸外",中医临证强调辨证,注重整体观,认为皮肤病和整体的营卫气血、脏腑有重要联系。如对于皮炎湿疹急性期、带状疱疹、下肢丹毒等疾病,临证多重视清利肝胆湿热;对于黑斑的治疗多从补益肝肾入手。

1. 脂溢性皮炎朱仁康教授治疗脂溢性皮炎多从肝论治,认为内风之生多责于肝。"诸风掉眩,皆属于肝",风邪与肝联系紧密。肝风内动,风盛则燥,故见鳞屑。肝藏血,心主血,心阴、肝血不足则脉道失养,不能濡养肌腠,故见皮肤干燥脱屑。肝可宣畅气机,肝气不舒,肺气不降,气机受阻,郁而发热,进而加重本病。朱仁康教授用药主要为归肝经药物,其次为归心、肺、脾、胃等经的药物。常用药物如车前子、木通、龙胆、赤茯苓、黄芩、泽泻、苍耳子、地肤子、牡丹皮、赤芍、蝉蜕、荆芥、苦参、白鲜皮、磁石、龙骨、赭石、珍珠母、牡蛎、白茅根、白芍、蒺藜、丹参、当归;防风、枳壳、陈皮、玄参、冬瓜皮、桑白皮、石膏、火麻仁、苍术、熟地黄、生地黄等。

2. 湿疹——清利肝胆湿热　朱仁康教授认为湿疹的病因不外乎风、湿、热三邪,但有内、外之分。内风、内湿、内热系由脏腑气血功能失调所生,内风的产生多责之于。在治疗湿疹急性期,皮损以大片红斑状如松脂,触之灼热,其间水疱迭起,脂水频流为主要表现,同时可伴口苦咽干、大便秘结、小溲短赤、舌红苔腻、脉象滑数等湿热蕴结之证,多采用清热凉血、除湿止痒法,以龙胆泻肝汤加减。常用龙胆草、生地黄、黄芩、泽泻、川木通、车前子、茯苓、六一散等。口糜、尿赤者,加栀子;皮疹鲜红艳赤者,加丹皮、赤芍;壮热口渴者,加生石膏、知母;肿胀明显者,加冬瓜皮;发于下肢者,加萆薢;瘙痒剧烈者,加白鲜皮、苍耳子等。同时,朱仁康教授非常重视皮损部位与经络脏腑的关系,若皮疹发于耳周、两胁属肝胆的部位,多用龙胆泻肝汤治疗以清肝胆湿热。

(三)金起凤教授从肝论治皮肤病

金起凤教授,上海宝山人,1990 年被国家确认为全国有独特学术经验和技术专长的中医药专家。金起凤教授认为:“皮肤病虽形于外而多源于内。”故不只拘泥于外治,更注重整体观念辨证论治。在各类急慢性皮肤病的治疗中,均注重对肝的认识和理解。

1. 带状疱疹——清肝泻火　金起凤教授秉承各家所见并结合大量临床病例观察,认为带状疱疹多发于肝胆经循行部位,且多伴有口渴口苦、心烦易怒等症,为肝胆火旺、肝气郁结、气郁化火、气滞血瘀所致。情志内伤,肝气郁结,郁久化火窜扰脉络,皮肤则生红斑;肝火旺盛,木旺克土,脾土受侮,脾不化湿,湿热互结,则有水疱渗出;肝火脾湿互结,灼伤脉络,血瘀阻络,则疼痛不已。

“治病必求于本”,金起凤教授根据这一机制,以清肝泻火、疏肝理气、化瘀止痛为治则,以“龙胆泻肝汤”及“金铃子散”化裁,推陈出新,自拟“清肝消带汤”。本方中龙胆草专攻泻肝胆实热,凡属肝胆邪热为患,用之神妙,且清湿热;柴胡可疏肝理气而解郁结,清肝火,且有引药入肝经的作用;黄芩、山栀、牡丹皮既能清肝泻火,凉血解毒,又可清热除湿;香附、川楝子归肝经,疏肝解郁,理气止痛;延胡索、乳香、没药活血止痛散瘀。

2. 白癜风——滋补肝肾　金起凤教授认为多数白癜风患者属气血亏虚、肝肾阴虚之证。气虚则腠理开,为风邪所乘,致气血不和;肝肾阴虚,则精血不足,精血失于上荣,致肤发白斑,故症见面色萎黄,体倦乏力,腰酸,梦多,口干舌红,脉弱细数。治宜滋阴清热,益气养血,佐以祛风。多用首乌、枸杞子、墨旱莲、杜仲、首乌藤滋补肝肾。精血亏虚为本,虚热、风邪为标,肾藏精,肝藏血,精血虚则脏腑、组织失去精血濡养,虚热内生。滋补肝肾降虚热,益气活血祛风宜。故以滋补肝肾、养阴清热为主法,切合病机,使白斑全消。

(四)陈彤云从肝论治皮肤病

国医大师陈彤云认为,肝主藏血,主疏泄,肝主筋,其华在爪,开窍于目。对于肌肤、毛发来说,肝藏血的功能正常,肝调理疏泄气机的功能正常,对维持气血的顺畅运行,保证肌肤、筋脉得到充足的血液荣养是十分重要的。若肝藏血不足,则肌肤得不到阴血的滋养,常致肌肤甲错、粗糙,毛发枯槁、脱落;若肝的疏泄功能失常,导致气机紊乱,气血悖逆,则皮肤斑驳、无华;肝不藏血,血不荣筋,则使筋失所养,筋气外发,爪甲失荣;若气机郁滞,郁而化火,常致肝经热盛,肝风内动,常引起神志、情绪的变化,在皮肤则常引起皮肤急性泛发性的红斑、瘙痒等症。

1. 黄褐斑　黄褐斑是一种常见的严重影响容貌的色素性皮肤病,好发于中、青年女性。中医认为黄褐斑发病总由气机不畅,腠理受风,忧思抑郁,肝脾肾功能失调所致。病机为肝郁气滞,气滞血瘀,脾胃虚弱,肝肾不足。故临床上陈彤云教授治疗黄褐斑以补虚及活血化瘀为主法,重视肝肾,兼顾脾胃,用药多以辛开、苦降、甘缓,擅用温、平性药。多以川芎、莪术、当归开闭解郁,疏肝活血,同时可以引药上行,到达面部;白术、枳壳、青皮苦降燥湿,健脾理气;兼以茯苓、熟地黄、枸杞子甘缓和中,脾胃运化,脾升胃降,使精微上荣于面。

2. 疣　疣又名“枯筋箭”。《外科正宗·枯筋箭》认为本病“乃忧郁伤肝,肝无荣养,以致筋气外发。”《薛己医案》指出“疣属肝胆少阳经,风热血燥,或怒动肝火,或肝客淫气所致。”陈彤云教授通过中医辨证分析,结合自身多年临床经验,认为疣是由于气血失和、腠理不密致外感邪毒凝聚肌肤所致,其病机特点在于风、热、毒、瘀。具体表现为肝旺血燥,筋气不荣,气血失和,腠理不密,复感风、热毒邪,凝聚肌肤而成疣;或脾弱痰湿阻络而成。

陈彤云教授依《素问·至真要大论》所言“风淫于内,治以辛凉、佐以苦甘”,以木贼、大青叶等入肝经药物以疏肝经风热;连翘、马齿苋等辛凉透表、清热解毒,兼顾风邪易夹湿毒的特点;紫草、板蓝根入血分,以凉血透疹解毒,先安未受邪之地;生牡蛎入肝肾经,可平肝潜阳、软坚散结,以消疣赘。

3. 神经性皮炎　神经性皮炎是一种神经精神障碍性皮肤病,以皮肤苔藓样变及剧烈瘙痒为特征,与中医学的“牛皮癣”相类似。本病多因情志不遂,肝郁不舒,心火上炎,以致气血运行失调,凝滞于皮肤,日久耗血伤阴,血虚化燥生风所致。陈彤云教授从心肝论治,用龙骨、石决明、珍珠母,达到重镇安神、平肝潜阳的作用,使患者情绪得到改善,睡眠安稳,瘙痒感减轻,从而解决神经性皮炎的主要问题,即神经精神问题和剧烈瘙痒的感觉。情绪郁闷不舒者,加用柴胡、菊花。

（五）李秀敏教授从肝论治皮肤病

李秀敏教授主张善用和法,巧治皮肤病。皮肤病的发生多由病邪郁于皮毛腠理之间,外不能透达,内不得疏泄。对于肝郁脾虚者,肝气郁结则气血壅滞,脾气虚则气血生化失源,表现为皮肤黑斑、白斑,以及皮肤干燥、脱屑,常见于黄褐斑、白癜风、干燥综合征、皮肤瘙痒症等。治法当疏肝理脾,俾肝木气机调畅则气血自通,方用逍遥散加减,柴胡、当归、白芍、白术、生地、郁金、鸡内金等。斑色深褐,面色晦黯者,加桃仁、红花;月经不调者,加益母草、泽兰。

（1）化瘀祛斑丸:当归120g、益母草200g、泽泻120g、桑寄生300g、香附100g、乳香100g、没药100g、牛膝150g、桃仁200g、莪术100g等,配成水丸。主治肝郁型黄褐斑、炎症后色素沉着。本方以活血化瘀调经为主,同时配合疏肝行气、补益肾精、利水消肿药物,全方消补兼施,丝丝相扣,临床疗效极佳。

（2）清肝丸:柴胡100g、当归100g、白芍120g、生地120g、丹参200g、丹皮150g、栀子100g等,配成水丸。主治肝郁气滞导致的肝经热盛。本方疏肝清热,方中又加清热凉血、活血之品,既加强了清热之功,以清泄肝火为主,同时又有凉血活血之功效,凉血而不留瘀。

（六）徐宜厚"肝脾同调"治疗慢性皮肤病

徐宜厚教授是汉派中医皮肤科传承人,第二批全国老中医药专家学术经验继承工作指导老师。在学术上,徐宜厚教授尊崇李杲之脾胃论,又结合现代人的生活习惯和工作节奏,在治疗慢性皮肤病时特别注重肝脾同调,尤擅以逍遥散方加减治疗各类慢性皮肤病。

1. 白发——疏肝扶脾　白发的病因复杂,其中头发在短时间内变白,甚至全白,伴口干咽燥、胸闷腹胀、纳差者,与情志抑郁关系最为密切,多由情志内伤,肝郁气滞,木旺克土所致,常见于中青年人。徐宜厚教授从"气郁"立论,治以疏肝散郁,佐养心脾。常用药物有柴胡、白芍、当归、茯苓、白术、干地黄、炙甘草、枣仁、何首乌、黑芝麻、合欢皮、川芎、远志。其烦躁易怒者,加生赭石、珍珠母;虚烦难寐者,加合欢皮、首乌藤等。

2. 痤疮——疏肝清热　《外科正宗》有言,痤疮乃"血热郁滞不散"而为之,部分女性患者常因肝气不畅,以致肺、胃两经气滞血瘀,郁滞于肌肤而发。临床特点为皮疹常在经前或经期加重,伴乳胀、下腹胀痛、月经不调。治以疏肝解郁,佐以清热解毒。常用药物有柴胡、丹皮、焦山栀、炒白芍、当归、制香附、乌药、白术、茯苓、益母草、黄芩、甘草、蒲公英、虎杖、白花蛇舌草。其中皮损结块不化者,可加浙贝母、玄参;大便秘结者,加酒大黄、炒枳壳;乳房胀痛者,加川楝子、绿萼梅;腹胀者,加玄胡等。

3. 带状疱疹后遗神经痛——疏肝通瘀 带状疱疹之皮疹消退后,常遗留有持续性疼痛,往往迁延难除,甚为棘手。徐宜厚教授认为,带状疱疹的病机是肝郁化火,加之脾虚湿久,郁滞经络而致,若疼痛发于中青年人,多是由肝郁不舒、气血滞涩、经络壅塞引起;疼痛发于老年人,多为血虚不能濡养经络所致。前者选用逍遥散加活血药;后者在舒肝理气的同时,酌情配以甘寒通络之品。常用药物有柴胡、炒白芍、当归、丹皮、山栀、川楝子、玄胡、甘草、茯苓、薏苡仁、丝瓜络、路路通、大青叶。疼痛剧烈者,加蜈蚣、没药、乳香;累及眼部者,加谷精草、决明子;皮疹在颜面者,加杭菊、桑叶;皮疹在下肢者,加川牛膝、赤小豆、青皮。

4. 黑变病——滋肝益肾 黑变病,是一种以弥漫性色素沉着为特点的疾病。中医学认为黑变病由肝气郁结,气机紊乱,血弱失华,不能濡养肌肤所致。如《外科证治全书·面尘》一节所言:"面色如尘垢,日久煤黑,形枯不泽,或起大小黑斑,与面肤相平。由忧思抑郁,血弱不华。"临床特点为黯褐色的斑块分布于面颈,甚则扩散至胸、腋、腹及四肢,常伴烦躁易怒、胸胁满闷、头昏、腰酸等症。本病虽有血虚与肝郁之分,但以虚实夹杂较为多见。治宜滋肝益肾,佐以养血活血。常用药物有柴胡、炒白芍、茯苓、白术、丹参、熟地、山茱萸、山药、冬瓜皮、红花、凌霄花。伴月经不调者,加益母草、香附、淫羊藿、仙茅;斑片顽固难退者,加郁金、桃仁、白附子等。

5. 外阴瘙痒——清肝泻火 外阴瘙痒发生于外阴,是肝经循行的部位,由情志抑郁,肝失条达,日久郁而化火,克伤脾土,脾失运化,积湿生热,犯于阴户;或素体脾胃虚弱,水谷精微不化,肝经失其濡养所致。徐宜厚教授认为,此病宜用逍遥散治疗,但要分清虚与实,实证宜舒肝泻火,虚证宜益肾扶脾养血。常用药物有柴胡、炒白芍、白术、茯苓、丹皮、山药、干地黄、刺蒺藜、首乌藤、薏苡仁、甘草、当归、荆芥炭、沉香、钩藤。实证,加炒胆草、山栀、木通、车前草;虚证,加山茱萸、菟丝子、桑椹子、枸杞子、炒扁豆。

(七)禤国维"以和为贵,平补肝肾"

禤国维教授是第二届国医大师,从医数十载,享有"岭南皮肤圣手"的美誉。针对白癜风、斑秃、硬皮病等皮肤科疑难病症,禤国维教授尤其强调肝肾,调整二脏阴阳之和以疗愈顽疾。

1. **白癜风** 在多年临床经验中,禤国维教授将白癜风之病机总结为三点:一因风湿之邪搏于肌肤,气血失畅,血不荣肤所致;二因情志损伤,肝失调畅,气血失养;三因病程日久,肝肾亏虚。因此以平衡阴阳、补益肝肾为法,总结出白癜风经验方。基本方药组成如下:墨旱莲、女贞子、菟丝子、补骨脂、白蒺藜、白芍、白鲜皮、白术、甘草、丹皮、丝瓜络。其中墨旱莲、女贞子补肝肾之阴,菟丝子补肾固精养肝,补骨脂补肾助阳,以达肾阴阳平衡,共为君药;白蒺藜、白芍平肝疏肝,为臣药;白鲜皮、白术、丹皮、丝瓜络共奏祛风除湿、活血通络之功,为佐药;甘草为使,调和诸药。

2. **斑秃** 禤国维教授认为,肝肾不足,气血亏虚,毛发失养而脱落是形成斑秃的主要病机;七情所伤,肝气郁结,精血失于输布,以致虚风内扰、毛发失荣,是诱发或加重本病的重要因素。因此,斑秃之为病,其实质是阴阳失和、气血失调、正邪交争,治宜平补肝肾、调和阴阳,形成以六味地黄汤加减治疗斑秃的验方——松针滋肾生发汤。其组成为松叶、蒲公英、熟地黄、牡丹皮、茯苓、山萸肉、白芍、山药(或芡实)、沙苑子、牡蛎、甘草、菟丝子、灵芝、昆布、北沙参等。本方特别重视机体各层次的阴阳协调,在运用六味地黄汤滋补肝肾之阴的同时,加用沙苑子、菟丝子等温肾助阳,以调和肾中阴阳;运用六味地黄汤、薄树芝、北沙参,或治疗后期加用太子参、黄芪等补益正气;加用昆布、牡蛎等平肝息风,以调和正邪之阴阳。

3. **硬皮病(稳定期)** 中医认为本病总因肝肾不足,寒凝血瘀,痹阻脉络,终致皮肤经脉失养所致;在稳定期尤以肝肾阴虚,虚热内生,炼液成痰成瘀,阻滞脉络,气血不通,皮肤经络失养、肝肾不足为重。在治法上当重视补益肝肾,祛瘀通络,兼以清退虚热。方用六味地黄丸加减:薏仁、熟地黄、牡丹皮、山药、茯苓、益母草、生地黄、青蒿、鸡血藤、积雪草、薄盖灵芝、甘草。六味地黄丸乃治疗肝肾阴虚之基础方,以补为主,补中寓泻。方中熟地黄滋阴补肾,填精益髓;山药、茯苓固肾健脾;薏仁养肝明目;青蒿、牡丹皮清虚热、活血散瘀;鸡血藤、益母草活血通络;积雪草清热解毒、利湿消肿,具有促进皮肤愈合、抑制胶原蛋白的合成、抗炎、免疫调节等多种药理作用;灵芝补气安神,调节免疫。

(八)蔡瑞康教授从肝论治皮肤病

1. **从肝论治白癜风** 蔡瑞康教授认为,白癜风以肝肾不足为本,兼有肺卫不固、气滞血瘀。故治疗原则以滋补肝肾、益气固卫、活血化瘀为主,基本方以滋补肝肾药物为主。气滞血瘀者,经活血化瘀,气血通畅白斑自消;肝肾不

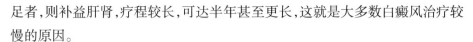

足者,则补益肝肾,疗程较长,可达半年甚至更长,这就是大多数白癜风治疗较慢的原因。

(1)肝气郁结型:因肝气郁滞,血行亦不畅,气血因此而失和。日久血行则瘀滞,肝络亦瘀阻而极易形成白斑,此时肝失条达,肝气不舒。主要表现为白斑形状不规则,颜色浅淡,舌质淡红,舌苔呈薄黄,患者因抑郁而善太息,脉则弦数。肝气郁结型白癜风主要发生于疾病的发展期,治疗的原则是平肝清热、解郁,加之补气养血。

(2)肝肾不足型:肾生髓,肝藏血,肝肾同源,精血相互促生。若先天禀赋不耐,肾精亏损,加之肝血缺乏,气血无法滋养肌肤而产生白斑。有家族史的白癜风多表现为肝肾不足型,病程多为缓慢而缠绵,病情发展皮肤日久渐渐干燥,腰膝自觉酸软。白斑位置多固定且颜色渐晦黯,泛发于身或局限皮损多为其特点,色乳白,舌质淡且苔薄、脉沉细,多有五心烦热,疲倦乏力。治疗宜补肝益肾,滋阴养血,祛风兼活血。常常用四物汤来做主方,常用药有生地黄,山萸肉、怀山药、当归。另外,可以根据病情加减,如墨旱莲、菟丝子、桑椹子、肉苁蓉、白蒺藜、补骨脂、熟地黄、白芍等。有家族史的患者,也可服用成药地黄丸系列。另外,可以根据病情加减,如男子遗精,酌加龙骨、牡蛎;如遇妇女崩漏,多加阿胶、三七;如有新生的白斑,患者也觉疲惫无力,加面色苍白时,可给予黄芪、党参;畏寒肢冷,酌加淫羊藿等。

2. 从肝论治黄褐斑 蔡瑞康教授认为根据皮肤病"黑白同治"的原理,与白癜风类似,黄褐斑的发病源于肝肾阴虚,与肝、肾二脏功能失调关系密切。肾藏精,肝藏血,水木相生,精血同源,故肝肾两脏密切相关。肝体阴而用阳,主疏泄,维持人体气血的正常运行,水生木,肾精充盈,肝体得养则疏泄正常。若肾水亏虚,则肝阴失养,疏泄失职;如水枯则流缓,血液枯涩则运行不畅,不能上荣头面,而出现黄褐斑。

肝肾亏虚型:色斑以鼻为中心,对称分布于颜面,面积广泛、边界不清,色黑或灰黯,如蒙灰尘,伴头昏、耳鸣、腰膝软弱无力、五心烦热、月经不调,舌红苔少,脉沉细。治宜滋补肝肾、化瘀消斑。方用六味地黄丸加减,药用黄芪、黄精、熟地黄、山药、山萸肉、丹皮、茯苓、泽泻、白芍、当归、菟丝子、女贞子、墨旱莲等。

三、病治举要

（一）带状疱疹

带状疱疹是由水痘-带状疱疹病毒引起的一种常见皮肤病。中医认为其主要病因病机与肝、脾有关，多因情志内伤、肝胆热盛、肝气郁结、肝郁化火外溢肌肤而发；或因过食辛辣刺激、脾失健运、脾湿郁久、湿热内蕴而发。从肝经论治带状疱疹，常具有良好的临床疗效。

1. 辨证论治　从肝论治带状疱疹多分为肝经郁热型、肝气郁结型、气滞血瘀型等。常用治法有清利肝胆湿热，疏肝解郁，疏肝健脾，养阴柔肝、活血止痛等。

（1）清利肝胆湿热：段行武教授认为带状疱疹早期以簇集状丘疱疹、局部刺痛为特征，治疗以清利肝胆湿热为主，方用龙胆泻肝汤加减。

（2）疏肝解郁：唐艺洪认为带状疱疹多由情志内伤，肝气郁结，久而化火，肝经蕴热，外溢皮肤而发，治疗之根本在于疏肝解郁而散邪，方以柴胡疏肝散加味。

（3）疏肝健脾：艾炳蔚教授认为急性期带状疱疹多因人体正气不足，脾气虚弱，脾失健运，人体卫外不固，湿热邪毒趁机侵犯肝经，湿热毒郁积于肝络，外溢肌肤表面，导致湿热蕴肤、气血凝滞、经络阻塞而发为水疱及疼痛。其病机为本虚标实，脾虚为发病基础，肝实为标，治疗上当重补脾与疏肝。

（4）养阴柔肝，活血止痛：范瑞强教授认为部分患者由于早期邪气壅盛，耗气伤阴，以致后期肝阴亏虚，肝风内动，加之瘀血阻络、经脉不通，故见"不荣则痛"与"不通则痛"两者并存。治宜养阴柔肝、活血止痛，方用一贯煎合血府逐瘀汤加减。

2. 临床经验　李成宾认为带状疱疹中医辨证大多属于实证、湿热证，中医治疗原则为清肝泻胆，清胃泻火，清利湿热，调和气血，通络止痛。予龙胆泻肝汤加味（龙胆草12g，黄芩9g，车前子12g，泽泻12g，木通10g，当归6g，柴胡10g，生地黄20g，栀子12g，金银花12g，连翘12g，板蓝根30g，土茯苓30g，炙甘草6g）治疗，效果显著。诸药合用，泻中有补，清中有养，既能泻肝火、清湿热，又能养阴血。肝火泻，湿热清，则诸症自解。

姚宏明认为肝为阴脏，其性刚急，若无阴血涵濡，则暴戾恣肆，一发难收。故治疗时应疏肝而不忘柔肝，在临床上采用柔肝活血法中药内服，结合针刺治疗带状疱疹后遗神经痛。方药组成:生地 12g,赤芍、白芍、全当归、柴胡、延胡索、制乳没、地鳖虫、川芎各 10g,黄芩、生甘草各 6g。若湿热未清,口干苦,小便黄赤者,加山栀 10g,板蓝根 30g;病程长,年高力衰者,加炙黄芪 15g。每天 1 剂,1 天为 1 个疗程,疗程设置和针刺一致。针刺治疗穴选支沟、阳陵泉、三阴交。

崔鸿认为带状疱疹后遗神经痛病治疗上应抓住"气滞"与"血瘀"并存的病机特点,治以疏肝行气,活血通络止痛。自拟疏肝解痛汤(柴胡 10g,赤芍 15g,牡丹皮 10g,丹参 15g,延胡索 15g,郁金 10g,合欢皮 15g,地骨皮 15g,天麻 10g,厚朴 6g,枳壳 6g,生龙骨 20g,生牡蛎 20g,珍珠母 20g,僵蚕 10g)治疗,取得良好效果。

(二)痤疮

痤疮是一种毛囊皮脂腺引起的慢性炎症性皮肤病,好发于青少年,发病率高,多发于颜面部、胸背部等皮脂发达的部位。肝经在面颊、口周、前额、胸背部均有循行经脉,而这些都是痤疮的好发部位。处于青春发育期的男女,肝阳旺盛,若疏泄不及,则肝阳化火,夹湿热上炎,郁而酿热,湿热瘀血互结,甚则血败肉腐化脓等,出现痤疮。另外,女性迟发性痤疮的主要病机多为肾阴虚,水不涵木,肝郁化火,化湿生热,郁阻肌肤;或肝气郁结,气滞血瘀,结聚肌肤发为痤疮。可见痤疮的发生发展与肝关系密切,临床医家也多从肝论治痤疮取得良好效果。

1. 辨证论治　从肝论治痤疮多分为肝经郁热、肝胆湿热、肺热肝郁、肝肾不足等证型。治疗多予清肝泻火,清肝利湿,清肺疏肝,滋养肝肾、调摄冲任等。

(1)清肝泻火:李吉彦教授认为,当郁怒的情绪不能及时疏泄,往往肝气郁滞,久之郁而化热,上蒸头面,若热入血分,蕴结肌肤,则发为痤疮。此类患者需以清肝泻火、疏肝理气为治则,常用丹栀逍遥散。

(2)清肝利湿:王圣祥认为青年人年少气充,多肝火偏旺,故可将本病定位于肝。皮损的脓疱、结节、囊肿及皮肤油腻,均为湿热亢盛之象,据此将痤疮从肝经湿热论治,以龙胆泻肝汤加减。

(3)清肺疏肝:李斌教授认为肺热肝郁为寻常痤疮之主要病机,治疗上要做到不独治肝、不离于肝,创立了清肺疏肝的治则,以枇杷清肺饮合逍遥散加减。

(4)滋养肝肾、调摄冲任:唐汉钧教授认为肝肾阴虚、冲任失调是女性痤疮发病的主要病机之一。主要表现为中年女性丘疹色红,反复发作,丘疹随月经周期而变化,同时伴有月经不调或痛经。此类患者多工作、学习紧张,生活无规律,致使机体内环境失衡,内分泌紊乱。治疗以滋养肝肾、调摄冲任为主,方以二至丸加减。如伴有胸胁胀满者,加柴胡、郁金、香附;如痛经明显,加延胡索、木香。

2. 临床经验 向丽萍认为肝经郁热证患者,治疗当以疏肝解郁、清热散结为主,以丹栀逍遥散加减(牡丹皮 10g,栀仁 10g,黄芩 9g,山楂 10g,当归 12g,生地 12g,茯苓 10g,生石膏 30g,白术 5g,白花蛇舌草 15g,柴胡 6g,赤芍 15g,甘草 6g)内服,配合心理疏导治疗。

袁冰峰治疗肝肾失调型寻常性痤疮患者,认为治疗当从其发病本质"火"入手,宜滋水涵木、清肝泻火,予柴胡清肝汤加减(川芎、当归、白芍、生地黄、柴胡、黄芩、黄柏、天花粉、连翘各 10g,女贞子、墨旱莲各 15g,生甘草 3g)。临证如见有脓疱者,加蒲公英、野菊花等,解毒排脓;有结节囊肿者,加夏枯草、浙贝母等,散结消肿;伴有便秘者,加枳实、大黄等,排毒泄热;月经前诸症加重者,加益母草、香附等,活血调经治疗。

李丽琼自拟舒肝调冲汤(女贞子 30g,墨旱莲 15g,炒柴胡 15g,白芍 30g,白术 15g,茯苓 30g,丹参 30g,益母草 15g,当归 15g,野菊花 30g,蒲公英 30,皂角刺 30g,重楼 15g,薄荷 6g,蜈蚣 2 条)治疗女性迟发性痤疮属冲任失调证者。舒肝调冲汤治疗女性迟发性痤疮冲任失调证不仅可以达到消除皮疹的远期治疗效果,复发率低,而且可以去除引起女性冲任失调型痤疮的最根本病因——内分泌紊乱,对于兼症均具有较好的改善效果。

(三)黄褐斑

黄褐斑属于中医"肝斑""黧黑斑"等范畴,主要发生在面部,损害为大小不一的淡褐或深褐色不规则斑片,以两颊、颧部最明显。中医认为,面部为五脏精华之所在,面部颜色常反映人体五脏六腑的病理生理状态,面部黄褐斑病变部位虽在局部,但与机体阴阳气血偏颇密切相关,大多数医家将黄褐斑的发生归结于肝、脾、肾三脏功能的失调。

1. 辨证论治 从肝论治黄褐斑多分为肝气郁滞、肝肾不足、肝脾不调等证。治疗以疏肝解郁、活血化瘀,补益肝肾,疏肝调脾为主。

(1)疏肝解郁、活血化瘀:程益春教授认为黄褐斑病因病机主要是肝气郁结、瘀血内停。肝气不疏则气机不畅,日久则肝气郁结,"气为血之帅",气不行则血亦不行,容易出现气滞血瘀,气血不能上荣于面则发为黄褐斑。故治疗上以疏肝解郁、活血化瘀为法,以自拟柴胡解郁消斑汤加减。

(2)补益肝肾:蔡林认为黄褐斑属肝肾阴虚、气血不足的虚损性病证,为本虚标实之证,以肝肾阴虚、气血亏虚为本,瘀血阻络为标。"肝肾阴虚、气血亏虚,颜面失荣"为导致黄褐斑发生的主要原因。提出滋养肝肾、补益气血、化瘀通络为主的治疗方法,方以参芪四物汤为基础,加淫羊藿、鸡血藤、桔梗、白芷而成自拟的消斑汤。

(3)疏肝调脾:曲剑华教授认为黄褐斑辨证多责之于肝、脾、肾三脏,肝郁、脾弱、肾虚,日久致瘀血内阻,气血不能上荣于面则发为斑。肝郁日久化火,火旺克土,必致脾气亏虚,故临床中黄褐斑以肝郁脾虚者最为多见。治疗以疏肝调脾为主,方用自拟调肝健脾祛斑方。

2. 临床经验　李雁认为本病是由于肝肾阴虚,水不涵木,灼伤阴血而发生,应用"滋水涵木法",自拟祛斑养容汤(女贞子30g,墨旱莲20g,丹皮、山茱萸、炙龟甲、盐炒知母、炒白术各10g,炒黄柏6g,川楝子5g,桂枝、附子各15g)治疗。

曾衍胜认为,一方面肝为藏血之海,肝体阴而用阳,情志伤肝则肝之阴血亦受暗耗;另一方面肝气疏泄,条畅气机,肝伤则气机郁结,气为血帅,气郁则血瘀,气血不能上荣于面,继致本病发生。肝郁血瘀当是本病的重要病机,故治以疏肝柔肝、化瘀消斑为法,自拟疏肝化瘀消斑汤(柴胡10g,藁本5g,僵蚕10g,刺蒺藜10g,当归10g,玉竹10g,天门冬10g,丹参10g,红花10g)。

(四)白癜风

白癜风是一种色素脱失性皮肤黏膜病,造成局部皮肤白斑,形状不规则,大小不等,边界清楚,无自觉症状。在白癜风的中医发病学上,肝肾不足学说占有至关重要的地位,白癜风的形成与肝的病理改变有着重要、密切的联系,临床上白癜风从肝论治往往能够收到满意的疗效。

1. 辨证论治　从肝论治白癜风多分为肝气郁结、气滞血瘀、气血失和、肝肾不足等证型。常用治法有疏肝理气、活血祛风,疏肝理气、调和气血,滋补肝肾、活血化瘀等。

(1)疏肝理气,活血祛风:段行武教授认为白癜风基本病机为脉络瘀阻,肌肤失养。其中肝郁气滞证是常见证型,表现为病程短,白斑散在,渐渐扩大,数目不定,伴有烦躁易怒或情绪抑郁,胸胁胀痛,夜眠不安,妇女月经不调,舌质正常或淡红,舌苔薄,脉弦。治宜疏肝理气、活血祛风,方用逍遥散合柴胡疏肝散加减。

（2）疏肝理气,调和气血:王莒生教授认为青年人的情感常持续处于过度兴奋或抑制状态,伤及五脏,使机体的平衡状态被打乱,气机紊乱,气血失和,若风邪乘虚而入,滞留于皮肤腠理之间,阻滞经脉,肌肤失养,则可促成白斑。治疗上采用理气和血之法,用柴胡、郁金、香附、合欢皮、玫瑰花等疏理肝气、调和气血之品。

（3）滋补肝肾,活血化瘀:穆怀萍教授认为白癜风的病机以肝肾功能失调为本,气滞血瘀为标,为肝肾亏虚、气血失和、瘀血阻络、肌肤失养所致。早期损伤在肝,逐渐伤及肾,所以调养肝肾是治疗关键。治疗以补益肝肾、活血化瘀为法,方用一贯煎合七宝美髯丹加减。

2. 临床经验　欧柏生认为肝气不舒,气滞血瘀为重要的病因病机。治疗上以疏肝解郁、活血化瘀,兼补益肝肾为治法,自拟复方祛白颗粒(柴胡、白芍、郁金、桂枝、桃仁、红花、川芎、丹参、黑芝麻、制首乌、菟丝子、沙苑子、枸杞子、女贞子、墨旱莲、补骨脂、白芷、刺蒺藜、紫苏叶、浮萍等)。

卢阳治疗进展期白癜风患者,以祛风柔肝消白方(墨旱莲10g,白术6g,白芷6g,补骨脂10g,川芎6g,丹参20g,防风10g,浮萍10g,钩藤20g,黄芪10g,女贞子10g,制首乌10g,蒺藜30g)治疗,取得了良好疗效。

陈瑞萍认为对于儿童白癜风稳定期患者,肝肾不足、脾胃虚弱为主要病因病机。提出健脾益肝肾法为儿童白癜风稳定期的治疗原则,适当佐以行气活血。处方:炙黄芪12g,炒白术8g,茯苓8g,菟丝子8g,沙苑子8g,黑芝麻8g,女贞子8g,当归8g,白芍6g,川芎4g,乌梅1颗,生甘草4g。服法:2~6岁,每2日1剂;6~14岁,每日1剂,每日2次,服3个月为1个疗程。

（五）神经性皮炎

神经性皮炎是一种神经精神障碍性皮肤病,又名慢性单纯性苔藓,是一种常见的慢性皮肤病,以皮肤苔藓样变及剧烈瘙痒为特征。与中医学的"牛皮癣"相类似。

1. 辨证论治　从肝论治神经性皮炎多分为肝火炽盛、肝郁血虚、肝脾不调、心肝火旺等证型。常用治法有清肝泻火,疏肝养阴、清热止痒,柔肝健脾,清心疏肝等。

（1）清肝泻火:王俊志教授认为神经性皮炎患者主要责之于肝,肝郁不舒

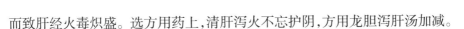

而致肝经火毒炽盛。选方用药上,清肝泻火不忘护阴,方用龙胆泻肝汤加减。

(2)疏肝养阴,清热止痒:张晓杰认为神经性皮炎的发生、加重与肝的关系尤为密切。神经性皮炎患者多有紧张、焦虑、急躁等不良情绪,且疾病的反复发作及加重多因此,这些不良情绪均与中医学肝主疏泄功能失常相关。治疗以疏肝养阴、清热止痒为法,自拟柴胡皮炎汤,以疏肝养血滋阴为主,辅以清热止痒安神药。

(3)柔肝健脾:廉凤霞认为肝主风、主藏血、主情志疏泄,且有助后天脾胃运化气血为能,若长期情志抑制,思虑伤脾,加上饮食不节,过食辛辣,以及劳倦内伤致使肝脾功能失调,引发本病。多为木郁克土,肝郁致癣;或土虚木乘,脾虚致癣。肝郁致癣,为在肝病传脾所致的肝脾失调病理变化基础上,复感风、寒、湿、热而成;脾虚致癣,为在脾病及肝而成脾虚肝郁证基础上复感所得。论治法,应注重调理肝脾,兼顾他脏,分辨主次。

(4)清心疏肝:马拴全教授认为神经性皮炎的发生多因患者素体蕴热,加之平日情志不遂,精神过度紧张,忧愁烦恼,七情内伤,致肝火郁滞,心火上炎,火蕴肌肤,热伏血分,耗伤营阴,气虚血亏,血虚而生风化燥,肌肤失于濡养而反复发作。治疗应以清心疏肝、凉血活血治本,祛风止痒治标,方以清营汤合丹栀逍遥散化裁。

2.临床经验 王同庆认为神经性皮炎中肝郁化火型为临床常见证型。因肝火瘀滞造成气血运行失职,导致气血凝滞于肌肤,是神经性皮炎重要的病机之一。治宜疏肝清热、活血化瘀,应用栀子清肝汤加减(栀子9g,川芎6g,当归6g,柴胡9g,白芍9g,丹皮6g,黄芩6g,川黄连3g,甘草6g)治疗神经性皮炎,取得了良好效果。

李元文教授拟具有疏肝理气、凉血散风、养血润肤作用的清肝益肤汤(柴胡10g,龙胆10g,栀子10g,枳壳10g,生地黄10g,当归10g,鸡血藤10g,赤芍15g,牡丹皮15g,全蝎6g,刺蒺藜9g,白鲜皮10g,地肤子10g,郁金10g,香附10g)治疗肝郁化火证神经性皮炎,皮疹面积和瘙痒程度均有明显改善。

参考文献

[1]瞿幸.从肝论治皮肤病[J].北京中医药,2008(8):610-611.

[2]唐德智.辨证分型治疗带状疱疹90例[J].陕西中医,2010,31(4):445-446.

[3] 冯志敏.复元活血汤加味治疗带状疱疹 32 例临床观察[J].广西中医学院学报,2003 (2):8-9.

[4] 徐爱琴.徐宜厚诊疗痤疮经验[J].中医杂志,2008(2):80-82.

[5] 仓田,王萍,曲剑华.陈彤云治疗痤疮临床药证研究[J].北京中医药,2010,29(5): 329-332.

[6] 李智珍,池凤好,范瑞强.滋阴清肝消痤方配合痤灵酊治疗成年女性阴虚肝热型痤疮临床疗效观察[J].广州中医药大学学报,2007(1):30-32.

[7] 李丽琼,黄云.舒肝调冲汤治疗女性迟发性痤疮临床观察[J].中华中医药杂志,2016, 31(3):1126-1128.

[8] 刘龙涛,孔岩玲,吴敏,等.张文高治疗黄褐斑经验[J].山东中医杂志,2006(4):278.

[9] 阴永辉,张娜,王平.从肝论治黄褐斑体会[J].山东中医杂志,2007(11):754+761.

[10] 张广中,王倩,曹洋,等.蔡念宁教授治疗白癜风经验浅谈[J].中国中西医结合皮肤性病学杂志,2011,10(2):111-112.

[11] 李瑞英,蔡瑞康.蔡瑞康教授中西医结合治疗白癜风经验[J].世界中西医结合杂志, 2010,5(8):657-658.

[12] 仓田,王萍,王宝玺,等.陈彤云治疗神经性皮炎经验[J].中医杂志,2013,54(5): 380-381.

[13] 于小平,张晓杰.张晓杰从肝论治神经性皮炎经验[J].湖南中医杂志,2015,31(8): 16-17.

[14] 王同庆.栀子清肝汤加减治疗神经性皮炎 78 例疗效观察[J].北京中医药,2013,32 (10):782-783.

[15] 范博妍,牛阳.牛阳教授治疗带状疱疹经验探析[J].光明中医,2017,32(18):2623-2624.

[16] 梁黎慧,曹毅.曹毅从肝肾阴虚论治痤疮经验[J].浙江中医杂志,2015,50(5):319.

[17] 刘静,赵泉霖.程益春教授治疗黄褐斑经验举隅[J].中国民族民间医药,2015,24 (19):26+28.

[18] 蔡林,廖伯年.黄褐斑治疗浅析[J].四川中医,2015,33(11):24-26.

[19] 赵炳南,张志礼.简明中医皮肤病学[M].北京:中国展望出版社,1983.

[20] 李红兵,徐萍,王晓红.当代名家湿疹内治要点概述[J].江苏中医药,2014,46(08): 78-81.

[21] 耿学英,宋乃光,赵岩松,等.赵炳南中医皮肤科整体观的渊源及特点[J].中华中医

药学刊,2010,28(04):854-855.

[22] 何春燕,张晓彤,宋坪.浅析朱仁康治疗脂溢性皮炎用药经验[J].浙江中医药大学学报,2021,45(04):353-359.

[23] 李香,宋坪,周淑维,等.朱仁康辨证治疗皮肤湿疹[J].中国中药杂志,2007(24):2653-2654.

[24] 段行武.当代中医皮肤科临床家丛书.第2辑.李秀敏[M].北京:中国医药科技出版社,2015.

[25] 姜希,李楠,江雅楠,等.陈彤云治疗疣类疾病经验[J].北京中医药,2019,38(11):1062-1065+1153.

[26] 刘长清.徐宜厚运用逍遥散治疗皮肤病的经验[J].湖北中医杂志,1999(01):6-8.

[27] 莫俊熙,黄咏菁,禤国维,等.国医大师禤国维运用二至丸治疗皮肤病经验撷要[J].中国医药导报,2021,18(08):141-144.

[28] 刘亚梅,李红毅,禤国维.禤国维从肝肾阴虚论治斑秃的临证经验[J].中医杂志,2020,61(01):13-16.

[29] 丁木云,黄咏菁,李红毅,等.国医大师禤国维教授分期论治硬皮病经验[J].中医药导报,2019,25(01):30-34.

[30] 柏亚萍,薛至军.蔡瑞康教授治疗黄褐斑经验[J].世界中西医结合杂志,2010,5(11):929-930.

（段行武,张润田）

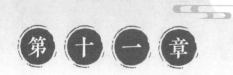

第十一章

从肝论治乳房疾病

一、常用治法

1. 疏肝理气法　本法适用于肝郁气滞所致的乳房肿块或疼痛,肿块随喜怒而消长,疼痛时轻时重,伴情志抑郁,急躁易怒,口苦咽干,胸闷不舒,月经不调等。肝失疏泄,肝气郁结,聚而成块,不通则痛;肝失条达,气血运行不畅,郁于胸中,见胸闷不舒。

方药:逍遥散(《太平惠民和剂局方》)加减,或柴胡疏肝散(《医学统旨》)加减。柴胡、白芍、当归、茯苓、白术、甘草、陈皮、川芎、香附、枳壳等。

2. 疏肝清热法　本法适用于肝郁化火,情志不遂;或暴怒伤肝,肝气不舒,郁久化火,郁火灼肝肾之精,炼液成痰,气郁痰火阻滞乳络,形成乳房结块。

方药:加味逍遥散(《内科摘要》)加减。丹皮、栀子、夏枯草、柴胡、郁金、当归、赤芍、茯苓、白术、甘草等。

3. 疏肝清胃法　本法适用于肝经郁滞、胃热壅盛之证。肝经火盛,气火上逆,或因热邪内侵,肝胆气火上逆所致。而阳明胃热,多因嗜食辛辣、肥甘厚味,或因邪热犯胃,气滞、血瘀、痰湿、食积等郁结化热、化火,阳明之血热盛,气血相搏于乳内,结聚不散,或硬或肿。肝气不舒,厥阴之气不行,郁久化火,胃热壅滞,与阳明之热蕴结,乳络阻塞,气血瘀滞而成痈。

方药:瓜蒌牛蒡汤(《外科正宗》)加减。瓜蒌、牛蒡子、柴胡、黄芩、栀子、丹皮、连翘、浙贝母、当归、芍药等。

4. 疏肝健脾法　本法适用于肝木克脾土,肝郁气滞致脾失健运,水湿不化,湿聚为痰,结于乳络而为癖。高秉钧《疡科心得集》曰:"妇人思虑忧郁,损于肝脾。"《外科证治秘要》曰:"乳中结核不痛,无寒热,皮色不变,其核随喜怒

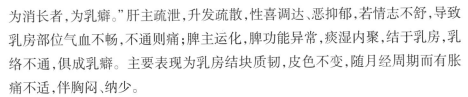

为消长者,为乳癖。"肝主疏泄,升发疏散,性喜调达、恶抑郁,若情志不舒,导致乳房部位气血不畅,不通则痛;脾主运化,脾功能异常,痰湿内聚,结于乳房,乳络不通,俱成乳癖。主要表现为乳房结块质韧,皮色不变,随月经周期而有胀痛不适,伴胸闷、纳少。

方药:逍遥蒌贝散(《中医外科学》)加减。瓜蒌、浙贝母、柴胡、白芍、当归、茯苓、白术、甘草等。

5. 补益肝肾,调和冲任法　本法适用于肝肾不足,肝之阴血不足,肾之精气不足,导致冲任失调,乳房肿块韧硬,伴月经不调,自汗乏力,夜寐多梦,腰膝酸软等。

方药:二仙汤(《中医方剂临床手册》)合二至丸(《证治准绳》)加减。仙茅、淫羊藿、当归、知母、黄柏、巴戟天、墨旱莲、女贞子等。

6. 泻肝利湿法　本法适用于肝经湿热蕴结,外发于其所循行的乳头皮肤,湿胜水泛,热盛肉腐,湿热搏结肌肤,则乳房皮肤糜烂,脂水淋漓,或结黄痂;热微则痒,热盛则痛。

方药:龙胆泻肝汤(《医方集解》)加减。龙胆草、栀子、柴胡、黄芩、生地、当归、泽泻、苦参、蒲公英、车前草、生甘草等。

二、名家经验

(一)王沛教授从肝论治乳腺癌(乳岩)

王沛教授在长期的临床实践中总结出辨证治疗乳腺癌的临床经验和用药特点。治疗上用药独特、内外结合、整体调治、注重情志及饮食调节,在提高乳腺癌的治疗效果以及预防复发、改善中晚期乳腺癌患者的生活质量方面有明显的效果。

1. 理脾疏郁,化痰散结法　本法适用于肝气郁结证,由于情志不遂,久郁伤肝;或精神刺激,急躁恼怒,均可导致肝气郁结,气机瘀滞,蕴积于乳房胃络,可形成乳房结块。方用逍遥散合瓜蒌五物汤加减。

2. 调理冲任,软坚散结法　本法适用于冲任失调证,冲任失养而致阴阳失调,正气虚弱,易为外邪乘虚而入,造成一系列如气滞、痰凝、血瘀等的病理变化而变生乳癌。方用二仙汤加减。

3. 清肝泻火,解毒消肿法　本法适用于肝郁化火证,热毒也是乳腺癌发生发展的重要原因之一,肝郁日久化热化火,热毒壅盛,毒邪蕴结乳中,结成坚核,形成乳癌。方用清肝解郁汤加减。

4. 滋补肝肾,软坚散结法 本法适用于肝肾阴虚证,肝肾不足,阴虚火旺,灼津为痰,痰火结于乳房,形成肿块。方用阳和汤加减。

（二）裴晓华教授从肝论治乳腺增生（乳癖）

裴教授从医三十余年,在治疗乳癖方面经验丰富,他提出要从"肝脾、火热、气血"方面论治乳癖,临证善于变通,灵活化裁,故疗效显著。

1. 疏肝解郁法 适用于肝郁气滞所致的乳腺增生症,治疗上要调达肝气,理气解郁,常用逍遥散治疗,肝经郁散,气行则痛止。《医方论》言:"逍遥散,于调营扶土之中,用条达肝木、宣通胆气之法,最为解郁之善剂。"疏肝解郁法要贯穿始终,临床常用柴胡、香附、郁金、合欢花等疏肝解郁药;运用引经药,肝胆经常用的引经药为柴胡、青皮。同时也注重运用药对,如疏肝解郁的柴胡、白芍,行气止痛的香附、木香。

2. 清泄肝胆法 适用于气滞化火所致的乳腺增生,可选用丹栀逍遥散加减或疏肝导滞汤加减。对肝火旺所导致的心烦失眠患者,多用栀子,《本草择要纲目》言栀子:"治心烦懊恼不得眠,泻三焦火,清胃脘血,治热厥心痛,解热郁,行结气,祛肝胆屈曲之火使之下行。"肝胆火热常与湿邪相伴,患者还会出现纳呆、身困、小便涩痛、苔腻发黄等症,使湿热从小便出,选用泽泻、车前子、茯苓等清泻湿热,利尿通淋。

3. 调补冲任法 适用于冲任失调所致的乳腺增生。偏阳虚的方用二仙汤加减,药物仙茅、淫羊藿、巴戟天补阳温肾。《本草从新》载淫羊藿"辛香甘温,入肝肾,补命门,益精气,坚筋骨,利小便",为温肾补阳要药。还可加鹿角霜、补骨脂、菟丝子以增强温补效果。偏阴虚的方用二至丸、六味地黄丸加减。常用白芍养阴,乙癸同源,取其肝肾同补之意,白芍用量常为30g,量少则效差。阴虚常易生热,加知母、黄柏滋阴清热。

（三）林毅教授从肝论治浆细胞性乳腺炎（粉刺性乳痈）

林毅教授为著名中医乳腺病名家,主要从事中西医结合乳腺病临床、教学、科研工作。学术上主张"实践探索,继承创新",临床上注重"识病为本,辨证为用,病证结合,标本兼治"的原则。对浆细胞性乳腺炎进行分期辨证治疗,疗效显著。

1. 疏肝理气法 适用于浆细胞性乳腺炎早期(溢液期),临床表现以乳头溢液为主。肝失疏泄,气机不调,引起肝郁气滞,乳络失畅;肝郁脾虚,脾失健运,痰浊内生,循经上犯。治以疏肝理气,健脾利湿。方药多用柴胡疏肝散加减。若溢液呈黄色浆液性、黄稠性,加牡丹皮、栀子、黄芩清肝泻火;若溢液呈脓血性或血性,加侧柏叶、茜草凉血止血。

2. 疏肝清热法　适用于浆细胞性乳腺炎肿块期,临床表现以肿块为主。肝郁日久化热,循经上犯乳房,表现为红肿热痛,按之灼热,或伴有轻度发热症状。方药多用柴胡清肝汤加减,以疏肝清热。若便秘者,加白术、枳实、莱菔子润肠通便;若乳房结块质韧者,见炮山甲、皂角刺溃坚破结。

3. 清肝透脓法　适用于浆细胞性乳腺炎脓肿期,临床表现以乳房脓肿为主。肝郁气滞,痰凝阻络,日久致气血瘀滞,凝聚成块,郁久化热,蒸酿肉腐而为脓肿。方药多用透脓散合龙胆泻肝汤加减,以清肝透脓,利湿散结。若口渴明显者,加芦根、天花粉养阴生津;若大便燥结者,加大黄泄热通便。

(四)陆德铭教授从肝论治急性乳腺炎(乳痈)

陆德铭教授是上海中医药大学前校长,全国名老中医,我国著名的中医外科专家。师从海派中医外科名家顾伯华先生,精于中医药治疗疮疡、乳腺病、甲状腺病、肛肠病、皮肤病等疾病,在乳腺疾病治疗方面尤负盛名。

疏肝清热法　适用于气滞热壅证的乳痈初期,即急性乳腺炎,多数表现为乳房出现痛性结块,伴有乳汁排出不畅,全身症状不明显,或仅有发热、周身不适、胃纳欠佳、大便干结等。方药多用自拟乳痈方(在瓜蒌牛蒡汤的基础上进行加减),治以疏肝清热、通乳消肿。

三、病治举要

(一)急性乳腺炎

1. 辨证论治　从肝论治急性乳腺炎,临床常见证型为气滞热壅证,治法为疏肝清胃法。

疏肝清胃法:多数医家认为,乳痈的发生由肝气郁结,胃热壅滞,以致乳汁积聚,壅塞不通,热盛肉腐而成,故疏肝清胃法成为治疗乳痈的主要治法,方药多用瓜蒌牛蒡汤加减。陆德铭教授基于陈实功《外科正宗》中瓜蒌牛蒡汤拟乳痈方,以柴胡、苏梗、防风、牛蒡子、当归、赤芍、全瓜蒌、炮山甲、王不留行子、丝瓜络、路路通、蒲公英等组成,治以疏肝理气,清热解毒,通乳散结。

2. 临床经验　唐汉钧认为乳痈初期以肝气郁结,乳汁郁积为主,治疗应以通为顺,重在疏肝理气通乳,常用药物有柴胡、枳壳、郁金、牛蒡子、香附、川楝子等。林毅认为急性乳腺炎郁滞期辨证以肝郁气滞较为常见,故治疗上以疏肝解郁、消肿通乳为法,方用瓜蒌牛蒡汤加减,常用药物有全瓜蒌、柴胡、牛蒡子、蒲公英、桔梗、青皮、鹿角霜、赤芍、丝瓜络等。陆德铭将乳痈初期辨证为气滞热壅证,内治以通为顺,治以疏肝清热、通乳消肿,自拟乳痈方,以柴胡、苏梗、防风、牛蒡子、当归、赤芍、全瓜蒌、炮山甲、王不留行、丝瓜络、路路通、蒲公英等为组成。全方以疏散通络、和营消肿为主,重点突出,佐以行气活血,临床收到良好效果。

（二）乳腺增生

《疡医大全》中指出"乳癖乃乳中结核,形如丸卵,或坠重作痛,或不痛,皮色不变,其核随喜怒消长。"现乳腺增生多从肝、脾、肾三个方面进行治疗。

1. 辨证论治

（1）疏肝理气法:自古以来,治疗乳腺增生多从肝论治,多由情志不畅,肝郁气结,气机郁滞,乳络阻塞,不通则痛而引起乳房胀痛,故疏肝理气、调畅气机为治疗乳腺增生的重要法则。

（2）疏肝健脾法:乳腺增生多由郁怒伤肝,思虑伤脾,肝脾两伤,肝失疏泄,脾失健运,肝郁则气血凝滞,脾伤则痰浊内生,经络阻塞,积滞乳中而成"乳癖",治以疏肝健脾、化痰散结。

（3）调和冲任法:冲任之脉隶属于肝肾,冲任血海之充盈与脾肾有关,冲任之疏泄主于肝,故通过调补肝肾阴阳即可实现调和冲任。

2. 临床经验 清代高秉钧《疡科心得集》中记载:乳癖"良由肝气不舒郁积而成……夫乳属阳明,乳中有核……治法不必治胃,但治肝而肿自消矣。"结合临床,肝郁气结是乳癖的基本证型,故疏肝理气法是治疗乳癖的基本法则,以逍遥散为基本方。许履和认为治疗应以疏肝解郁为主,和胃化痰为辅,方用逍遥散合二陈汤化裁,常用药物如柴胡、当归、白芍、青皮、陈皮、茯苓、制香附、制半夏、橘叶、夏枯草、全瓜蒌。叶华方等采用加味逍遥散为基础方加减用药治疗本病,方药组成为柴胡、当归、白芍、麦冬、青皮、佛手、枳实、郁金、薄荷、炙甘草。郭艳青采用加味柴胡疏肝散治疗本病,方药组成为柴胡、香附、枳壳、延胡索、当归、白芍、丝瓜络、王不留行、浙贝母、菟丝子、炙甘草、连翘。

陈英将乳腺增生病分为三型:肝郁痰凝型,用逍遥散加二陈汤加减;肝郁脾虚型,宜疏肝理气,以海藻、昆布、贝母、柴胡、香附为基础组方治疗;肝肾阴虚型,宜补益肝肾,以六味地黄汤加味。

姜怡采用疏肝补肾法治疗乳腺增生病,经前半期用疏肝补肾调冲任药物,即逍遥散合二仙汤加味;经后半期用舒肝活血行气药物,即逍遥散合柴胡疏肝散加味。现代药理研究表明,温肾助阳、调摄冲任之类的中药对下丘脑 - 垂体 - 卵巢轴的功能具有多水平、多靶器官的调节作用,可调整性激素的平衡,提高机体免疫力,而且具有明显抗突变及抗癌作用。李朝平教授拟定了补肾调冲为主,辅以疏肝散结、化痰祛瘀的治疗大法,并自拟通乳散癖汤,此方由仙茅、淫羊藿、鹿角胶、郁金、柴胡、浙贝母、川楝子、山慈菇、夏枯草、炙穿山甲、王不留行、天冬等组成。全方重在补肾滋肾,平衡阴阳,协调肝脾。

(三)浆细胞性乳腺炎

　　浆细胞性乳腺炎主要是由于先天禀赋不足,后天又调和失养,再有情志内伤,肝气不舒,冲任失调,复感外邪,而导致发病。

　　1. 辨证论治

　　(1)疏肝清热法:陆德铭、阙华发等认为,本病早期应治以疏肝清热、活血消肿,药用柴胡、赤芍、当归、桃仁、丹参、生山楂等。李佩琴等认为本病应以疏肝解郁、消肿散结为主,予瓜蒌牛蒡汤合丹栀逍遥散加减;局部红肿明显者,加紫花地丁、连翘、金银花;脓未熟者,加穿山甲、皂角刺;疼痛剧烈,加乳香、没药。

　　(2)泄肝清胃法:方秀兰等认为本病木郁土壅,肝胃郁热,故治以泄肝清胃法。药用柴胡、黄连、金银花、蒲公英、瓜蒌、白芷、桃仁、丹皮、穿山甲、王不留行、橘络、路路通。

　　(3)舒肝化瘀法:顾伯华教授治疗早期用疏肝清热、活血软坚之中药,柴胡、当归、赤芍、青皮、生山楂、丹参、白花蛇舌草、虎杖、蒲公英、金银花、半枝莲。

　　2. 临床经验　吴雪卿等认为木郁土壅,肝郁胃热为该病的病机,采用以疏肝清热、活血散结为功效的"浆乳方"为主治疗。以肿块为主者,加用桃仁、海藻等;红肿明显,加皂角刺;与月经有关,加淫羊藿、肉苁蓉。王雪琴等认为该病的病因为肝郁胃热,治疗上应疏肝清热、活血消痈为主。

　　方秀兰认为木郁土壅、肝郁胃热是该病证主要的发病机制,治以泄肝清胃通络散结法。方用柴胡、丹皮、桃仁、穿山甲、王不留行、橘络、黄连等,红、肿、热、痛甚者,加野菊花、白花蛇舌草;乳头溢血,去桃仁、王不留行,加黄芩炭、生地榆;乳头溢乳如水样,加薏苡仁、茯苓;后期肿块不消,去黄连,加莪术、夏枯草、生牡蛎;脓肿破溃不愈或有瘘管者,去路路通、桃仁、王不留行,加黄芪、当归。

高翔认为本病多因思虑伤肝,脾失健运,中虚胃寒,复因肝郁而气滞血瘀,寒痰血瘀交阻成块,可采用阳和汤加减治疗。

顾伯华教授率先提出该病多因先天乳头凹陷畸形,加之情志抑郁不畅,气滞、痰凝、血瘀结聚成块,郁而化热而成。倪毓生教授在此基础上采用清热解毒、疏肝解郁、化痰散瘀之法进行治疗,方用神效瓜蒌散合蒲公英汤化裁而成,以柴胡、醋香附、青皮、陈皮疏肝解郁;蒲公英、炒黄芩、焦栀子、金银花、连翘清热解毒,入肝、胃经,消痈散结同时祛三焦郁热;丹参、没药活血化瘀;全瓜蒌清热化痰、消痈散结;僵蚕、生牡蛎化痰软坚散结;猪苓、茯苓健脾利水,断生痰之源;生麦芽疏肝解郁、回乳消肿,热毒之邪得化解,木郁得条达,故瘀化、结散而肿消。

(四)乳腺癌

明代薛己《薛氏医案》云:"乳岩乃七情所伤,肝经血气枯槁之证。"《妇人大全良方》:"若初起内结小核,或如鳖棋子,不赤不痛,积之岁月渐大,巉岩崩破,如熟榴,或内溃深洞,血水滴沥,此属肝脾郁怒,气血亏损,名曰乳岩。"正气内虚、脏腑阴阳失调是乳腺癌发生的基础,七情内伤是乳腺癌发病的重要因素,其中肝与乳腺癌的关系密切。

1. 辨证论治

(1)疏肝理气法:肝喜条达而恶郁滞,肝气郁结导致肝失疏泄影响气机升降,易形成气滞,气滞无法推动水液、阴血运行,使血瘀痰凝互结,久之则发为乳腺癌。治疗上应疏肝解郁、化痰散结。

(2)疏肝健脾法:乳腺癌患者多因情志不舒或忧思伤脾导致肝气失疏,横逆犯脾,脾失健运,不能运化津液,内生痰浊,阻滞经络,聚结成块。治疗上应用疏肝健脾法。

(3)调补肝肾法:乳房疾病的发生与冲任功能失调的关系最为密切,乳房受冲任主宰,冲任又隶属于肝肾,若冲任失调或内分泌不足,则肝肾阴虚、肝失濡养,致脾胃受损痰浊内生,形成气滞痰凝,乳房结块,日久癌变。治疗上应用补益肝肾、调和冲任法。

2. 临床经验 王瑞平根据辨证原则对肝郁气滞型患者治以疏肝解郁,常用药为山药、白芍、当归、柴胡、茯苓、佛手、绿萼梅、丹参等;对肝肾阴虚证,常用药为山萸肉、山药、枸杞子、天麦冬、制黄精、百合、白术、熟地、芡实、诃子肉等。郁仁存教授治疗乳腺癌肝郁气滞证，予疏肝理气、化痰散结，主要药物为柴胡、青皮、郁金、橘叶、当归、白芍、瓜蒌、山慈菇、重楼、白术、茯苓；冲任失调证，予调理冲任、滋补肝肾，药用六味地黄丸、左归丸或一贯煎加减。

唐汉钧治疗乳腺癌往往从肝、脾、肾与冲任入手，对于情绪抑郁、心烦易怒，工作压力颇大的患者，归属于肝郁气滞型，治则以疏肝理气为主，方选小柴胡汤、逍遥散加减；对于肝郁克脾，脾虚生痰，痰瘀互结，留滞乳络的患者，归属于脾虚痰结型，治则以健脾化痰为主，方选香砂六君汤、参苓白术散加减；对于月经不调，经前乳胀结块加重，腰酸疼，或经临少腹坠疼，情绪不适的，归属冲任失调、肝肾不足型，治疗从调摄冲任、补益肝肾入手，方选四物汤、二仙汤加减。

周维顺在治疗乳腺癌时多从肝肾论治，注重调补肝肾，根据病症的正邪、虚实变化，运用疏肝调脾、滋阴补肾之法，治疗上常用柴胡、枳实、青皮、郁金、山慈菇、半夏、陈皮、夏枯草等疏肝理气，化痰散结；用白芍、当归、枸杞子等柔肝阴。术后又以焦山楂、炙鸡内金、六神曲、炒谷芽、炒薏苡仁等健运脾胃，助于化生气血，改善乳腺患者机体功能，提高机体免疫力。

参考文献

[1] 郭文芳,裴晓华,李俊德.裴晓华教授治疗乳癖经验探析[J].世界中西医结合杂志,2012,7(6):466-467.

[2] 陈豪,邢捷.唐汉钧辨治乳腺疾病经验[J].河北中医,2021,43(12):1956-1959+1964.

[3] 宋雪,吴玮,司徒红林,等.急性乳腺炎中医治疗思路与特色优势分析[J].中华中医药杂志,2021,36(12):7131-7134.

[4] 胡升芳,陈红风,路德铭.陆德铭分期辨治外吹乳痈经验[J].中华中医药学刊,2011,29(1):101-102.

[5] 陈英.辨证分型治疗乳腺囊性增生症566例[J].辽宁中医学院学报,2006(3):78.

[6] 姜怡,陈进.中医药治疗乳腺增生病的临床应用进展[J].安徽医药,2010,14(8):968-970.

[7] 方秀兰.泄肝清胃法为主治疗浆细胞性乳腺炎35例[J].实用中医药杂志,2001(12):35-36.

[8] 吴雪卿,万华,何佩佩,等.浆乳方结合中医外治法治疗浆细胞性乳腺炎 55 例临床观察[J].中医杂志,2010,51(8):704-706.

[9] 李佩琴,韩双平.浆细胞性乳腺炎 35 例诊治体会[J].中国中西医结合杂志,2004(01):80-81.

[10] 高翔.中药治疗浆细胞性乳腺炎 36 例[J].吉林中医药,2005(9):23-24.

[11] 陆德铭,陆金根.实用中医外科学[M].2 版.上海:上海科学技术出版社,2010.

[12] 张允申,刘海红,方勇,等.疏肝解毒汤治疗浆细胞乳腺炎疗效及对炎症因子和免疫功能的影响[J].中华中医药杂志,2021,36(06):3732-3735.

[13] 刘包欣子,邹玺,周锦勇,等.王瑞平教授治乳腺癌经验[J].辽宁中医药大学学报,2013,15(5):117-118.

[14] 富琦,张青.郁仁存治疗乳腺癌经验总结[J].中国中医药信息杂志,2013,20(12):82-83.

[15] 肖秀丽,唐汉钧.唐汉钧教授治疗乳房病经验撷菁[J].中华中医药杂志,2009,24(2):186-188.

[16] 张峰,卢静.周维顺教授治疗乳腺癌经验总结[J].陕西中医学院学报,2013,36(3):35-36.

（裴晓华,张晓苗）

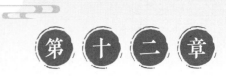

从肝论治男科疾病

一、常用治法

（一）疏肝法

本法适用于肝郁气滞证。因各种境遇因素使心理压力长期不得缓解,或一时性的情志不遂、思虑过度等,导致肝失疏泄、肝气郁结,而成阳痿、早泄、性欲下降等病症。因男科许多疾病会对患者造成较大的心理压力,且病程较久,故此类患者多伴有焦虑、抑郁等精神障碍表现。

方药:柴胡疏肝散(《医学统旨》)加减。柴胡、白芍、枳壳、炙甘草、陈皮、香附、川芎、青皮等。

（二）清肝法

本法适用于肝经湿热证。湿热之邪,结于肝经,则头痛目眩、耳鸣口苦、小便短赤淋涩;宗筋失用,则阳痿;交蒸阴器,则出现阴肿、睾丸炎、附睾炎、阴囊湿疹等;若扰动精室,则可致遗精、早泄、不育;湿热下注,则出现淋证、尿浊、精浊、癃闭等。

方药:龙胆泻肝汤(《医方集解》)加减。龙胆草、黄芩、栀子、滑石、通草、车前子、生地、当归、柴胡、土茯苓、萹蓄等。

（三）温肝法

本法适用于寒凝肝脉证。寒邪直中肝经,寒性凝滞,寒主收引,故肝经循行部位收缩拘急;宗筋失于温煦,故可见少腹疼痛、阳痿、缩阳、寒疝等疾病。

方药:暖肝煎(《景岳全书》)加减。乌药、肉桂、小茴香、高良姜、当归、枸杞子、茯苓、吴茱萸、丁香等。

（四）补肝法

本法适用于肝肾不足、肝血亏虚证。肾藏精，为先天之本，肝为藏血之脏，精血互可转化，肝肾阴血不足，则可见不育、阳痿、早泄、男性更年期等病症。

方药：六味地黄丸（《小儿药证直诀》）加减。熟地、山药、山茱萸、茯苓、牡丹皮、泽泻、当归、枸杞子、菟丝子等。

（五）平肝法

本法适用于肝阳证。肝阳炽盛，暴怒难抑，疏泄太过，精关开阖失司，情志过于亢奋，可致早泄、性欲亢进等病症。

方药：镇肝熄风汤（《医学衷中参西录》）加减。代赭石、牛膝、生龙骨、生牡蛎、生龟甲、白芍、天冬、玄参、川楝子、茵陈等。

二、名家经验

（一）王琦教授从肝论治勃起功能障碍

王琦教授认为，从肝论治阳痿，关键是抓住肝郁以致气血不畅、运行障碍、宗筋失充这一病机特点，木郁者宜疏达之，湿热者宜清利之，痰瘀者宜通宜化，肝虚者宜补之。临床上常用的治肝法为疏肝调肝、活血通络、清热利湿、潜阳平肝、培土抑木、滋水涵木、补气生血、暖肝散寒、益肝壮胆等九法。

1. 疏肝调肝法　肝失疏泄，肝气郁结，宗筋不利，而见阳痿。治以疏肝解郁，方选逍遥散合四逆散加减治疗。

2. 活血通络法　气血运行不畅，瘀血阻于宗筋络脉，导致宗筋失养则发为阳痿。治以活血化瘀通络，以蜈蚣达络汤加减治疗。

3. 清热利湿法　湿热客于肝经，循经下注，蕴结于阴器，则见阳痿。治以清热利湿，以龙胆泻肝汤加蛇床子治疗。

4. 潜阳平肝法　暴怒伤肝，气机逆乱，宗筋不用则为阳痿。治以平肝镇逆，方以逍遥散加龙骨、牡蛎、石决明、白蒺藜、羚羊角粉。

5. 培土抑木法　平素脾气急躁，肝旺乘土，脾气亏虚，气血化生不足，宗筋失养而阳痿。治以疏肝健脾，方选逍遥散加减治疗。

6. 滋水涵木法　肾阴亏虚，宗筋失于濡养则为阳痿。治以滋补肾阴，有阴虚火旺者则兼清虚热为主，以左归丸加减治疗。

7. 补气生血法　肝血亏虚，宗筋失养，则阳痿不举。治以补血养肝，方用归脾汤加减治疗。

8. 暖肝散寒法　感受寒邪,凝滞肝脉,宗筋无以屈伸则为阳痿。治以温经暖肝散寒,以暖肝煎加减治疗。

9. 益肝壮胆法　素来胆虚,多疑善虑,或猝受惊恐,恐则气下,则阳道立痿。治以益肾补肝、壮胆宁神法,方用启阳娱心丹加减(《辨证录》),人参、远志、茯神、菖蒲、甘草、橘红、砂仁、柴胡、菟丝子、生枣仁、当归、白芍、山药、神曲。

（二）李曰庆教授从肝论治勃起功能障碍

李曰庆教授在临床辨治阳痿中亦强调从肝论治,并将从肝论治阳痿总结为治肝五法:滋肝阴、养肝血、平肝阳、疏肝气、息肝风。

1. 滋肝阴　肝肾同居下焦,精血同源,肝肾阴虚,则宗筋失养而阳痿。治以滋养肝肾,方选左归丸加减。

2. 养肝血　肝藏血,主宗筋,肝血亏虚,宗筋濡养不足则阳痿。治以补养肝血,方选归脾丸加减。

3. 平肝阳　适用于肝郁化火,肝阳偏胜之阳痿。治以平肝疏肝,方选镇肝熄风汤加减。

4. 疏肝气　肝郁气滞、肝气郁结则宗筋气血不畅而阳痿。治以疏肝解郁,方选逍遥散加减。

5. 息肝风　肝郁血瘀化热,则肝风内动,宗筋屈伸不利则阳痿。治以平肝疏肝、活血通络,方选自拟通络熄风起痿汤加减。

（三）李海松教授从肝论治勃起功能障碍

李海松教授根据阳痿阴茎萎软不起,与中风肢体不遂表现类同,以及阳痿多起病突然,与情绪波动密切相关,时好时坏,符合“风善行而数变”的特性,提出了“阴茎中风”的概念。阴茎中风之“风”属于“肝风内动”,病因病机主要为血瘀生风、络风内动、肝郁化热生风;加之,肝郁是阳痿的病机特点,所以李海松教授亦重视从肝论治阳痿。

1. 疏肝解郁　肝郁是阳痿的病机特点,不管何种病机导致阳痿,均可伴随有肝郁的表现,肝气郁结,宗筋气血不畅可进一步加重阳痿。治以疏肝解郁,方选逍遥散加减。

2. 平肝息风,活血化瘀　血瘀是阳痿重要的病机,并贯穿疾病的始终,当血瘀阻塞经络,使筋脉失养,挛急刚劲而致肝风内动。治以平肝息风、活血化瘀,方选血府逐瘀汤加减。

3. 平肝息风,化瘀通络　络脉瘀阻是阳痿发生、发展的关键环节,阴茎络脉瘀阻,引发络脉拘急痉挛而出现络风内动。治以平肝息风、化瘀通络,方选补阳还五汤加减。

4. 平肝息风,清肝疏肝　阳痿患者由于肝郁贯穿疾病始终,多会出现肝郁日久化热,耗伤肝肾之阴,以致阴虚阳亢,水不涵木,浮阳不潜,久之则阳愈浮而阴愈亏,终致阴不制阳,肝之阳气升而无制,亢而化风。治以平肝息风、清肝疏肝,方选丹栀逍遥散合一贯煎加减。

(四)李海松教授从肝论治慢性前列腺炎

李海松教授通过对慢性前列腺炎中医证候特点的流调研究发现,肝郁气滞血瘀贯穿慢性前列腺炎疾病始终,提出在辨治慢性前列腺炎过程中,要重视从肝论治。

1. 疏肝解郁　情志不舒,思欲不遂,而致肝气郁结,发为本病;或病程日久,缠绵难愈,而致肝郁不舒。治以疏肝解郁,方选逍遥散加减。

2. 疏肝行气化瘀　肝气郁结,气机阻滞而气血运行不畅,导致气滞血瘀,表现为情志不畅,会阴、腹股沟等疼痛不适。治以疏肝行气化瘀,方选柴胡疏肝散加减。

3. 疏肝清肝　情志不舒,肝气郁结,病程日久,则肝气郁久化热,表现为情绪焦虑,脾气暴躁等。治以疏肝解郁、清肝泻火,方选丹栀逍遥散加减。

4. 镇肝安神　适用于平素情绪焦虑不安,过度关注躯体症状,表现为白天尿频、尿不尽等。治以镇肝安神,方选朱砂安神丸加减。

5. 柔肝止痛　肝为刚脏,其气急而动,易亢易逆,气机紊乱,则气血不相调和,而表现为情志失调、阴囊疼痛不适。治以柔肝止痛,方选芍药甘草汤加减。

6. 温肝散寒　适用于寒邪侵袭肝脉,而致肝脉气血凝滞不畅,表现为阴囊、小腹疼痛不适。治以温肝散寒,方选暖肝煎加减。

7. 滋补肝肾　适用于病程日久,耗损肝肾阴精,而肝肾阴虚可进一步导致疾病缠绵难愈。治以滋补肝肾,方选六味地黄丸加减。

(五)张敏建教授从肝论治慢性前列腺炎

张敏建教授依据中医学肝经的循行路线及肝生理病理基础,结合多年临床经验,总结从肝论治慢性前列腺炎八大治法:疏肝理气、清肝利湿、疏肝清热、柔肝止痛、暖肝散寒、疏肝化瘀、疏肝健脾、滋补肝肾,介绍如下。

1. 疏肝理气法　适用于肝气郁结证。慢性前列腺炎发病,或因情志,或因久坐,或因饮酒,最终皆因影响肝气的正常疏泄功能而致病。治疗肝郁需注意三大问题:①疏肝不忘健脾;②疏肝需护肝体;③解郁需安神。方选独创艾可汤。

2. 清肝利湿法　适用于肝经湿热证。男性生殖器官位于人体下部阴位,为足厥阴肝经循行所过,故湿邪侵袭易留滞于肝经,湿邪郁久则化生邪热,故肝经湿热证是慢性前列腺炎的常见证型。方选龙胆泻肝汤加减。

3. 疏肝清热法　适用于肝郁化火证。因情志不遂,精神郁闷,肝气郁结,郁久化热,内扰精室所致。治宜疏肝理气、清泄郁火,方选金铃子散合丹栀逍遥散加减。

4. 柔肝止痛法　适用于阴虚肝郁证。此类患者多见于慢性前列腺炎久治不愈者,久病多虚,病久伤及肝体。方选一贯煎合芍药甘草汤。

5. 暖肝散寒法　适用于寒凝肝脉证。寒为阴邪,易伤阳气,其性凝滞收引,肝经循阴器,寒邪入于肝经,则使经脉气血运行受阻而发病。方选暖肝煎加减治疗。

6. 疏肝化瘀法　适用肝经瘀阻证。久病多瘀,慢性前列腺炎患者早期多肝气郁结,但病久或气滞而导致血瘀,或过用理气破气之药导致气虚而血行不畅,或者过用苦寒而寒凝而血瘀。方选以少腹逐瘀汤为主加减,虚者合四君子汤,寒者合四逆汤。

7. 疏肝健脾法　适用于肝郁脾虚证。肝郁气滞,木不疏土,加之前列腺炎患者常滥用苦寒而伤脾胃,肝郁脾虚证在临床上尤为普遍。方选逍遥散加减。

8. 滋补肝肾法　适用于肝肾亏虚证。肝肾同源,子病及母,肝郁久必伤及肝体,久必及肾,多见于慢性前列腺炎晚期,缠绵不愈者。方选滋水清肝饮加减。

三、病治举要

(一)阳痿

阳痿,又称勃起功能障碍,是指阴茎不能勃起,或勃起不坚,或坚而短暂,致使不能进行性交,持续至少 6 个月。据研究,40~70 岁男子中有 52% 的人群患有不同程度的阳痿。选择性 5 型磷酸二酯酶抑制剂的问世,使西医学治疗阳痿进入全新的时期,并成为治疗阳痿的一线首选药物。中医学对阳痿的病机认识多责之于肾,故多从肾论治。随着中医学对阳痿的不断实践与总结,不少医家善从肝论治阳痿并进行临床观察,科学地评价其临床疗效。

1. 辨证论治　从肝论治阳痿,临床常见证型有肝郁气滞、肝郁血瘀、肝经湿热、寒凝肝脉、肝肾亏虚等。常用治法有疏肝解郁、疏肝活血、清利湿热、补益肝肾等。

(1) 疏肝解郁:郭国让、赵虎、陈开红认为肝气郁结,经络阻滞,致气机不畅,经络失养,宗筋驰纵不用而成阳痿,治以疏肝解郁之法,方选逍遥散加味。郭英、郭汉林、王世勋治疗肝气郁结之阳痿,以疏肝解郁之法,以四逆散加减。林强对肝气郁结之阳痿,以《医学统旨》柴胡疏肝散治疗。张正阳对肝郁阳结之阳痿,以小柴胡汤加减,解肝郁、舒郁结。

(2) 疏肝活血:常建国对于肝郁血瘀型阳痿,以加味柴胡疏肝散治疗。吴礼波对于情志不畅、肝郁气滞导致的阳痿,使用自拟疏肝活血汤治疗。张志锋认为肝郁血瘀是阳痿的病机关键,治疗应以疏肝活血为主,自拟达郁起痿汤。贾睿认为情志不畅,肝郁气滞,络脉不通,宗筋失充为阳痿主要病机,治以疏肝通络法,自拟疏肝通络汤。

(3) 清利湿热:傅陆、黄彦德、张荣发认为湿热内蕴,下注肝脉,宗筋弛缓,不能随欲而起而致阳痿,治宜清利肝经湿热,方用龙胆泻肝汤加减。

(4) 补益肝肾:王玺坤认为中老年男子阳痿主要病机是阴阳失调、肝肾阴虚,治以肝肾并补,方用六味地黄汤。张健认为,肝肾阳气不足仍是阳痿的根本原因,治以补肝肾、壮阳气,自拟振痿饮。黄凌对于肝肾不足型阳痿,选用滋水清肝饮联合复方玄驹胶囊,效果佳。

2. 临床研究　王琦等采用多中心随机对照试验,将 509 例肝郁肾虚证或肝郁肾虚兼血瘀证的阳痿患者随机分为:疏肝益阳胶囊治疗组、安慰剂对照组、锁阳补肾胶囊对照组。疏肝益阳胶囊治疗组 205 例,完成 200 例,给予疏肝益阳胶囊(蒺藜、柴胡、蜂房、地龙、水蛭、九香虫、紫梢花、蛇床子、远志、肉苁蓉、菟丝子、五味子、巴戟天、蜈蚣、石菖蒲),口服,每次 1.2g,3 次 /d,治疗 4 周。比较治疗前后各组患者治疗后的总有效率、总显效率,各组治疗后的阴茎硬度测试环试验恢复正常率、勃起改善时间。治疗组总有效率及总显效率分别为88.0%、64.0%,明显高于对照组($P<0.01$),且同时在勃起改善时间、阴茎硬度测试环试验恢复等方面均显著高于锁阳补肾及安慰剂组($P<0.05$)疏肝益阳胶囊系列实验研究探讨了其治疗阳痿的机制。疏肝益阳胶囊可显著升高双侧髂内动脉结扎法制造的动脉性勃起障碍大鼠阴茎海绵体组织 eNOS、cGMP 表达,抑

制 PDE5 表达;可显著增加 AED 大鼠阴茎海绵体组织 VEGF、IGF 和 Akt-AKT（蛋白激酶 B）表达,对血管内皮功能具有改善作用。

肖珍荣予自拟方疏肝化瘀汤（柴胡 9g,香附 9g,白芍 9g,薄荷 6g,赤芍 15g,桃仁 10g,地龙 9g,水蛭 6g,枳壳 9g,陈皮 6g,淫羊藿 9g,甘草 6g）,治疗肝郁血瘀型阳痿。解品启等用补肾疏肝丸（生地黄 30g,山药 30g,山茱萸 15g,泽泻 10g,茯苓 10g,牡丹皮 10g,肉桂 10g,附子 10g,柴胡 10g,当归 10g,白芍 10g,白术 10g,炙甘草 6g,薄荷 6g,人参 10g,穿山甲 10g,蜈蚣 10 条,海马 10g）治疗肾虚肝郁型阳痿。

（二）慢性前列腺炎

1. 辨证论治 从肝论治慢性前列腺炎,常用疏肝理气、清肝利湿、柔肝止痛、暖肝散寒、疏肝化瘀、滋补肝肾等法。

（1）疏肝理气:申凤云认为肝气不舒,气郁入里化热,湿热下注,瘀血、痰湿阻滞于前阴为前列腺炎基本病机,以疏肝理气为总治则,方选逍遥散加减。曾庆琪认为前列腺炎病程中,可因郁助病、因郁致变,严重时可因病甚,治以疏肝理气、畅达气机,方选柴胡疏肝饮、金铃子散、木香顺气散等合方加减。

（2）清肝利湿:张春和、张家儒、杨名滨对于肝经湿热证的前列腺炎患者,治以清利肝胆湿热、解毒排浊通淋,方选龙胆泻肝汤加减。周安方认为慢性前列腺炎初期以肝经湿热为主,兼肝郁为次,治以清热利湿,自拟前列腺炎 I 号方。

（3）柔肝止痛:常青对慢性骨盆疼痛综合征型前列腺炎,采用柔肝止痛法,方选芍药甘草汤加减治疗。

（4）暖肝散寒:张蜀武认为对慢性骨盆疼痛综合征中、后期多为寒证,治以温通法,方选天台乌药散加减。

（5）疏肝化瘀:戴西湖认为慢性前列腺炎主要病机为肝郁气滞、湿阻血瘀,治疗以舒肝理气、化浊活血为主,自拟疏肝化瘀汤治疗。

（6）滋补肝肾:谭新华对于肝肾阴虚证前列腺炎,指出治宜滋补肝肾、降泄虚火,与泻浊通淋结合,选六味地黄丸或知柏地黄丸合二至丸加减。张良骥对肝肾亏虚型前列腺炎,治以肝肾并补,自拟补肾三子蛭芪加味汤。

2. 临床经验 李玉岭予疏肝解郁方（柴胡 15g,枳壳 12g,香附 15g,生麦芽 30g,川牛膝 12g,丹参 15g,白芍 15g,合欢皮 15g,甘草 6g）,治疗慢性前列腺炎、慢性盆腔疼痛综合征。张敏建等用疏肝理气的艾可汤剂（柴胡 10g,白芍

15g,乌药10g,枳壳10g,甘草6g等),治疗慢性前列腺炎、慢性盆腔疼痛综合征,临床疗效显著。实验研究结果提示,艾可汤剂对非细菌性慢性前列腺炎模型大鼠具有抑制成纤维细胞增生和炎细胞浸润作用,证实了艾可汤剂的抗炎作用。

孙洪福等采用疏肝止痛汤(柴胡12g,白芍15g,枳实9g,甘草9g,香附9g,桃仁9g,红花9g,苏木9g,酒当归12g,川芎9g,酒大黄6g,陈皮6g),治疗慢性非细菌性前列腺炎,效果显著。

(三)早泄

1. 辨证论治 早泄从肝论治有以下几个方面,疏肝解郁、清肝利湿、滋阴柔肝、平肝潜阳。

(1)疏肝解郁:李兰群认为肝气郁结,失于疏泄,精关开阖失司而早泄,治以疏肝解郁,方以柴胡疏肝散加减。陈德宁认为情志抑郁、暴怒伤肝、思虑过度、所愿不遂等损及肝之疏泄功能时,易致心志不宣,而影响精关的正常开阖发为早泄,方用自拟知柏地黄汤加合欢皮、合欢花、郁金、素馨花。王久源认为射精功能其制在心,其脏在肾,其动在肝,肝失疏泄者治以疏肝解郁,方选逍遥散或柴胡疏肝散合用。

(2)清肝利湿:李兰群认为湿热客于肝脉,导致肝经湿热蕴结,疏泄失司而早泄,治以清泄肝经湿热,方以龙胆泻肝汤合三妙丸加减。邱慧敏运用此法则以龙胆泻肝汤加减。

(3)滋阴柔肝:李兰群认为肝阴精不足,相火妄动,扰动精室,精关易开而早泄,治以滋阴柔肝、清降相火,方以大补阴丸合二至丸加减。黄凌运用此法,方用滋水清肝饮。李海松则选知柏地黄丸治疗。

(4)平肝潜阳:张培永、郑祖峰认为肝疏泄太过,则气行迅疾如风,冲逆精关而易出现早泄,治以平肝潜阳,方用镇肝熄风汤加减。

2. 临床研究 袁国辉采用分心清肝饮(生地10g,黄连10g,山栀10g,龙胆草6g,柴胡6g,龙骨15g,牡蛎15g,莲子肉15g,刺蒺藜15g,芡实10g,朱茯神30g,车前子10g),并配合心理咨询以解除其性行为中的精神紧张状态。高庆和采用翘芍方颗粒(贯叶连翘20g,柴胡15g,白芍15g,菖蒲5g,巴戟天15g,黄芪10g),治疗肝郁肾虚型原发性早泄,阴道内射精潜伏期、中医症状评分明显改善。

（四）男性更年期综合征

1. 辨证论治　男性更年期综合征从肝论治的常用治法有疏肝解郁、疏肝补肾、滋补肝肾、调和肝脾等。

（1）疏肝解郁：熊勇平认为肝郁气滞是男性更年期的重要病机，治以疏肝解郁，方选柴胡疏肝散加减。江志刚认为肝失疏泄在男性更年期病机中起重要作用，治以疏肝理气、畅达情意，自拟疏肝畅情汤。

（2）疏肝补肾：赵春利认为男性更年期综合征发病机制为"肝郁肾虚，阴阳失衡"，治疗原则为"疏肝补肾，调整阴阳"，自拟疏肝固肾汤。崔云认为肾精不足、肾阴亏虚、肝气瘀滞、肝失疏泄是其主要病机，疏肝补肾为治疗大法，方选归芍六味地黄丸合柴胡疏肝散。左松青运用该法治疗，方选丹栀逍遥散合二至丸加减。金涛使用疏肝补肾法治疗男性更年期，方选六味地黄丸合自拟解郁汤加减。

（3）滋补肝肾：刘德喜认为人至中老年，肝肾渐衰，精血已虚是男性更年期的重要病机，治以滋补肝肾，方选知柏地黄丸、左归饮、一贯煎加减。田跃弛运用该法，方选杞菊地黄丸加减。宋镇星针对肝肾阴虚型，方选杞菊地黄汤加减。张学红认为肝肾两虚、虚火上炎是本病的病机，治以滋补肝肾，自拟滋补肝肾方。

（4）调和肝脾：情志不遂，肝郁气滞，肝木乘土，肝郁脾虚而致病，治以调和肝脾，方选当归芍药散加减。

2. 临床经验　张春和等以丹栀逍遥散为基础方加减（牡丹皮10g，焦栀子12g，柴胡15g，炒白术20g，芍药30g，当归10g，薄荷10g，茯苓30g，炙甘草10g，菟丝子20g），治疗男性更年期综合征。李轩等用补肾疏肝法治疗，服用六味地黄汤合逍遥汤加减（熟地黄24g，怀山药12g，山萸萸12g，茯苓9g，牡丹皮9g，泽泻9g，当归12g，柴胡9g，白术12g，白芍9g，甘草6g），治疗雄激素水平正常男性更年期综合征。周伟强用益肾逍遥饮（黄精25g，熟地20g，山药15g，巴戟天15g，楮实子15g，牛膝8g，枸杞子10g，酸枣仁8g，生牡蛎10g，当归10g，白芍15g，柴胡8g，茯苓15g，白术10g，何首乌10g，郁金5g，淫羊藿8g），治疗男性更年期综合征，均获良好疗效。

参考文献

［1］王琦．王琦男科学［M］.2 版．郑州：河南科学技术出版社，2007.

［2］史亚磊，程宛钧，欧洋帆，等．张敏建教授从肝论治慢性前列腺炎八法［J］.光明中医，2015，30（8）：1628-1629.

［3］赵虎，吴燕敏，魏睦新．逍遥散加味治疗男子性功能障碍 48 例［J］.江西中医药，2012，43（9）：49-50.

［4］陈开红．逍遥散加味治疗阳痿 32 例疗效观察［J］.浙江中医药大学学报，2009，33（6）：840.

［5］郭英，张国亭．四逆散加减治疗糖尿病阳痿 56 例［J］.中医杂志，2007（6）：492.

［6］林强，胡玉莲，厉岩．从肝论治阳痿［J］.中华中医药杂志，2007（11）：785-786.

［7］郭汉林，靳建旭．四逆散加味治疗阳痿 81 例［J］.新中医，2007（8）：78-79.

［8］黄彦德．龙胆泻肝汤加减治疗湿热阳痿 33 例［J］.河南中医学院学报，2003（1）：66.

［9］王琦，杨吉相，李国信，等．疏肝益阳胶囊治疗勃起功能障碍多中心随机对照试验［J］.北京中医药大学学报，2004（4）：72-75.

［10］张春和．从肝论治慢性前列腺炎的理论探讨［J］.环球中医药，2012，5（7）：485-487.

［11］李玉岭，李海松．疏肝解郁法为主治疗慢性前列腺炎 / 慢性盆底疼痛综合征［J］.中国性科学，2008（4）：29-30.

［12］陈继明，张传涛．王久源治疗早泄经验［J］.中医杂志，2007（2）：123+131.

［13］吴沛田．刘德喜从肝论治男性更年期综合征经验［J］.中医杂志，2009，50（1）：20-21.

［14］周伟强，邵丹丹，林锦春．益肾逍遥饮对肝郁肾虚型男性更年期综合征患者性激素水平的影响［J］.广东医学，2014，35（11）：1771-1774.

（李海松，莫旭威）

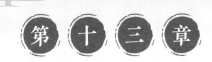

从肝论治妇科疾病

一、常用治法

（一）疏肝解郁

素性抑郁，或因七情内伤，肝失条达，疏泄失常，冲任失度，而发生月经先后不定期、痛经、闭经、经行乳胀、经行头痛、经行情志异常、乳房疾病等。治当疏肝解郁，常用药物有柴胡、郁金、香附、川楝子、青皮、佛手、延胡索、玫瑰花、月季花、薄荷等。然而疏肝理气药多辛香温燥，易伤肝阴，故用量宜轻，或辅以柔肝滋阴养血之品，如麦冬、沙参、枸杞子、女贞子、山茱萸等。如叶桂在《临证指南医案·调经》云："局方逍遥散，固女科圣药，大意重在肝脾二经。因郁致损，木土交伤，气血痹阻。和气血之中，佐柴胡微升，以引少阳生气。"代表方剂有逍遥散、柴胡疏肝散、四逆散等。

（二）疏肝清热

肝气郁久化火，热扰冲任血海，迫血妄行，可致月经先期、月经过多、崩漏、经行吐衄、胎漏、产后恶露不绝、乳痈等。治宜疏肝理气、清肝泄热。常用药物有菊花、黄芩、栀子、龙胆草、夏枯草、丹皮、赤芍等；并常配伍养阴之品，如生地、石斛、天花粉、玉竹等。代表方剂有龙胆泻肝汤、丹栀逍遥散、清经散、宣郁通经汤、左金丸等。

（三）抑木扶土

1. 健脾疏肝，祛湿止带　肝郁克脾，脾失健运，可导致带下过多。傅山认为："脾土受伤，湿土之气下陷，是以脾精不守，不能化荣血以为经水，反变成白滑之物。"故治以健脾疏肝、祛湿止带，方用完带汤。方中重用白术、山药健脾益气燥湿以止带；人参益气健脾；苍术燥湿健脾；车前子淡渗利湿，使湿邪从小便而去;白芍柔肝养血,柴胡疏肝解郁,升发阳气,使湿浊不至于下流;黑荆芥祛湿止带;陈皮行气化湿,使补而不滞;甘草补中,调和诸药。

2. 疏肝健脾和胃 脾失健运,水湿不化,痰饮内停,而见经行腹泻、子肿等病。肝气横逆犯胃,胃失和降,而致恶阻等。常用药物有香附、乌药、白术、生姜、竹茹、陈皮、木瓜等。代表方剂有痛泻要方、苏叶黄连汤、橘皮竹茹汤、天仙藤散等。

3. 疏肝健脾养血 《傅青主女科》曰:"羞愤成郁,土木相结,又安能化乳而成汁也。"产后情志不畅,肝气郁滞,乳络不畅,加之肝郁克脾,脾失健运,气血乏源,导致乳胀满疼痛,乳汁不通。治宜疏肝扶脾。方用通肝生乳汤,方中柴胡疏少阳枢机;白术扶脾土;甘草甘缓,协调土木之和。肝郁脾弱,血虚湿阻,可导致少腹疼痛,方用当归芍药散。若发生于妊娠期,亦可导致胎动不安,治以白术散。

(四)清肝健脾除湿

肝郁化热,肝气乘脾,脾虚湿蕴,肝热与脾湿相合,下注冲任带脉,而致经期延长、带下阴痒、子淋等。治宜清肝健脾除湿。常用药物有黄连、黄柏、泽泻、茵陈、苍术、车前草等。代表方剂有清肝止淋汤、四妙散、止带方、龙胆泻肝汤等。

(五)养血柔肝

《景岳全书·妇人规》言:"女人以血为主,血旺则经调,而子嗣、身体之盛衰,无不肇端于此。故治妇人之病,当以经血为先。而血之所主,在古方书皆言心主血、肝藏血、脾统血……再如气道逆而不行者,有之。由肝之滞也。"《女科百问》云:"妇人者,众阴之所集,而以血为之主……或因喜怒攻损,是致营血亏耗。"所以妇人阴常不足。肝血不足、肝阴亏虚可致月经后期、月经量少、闭经等。治宜养血柔肝。梁廉夫在《不知医必要》中指出:"妇女之病……主治之法,审无外感内伤别症,惟有养血疏肝,用四物汤、逍遥散之类,加减便合。"常用药物有白芍、制首乌、当归、生地黄、阿胶、熟地黄、麦门冬、枸杞子、乌梅、制首乌、龙眼、桑椹等。代表方剂有一贯煎、四物汤、二至丸、杞菊地黄丸、调肝汤、黑逍遥散等。

(六)滋水涵木

《傅青主女科》云:"肾为肝之母,母既泄精,不能分润以养其子,则木燥乏水,而火且暗动以铄精,则肾愈虚矣。"肾精不足,水不涵木,易七情怫郁,气郁化火,火盛逼血妄行而非时而下。火灼真阴,加重肝肾阴虚,虚火扰动血海,故经血非时而下或淋漓不尽,并可导致不孕。治以滋水涵木,补肾水以滋养肝木。常用药物有山萸肉、白芍、山药、当归、生地黄、熟地黄、麦冬、龟甲、枸杞子、钩藤、女贞子、墨旱莲等。代表方剂有养精种玉汤、调肝汤、顺肝益气汤、归芍地黄丸、定经汤等。

(七)平肝潜阳息风

肝体阴而用阳,肝肾阴亏,水不涵木,肝阳上亢,阳亢化风,可致经行头痛、子晕子痫等。治宜滋阴潜阳息风。常用药物有龙骨、牡蛎、龟甲、鳖甲、羚羊角、钩藤、僵蚕等。代表方剂有三甲复脉汤、天麻钩藤饮、羚角钩藤汤等。

(八)温肝暖宫

肝病多热,亦有寒者,平素肝经血虚,阳气不足,外感寒邪或过食生冷,或经期涉水受凉,血为寒凝,阻滞冲任,出现月经后期、痛经、产后腹痛;瘀阻日久,又可形成癥瘕。症状多见面色青白,四肢逆冷,经行小腹冷痛,舌质淡,脉沉迟。常用药物为当归、桂枝、乌药、细辛、艾叶等。代表方剂有当归四逆汤、温经汤、艾附暖宫丸等。

二、名家经验

(一)刘奉五提出治肝八法

著名中医妇科专家刘奉五认为"肝为五脏六腑之贼"。肝为血脏,功能为贮藏和调节全身的血量。五脏六腑、四肢百骸、各器官组织都赖血以养。肝又能疏调气机,使气血流畅,经络疏浚,脏腑功能和调,四肢关节健利,诸窍开阖正常,从而使整体功能健壮,精力充沛,情绪舒畅,耐受疲劳,能抵御外邪。所以肝能生养五脏六腑。但如果肝的功能失常,发生肝气(肝疏泄不及或太过)、肝火(肝胆火热)、肝风(实风、虚风)、肝寒(肝阳不足)时,则五脏六腑受其贼害。并从妇科常见病、多发病的治疗中,归纳出治肝八法,分述于下。

1. 舒肝调气(包括舒肝与疏肝) 舒肝调气是疏通和舒理肝气郁结的方法,主要用于治疗肝气病。舒肝偏于上下舒理条达,重在气机之升降,常用柴胡、荆芥穗、香附;疏肝偏于疏通横散,重在气机之开阖与经络气血之疏浚,常用青皮、郁金、枳壳、砂仁、木香、瓜蒌,甚或山甲、王不留行、漏芦等。有时也可合用。常用的方剂如逍遥散、得生丹。

2. 清肝泄火(包括清肝与泄肝) 清肝泄火是以苦寒泻火的药物,用清肝热泄肝火的方法,使肝热得清,肝火得泄。主要用于肝热冲逆,肝火上升诸证。清肝常用黄芩、黄连、栀子、夏枯草等药;泄肝常用龙胆草、芦荟、大黄等药。有时也可以同用。常用的方剂如龙胆泻肝汤、当归芦荟丸。

3. 清热平肝　清热平肝是针对肝热上扰或肝阳上亢的治疗方法。常用的药物为桑叶、菊花等,而不是苦寒重剂。肝热重则可以加黄芩、栀子等清肝泄热的药物。若为肝阳上亢,因其有阴虚的一面,则加女贞子、墨旱莲、枸杞子等养阴平肝的药物。常用自拟经验方清眩平肝汤。

4. 抑肝潜阳　抑肝潜阳是治疗阴虚肝阳上亢的方法。一方面,养肝育阴,常用药物如女贞子、墨旱莲、生地、山萸肉、枸杞子、龟甲、阿胶等;另一方面,平抑肝阳,用钩藤、菊花、僵蚕等。常用方剂如清眩平肝汤加味。

5. 镇肝息风　镇肝息风是治疗肝风的方法。若为热惊风,则重用清热息风的药物,如羚羊角、菊花、钩藤、僵蚕。若为阴虚风动,则用养肝阴的药物,或用镇肝的药物,如生龙齿、生牡蛎、珍珠母、生石决明、朱砂。常用的方剂如羚角钩藤汤、镇肝熄风汤。

6. 养血柔肝(包括养肝、柔肝)　养血柔肝是治疗肝血虚的方法。养肝柔肝实际上就是养肝血。常用的药物如当归、白芍、熟地、川芎、何首乌等。常用的方剂如一贯煎、四物汤加味。

7. 化阴缓肝　化阴缓肝是根据"甘以缓之,酸以泻之"的原则,用酸甘化阴的药物,间接养肝阴,缓肝急,是治疗肝阴虚的方法之一。常用药物如甘草、白芍、酸枣仁、浮小麦、百合、生地、麦冬等。常用的方剂如甘麦大枣汤、芍药甘草汤。

8. 暖肝温经　暖肝温经是治疗肝寒血滞,经脉受阻的方法。主要使用温经散寒暖肝的药物,如吴茱萸、小茴香、荔枝核、橘核等;有时可加入活血通络的药物,如红花、桃仁、泽兰、益母草、牛膝等。常用的方剂如暖宫定痛汤、橘核丸等。

(二)黄绳武谈肝之用药

著名中医妇科专家黄绳武出生于中医世家,学识渊博,熟悉历代中医典籍,从医 50 余年,在妇科方面尤有独到之处。提出肝的治法,有舒肝、疏肝、养肝、清肝、泄肝、镇肝之分。

1. 舒肝　对一般肝郁采用舒肝之法,不宜疏肝,以免太过;肝郁较甚,才用疏肝之法。木宜条达,舒肝常用逍遥散。并强调逍遥散中疏肝气之柴胡宜用红柴胡、北柴胡;薄荷用量宜少,以 1g 为佳,助柴胡疏肝气以免化火;重用当归、白芍养肝血。若肝郁化火则用丹栀逍遥散清气分、血分之热。若肝热重,小便呈茶色,则不宜用柴胡疏肝,宜用白薇来和解表里,或用青蒿退尿黄。柴胡青蒿鳖甲饮是清散之剂,能治肝热。

2. 疏肝　用于症见胸闷不舒,胸胁胀满,脉弦涩者。疏肝常用青皮、香附、橘叶、川楝子,均为辛温或苦寒之品。疏肝止痛,用香附量要大。香附善于调经,味辛性温,疏肝力强,过用则伤肝,非养肝之品,其特点是兼能暖宫,如艾附暖宫丸。

3. 养肝　用于月经过少,月经错后,眼目昏花,心烦易怒,失眠多梦,舌红少苔。常用女贞子、桑椹、生地黄、熟地黄、白芍、枸杞子等滋养肝肾。头晕眼花、心悸失眠,多用熟地黄、生地黄、白芍、枸杞子以养心柔肝;肾水不足,肝火旺,则用熟地黄、玄参。若牙龈出血、脉弦细,用龟甲、牛膝、阿胶、太子参。

4. 清肝　用于胸胁胀,口干咽燥,舌红苔黄者。常用药物玄参、青黛、青蒿以清肝;口苦,用炒栀子以清肝经气分之火;口不苦,用牡丹皮以清血分之火;水亏虚火上炎者,用盐黄柏、知母以清热降火。

5. 泄肝　用于胁痛,口苦咽干,带下色黄,质黏稠有气味,或阴痒者。治宜清泄肝经湿热,用龙胆草、茵陈、栀子、黄芩。

6. 镇肝　用于巅顶痛,耳鸣,耳聋且胀者。用石决明、磁石以镇肝潜阳;若肌肉跳动、头晕,用钩藤、天麻、羚羊角、龟甲、桑叶、杭菊花以镇肝息风;若抽搐,用全蝎、僵蚕、地龙以息风止痉;若阴虚阳亢,宜育阴潜阳,用大定风珠加减;若血虚生风,宜养血息风,用加减复脉汤之类。

（三）韩百灵从肝论治妇科疾病

被誉为"妇科一代宗师"的黑龙江中医药大学的韩百灵教授,从医 70 余载,在学术上创立了"肝肾学说",发展了"同因异病、异病同治"的理论,自拟经验方 50 余首。现将从肝论治介绍如下。

1. 肝阴血虚证　症见月经后错、闭经、月经量少,面红颧赤,眩晕,目花,眼角干涩,手足心热,失眠善惊,或四肢拘急,舌干红,少苔,脉弦细数。治以滋阴养血柔肝。方药用六味地黄汤加当归、白芍、牡蛎、生地、黄芩。

2. 肝气实证（肝郁化热证）　症见月经过多、月经先期或淋漓不尽,面色红赤,头晕心烦,性躁多怒,胸胁不舒,时作太息,口苦咽干,大便秘,小便赤,甚至猝然昏倒,四肢强直,唇舌深红,苔黄燥,脉弦数有力。治以疏肝理气,清热凉血。方药用丹栀逍遥散加生地、黄芩。

3. 肝气郁滞证　症见月经先后不定期,经行乳房胀痛,面色青黯,眩晕,胸闷胁痛,善太息,呃逆,不欲食,食后腹胀,大便不爽,唇舌黯滞,脉弦。治以疏肝理气开郁。方药用逍遥散加青皮、香附、川楝子、枳实。

(四)罗元恺"调补肝肾即所以调理冲任"

岭南妇科的代表人物广州中医药大学的罗元恺教授,从医60余载,临证经验丰富,理论上推崇张介宾,重视肾与脾胃先后二天之本;也重视肝在女性生理病理中的作用,提出"调补肝肾即所以调理冲任"。根据《临证指南医案》"八脉隶乎肝肾""肝肾内损,延及冲任奇脉""冲任二脉损伤,经漏经年不痊""产后淋带,都是冲任奇脉内怯"等按语,提出"温养肝肾"以补益冲任。用药多选用鹿角胶、鹿角霜、枸杞子、沙苑子、菟丝子、地黄、人参、阿胶、紫石英、川芎、龟甲、杜仲、当归、桑螵蛸等,方剂用四物汤、龟鹿二仙膏、左归丸等。

(五)郭志强"柔肝盛于疏肝"

首都国医名师、北京医师优秀代表,北京中医药大学东直门医院郭志强教授临证五十余载,擅长治疗不孕症、先兆流产、崩漏、闭经等各种疑难病症。

郭志强教授认为,治疗妇人肝郁与男子有异,男子肝郁可疏肝,妇人则应柔肝。妇女经、孕、产、乳数伤于血,阴血常不足,血虚不能柔养肝木,肝失疏泄。少遇忧思、郁怒等情志因素,肝气拂逆,则胁痛、乳胀、心烦、抑郁等证随之而起。木郁不达,化而为火,肝阳上亢,则肝阴益伤,阴不制阳,形成恶性循环。临床上尤以中年妇女为著,因妇女此期既要承担一定的家庭和经济责任,又正值事业的高峰,情绪相对急躁,容易伤肝。故刘完素《素问病机气宜保命集》说"天癸既行,皆从厥阴论之",即中年妇女以调肝为主。

所谓柔肝,是在滋补阴血的基础上柔养肝木,以滋水涵木、养血柔肝为主,既补肝体,又助肝用,胜于辛散疏肝。叶桂说:"肝为刚脏,必柔以济之,自臻效验耳",又云"柴胡劫肝阴"。郭志强教授认为,疏肝之品多香燥,易耗伤阴血,若一味疏肝理气,虽当时症状缓解,用久则阴血更显不足,致肝阳偏盛,肝气上逆。如《本草纲目》谓香附"气病之总司,女科之主帅也",一般都认为香附是调经之要药。但香附辛味甚烈,香气颇浓,又易伤阴、耗散元气,"伤血甚于水蛭",临证必须慎重,不宜多用、久用。郭志强教授认为逍遥散、一贯煎是养血柔肝的代表方剂,治疗妇女肝郁时常用之。肝郁血虚常选逍遥散加减,该方以疏肝解郁、健脾和营为主。虽为肝郁而设,其中仅柴胡一味疏肝,以大剂白术、茯苓、炙甘草、煨姜健脾和胃,当归、白芍养血,配以少量薄荷辛散,使木气得伸,土亦得滋,无燥枯之患,木达脾升,诸郁自已,体现了养血柔肝之意。郭志强教授根据逍遥散的立意,临床应用时常灵活变通,健脾之品如党参、黄芪、黄精、山药等,养血之品如熟地、首乌、枸杞子等,疏肝之品如制香附、青皮、川楝子、郁金、枳壳、玉蝴蝶、玫瑰花、月季花等。一贯煎以滋阴养血柔肝为主,重在治疗肝肾阴虚、肝气横逆之证。于滋阴养血之生地、麦冬、沙参、当归、枸杞子中,少佐川楝子疏泄肝气,以调肝木之横逆,能顺其条达之性。川楝子虽有"苦燥伤阴"之说,但若配在滋阴养血为主的方药中,却无伤阴之害。故王士雄说:"理气不可徒以香燥也,盖郁怒为情志之火,频服香燥,则营阴愈耗矣。"郭志强教授临床应用一贯煎治愈了较多疑难杂症,如神经厌食性闭经、产后身痛、经行口糜、经行吐衄。

三、病治举要

(一)带下病

带下病为妇科常见病,以带下色、质、量、气味改变为主要症状。多见于西医学的阴道炎、盆腔炎、子宫颈炎、妇科肿瘤等多种疾病,有难治愈、易复发的特点。带下病因多种,但是均源于水谷精微不能输布化生气血,反而潴留为湿,流滞于下焦,停滞于胞宫。带下的主要病机是湿浊内停,带脉失约,任脉不固。中医的整体观念认为五脏为一个整体,相互之间密切联系,肝体阴而用阳,而女子以肝为先天,故从肝辨治对于带下病的调治具有重要的临床意义。

1. 辨证论治 从肝论治带下病,临床常见证型有肝失疏泄、肝郁脾湿、肝肾阴虚。常用治法有柔肝健脾、清热利湿,疏肝理气、解郁利湿,滋补肝肾、固精止带,清肝泻火、利湿止带,健脾益气、疏肝解郁。

(1)柔肝健脾,清热利湿:傅山认为:"夫白带乃湿盛而火衰……则脾土受伤,湿土之气下陷,是以脾精不守,不能化荣血以为经水,反变成白滑之物,由阴门而直下,欲自禁而不可得也!"傅氏创立完带汤为治土虚木乘、湿浊下注之白带。方中用白术、山药益气健脾,运化水湿;白芍、柴胡疏肝解郁,以遂曲直条达之性,则不再克脾。这样风木不闭塞于地中,则地气自升腾于天上,脾气健,湿气消,自无白带之患。

(2)疏肝理气,解郁利湿:傅山认为:"夫青带乃肝经之湿热。肝属木,木色属青。"肝木疏泄失调,则湿热内生,造成"其色青绿者,正以其乘肝木之气化也！逆轻者,热必轻而色青;逆重者,热必重而色绿"。其青带"盖湿热留于肝经,因肝气之郁也",治宜"解肝木之火,利膀胱之水",即用逍遥散加减。

（3）滋补肝肾,固精止带:五色带多因肾阴不足、相火妄动、阴虚火旺、任带不固。症见带下量或多或少,色白或淡黄,或赤白相杂,质稀薄,绵绵不断,时有臭秽,劳累后加重,外阴及阴道灼热疼痛,一般不痒。妇科检查常见阴道黏膜有散在出血点。可伴见眩晕耳鸣、健忘、虚烦少寐、腰膝酸软而痛、足跟痛或胫骨酸软。治疗肾阴亏虚带下,宜滋益肾阴、柔肝补肾、固精止带。《中医妇科学》用知柏地黄丸,临床上刘中洲用一贯煎合二至丸加减。

（4）清肝泻火,利湿止带:傅山治黄带认为"清肝火而扶脾气",治宜清肝泻热、荡火泄毒、利湿止带。药用茵陈、猪苓、茯苓、泽泻利湿,车前子利湿清热,黄柏、栀子荡火泄毒,黄连、丹皮清肝热,甘草调和诸药。血性带下,加生地榆;阴痒,加苦参、蛇床子;带下臭秽,加苦参、土茯苓。均加用外洗方。

（5）健脾益气,疏肝解郁:临床方多用白术、山药补脾以祛湿,以党参补中益气,车前子利湿清热,陈皮理气燥湿,柴胡、芥穗升清阳、解肝郁,甘草调和诸药。使脾气健旺,肝气条达,清阳得升,健脾益气,则带下自止。

2. 临床经验　广州中医药大学张纯菁博士用加减龙胆泻肝汤(龙胆草15g,黄芩15g,栀子15g,泽泻10g,柴胡10g,当归10g,车前子15g),治疗细菌性阴道病和外阴阴道假丝酵母菌病,疗效显著。

（二）月经病

月经病是妇科临床上的常见病、多发病,以月经周期的异常,或者经量、经色、经质等的异常,或者伴随月经周期或者绝经前后出现明显症状为特征的一类疾病。常见于以下情况,月经先期、月经后期及先后无定期,或经期延长;经量过多,经量过少;经间期出血、崩漏、痛经、闭经;绝经前后诸证等。

1. 辨证论治　从肝论治月经病,常用疏肝理气、清肝解郁、滋补肝肾、清肝温肾、疏肝补肾、养血柔肝、平肝敛阴等法。

（1）疏肝理气:用于治疗肝郁气滞之证,这是临床最常见的一种证型。主要表现是经前期的一系列常见症状,如乳房、小腹胀痛,烦躁易怒,月经先后不定期、崩漏,闭经,经血色黯有块,舌质淡红,苔薄白,脉弦细。治宜疏肝理气。常用方剂逍遥散、柴胡疏肝散、四逆散。

（2）清肝解郁:情志不畅,肝气郁滞,失治或误治,日久化热,木火妄动,疏泄过度,伤及冲任,血海不宁,血遂妄行,则出现月经先期、经量过多、经行吐衄、崩漏等症。多伴有情志不舒,烦躁易怒,胸胁满闷,胁肋胀痛,口苦咽干,纳食减少,入睡困难,舌质红,舌苔黄,脉弦数等。治宜清肝凉血,固护冲任。方以丹栀逍遥散、清经汤加减。常用药物有丹皮、栀子、柴胡、生地黄、川楝子等。

（3）滋补肝肾:用于治疗肝肾阴虚之证。常表现为经期延后,月经量少,色质正常或色黯红,有小血块,以及闭经、绝经前后诸证等。伴有头晕眼花,耳聋耳鸣,五心烦热,颧红,骨蒸,盗汗,潮热汗出,口苦咽干,心烦失眠,舌质红,少苔或花剥苔,脉细数等。治当养阴血而清肝。方以二至丸、两地汤、杞菊地黄丸、左归饮、一贯煎等。常用药物有生地黄、山萸肉、枸杞子、麦冬、山药等。心烦不眠者加酸枣仁,汗出多者加五味子,骨蒸盗汗者加地骨皮。

（4）清肝温肾:用于治疗肝经郁热,兼有肾阳不足之证。临床上经常见到部分患者肝郁日久化热,扰及冲任,引起月经不调,如月经先期、经量过多、崩漏等;但患者常常兼有腹痛,小腹发凉,经色黯有血块等肾阳不足之证。可在调肝理血基础上加温经散寒之品,如乌药、延胡索、肉桂、小茴香等。肝为女子之体,内寄相火,体阴而用阳,肝经有热者不乏其人;肾为肝之母,肾阳充足,则子宫温暖,经血得以形成而下。月经病本为血分之病,血得温则行,得寒得凝,温补肾阳以调经,清肝与温肾并行,使阴阳调和,经血通畅。常用方剂有丹栀逍遥散合少腹逐瘀汤或右归饮、二仙汤加减。如伴有腰酸或腰痛,畏寒肢冷,舌质淡,治当温补肾阳,宜加炒杜仲、菟丝子、淫羊藿、续断等温润之品。

（5）疏肝补肾:用于治疗肝郁肾虚之证。虚则补其肾,实则清其肝,虚实夹杂则补泻兼施。肝肾同源,肝为肾之子,肾为肝之母,肝主疏泄,肾主藏,一泄一藏,肝肾功能相互协调,藏泄有度,则血海按时满盈,子宫才能藏泄有期,经水行止有度。疏泄太过,则月经先期或崩中漏下;疏泄不及,封藏太过,则月经后期或者经量减少而闭经;如时而封藏太过,时而疏泄太过,则月经先后不定期。常用方剂有加味逍遥丸合二至丸。

（6）养血柔肝:肝血不足者,多见面色苍白或者萎黄,头晕眼花,心悸怔忡,手足发麻,失眠多梦,唇舌爪甲色淡,皮肤干燥不泽,舌质淡苔薄白,脉细弱无力。影响冲任,使血海不充,经水失常,如月经量少、色淡、质稀,月经后期,经闭等症。治宜补肝体,调经水。李英杰老师说:"妇人以血为本,四物汤不可少,乃养血柔肝之良方。"治疗时以四物汤为主,亦可用桃红四物汤、少腹逐瘀汤、血府逐瘀汤、温经汤、膈下逐瘀汤、桂枝茯苓丸、八珍汤等。当归和白芍相配为养血柔肝法中必备之品;偏于阴虚者,去川芎。

（7）平肝敛阴:用于治疗肝阴不足,肝阳上亢之证。肝之阴阳失和,冲任不调,气血不畅,致经行头痛、经行眩晕及绝经前后证候等。常见面红目赤,性情急躁,失眠,易怒,口干、口苦,便干,舌质红,苔少,脉弦细数等症。治当平肝潜阳,调和冲任。以杞菊地黄丸为主,加敛阴潜阳之品,如生龙骨、生牡蛎、鳖甲、白芍等,或者三甲复脉汤加减。失眠者,加石菖蒲、远志、酸枣仁;眩晕者,加天麻、钩藤。

2. 临床经验　广州中医药大学朱荣灿针对肝郁肾虚型月经后期,予定经汤合二至丸加减治疗(熟地黄15g,当归20g,白芍30g,柴胡15g,茯苓9g,山药15g,菟丝子15g,荆芥穗6g,女贞子10g,墨旱莲10g),能显著降低中医症状评分。可调整月经周期,改善基础体温,并提高雌激素水平,降低过高促卵泡素的水平。

北京中医药大学欧春平以温肾疏肝汤(菟丝子15g,巴戟天10g,紫河车10g,柴胡6g,白芍10g,香附10g,熟地黄15g,茯苓10g,怀牛膝15g,当归10g,锁阳10g,炙甘草6g)为基础方加减,治疗肾虚肝郁型月经后期患者,疗效较好,并能够改善患者内分泌水平。

(三)盆腔炎后遗症

中医学认为盆腔炎后遗症的发生乃因湿邪未尽,留滞胞宫,以致脏腑功能失常,气血失调,冲任受损而成。然女子以肝为先天,以血为本,肝经循少腹、络阴器是其生理特征。肝为藏血之脏,主疏泄,性喜条达而恶抑郁,与冲脉血海及带脉均有密切关系,对脏腑、气血、冲任起着重要的调节作用。因此盆腔炎后遗症的发生与肝经直接相关,从肝论治盆腔炎后遗症有重要意义。

1. 辨证论治　从肝论治盆腔炎后遗症,常见证型有气滞血瘀、肝经湿热下注、寒凝肝脉、肝肾阴亏。主要治疗原则有疏肝理气、活血止痛,泻肝清热、除湿止带,温肝暖经、活血通络,滋肾平肝、解郁活血。

（1）疏肝理气,活血止痛:由于湿邪未尽,留滞病所,每致肝经受损而疏泄失常,同时由于病情迁延,反复发作,每多引起精神抑郁,产生肝郁气滞症状。所谓"久病致郁",气郁滞此则血亦瘀阻。正如《杂病源流犀烛》所云:"气运乎血,血本随气以周流,气凝则血亦凝矣。"气血凝聚,阻滞脉络,从而使局部产生增生、水肿、瘀血,"不通则痛"。临床表现为少腹一侧或两侧隐痛或胀痛,尤以性交后或月经前后加重,痛经,胸胁胀痛,经前乳胀,月经不调,不孕,舌质紫有瘀斑,脉弦细。妇科检查可见一侧或双侧附件增厚,或呈条索状,有压痛。对比治疗,当宗《黄帝内经》"木郁达之"之旨,以疏肝调气为主,辅以活血化瘀、清热利湿,冀肝疏郁解,气血调和,湿热邪尽,痛胀自除。可选逍遥散为代表方。

（2）泻肝清热,除湿止带:证见带下量多、色黄或赤白相兼、质稠、气腥臭,阴痒,月经先期,量多,崩漏,经行吐衄,小腹胀痛,胸闷纳呆,经前乳胀,口干口苦,烦躁易怒,尿黄涩痛,大便干结,舌质红,苔黄腻,脉弦数等。乃病程日久,肝郁乘脾,生湿化火,加之湿热余邪久羁不祛,肝火夹湿热,流注下焦,累及任带二脉,使任脉失固,带脉失约而成。正如《景岳全书·妇人规》所云,带下有因"肝经怒火下流者"。《妇科易知录》亦云:"任脉积湿,湿盛生热,因不能生精化血,故腐败而成黄带。"湿热蕴结日久,必致气血瘀阻。故本证治疗,当以泻肝清热、除湿止带为主,佐以行气活血,使湿化热清,气血畅行,带下自愈。可用龙胆泻肝汤、当归龙荟丸等。

（3）温肝暖经,活血通络:由于病邪久羁而正气渐衰,或经行产后,胞脉空虚,肝血不足,肝体失养,寒湿之邪也可乘袭,凝滞肝经,与气血相搏冲任,久滞不解而致发病。《灵枢·痈疽》说"寒邪客于经络之中则血泣,血泣则不通",不通则痛。故证见两侧少腹冷痛,喜温喜按,腰骶酸楚,带下清稀,黄白相兼,月经色黯有块,小便清长,大便溏泄,舌淡红,苔薄白,脉沉细或沉紧等。本证治疗当以《黄帝内经》"寒者热之""结者散之"为法,温肝暖经,活血通络,久病体虚者佐以益气养血,使寒湿得解,血得以行,气血通畅,冲任调和,诸症自瘥。方用温经汤、艾附暖宫丸等。

（4）滋肾平肝,解郁活血:迁延日久,湿热久羁而耗伤阴血,或肝郁化火,阴血耗损,或更年期水乏血枯,或经行产后失血伤阴,都可导致肝肾阴亏,肝阴不足,水不涵木,则肝阳上亢;同时肝血亏虚,肝无所藏,肝体失养,又致疏泄无权,气机不畅,瘀血阻滞,冲任失调。故见小腹隐痛,反复发作,经后更甚,带下频频,赤白相兼,月经量少,甚或闭经,头晕目眩,羞明畏光,或潮热,骨蒸盗汗,少寐,腰酸乏力,舌红少苔,脉细数。此证为老年性盆腔炎或结核性盆腔炎患者多见。本病肝肾阴亏是其本,阳亢肝郁是其标,两者且可互为因果,考虑到"肝为刚脏,非柔不克",法当滋水涵木,"壮水之主,以制阳光",佐以疏肝解郁,标本兼顾,令水足阴复,阳亢自平,阴复血旺,肝复疏泄之能,气血调和,诸症自除。方选杞菊地黄丸、甘麦大枣汤等。

2. 临床经验 山东中医药大学张立娟针对气滞血瘀型盆腔炎后遗症,予自拟疏肝理气、活血止痛之逍遥坤畅汤(柴胡12g,赤芍15g,白芍12g,当归

12g,云苓 15g,炒白术 15g,制香附 12g,枳壳 12g,路路通 12g,王不留行 15g,皂角刺 15g,败酱草 18g,红藤 30g,小茴香 6g,制乳香 6g,制没药 6g)治疗。张莹将自拟温肝暖经、活血通络之盆腔炎方(桂枝、乌药、当归、丹参、生蒲黄、香附、延胡索、黄芪、茯苓、白术、菟丝子、续断、炙甘草),治疗寒湿凝滞型盆腔炎后遗症。两方均不仅能够改善症状和体征,还可以改善患者血液流变学,降低血液黏稠度和红细胞沉降率,提高免疫功能。

(四) 不孕症

女子受孕是一个复杂的过程。《女科正宗》载:"男精壮而女经调,有子之道也。"虽云"经水出于肾",然月经的往来有期与经量恒定有赖于肝的疏泄调节。肝藏血,司血海,肝主疏泄,肝血参与月经的生成;通过疏泄肝气以调节血海蓄溢,调畅精神情志,使气畅血旺,月经正常来潮,则胎孕乃成。

1. 辨证论治　从肝论治女子不孕症,常见证型有肝郁气滞、肝郁化火、肝郁血虚、肝经湿热、肝肾亏虚。肝的功能失调或者不足均能引起经孕异常。究其原因,皆为情志怫郁,导致肝之疏泄功能失调,肝气郁结,遂生他证。临床施治宜以疏肝理气为大法,祛邪扶正相结合为原则,酌加疏肝、凉肝、柔肝、温肝、养肝之品。

(1) 疏肝解郁:《傅青主女科》载:"妇人有怀抱素恶,不能生子者,人以为天心厌之也,谁知是肝气郁结乎。"治法必解四经之郁,以开胞结之门。可选用开郁种玉汤,重用白芍、当归配香附以开肝郁而通心肾之脉,舒肝气而宣脾气之困。四经之解郁,腰脐利则任带通达,胞胎自启而受孕。

(2) 清肝泻火:如气郁日久而化热,选用丹栀逍遥散加减。方中栀子、牡丹皮配柴胡,以疏肝清热而使气郁之热消;当归、白芍配白术、茯苓以养血柔肝,培脾和中。共奏疏肝解郁、养血调经之效,使气血调和,冲任互滋而摄精成孕。

(3) 柔肝健脾:《普济方》载:"男子真精气不浓,妇女血衰而气旺,是谓夫病妇疹,皆使人无子。治疗之法,女子当养血抑气,以减喜怒。"若木郁克土、气郁血虚者可选用逍遥散合四物汤,以柔肝健脾,使气顺血旺而孕。

(4) 凉肝除湿:如肝郁克脾,则脾虚湿热内生,下注冲任者,可予逍遥散合四物汤加四妙散、龙胆草、栀子。方中龙胆草、栀子合黄柏以清肝火利湿热,苍术合牛膝、薏苡仁以渗泄湿热以祛邪。全方共达柔肝健脾、清肝除湿之效,使邪祛而不伤正,任通冲盛而受孕。

（5）养肝滋肾：马有度云"求子贵在养精血"。若肝肾失养，精血不足者，可选用柴附四物汤合五子衍宗丸加减。柯琴指出四物汤为养血调经之专剂，非心经生血之主方也；柴、附以疏肝理气加强四物养肝之效；五子衍宗丸功善滋补阴血。盖精血同源，血足则精充，精充则血足，精血充沛，则冲任相滋，始能摄精成孕。

2. 临床经验　秦皇岛市中医医院杨冬梅等针对肾阳虚肝郁证卵巢储备功能下降不孕症，治以温阳疏肝法，予右归丸合逍遥散加减（菟丝子 20g，杜仲 12g，山茱萸 12g，熟地 15g，山药 12g，当归 15g，鹿角胶 10g，枸杞子 12g，川椒 15g，淫羊藿 10g，龟甲 20g，制香附 12g，白芍 10g，柴胡 10g，茯苓 15g，炒白术 15g，炙甘草 10g）。治疗后，患者性激素水平、成熟卵泡正常排卵率、妊娠率及中医症状积分均有明显改善。

河北省景县赵存彦等针对证属肝郁肾虚型不孕症，给予疏肝健脾方（柴胡、白芍、玫瑰花、炒白术、甘松等），能够提高妊娠率，改善临床症状。河北医科大学陈进成硕士针对肝郁脾虚型，给予疏肝健脾方（柴胡、白芍、当归、茯苓、炒白术等），治疗 5~6 个月经周期，受孕率达 38.3%。

（五）围绝经期综合征

围绝经期综合征是指，妇女绝经前后或其他原因造成卵巢功能衰退、神经内分泌功能失调，所出现的生殖系统变化和一系列以自主神经功能紊乱为主的综合征，属中医学脏躁、郁证、绝经前后诸证等范畴。《叶案存真》云："凡女子以肝为先天，肝阴不充，相火上燔莫制……根本先亏也。急养肝肾之阴，不失延久之计。"《傅青主女科》云："夫经水出诸肾，而肝为肾之子，肝郁则肾亦郁矣。肾郁而气必不宣，前后之或断或续，正肾之或通或闭耳。"说明了月经出之于肾，月经的正常与否，也与肾的或通或闭相关；但在调节月经的功能上，肾又受肝的直接影响，即"肝郁则肾亦郁"。所以肝在围绝经期综合征的病变中起主导作用。

1. 辨证论治　从肝论治围绝经期综合征，常见证型有肝郁气滞证、肝郁化火证、肝脾不和证、肝肾阴虚。常用治法有疏肝解郁、清肝泻火、疏肝健脾、养血柔肝。

（1）疏肝解郁：《血证论》"肝属木，木气冲和条达，不致遏郁，则血脉得畅"。肝为藏血之脏，性喜条达而主疏泄，体阴用阳。女子先天以肝为用，"若七情郁结，肝失条达，或阴血暗耗，或生化之源不足，肝体失养，可致肝气横逆、胁痛、寒热、头痛、目眩等诸证"。故要注重疏肝解郁,结合肝体阴用阳的特点。陈教授喜用宋代《太平惠民和剂局方》之名方逍遥散加减治疗围绝经期综合征。中国中医科学院西苑医院李浩教授认为,小柴胡汤具有疏肝胆之郁、清肝胆之热、益中焦脾胃之功,郁证严重者常合越鞠丸治疗。并指出,小柴胡汤善治两胁苦满,疏利肝胆之郁,侧重于"横";越鞠丸善治胸脘痛闷,侧重于"纵"。两方合用,则纵横相互为援,疏利肝胆,调理升降,无往而不利。

(2)清肝泻火:绝经期妇女肝郁日久易化火,肝火内炽,热扰心神,则出现心悸失眠多梦、神志不宁、头晕胀痛、面红目赤、急躁易怒、耳鸣,甚者耳聋、汗出、口渴、大便秘结、脉弦滑等症。治疗当佐以安神之法。治以清肝泻火、镇惊安神,方选柴胡加龙骨牡蛎汤。伤寒大家刘渡舟教授认为此方具有开郁泄热、镇惊安神之功。

(3)疏肝健脾:永济市人民医院李改样用逍遥散时加生麦芽以增疏肝解郁、健脾开胃之功,常言"医者多知生麦芽健脾开胃之功,不知亦为疏肝解郁之佳品"。《本草求原》曰:"凡麦……浸之发芽,皆得生升之气达肝以制化脾土,故能消导。……凡怫郁致成膨膈等证用之甚妙。人知其消谷,而不知其疏肝也。"逍遥散是宋代《太平惠民和剂局》名方,主治肝郁血虚脾弱证,北京中医药大学陈家旭教授喜用逍遥散作为基础方来治疗围绝经期综合征,认为"肝为气血调节之枢",肝的疏泄功能与神经-内分泌-免疫调节网络关系密切,并按照五行、五脏的特性,采用相应的方法调理其气机使之复于正常。

(4)养血柔肝:中国中医科学院西苑医院姜坤教授指出妇女一生操劳,加之经、孕、胎、产,耗伤阴血,至更年期阶段,更是肾精亏虚,阴血不足,肝体受损,气郁性急。常见情绪急躁,面色潮红,头晕耳鸣,咽干目涩,五心烦热,少寐多梦,腰膝酸软,或见精神恍惚,悲伤太息,胸闷欠伸,舌红,脉细数等一派肝肾阴虚之症。肝肾同源,精血互生,滋阴补肾是柔肝之前提,精血充盛,肝脉得养,肝气柔顺条达则肝郁之证自解。治宜养血柔肝为主,可用杞菊地黄丸合二至丸加减,酌加养血柔肝之当归、白芍、柴胡、阿胶、首乌藤等药,临床用之,疗效甚佳。

2. 临床经验 山东邹平杜燕以舒肝解郁、养心安神为治疗原则,采用逍遥散合大枣甘草汤(白芍 15g,制香附 12g,柴胡 15g,黄芪 10g,当归 15g,生地 12g,红枣 15g,郁金 15g,炙甘草 6g,丹皮 15g,淮小麦 30g,生龙牡各 15g);刘奉五经验方,清眩平肝汤(当归、川芎、白芍、生地、桑叶、菊花、黄芩、女贞子、墨旱莲、红花、牛膝),均可以改善更年期综合征患者情志抑郁、喜叹息、胸胁胀满等肝郁气滞症状。

参考文献

[1] 安行方,林秀杰.调肝法在妇科临床上的运用[J].长春中医学院学报,1994(4):61.

[2] 北京中医医院等.刘奉五妇科经验[M].北京:人民卫生出版社,2006.

[3] 梅乾茵.黄绳武妇科经验集[M].北京:人民卫生出版社,2004.

[4] 韩延华.韩百灵[M].北京:中国中医药出版社,2007.

[5] 罗颂平.罗元恺[M].北京:中国中医药出版社,2006.

[6] 张纯菁.加减龙胆泻肝汤治疗带下病湿热下注的临床研究[D].广州中医药大学, 2011.

[7] 朱荣灿.定经汤合二至丸加减治疗肝郁肾虚型月经后期的临床研究[D].广州中医药大学,2013.

[8] 欧春平.温肾疏肝汤治疗肾虚肝郁型月经后期临床观察[D].北京中医药大学,2013.

[9] 张莹.盆腔炎方治疗寒湿凝滞型慢性盆腔炎的临床研究[D].山东中医药大学,2011.

[10] 杨冬梅,陆东权,景致英.温阳疏肝法治疗卵巢储备功能下降不孕症56例临床观察 [J].四川中医,2013,31(5):103-105.

[11] 赵存彦,丁芳,郝蕾,等.疏肝健脾方治疗肝郁脾虚型不孕症60例临床疗效观察[J]. 河北中医药学报,2011,26(4):16-17.

[12] 钱丽旗.姜坤从肝论治更年期综合征经验[J].江苏中医,1997(8):3-4.

[13] 李改样.从肝论治妇女更年期综合征[J].实用医技,2001(7):542.

[14] 杜燕.女性更年期综合征中医治疗临床分析[J].中国民康医学,2011,23(6): 703+744.

(李军,陈玥,朱英英,殷陶)

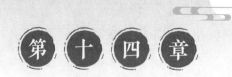

第十四章

从肝论治小儿常见病

明代万全云:"肝属木,旺于春。春乃少阳之气,万物之所资以发生者也。儿之初生曰芽儿者,谓如草木之芽,受气初生,其气方盛,亦少阳之气,方长而未已,故曰肝有余。有余者,乃阳自然有余也。"万全以草木初萌于春必赖少阳春生之气而发作为比喻,阐述肝在小儿生长发育中的主导作用,及呼应小儿生机蓬勃、发育迅速的生理特点。"肝常有余"之说源于北宋医家钱乙,他在《小儿药证直诀·五脏辨证篇》中,针对肝气有余,易生实变,不宜妄用温补的病理用药特点,创立泻青丸方,为后世提出"肝常有余"奠定了基础。"肝常有余"不仅含有促进小儿生长发育的生理意义,也具有小儿发病易化热化火、生风动痉的病理含义。

一、常用治法

(一)从肝论治肺系疾病的常用治法

1. 清肝泻肺法　小儿素体肝常有余,易助火生风;肺常不足,易感受外邪,化生痰湿。木火刑金,痰热互结,导致痰热蕴肺,肺失清肃,引起以咳、喘、痰为主的肺系疾病。治宜清肝泻肺,化痰止咳。

方药:黛蛤散(《卫生鸿宝》)、泻白散(《小儿药证直决》)、苇茎汤(《备急千金要方》)合方加减。桑白皮、地骨皮、粳米、青黛、蛤壳、苇茎、瓜蒌、薏苡仁、桃仁、甘草等。

2. 疏肝理肺法　肝主疏泄、肺主肃降,二者同主一身之气机。在升降方面,"肝升于左,肺藏于右",肝气不升,则肺气不降。主气在肺,调气在肝。肝失疏泄,肝气不得升发,肺气难以肃降,肺气上逆而作咳、喘,与伏痰搏击又可成哮。治宜疏肝理气,降逆止咳。

方药:柴胡疏肝散(《医学统旨》)加减。柴胡、白芍、枳实、炙甘草、陈皮、香附、川芎、杏仁等。

3. 养肝益肺法 肝主藏血,肺朝百脉;肝血不足,则百脉失于濡养。肝脏体阴而用阳,肝血不足,肝失所养,疏泄失司,气机逆乱,发为咳、喘。治宜养血柔肝,滋阴润肺。

方药:沙参麦冬汤(《温病条辨》)加减。麦冬、南沙参、法半夏、玉竹、桑叶、天花粉、生甘草等。

4. 滋养肝肾法 肝肾阴虚,虚火上炎灼肺,肺失宣降,炼液成痰,形成阴虚与痰热并见的呼吸系统疾病。治宜滋养肝肾,润肺止咳。

方药:六味地黄汤(《小儿药证直诀》)合生脉饮(《中国药典》)加减。生地、熟地、山萸肉、山药、茯苓、泽泻、牡丹皮、麦冬、五味子、太子参。

(二)从肝论治心肝系疾病的常用治法

1. 平肝息风法 "诸风掉眩,皆属于肝",肝气过亢,则易生内风。小儿素体肝常有余,易为情绪所感,更易化火生风,上扰清窍,引起以抽搐与情志异常并见的疾病。治宜平肝息风,益智开窍。

方药:天麻钩藤饮(《中医内科杂病证治新义》)合孔圣枕中丹(《备急千金要方》)。天麻、钩藤、怀牛膝、焦栀子、黄芩、石决明、杜仲、葶苈子、苏子等。

2. 养阴息风法 适用于肝肾阴虚,阴失内守,阳躁于外。阴主静而阳主动,小儿生理特点表现为生机蓬勃,生长迅速。阴精不足则阴不制阳,阳胜多动,出现以躁动不安、冲动任性为特点的疾病,治宜滋阴息风。

方药:大定风珠(《温病条辨》)加减。鸡子黄、阿胶、白芍、龟甲、鳖甲、牡蛎、五味子、麦冬、麻子仁。

3. 疏肝泻火法 小儿肝常有余,易受情志影响,情志不遂,肝郁不疏,郁而化火,引动肝风,上扰清窍,易导致以皱眉眨眼、摇头耸肩、发出怪声为主症的疾病。治宜疏肝清热,息风开窍。

方药:清肝达郁汤(《重订通俗伤寒论》)加减。栀子、菊花、牡丹皮、柴胡、薄荷、青橘叶、钩藤、白芍、蝉蜕、琥珀、茯苓、生甘草等。

(三)从肝论治脾系疾病的常用治法

1. 疏肝健脾法 小儿素体肝常有余,脾常不足,加之喂养不当,易损伤脾土,脾失健运,聚湿成痰,痰浊内蕴,土壅木郁,或痰湿阻络,肝风内动,形成痰浊与肝风并见的疾病。治宜疏肝理气,健脾化痰。

方药:十味温胆汤(《世医得效方》)加减。党参、茯苓、陈皮、半夏、枳实、远志、枣仁、钩藤、白芍、石决明、甘草等。

2. 清肝和胃法　小儿素体肝常有余,脾常不足,且小儿素体纯阳,脾气弱则肝旺乘脾,肝气有余则生火,肝火上炎,扰动胃络,影响胃降浊的功能,引起以恶心、呕吐、呃逆、嗳气等症状为主的疾病。治宜疏肝理气,清肝和胃。

方药:泻青丸(《小儿药证直诀》)合木香顺气丸(《古今医鉴》)加减。木香、砂仁、香附、槟榔、陈皮、厚朴、枳壳、苍术、青皮、龙胆草、栀子、大黄、川芎、当归、青黛等。

3. 泻肝化湿法　小儿素体肝常有余,脾常不足,加之小儿饮食不知自节,脾失健运,则易滋生痰湿,肝气太过会乘犯脾土,使脾虚更甚。形成以脾虚肝亢为本,以痰湿为病理产物的疾病。治疗时在宜健脾化湿的基础上,佐以泻肝之法。

方药:四逆散(《伤寒论》)合平胃散(《太平惠民和剂局方》)、二陈汤(《太平惠民和剂局方》)加减。柴胡、枳壳、白芍、苍术、川朴、陈皮、姜半夏、茯苓、生薏仁、佩兰、竹茹、甘草等。

4. 柔肝养阴法　肝体阴而用阳,肝脏失于阴血的濡养导致肝气过旺,气有余便是火,肝火上炎,扰动胃络,胃失和降,引起以恶心,呕吐,呃逆,嗳气等胃反病证。治宜养阴疏肝,和胃降逆。

方药:芍药甘草汤(《伤寒论》)加减。北沙参、麦冬、白芍、石斛、佛手、枳壳、玫瑰花、佛手、绿梅花、山药、甘草等。

5. 补肝升脾法　小儿素体肝常有余,脾常不足,肝气郁滞,疏泄不及,脾气更虚,气虚固摄失司,托举无力,导致一系列气虚下陷的症状。治宜疏肝理气,健脾固脱。

方药:补中益气汤(《内外伤辨惑论》)加减。党参、茯苓、白术、陈皮、炙黄芪、升麻、柴胡、枳壳、怀山药、炒扁豆、炙甘草等。

6. 扶土抑木法　小儿素体肝常有余,脾常不足,肝气太过横克脾土,极易形成以脾虚与肝亢并见的疾病。治宜扶土抑木。

方药:泻青丸(《小儿药证直诀》)和六君子汤(《世医得效方》)加减。太子参、茯苓、白术、炙甘草、半夏、陈皮、钩藤、大黄、防风、羌活、栀子、川芎、当归等。

(四)从肝论治肾系疾病的常用治法

1. 滋养肝肾法　乙癸同源,肝主藏血,肾主藏精。精血同源,肾精不足则肝血亦虚,引起以肝肾不足为主要病机的疾病。治宜滋补肝肾。

方药:六味地黄丸(《小儿药证直诀》)加减。熟地黄、酒萸肉、牡丹皮、山药、茯苓、泽泻等。

2. 养阴息风法　肝脏体阴而用阳,肝阴不足则阳亢,极易引动肝风,而肝阴又源于肾阴的滋养,引起以肝肾不足,肝风内动为病机的一系列疾病。治宜滋养肝肾,息风止痉。

方药:大定风珠(《温病条辨》)加减。白芍、地黄、麦冬、龟甲、牡蛎、鳖甲、阿胶、甘草、五味子、麻仁、鸡子黄等。

3. 益精养血法　乙癸同源,精血同根同源,肾精不足则肝血亦虚,易产生以肾精不足及肝血亏虚并见的疾病。治宜补肾填精,养血柔肝。

方药:虎潜丸(《丹溪心法》)加减。黄柏、龟甲、知母、熟地黄、陈皮、白芍、锁阳、虎骨、干姜等。

4. 滋水清肝法　小儿本为纯阳之体,相火亢旺,煎灼肝阴,引起以相火偏亢、肝阴不足为病机的疾病。治宜滋水涵木,清肝育阴。

方药:知柏地黄丸(《医宗金鉴》)或滋水清肝饮(《医宗己任编》)、大补阴丸(《丹溪心法》)加减。熟地、当归、白芍、枣仁、山萸肉、茯苓、山药、柴胡、山栀、丹皮、泽泻等。

二、名家经验

(一) 汪受传教授从肝论治疑难杂病

汪受传教授根据临床经验,并结合五脏中的肝脏、六邪中风邪,及小儿生理、病理特点,提出从肝论治儿科疑难杂症。《知医必辨》曰:“人之五脏,唯肝易动而难静。……惟肝一病,即延及他脏。”故肝脏疏泄失调,可致他脏受累。小儿“三有余、四不足”中提出“肝常有余”,加之小儿少阳之体,易化热、化风。汪氏认为,“风为百病之长”,指出风这一病理因素在疾病发生发展过程中具有广泛性。杂病之风,多为内生五邪之内风;内风之动,多责之于肝。风邪极易兼夹他邪为患,风邪本身就善行而数变,兼夹他邪,临床表现更是症状百出,纷繁复杂,让医者莫衷一是,若临床辨证不精,往往有顾此失彼之虞。汪师指出疑难杂症从肝风论治,可收到良好的疗效。

结合临床经验及小儿生理、病理特点,将此类病症大致分为肝风内动及肝肾不足两类。治疗大法为“亢则平之”。具体治则以平肝息风为主,即平肝木上亢之气,息内旋之风也。

1. 镇肝法　此治法适用于肝肾阴亏不显而以肝风内动为主要表现的病证,可选用天麻钩藤饮、羚角钩藤汤等。汪氏临床用药善用天麻,味甘平,主入肝经,润而不燥,长于平肝息风。

2. 养肝法　此治法适用于病程迁延,而既有肝肾不足又有肝风内动之证,可选用镇肝熄风汤等方剂。汪氏指出,临床中疑难杂病虽肝风致病常见,但不能用其概括全部病机,应详细审查病情,有无兼夹他证,或化痰,或消食,或祛湿,或活血化瘀等。

汪氏指出从肝风论治杂病时,紧守病机"但见一证便是,不必悉具"。其应用范围可总结为以下:①传统中医辨证认为只要是肝之为病的,即可考虑有肝风这一病机;②有动摇、震颤、多动表现的;③性情急躁易怒;④发作性的疾病;⑤用常规治法久治不愈,遍用诸法无效的病证;⑥西医治疗久不效,相关检查未见异常,而患儿有痛苦的病证。

(二)丁樱教授从肝论治辨小儿水肿

丁樱教授认为肝主疏泄,疏泄失调,影响肺、脾、肾的功能,进而导致水液代谢失调,成为水肿发生的原因之一。因此肝在水肿发病中占有重要地位,从肝论治也是水肿的基本治疗大法。

1. 肝气郁滞　症见肢体浮肿,伴见胸胁窜痛,少腹胀闷,胸闷喜太息,情志抑郁,急躁易怒,女子可见乳房胀痛、月经不调,舌淡苔白脉弦。常选柴胡疏肝散加利水消肿之品,以疏肝理气、利水消肿。

2. 肝阴不足　症见水肿,小便不利,伴见头晕目眩,两目干涩,面部烘热,胁肋灼痛,潮热盗汗,五心烦热,口咽干燥,手足蠕动,舌红少津,脉弦细数。常选一贯煎或滋水清肝饮,酌加利水消肿之品,以滋养肝阴、柔肝利水。

3. 肝气虚寒,寒凝肝脉　症见肢体浮肿,阴部肿甚,小便不利,伴少腹痛牵引睾丸,或会阴部坠胀冷痛,遇寒加剧,得热则减,指端青紫,舌质淡苔白滑,脉弦细。善用暖肝煎、温胆汤或天台乌药散加减,以温肝散寒、疏肝利水。

4. 肝胆湿热　症见胁肋部胀痛灼热,口苦泛恶,厌食腹胀,阴囊湿疹瘙痒难忍,或睾丸肿胀疼痛,或带下黄臭,外阴瘙痒,大便不调,小便短赤,舌红苔黄腻,脉弦数。予龙胆泻肝汤加减,以清肝利胆、清利湿热,疏利水道而收功。

5. 肝血瘀滞　症见肢体肿胀,伴面色黧黑,肌肤甲错,口唇爪甲紫黯,皮下紫斑,肌表瘀血丝状如缕,腹部青筋外露,胁下癥积,舌质紫黯或见瘀点瘀斑,脉弦细而涩。以新绛散、当归芍药散或血府逐瘀汤等加减,活血散结、化瘀通络而取效。

6. 肝肾阴虚,肝阳上亢 症见水肿,眩晕耳鸣,头目胀痛,面红目赤,急躁易怒,心悸健忘,失眠多梦,腰膝酸软,头重足飘,舌红苔少,脉弦细数。喜用天麻钩藤饮、知柏地黄汤,酌加平肝潜阳、疏肝利水之品。

7. 肝气不疏,乘克脾土 症见水肿,脘胁胀闷疼痛,嗳气呃逆,吞酸嘈杂,急躁易怒,纳少腹胀,大便稀溏,舌淡苔白滑,脉弦缓。常选逍遥散合苓桂术甘汤加减,以疏肝健脾,扶土抑木,使肝气得疏,脾土得健,水自能运,而水肿自消。

8. 肝火犯肺,木火刑金 症见水肿,胁肋灼痛,头晕目赤,烦热口苦,急躁易怒,咳嗽阵作,痰黏色黄,或痰中带血,舌红苔黄脉弦数。选泻青丸合泻白散加减,以泻肺肝之热,以复肝之升发、肺之肃降,使升降相因,水津自调。

9. 肝肾阴虚,肝肾精血不足 症见头晕目眩,耳鸣健忘,失眠多梦,胁痛不适,腰膝酸软,发脱齿摇,足痿无力,精神呆钝,或五心烦热,颧红盗汗,舌红少苔,脉细数。常选六味地黄丸、左归丸,酌加淡渗之品,使肝肾得补,精血得填,肝能疏泄,肾可闭藏,开阖有序,水有所主,水肿自然消退。

(三)马融教授从肝论治癫痫

马融教授继承创新,博采众家,对从肝论治小儿癫痫有深刻的见解,总结为平肝法、清肝法、疏肝法、育肝法、息风通络法、心肝同治法、肝脾同调法、肝肾双调法。

1. 平肝法 《黄帝内经》曰:"诸风掉眩,皆属于肝。"小儿本纯阳之体,有肝常有余的生理特点。肝体阴而用阳,易从阳化热、化风。方用天麻钩藤饮、羚角钩藤汤,选取天麻、钩藤、菊花、桑叶、刺蒺藜轻柔平肝的植物药,轻柔而不拂逆其条达之性,清泄而无耗伤阴血之弊,中正平和,平逆亢阳。亦添加介石类矿物药,取其重坠之性,降坠虚阳,如石决明、灵磁石、珍珠母、代赭石、龙骨、牡蛎、紫石英之类。

2. 清肝法 清肝之法,大致分为两部分。其一者,泻肝火。其立法宗泻青丸、凉膈散方义,攻滞降泄,清泻肝胆郁火,选药如苦寒之龙胆草、芦荟、栀子、黄连、大黄、夏枯草等。对于热痫,多采用凉膈散或风引汤治疗,凉膈散多适宜于小儿,年龄稍大的孩子或者发作次数频繁多采用风引汤。其二者,凉肝血。肝火窜扰血脉,易生风动血,尤其对于风痫、由热性惊厥转变的癫痫,其选药宜羚羊角、水牛角、牛黄、青黛、寒水石、生地等,性咸寒,走血分,清虚实之火,清血络之余热。血有郁热,则神窍被蒙,故凉肝血常与开窍并用,多取冰片、石菖蒲、郁金等药物,还可凉中兼行,防止冰遏郁热的弊端。

3. 疏肝法　疏肝法包括两层含义,其一疏肝气,其二调肝血。气滞则血癖痰凝,在治疗精神运动性癫痫时,多采用柴胡桂枝龙骨牡蛎汤合甘麦大枣汤加减,以和解少阳、安神定惊。临床多选清轻疏散之柴胡、佛手、川楝子、玫瑰花、薄荷等。经云:"卧则血归于肝。"肝血瘀滞,或恶血归肝,肝风夹痰上扰神明发为癫痫。癫痫患儿或因产伤,或因外伤,或因外科手术伤及头颅,宿瘀留着,伤及脑络。故其治法宗通窍活血汤和复元活血汤方义,多选取养血活血的丹参、当归、川芎、赤芍、红花等。

4. 育肝法　肝藏血,体阴而用阳。养肝之法,在于养肝阴、补肝血,宗滋水清肝饮的柴胡配当归、生地的方义。或阴虚风动、阴血素亏的惊风抽搐,宗大定风珠或三甲复脉汤的滋阴养血息风的方义,阴血充而内风自平,其选药多选取生地、当归、白芍、阿胶、鳖甲、龟甲等同入肝、肾二经的药物。育肝尚需与敛肝相结合,肝阴宜敛宜收,其药多取木瓜、白芍、乌梅、山萸肉。由于癫痫久发,精血暗耗,肝肾俱虚,加上小儿自身具有"肝常有余、肾常虚"的特点,阴虚阳亢的症状更加明显。多用《小儿药证直诀》中地黄,丸滋肾阴而制亢阳,肝肾同调。用河车八味丸治疗髓海发育迟缓合并癫痫的患儿,都取得较为理想的效果。

5. 息风通络法　癫痫以"风、痰、瘀"为病机特点,肝风夹痰夹瘀上窜脑络,流窜四肢,发为抽搐、神昏等症状。痰瘀不除,肝风难息,则表现为症状时发时止。对于难治性癫痫患儿使用虫类药物疗效卓越,常在平肝、化痰、活血的基础上,加以蜈蚣、全蝎、僵蚕、乌梢蛇等虫类药。上肢抽搐者,加以引经药桑枝、姜黄。对于下肢不利者,加以牛膝等引药下行。肝血不足者,宜以白芍、生地、当归等佐制。

6. 心肝同治法　癫痫病位在心、肝、脾、肾四脏,其中以心、肝为主。心藏神,肝藏魂。痰蒙心神,则神昏不语,或精神失常;肝风内动,则抽搐,或四肢蠕动。心肝同调当分心之实证和心之虚证。心火萌动,引动肝风,风火相扇,夹火夹痰,蒙蔽清窍,发为神昏、抽搐。如强直阵挛发作,多采用涤痰开窍、清肝泻火的治法,方用涤痰汤合泻青丸加减,或加以朱砂、黄连以清心镇惊。心之虚证指患儿心气迟缓散漫,症见独语、错语、善忘、睡眠不宁等,善采用养心缓肝的治法,以甘麦大枣汤加减。或取《金匮要略》百合地黄汤方义,加以百合、生地养心益肝。究其痰浊易蒙蔽神窍,故须与化痰法相结合,以胆南星、石菖蒲、远志等化痰开窍之品。

7. 肝脾同调法 脾具有运化水液、精微的作用。水聚为痰,谷反为滞。痰可蒙心神,或走窜周身经络,因此症状变幻多端。小儿肝常有余,脾常不足,故扶脾理肝法为临床常用。对于自主神经性发作,以腹型癫痫和头痛型癫痫最为常见,喜用健脾豁痰、缓肝止痛为法,以扶脾抑肝。

8. 肝肾双调法 肾虚为癫痫病机之本,肾精暗耗,则无以上滋脑窍,可致患儿在智力、记忆力、理解力、注意力的下降。乙癸同源,肾精亏虚则肝精亏虚,无以化生肝血,虚风内动。马融教授率先提出了"抗痫增智治童痫"的理论,开发出"茸菟胶囊"。多用鹿茸、紫河车、茯苓、五味子、菟丝子等补肾填精,益智开窍之药;宜补中兼运,选取温润相宜的鹿茸、紫河车、菟丝子、肉苁蓉等肝肾双补药物。

三、病治举要

(一)从肝论治小儿肺系疾病

咳嗽是以咳嗽阵作为主症的肺系疾病。小儿咳嗽的病因有内外之分,内因责之于小儿脏腑娇嫩,肺常不足;外因责之于感受外邪。在小儿时期,许多外感、内伤疾病都可以见咳嗽症状。由于小儿肺脏娇嫩,肌肤柔弱,卫外不固,易为外邪所侵,故小儿咳嗽以外感者为多。相当于现在西医的气管、支气管炎。中医治疗咳嗽在辨治过程中注重宣肺、化痰、止咳、平喘等原则,每获良效。近来从肝论治小儿咳嗽,亦得到广泛重视,现梳理从肝论治方药研究如下。

1. 辨证论治 从肝论治小儿咳嗽,临床常见证型有肝火犯肺、外邪犯肺、肝郁乘脾等。常用治法有清肝泻肺,化痰止咳;平肝疏风,宣肺止咳;疏肝健脾,化痰止咳等。

(1)清肝泻肺,化痰止咳:朱珊对急性发作期咳嗽治疗重在肝与肺,认为外感风邪入侵,引动内风,风动伏痰,肝失疏泄,症见咳喘。喜用青黛、钩藤、蝉蜕除肝热,白芍敛肝缓急。张敏涛遥承前贤秦伯未明确提出的"治肺止咳,佐以调肝"。故治疗肝咳,拟以清肝泻火、润肺化痰之法,方用黛蛤散合清金化痰汤。田文霞等认为肝咳多有肝火犯肺,治以清肝泻火、润肺化痰之法,方用一贯煎加左金丸加减。王雪峰依据五行制化、经络相通的中医基础理论,在治肺的基础上,加用清肝之法,肝肺同治,临床治以清肝泻肺、化痰止咳,药用柴胡、青黛、郁金等。

（2）平肝疏风，宣肺止咳：付艳霞治疗肝咳，辨证为痰热蕴肺，复感风热，肺失宣降，肝失疏泄，治拟平肝清肺、化痰止咳之法，以麻杏石甘汤加僵蚕、蝉蜕等治疗。

（3）疏肝健脾，化痰止咳：司银梅治疗肝咳，辨证为肝旺脾虚，痰湿扰肺，肺失宣降，治以疏肝理脾宣肺、化痰止咳之法，方用二陈汤加柴胡、旋覆花等药物治疗。李俊彪等治疗肝咳，治宜疏肝健脾、化痰止咳，方选六君子汤合四逆散加减。夏均云等遵汪瑟庵之说："小儿但无色欲耳，喜怒悲恐，较之成人更专且笃，亦不可不察也。"故情志不遂，肝失疏泄，横逆凌脾，致脾失健运，聚湿生痰而出现咳嗽日久不愈，拟疏肝健脾、调畅气机之法，常用枳壳、白芍、柴胡、党参、白术、半夏、陈皮、杏仁、紫菀等。

2. 临床经验　陈建明从肝论治小儿咳嗽，常用疏肝宣肺、平肝清肺、泻肝肃肺三法。疏肝宣肺法主要适用于咳嗽初起、咳声不扬、胸闷善叹息、口苦咽干等，常用药为柴胡6g，苏梗、桔梗各5g，郁金、桑叶、杏仁、陈皮、紫菀各10g，木蝴蝶3g。平肝清肺法主要适用于咳嗽无痰或痰黏少难咯、面红耳赤、胸胁胀痛等，常用药为羚羊角粉0.3g，石决明、黄芩、地骨皮、枇杷叶各10g。泻肝肃肺法主要适用于咳嗽呈阵发痉挛性发作，甚则痰中带血或咯血、呕吐痰涎等，常用药为龙胆草10g，黄芩、桑白皮、地骨皮、生大黄、丹皮各12g。

于素平等辨证论治小儿慢性咳嗽证型分治如下：①肝郁、肺失宣降型，治宜疏肝宣肺。药用柴胡6g，苏梗5g，桔梗5g，郁金10g，桑叶10g，杏仁10g，陈皮10g，木蝴蝶3g。②肝火犯肺型。症见咳嗽无痰，或胸胁胀痛、面红耳赤、痰黏少难咯，舌质红，苔薄黄，脉弦数。治宜平肝清肺。药用羚羊角粉0.3g（冲服），石决明10g，黄芩10g，地骨皮10g，枇杷叶10g。③肺热、肝气上逆型。症见咳嗽呈阵发痉挛性发作，甚者痰中带血，或呕吐痰涎、咯血，舌质红，苔黄腻，脉弦滑。治宜泻肝肃肺。药用龙胆草10g，黄芩12g，桑白皮12g，地骨皮12g，生地黄10g，牡丹皮12g。

（二）从肝论治小儿心肝系疾病

1. 小儿抽动障碍　抽动障碍的临床特征包括慢性、波动性、多发性的运动肌快速抽搐，可伴有不自主的发声。病因病理尚未明确，与遗传、神经生理、脑器质性损伤、社会心理等因素相关。西医学治疗有药物治疗和心理治疗两部分，药物治疗包括多巴胺受体阻滞剂等等。中医药治疗以平肝息风、豁痰止

抽为原则。不少医家善从肝论治抽动症并进行临床观察,科学地评价其临床
疗效。

(1)辨证论治:从肝论治抽动症,临床常见证型有肝风内动、脾虚肝旺、气
郁化火、阴虚风动等。常用治法有平肝息风镇惊、疏肝健脾化痰、清肝泻火宁
神、柔肝滋阴潜阳等。

1)平肝息风镇惊:裴学义认为该病的病机为肝风内动、痰火扰心,治疗上
主张清肝热、息肝风、化痰浊。常以钩藤、僵蚕、全蝎清肝热,息风定痉;以菖蒲、
郁金调畅气机,开窍化痰。王芬和认为抽动症患儿肝经有风热,宜平肝祛风止
痉,方选蝉蜕钩藤饮和钩藤蝉蝎饮。王晓燕从肝风内动、脾虚木乘、阴虚火旺
等证型上进行辨证,对肝风内动型的患儿,治疗常从肝风入手,选用龙胆草、夏
枯草、菊花等平肝息风,并酌情加入僵蚕、天麻等加强平肝之力以息风止抽,脾
气暴躁者加煅磁石、珍珠母以镇静安神。

2)疏肝健脾化痰:王素梅以脾虚肝亢、风痰相扰立论,采用扶土抑木、息风
止痉之法,自拟健脾止动汤治疗脾虚肝旺型患儿。王晓燕对该病脾虚肝亢者
常选用四君子汤或香砂养胃丸等,以扶土抑木。冯兆才认为该病病位虽与五
脏有关,但核心还是肝、脾。临证依据疏肝理脾化痰法,采用钩藤、半夏、陈皮、
石决明、胆星、茯苓等健脾化痰之药。胡天成提出解脾困、调肝木的治法,根据
脾困生湿所在部位不同,选用不同的方药,常以泻黄散、三仁汤或黄连温胆汤,
佐以天麻、钩藤、僵蚕等平肝息风。

3)清肝泻火宁神:周永红认为抽动症肝郁化火,火热上扰心神,治疗宜清
肝火泻心火,达到宁神的作用,用连翘、麦冬、淡竹叶、蝉蜕等清心去惊之品;精
神紧张,伴有胡言乱语或重复别人言语时,加黄连、栀子、木通、竹茹、石菖蒲、
郁金等清心开窍。

4)柔肝滋阴潜阳:陆磊主张滋补肝肾,育阴息风,以达柔肝之效,选方大定
风珠。邹治文和王晓燕以滋养肝肾为纲,立法平肝潜阳、息风止痉,采用自拟
方或加减复脉汤为主,重用生地、白芍、麦冬等以加强柔肝疏肝之功。

(2)临床经验:毛三宝治疗抽动症用五虫汤,药有地龙、僵蚕、姜半夏各
6g,全蝎、蜈蚣各1g,蝉蜕、钩藤各3g,菊花、生白芍、茯苓各10g。肾虚肝亢,加
山茱萸、枸杞子、熟地;心脾两虚,加党参、黄芪、当归、白术;痰火扰心,加黄连、
竹茹。临床症状以上课注意力集中、情绪稳定、学习成绩为评价指标,总有效
率为93.75%。李建来自拟止抽散治疗小儿抽动症,药物组成为北沙参、麦冬、

钩藤、生龙骨、生牡蛎、生熟地、蝉蜕、柴胡、酸枣仁、僵蚕、全蝎、琥珀、伸筋草、木瓜、连翘、茯苓、白芍、莲子心、甘草。邹治文以平肝潜阳、滋补肝肾为主，从肝论治为大法。采用自拟基本方，组成有生地黄、枸杞子、生龙骨、僵蚕、钩藤、白芍、葛根等。治疗400例"肾阴亏损，肝风内动"型的抽动症患儿，临床疗效显著。

2. 注意缺陷多动障碍

（1）辨证论治：从肝论治注意缺陷多动障碍，常用养肝阴、益脾气，清肝定志、泻心安神，平肝健脾化痰，柔肝清火、益肾填精、益智宁心等法。

1）养肝阴，益脾气：王俊宏从心肝有余，脾肾不足及五神藏理论辨治儿童多动症，认为患儿心脾两虚，肝肾阴虚，治应益气养阴、宁心安神，自拟静宁方。

2）清肝定志，泻心安神：韩新民对心肝火旺型的多动症患儿，治宜清泻心肝之火，豁痰开窍以安神定志，自拟方安神定志丸加减。

3）平肝健脾化痰：王素梅认为此病与肝脾关系密切，并提出多动症患儿脾虚肝亢的病机，常因脾虚易生痰，也易使肝阳偏亢，故用平肝健脾化痰法来治疗。用药组成包括半夏、陈皮、炒白术、白芍、木瓜、伸筋草、石菖蒲、远志、胆南星、钩藤等。

4）柔肝清火，益肾填精，益智宁心：马融认为临床以肾阴不足、肝阳偏亢为主要证型，提出柔肝清火，益肾填精，益智宁心，用中药益智宁神颗粒。

（2）临床经验：朱海波采用合味饮（合欢皮、五味子、黄精、酸枣仁等）治疗注意缺陷多动障碍，临床疗效肯定。

（三）从肝论治小儿脾系疾病

厌食是小儿时期的一种常见病症，临床以较长时期厌恶进食，食量减少为特征。严重者可造成营养不良及多种维生素与微量元素缺乏，影响小儿生长发育。许多医家认为饮食不节、喂养不当或长期偏食，导致损伤脾胃正常运化功能，脾胃不和、运化失健是本病发生的主要病因病机，故多从脾胃论治本病。《幼科发挥》中提到："小儿呕哕不止，多为肝胆二经之病。"近年也有不少医家从肝论治小儿厌食，并进行临床观察与疗效评估，取得了一定的研究成果。

从肝论治小儿厌食，临床常见证型有肝郁脾虚、脾虚肝旺、肝胃阴虚、肝脾两虚等。常用治法有疏肝健脾、抑肝扶脾、养阴益胃等。

1）疏肝健脾：易俊忠、孙伟、连俊兰等认为小儿情志变化和精神刺激与肝的疏泄功能密切相关，故多采用疏肝健脾之法，方用四逆散加味。禹晓红、宋乃德认为该病病机为肝气郁结,横逆犯胃,胃气阻滞,肝木克土,故从肝经入手,用柴胡疏肝散加减以疏肝健脾和胃治疗。

2)抑肝扶脾:刘洪敏认为小儿肝常有余,肝侮脾土,致土虚木贼,脾失健运。故抑肝健脾为基本大法,拟加味抑肝散治疗肝脾不调之小儿厌食症。王信利从小儿肝有余、脾不足的生理特点出发,认为多种因素可导致脾虚肝旺,脾胃受损,治以泻肝补脾和胃,方用痛泻要方加味。赵亚岚等以抑肝扶脾立法,采用抑肝健脾汤治疗,取得满意疗效。

3)养阴益胃:肖斌等采用肝脾同治的方法,以养阴柔肝、健脾和胃为原则自拟方治疗小儿厌食。朱正君等认为小儿厌食症之阴虚火旺责之于肝,乃因独生子女,家长溺爱,长期高蛋白、高热量饮食,甚或强迫进食,引起小儿反感,以致肝气郁结,郁久化火伤阴。以柔肝养阴法自拟的小儿厌食方治疗,起效快,疗效较好。

(四)从肝论治小儿肾系疾病

肾病综合征是小儿时期常见的肾脏疾病,为儿科的常见病、疑难病。该病是由于肾小球基底膜通透性增高,大量血浆蛋白自尿中丢失而引起的一系列临床症候群,以大量蛋白尿、低蛋白血症、高血脂和不同程度的水肿为特征。其病程较长,病情复杂,容易反复和复发,常迁延难愈,严重影响患儿的身心健康。小儿肾病综合征,属中医学的水肿范畴,历代医家认为该病的发生与肺、脾、肾三脏密切相关。但部分医家在长期的研究和临床实践中发现,水肿的发病与肝的关系亦甚为密切。

肝主疏泄,肝气能疏通、畅达全身气机,推动气血津液运行。《金匮要略》曰:"肝喜冲逆而主疏泄,水液随之上下也。"肝气的疏泄功能正常,则气机调畅,气血调和,经络通利,津液输布上下有序。若肝失疏泄,肝气郁滞,势必影响津液的运行输布而致津液停滞,水泛为肿;血亦为之瘀滞而为血瘀,"血不利则为水",致使水肿发生或加重病情。另外,肝脏与其他脏腑关系密切,肝脏功能失调常可影响肺、脾、肾,致肺、脾、肾功能失调,使小儿肾病综合征发生。

从肝论治小儿肾病综合征,临床多见肝肾阴虚、阴虚内热、肝郁气滞等证型。常用治法主要为滋补肝肾、养阴清热、疏肝行气等。

1)滋补肝肾:丁樱对于肝肾阴虚、肝肾精血不足所致肾病水肿,常选六味地黄丸、左归丸,酌加淡渗之品,使肝肾得补,精血得填,肝能疏泄,肾可闭藏,开阖有序,水有所主,水肿自然消退。

赵令竹等在激素大量冲击期补益肝肾、滋阴清热,以六味地黄丸为基础方加滋阴凉血之品,如知母、益母草等。

2)养阴清热:时振声对恢复期侧重养阴清热,治以滋养肝肾、凉血散瘀,方用知柏地黄汤或杞菊地黄汤,加益母草、白茅根、生侧柏叶、马鞭草等,偏于肺肾阴虚则用麦味地黄汤加味。

3)疏肝行气:鲁艳芳在治疗中重视升降结合,调畅气机。肝主疏泄,肝气具有疏通、畅达全身气机,进而促进津液的运行输布、脾胃之气的升降等,治疗时常伍以少许玫瑰花、合欢皮等疏肝行气。

参考文献

[1] 梁晓鑫,汪受传,戴启刚,等.汪受传教授从肝风论治儿科疑难杂症经验举隅[J].山西中医学院学报,2012,13(3):77-79.

[2] 都修波,闫永彬.丁樱教授从肝论治小儿水肿探讨[J].光明中医,2010,25(12):2180-2182.

[3] 陈汉江,张喜莲,刘璇,等.浅析调肝八法在儿童癫痫治疗中的应用[J].中华中医药杂志,2014,29(1):155-158.

[4] 蔡莹莹,温艳歌,祝志鹏,等.朱珊教授从脏腑论治小儿慢性咳嗽[J].中医临床研究,2011,3(24):93-94.

[5] 司银梅,向希雄.小儿咳喘从肝论治十法[J].湖北中医杂志,2005,27(02):23-24.

[6] 夏均云,张葆青.浅谈小儿咳嗽从肝论治[J].云南中医中药杂志,2013,34(12):95-96.

[7] 于素平,管志伟,成淑凤,等.辨证论治小儿慢性咳嗽40例[J].中医研究,2014,27(09):40-42.

[8] 王芬,彭清华,张明亮.蝉蜕钩藤饮治疗小儿抽动症临床研究[J].山东中医杂志,2011,30(4):231-232.

[9] 崔霞,薛小娜,吴琼,等.王素梅从肝常有余论治小儿多发性抽动症之经验[J].江苏中医药,2009,41(8):18-19.

[10] 冯兆才,马融.理脾平肝熄风法拟方治疗小儿多发性抽动症60例临床观察[J].中医药临床杂志,2007,(3):257-258.

[11] 邹治文,文胜.从肝论治多发性抽动症400例[J].中华中医药杂志,2006,21(1):38-39.

［12］毛三宝．五虫定动汤治疗小儿抽动症 32 例［J］.浙江中医杂志,2010,45（3）:229.

［13］韩新民．儿童多动症心肝火旺证探析［J］.中医儿科杂志,2006（1）:11-13.

［14］孙继超,韩新民．韩新民从肝论治儿童多动症的经验［J］.时珍国医国药,2015,26(8):
　　　1996-1997.

［15］连俊兰,邵征洋,陈颖,等．四逆散加味治疗小儿肝旺脾虚型厌食症 40 例疗效观察
　　　［J］.中医儿科杂志,2013,9（3）:18-19.

［16］曹宝岑,鲁艳芳．鲁艳芳教授治疗小儿肾病综合征经验［J］.中医儿科杂志,2014,10
　　　（3）:15-17.

（王俊宏,丁一芸,任昕昕,丑易倩）

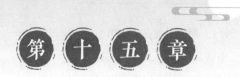

从肝论治耳鼻喉科疾病

一、常用治法

（一）平肝宣肺，疏散风热

本法适用于肝经风热，表邪犯肺之证。风热邪气侵犯肺卫，而肝旺风扰同时存在，治疗上在疏散肺卫之邪的同时，亦要疏散肝经之风热。肝经风热上扰肺经，肺失宣降，而作咳喘；壅塞鼻窍，而致鼻塞流涕；壅致耳窍，而发为耳鸣、耳聋、眩晕。

方药：桑菊饮（《温病条辨》）加减。桑叶、菊花、桔梗、杏仁、连翘、芦根、薄荷等。

（二）疏肝理气，调畅气机

本法适用于肝气不舒，气郁窍闭之证。肝主疏泄，能调畅全身气机。气机是人体脏腑功能活动的主要形式，气的运动包括出入与升降，气之出入正常，升降有序，则脏腑器官的功能正常，五窍得利，反之则出现功能失调。如《灵枢·邪气脏腑病形》有："十二经脉，三百六十五络，其血气皆上于面而走空窍……其别气走于耳而为听。"若肝之疏泄功能正常，周身血液运行如常，则能通过肝经，上濡五窍，使五窍通利。又如《伤寒论》第264条："少阳中风，两耳无所闻，目赤，胸中满而烦者，不可吐下，吐下则悸而惊。"即是少阳枢机不利，气机不畅，上窍不利而发耳聋。

方药：小柴胡汤（《伤寒论》）加减。柴胡、黄芩、清半夏、炙甘草、党参、生姜、大枣等。

（三）疏肝清热，化痰散结

本法适用于肝气失疏泄，津液失布，凝而成痰；肝郁化火，郁火灼津，炼液成痰；肝郁痰阻，气逆于上。如《素问·脏气法时论》云："肝病者……虚则目䀮䀮无所见，耳无所闻……厥阴与少阳，气逆，则头目痛，耳聋不聪，颊肿。"

方药：柴胡温胆汤加减，化热加黄连成黄连温胆汤（《医宗金鉴》）或合用小陷胸汤（《伤寒论》）。柴胡、陈皮、清半夏、生姜、甘草、茯苓、竹茹、枳实、黄连、瓜蒌等。

（四）疏肝理气，健脾化痰

肝气郁克土，木不能疏土，脾失健运而痰浊内生；或因饮食劳倦，损伤脾胃，脾不健运，痰浊内生。若先因痰浊中阻，土壅木郁，此则因痰而郁。痰郁气滞可发为喉痹、耳胀等证。

方药：逍遥散（《太平惠民和剂局方》）加减。柴胡、当归、白芍、炒白术、茯苓、炮姜、薄荷、桑叶、杏仁、丹皮、焦栀子等。

（五）清肝泄热，化湿开窍

适用于肝火犯于上窍。肝气郁滞，久而化火，或情志过极，肝火暴亢，或肝胆本有湿热，均可上灼于五窍，而致五窍不利。如《杂病源流犀烛》云："肝胆火盛，耳内蝉鸣，渐至于聋者。"肝火上炎，可损伤鼻络，发为鼻衄。

方药：龙胆泻肝汤（《医方集解》）加减。龙胆草、炒栀子、黄芩、柴胡、车前子、木通、泽泻、当归、生地黄、生甘草等。

（六）养阴柔肝，息风通窍

适用于阴虚之体，风阳内动，或外风引动内风的病证。肝风内动可发为神昏目眩；阴虚生内风，发而为痒，致鼻衄、旋耳疮等。

方药：过敏煎或一贯煎（《续名医类案》）加减。银柴胡、防风、乌梅、五味子、白芍、生地、当归、北沙参、川楝子、甘草等。

（七）平肝潜阳，清热利窍

肝肾乙癸同源，肺肾金水相生，先天不足或劳欲久病，耗伤肝肾之阴，真阴亏虚，则虚火内生，上灼清窍；水不涵木，则肝阳上亢，风阳内动，清窍不利，便是"诸风掉眩，皆属于肝"。

方药：天麻钩藤饮（《中医内科杂病证治新义》）加减。天麻、钩藤、怀牛膝、焦栀子、黄芩、石决明、川芎等。

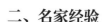

二、名家经验

（一）干祖望运用清肝法治疗五官科疾病

国医大师干祖望教授认为，但凡耳、鼻、喉、口腔所见热性疾病，有肝胆火热和非肝胆火热之分，前者较后者重而难治。

1. 耳郭化脓性软骨膜炎　耳郭化脓性软骨膜炎，可见耳郭溃烂，或如蚕食般缺损或畸形，甚者整个耳郭缺如。《诸病源候论》称之为断耳疮。可由外伤、受冻、肌肤受损、感染等原因导致，临床多以红肿热痛，溃烂化脓，发热等为特征。干老认为"胆经从耳后入耳中、出走耳前"，此病证多属肝胆火热上炎，治疗时需要内外结合。内服方剂首选龙胆泻肝汤；外治可在局部用青黛散，溃后可在局部用九一丹、黄连膏。后期内服四圣饮（黄芪、当归、金银花、生甘草），外用生肌散。

2. 鼻窦炎　鼻窦炎以鼻流浊涕，下渗不止，鼻塞不通，不知香臭等为特征。中医称之为鼻渊或脑漏。其急性发作者常由肝胆郁热所致。胆腑有热，上蒸于脑，可致鼻渊；而过食肥甘厚味，肝胆湿热内蕴，移热于脑，亦可成鼻渊。《医醇賸义·脑漏》云："阳邪外铄，肝火内燔，鼻窍半通，时流黄水，此火伤之脑漏也。"治之当清肝。干老认为凡见发热头痛，鼻涕黄浊，咽干口苦，舌苔黄厚，脉弦者，均属肝胆火热，宜清肝泄热，重者可用龙胆泻肝汤加减，轻者可选柴胡清肝饮、藿胆丸加减。

3. 急性喉炎　喉乃发声呼吸之器官，下连气管，属肺系。而声带系韧带，属筋类，而肝主筋，也应包括声带在内。干老认为声带的疾病，常与肝气、肝血有关。如声带小结、声带息肉，责之气滞血瘀痰湿；声带松弛，常责之血不养筋；声带充血红肿，多责之肝热犯肺。肝火上炎所致的声音嘶哑、失音，治以清肝为主。常用方剂为栀子清肝汤（栀子、柴胡、黄芩、黄连、丹皮、川芎、当归、白芍、石膏、牛蒡子、甘草）加减。

4. 游走性舌炎　游走性舌炎又称地图舌，以舌上出现剥脱，形成边缘不齐，类似地图样损害为特点的舌苔。而舌为心之苗，诸家多由心论治。而从分布来看，舌体两侧属肝胆，舌边破溃肿痛，常有肝胆火热所致。干老认为，此类舌体两侧赤肿涩痛的患者亦从肝胆论治。《口齿类要》有云："若恚怒过度，寒热口苦，而舌肿痛，为肝经血伤火动。"治疗可选用清震汤（《卫生宝鉴》，肝在八卦中属震卦，故名）（升麻、苍术、荷叶）加减。

（二）耿鉴庭从肝论治咽喉疾病

著名耳鼻喉科专家耿鉴庭认为咽喉不利，干涩痒痛，如有炙脔多从肝论治。《诸病源候论·咽喉不利》谓："脏腑冷热不调，气上下哽涩，结搏于喉间，吞吐不利，或塞或痛，故言咽喉不利。"此名与其以前《金匮要略》之"妇人咽中如存炙脔"及后之"梅核气"具有类似含义。先生自创的很多治疗咽喉不利的方子均由肝论治，具体常用以下三法。

1. 理气开郁化痰法　主要治疗抑郁欠舒，少饮，肺郁肝旺，脾胃失和，脘闷气阻，咽中堵塞如存异物，或嗳气，或腹中胀痛，不思饮食等症。

方药：香苏抑气汤（制香附、紫苏、广陈皮、绿萼梅、金橘皮、茯神、陈萝卜缨、甘草）。本方以香附为主药，理气开郁，除烦消痞；紫苏、陈皮为辅，紫苏宽中下气，陈皮和中祛满，消痰止呕；绿萼梅，金橘皮为佐药，绿萼梅柔肝生津，金橘皮芳香走窜，共散胸膈之郁气；茯神、甘草、萝卜缨为使，和中安神，缓急除烦，降气化痰。本法旨在清气疏肝利肺，使得郁结于咽喉的痰气疏解开来，其症自愈。

2. 疏肝理肺和中法　主要治疗咽喉不利，由抑郁伤肝，或悲哀伤肺，或思虑伤脾而起，咽中有异物感存在，吐之不出，咽之不下，经检查而无实质病变的患者。

方药：六花汤（绿萼梅、佛手花、玫瑰花、金莲花、木香花、荠菜花、陈萝卜缨）。本方治病久而无实质病变者，以降为主。本方以绿萼梅花为主，舒理肺肝；佛手花为辅，治理肝脾，利膈化痰；金莲花、玫瑰花为佐，前者清咽，后者兼及血分；荠菜花、木香花、陈萝卜缨为使，收利肝和中、辟浊清脾、降气化痰之效。

3. 抑肝降气理脾法　主要治疗由于暴怒气上，气阻咽喉，自觉如物梗喉，终日欠爽，纳差，舌苔白，脉沉弦。病延日久，诸药不效，无阴虚及热象，而腿足欠温的患者。

方药：三香汤（沉香、白檀香、青皮、紫降香、郁金、射干、金橘叶）。方中沉香为主药，降气并统理肝脾；檀香、青皮为辅，前者能调上焦气在胸膈咽嗌之间，后者伐肝破气，能治多怒；降香、郁金为佐，前者为血中气药，后者又为入血分之气药；射干、金橘叶为使，引诸味理气药直达咽喉，使阻塞之气得以疏泄。

4. 疏肝泄热散结法　主要治疗险症关下喉痹，因一阴一阳相搏结而成，咽嗌疼痛，吞咽困难，间有声嘶，但无哮声，咽中微红肿，且红肿在于关下，心烦溲赤，舌红苔少，脉数大等火热兼有郁结之证。

方药:丹栀射郁汤(牡丹花瓣、栀子花、射干、黄郁金、枇杷叶、甘草、赤茯苓)。方以牡丹花瓣、栀子花为主,分别入心、肝及三焦经,以泻火;射干、郁金为辅,疏肝散结活血;枇杷叶为佐,消痰下气;甘草、赤茯苓为使,既清咽,缓解急迫,又引热使其有下行之路。

(三)刘大新从肝论治耳部疾病

北京中医药大学东方医院耳鼻喉科刘大新教授,在临床工作中总结了一些从肝论治耳科疾病的经验,举例如下。

1. 疏肝健脾、活血通窍法 刘大新教授认为耳鸣主要病因病机是由于肝气郁结,脾胃虚弱,土虚木乘,气滞血瘀阻滞经脉,耳窍失养所致;或脾失健运,水湿困脾,清阳欲冲破浊音上逆而做振动,发为耳中鸣响。刘大新教授秉承李杲"内伤脾胃,百病由生""胃者十二经之源,水谷之海也,平则万化安,病则万化危"的观点,强调耳鸣发生与脾胃及肝胆的功能失调有关。应用疏肝健脾,活血通窍法治疗耳鸣。

常用方药:逍遥散加通气散(柴胡、白芍、炒白术、茯苓、甘草、香附、川芎)加减。柴胡疏肝理气,调达肝胆;白芍养血柔肝;炒白术、茯苓健脾祛湿;甘草益气健脾,配合白芍酸甘化阴而柔肝,并调和诸药,共奏疏肝健脾之效。柴胡、香附、川芎为通气散。柴胡疏肝理气;香附理气解郁,止痛调经,且入血分,为"气中血药";而川芎辛温香燥,走而不守,能行散,活血祛瘀,为"血中之气药"。三药配合疏肝活血开窍。两方配合疏肝健脾,活血化瘀利窍,而耳鸣自除。

2. 清肝疏风,通络止眩法 刘大新教授认为耳眩晕多是邪犯少阳,胆气被郁,邪热内炽,并随经上攻患者经气经脉,风助火势,而火助风威,导致邪热上扰其清窍所致。治疗上应用清肝疏风,通络止眩法治疗耳眩晕。

方药:清肝止眩饮(葛根,柴胡、栀子、夏枯草、菊花、川芎、钩藤、白芷、决明子)加减。方中柴胡可疏肝升阳;夏枯草、菊花和栀子具有清肝泻火之功效;草决明有泻火清肝、养阴明目等药效;葛根能够降火清热,升举阳气,以上诸药共用,具有散风行气,活血止痛的作用;钩藤则平肝清热,息风止痉;白芷亦入肝经,可通窍、祛风、活血,而奏疏风清肝,止眩通络之功效。

 参考文献

[1] 严道南.干祖望:从肝入手,逐瘀开音[N].中国中医药报,2014-12-04(4).

［2］耿引循.耿鉴庭治疗梅核气经验［J］.江苏中医,2000(6):7-8.

［3］丁雷,魏然,刘大新,等.刘大新教授辨治500例耳鸣患者中药频率分析［J］.世界中西医结合杂志,2006,11(3):305-308.

（刘巧平,刘思溟）

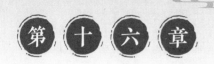

从肝论治眼病

一、常用治法

1. 补益肝肾法　此法多用于肝肾不足所致眼病,如肝劳、圆翳内障、青盲、视瞻昏渺等眼病。肝肾为母子关系,肝气宜和,必得肾水所滋,肾精欲充,亦需肝血所养。肾精可以化血,肝血又能化精,精血互生,方能上濡于目而视物精明。所谓乙癸同源,肝肾同治者,与目病亦然。《审视瑶函》有言:"凡风轮有损,瞳神不久留矣。"正是此意,此即辅车相依、唇亡齿寒之义也。所以,临证所见凡因肝血不足,肾精虚衰,目失濡养所致的各种眼病,若能正确精当地运用补益肝肾法,则常可收到满意效果。

方剂:杞菊地黄丸(《麻疹全书》)、四物五子丸(《医方类聚》)、驻景丸(《中医眼科六经法要》)加减方等。

2. 疏肝理气法　此法主要用于与肝郁气滞有关眼病,如眼底疾病、绿风内障、视力疲劳,或眼目胀痛,视物昏蒙,或突然失明,视物变形等眼病。肝开窍于目,由于郁怒伤肝,疏泄失职,肝气郁结,则眼部气机失调,导致目疾。

方剂:柴胡疏肝散(《医学统旨》)、逍遥散(《太平惠民和剂局方》)等。

3. 平肝息风法　此法用于与肝阳上亢、肝风内动有关的眼病,如头风损目、胞轮振跳、目睛瞤动、视瞻昏渺等眼病。

方剂:石决明散(《圣济总录》)、镇肝熄风汤(《医学衷中参西录》)等。

4. 清肝化湿法　此法多用于湿热之邪侵犯肝经,循经上窜所引起的目病,如角膜炎、葡萄膜炎、中心性视网膜炎等病。

方剂:龙胆泻肝汤(《医方集解》)。

二、名家经验

（一）张怀安从肝论治原发性青光眼

眼科名老中医张怀安擅长从肝论之原发性青光眼,通过分辨肝热、肝火、肝阳、肝寒、肝虚等临床表现,总结了搜肝清热,清肝泄火,柔肝滋阴,舒肝解郁,理肝祛瘀等法。

1. 搜肝清热法　风为阳邪善行于上,火热亦为阳邪,其性上炎,肝为风木之脏,体阴而用阳,开窍于目。若肝气郁滞,先病在气,"气有余便是火",火炼津液为痰,气郁不达,津液停聚亦可酿痰。外邪引动内生痰火,上扰清窍。证见眼珠胀痛,牵连眼眶、头额、鼻颊作痛,视灯火有彩虹圈,恶心呕吐,气轮混赤,抱轮尤甚,风轮如雾状,瞳神散大,其色淡绿,眼珠变硬,脉弦滑有力。宜搜肝清热,利湿化痰。方用回光汤:羚羊角 0.3~1g(可用 5~10 剂的总量一起煎分次兑服,亦可用山羊角 15g 代替),玄参 15g,知母 10g,龙胆草 10g,荆芥 10g,防风 10g,僵蚕 6g,菊花 10g,细辛 3g,川芎 5g,制半夏 10g,茯苓 20g,车前子 20g。

2. 清肝泄火法　肝风木之脏,其性刚强,与胆相表里,在志为怒,怒气伤肝,气郁化火,气火上逆,发作急,来势猛,循经上窜目窍。证见头痛如劈,眼珠胀痛欲脱,耳鸣耳痛,口苦咽干,心中烦扰,气轮混赤,抱轮尤甚,风轮如雾状,瞳神散大,其色淡绿,眼珠坚硬如石,小便黄赤,舌苔薄黄,脉弦数有力。宜苦寒之剂,直折其势。方用加味龙胆泻肝汤:龙胆草 10g,黄芩 10g,山栀 10g,泽泻 10g,木通 10g,车前子 10g,当归 10g,柴胡 10g,生地 30g,羌活 10g,防风 10g,酒大黄 10g,甘草 5g。

3. 柔肝滋阴法　少阴心之脉夹目系,厥阴肝之脉连目系。心主火,肝主木,木火势甚,神水受伤。证见眉骨痛甚,或偏头痛闷,瞳神散大,视物昏蒙。治宜苦、宜酸。方用加减滋阴地黄汤:川黄连 5g,黄芩 10g,生地 30g,熟地 30g,地骨皮 10g,山萸肉 10g,五味子 10g,当归 10g,柴胡 10g,枳壳 10g,天冬 10g,甘草 5g。

4. 舒肝解郁法　肝为将军之官,喜条达而恶抑郁。如情志不畅,愤郁不伸,意欲不遂,以致肝气郁结,气机失调,升降不利,气滞水留,神水受伤。"伤肝则神水散。何则? 神水亦气聚也。"证见目珠胀痛,视物昏蒙,或视灯光有红绿色彩圈。"过郁者宜辛、宜凉,乘势达之为妥"。方用开郁汤:香附 10g,青皮 10g,荆芥 10g,防风 10g,川芎 5g,山栀 10g,柴胡 10g,车前子 10g,当归 10g,白芍 10g,丹皮 10g,夏枯草 10g,甘草 5g。

5. 理肝祛瘀法 《医碥》说:"血随气行,气寒而行迟,则血涩滞;气热而行驶,则血沸腾。盖血属阴类,非阳不运,故遇寒而凝;气属火,非少则壮,故遇热而灼。"肝藏血,开窍于目。外受风寒,内蕴湿热,气机不畅,气滞水留,血瘀不通,血水并蓄,神水受伤。证见头痛眼胀,视物昏蒙,瞳神气色不清,舌质紫黯,脉弦细或细涩。综"热者寒之""留者攻之",血水互结,祛瘀逐水并施。方用疏肝祛瘀汤:生地 30g,赤芍 10g,当归 10g,川芎 6g,桃仁 10g,红花 5g,苏木 10g,羌活 10g,山栀 10g,滑石 30g,桔梗 10g,枳壳 10g,酒大黄 10g,甘草 5g。

(二)陈宪民从肝论治角膜病

山东省平邑县中医院的陈宪民教授认为翳发于黑睛,主张采用疏肝、清肝、泻肝、养肝诸法治疗角膜病。

1. 疏肝散风祛星翳 星翳是黑睛上的翳障,多指聚星障。病机多为肝气不舒、郁而化热,故发病与情志有关。情志失调,内动于肝,五志化火,火动生风,若再兼外感风热,内外合邪,风火上炎,上攻于目,故星翳散在弥漫于风轮。治宜疏肝解郁,散风退翳。方用加味逍遥散(柴胡、白芍、当归、白术、陈皮、甘草、防风、荆芥穗、栀子、黄芩、谷精草、蝉蜕、木贼草)。

2. 清肝泻火消云翳 病机为肝火上炎,肝性喜调达,与胆相表里,其经气相通,足少阳胆司人身之火气,肝气郁而化火,肝胆火热炽盛,上攻风轮发为云翳。治宜清肝泻火,解毒退翳。方用柴胡清肝饮(柴胡、龙胆草、白芍、栀子、青皮、金银花、连翘、黄芩、菊花、蝉蜕、密蒙花、青葙子)。

3. 泻肝利湿退脂翳 脂翳亦指凝脂翳,病机多由毒邪外侵,肝胆火炽,风热炽盛,又夹湿邪,风湿热蒸灼肝胆血络,毒侵风轮深层所致。治宜清泻肝火,清利湿热。方用龙胆泻肝汤加味。

4. 养肝升清疗陷翳 陷翳指花翳白陷,本病病机多由风热毒邪灼伤肝阴,或清阳不升,而成风轮溃陷之症。治以清热养肝,滋阴增液。方用养肝明目汤(柴胡、生地黄、白芍、当归、麦冬、石斛、黄芩、桑白皮、玄参、蝉蜕、青皮、决明子)加减。

(三)肖国士从肝论治泪器病

湖南省名老中医肖国士教授擅长从肝论治眼病,根据泪器病变特点,总结了从肝论治急性泪腺炎、急性泪囊炎、慢性泪囊炎的治法。

1. 急性泪腺炎 起病时眶外上方红肿疼痛,邻近结膜充血,上方球结膜水肿,耳前淋巴结肿大,流热泪。肖教授认为肝主泪,泪腺应属肝。"诸痛痒疮,皆属于心"。此为肝心实火证,应以泻肝为主,泻心为辅,常首选龙胆泻肝汤合黄连解毒汤治之。

2. 急性泪囊炎　与急性泪腺炎病理相似,而此病位在内眦。内眦属心,此为心肝实火证,应以泻心为主,泻肝为辅,可选竹叶泻经汤(《原机启微》,柴胡、栀子、羌活、升麻、甘草、黄芩、黄连、大黄、茯苓、赤芍、泽泻、决明子、淡竹叶)加减治疗。

3. 慢性泪囊炎　主要症状为眼目不红不痛,流泪、溢脓,多为虚中夹实之证,常用白薇、防风、白蒺藜等归经入肝的白薇丸治疗。方中有石榴皮,取其味酸入肝,及酸以收之,为佐使。年老肝虚流泪,泪道多是通畅的,多由肝肾亏虚、泪液分泌失控所致,常用椒地菊睛丸(生地、熟地、川椒、枸杞子、菊花、肉苁蓉、巴戟天)治疗。

(四)周澜华从肝论治虹膜睫状体炎

周澜华认为黄仁(相当于虹膜、睫状体)应划为风轮,在脏属肝,因此黄仁病变可从肝论治。将虹膜、睫状体炎症归结为肝经风热、肝胆湿热、阴虚火旺。故在治疗上多采用疏肝清热、清肝利胆、滋阴降火。

1. 肝经风热型　证见起病较急,瞳神紧小,眼珠坠痛,视物模糊,羞明流泪,抱轮红赤,神水混浊,黄仁晦黯,纹理不清,兼见发热、头痛、口干,舌红苔薄黄,脉浮数。治宜祛风清热平肝。方用新制柴连汤加减,柴胡10g,黄连10g,赤芍12g,蔓荆子10g,山栀10g,龙胆草12g,木通12g,甘草5g,荆芥10g,防风10g,决明子15g,茺蔚子15g。"伤于风者上先受之",人的五官上居头面,眼为肝窍,位置又最高,易受外邪侵袭。外感风热之邪,加之情志不畅,邪循目窍而入,致肝经风热壅盛(此为虹睫炎之早期)。结膜混浊充血较甚者,加生地、丹皮、紫草以凉血消肿;眼珠痛甚,加川芎、红花、丹参活血止痛。

2. 肝胆湿热型　证见急性或亚急性炎症,瞳神紧小,眼珠坠痛拒按,痛连眉棱、颞额闷痛,视物昏蒙,或自觉眼前黑花飞舞,羞明流泪,抱轮红赤,神水混浊,黑睛与黄仁之间可见血液沉积或黄液上冲,或见虹膜后粘连,伴胸闷、纳呆、口干、口苦、小便赤,大便不畅,舌红苔黄腻,脉弦数或濡数。治宜清利肝胆湿热。方用龙胆泻肝汤加减,龙胆草15g,栀子10g,黄芩10g,柴胡15g,生地15g,泽泻15g,茵陈10g,薏苡仁25g,木通10g,车前子12g,猪苓10g,甘草6g。肝经风热不解,邪内传于少阳、厥阴,致肝失疏泄,气机不畅,加之嗜食辛热炙煿、膏粱厚味,致水湿内停,湿浊内生,郁遏化热,致肝胆湿热内结(此为虹睫炎之全盛期)。肝胆湿热证严重者,加丹皮、赤芍、红花凉血散瘀;若前房积脓,或大便结者,加大黄、知母、石膏通腑泄热;玻璃体混浊,加茵陈、夏枯草、薏苡仁利湿散结。

3. 阴虚火旺型　证见反复发作或炎症后期,视物模糊,眼涩不适,瞳神干缺不圆,抱轮轻度红赤,虹膜后粘连或玻璃体混浊,眼底有黄白色或棕褐色渗出,兼头晕失眠,手足心热,口燥咽干,舌红少苔,脉细数。治以滋阴降火。方用滋阴降火汤加减,生地 20g,熟地 10g,当归 10g,白芍 10g,川芎 10g,黄柏 10g,知母 10g,黄芩 10g,麦冬 10g,柴胡 10g,甘草 5g,决明子 10g,茺蔚子 10g。眼内干涩较甚者,加石斛、玉竹、玄参以养阴滋润;头晕耳鸣甚者,加石决明、生牡蛎、钩藤以潜阳息风;若失眠多梦,加合欢皮、首乌藤、茯神养阴安神;胁肋不舒,加青皮、郁金、香附疏肝理气。

(五)谢立科从肝论治眼底血证

谢立科教授认为眼底血证与肝密切相关,从肝论治往往能够取得非常理想的临床疗效,临床常见治法主要包括清肝泻火法,疏肝解郁、凉血止血法,平肝潜阳法,疏肝健脾法,滋阴降火、凉血止血法,具体介绍如下。

1. 清肝泻火法　证见视力骤降,多为突然眼底大量出血,色鲜红,伴胸胁疼痛,烦躁易怒,舌质红、苔黄,脉弦数。常见于视神经视网膜炎及高血压视网膜病变。辨证为肝胆火炽证,治以清肝泻火。方用龙胆泻肝汤加减:龙胆草、栀子、黄芩、柴胡、车前子、泽泻、当归、夏枯草各 10g,生地黄 30g,川芎 8g,白茅根 20g。

2. 疏肝解郁,凉血止血法　证见视力突降,眼前黑影飘动,伴眼胀,心烦闷,胁胀,舌质红、苔薄黄,脉弦。常见于视网膜静脉阻塞、视网膜静脉周围炎、高度近视眼底出血及外伤。辨证为肝经郁热证,治以疏肝解郁、凉血止血。方用丹栀逍遥散加减:柴胡、当归、赤芍、白术、桑寄生、茯苓、决明子、首乌藤、丹皮、栀子各 10g,桑椹、女贞子各 20g,甘草 5g,白茅根 20g,三七粉 3g(兑服)。

3. 平肝潜阳法　证见突然发病,视力骤降,伴头晕目眩,心烦易怒,面红口干,舌质黯红,苔少或薄黄,脉弦或弦数。常见于高血压视网膜病变、视网膜静脉阻塞、外伤及慢性肾小球肾炎所致眼底出血。辨证为肝阳上亢证,治以平肝潜阳。方用潜阳汤(经验方)加减:白芍、丹皮、地龙、僵蚕、栀子、知母各 10g,夏枯草、石决明、珍珠母各 20g,桑椹子、女贞子、生地各 20g,苏木 8g,

葛根 15g。

4. 疏肝健脾法 证见视力缓降或反复发作,或萤星满目,喜叹息,胁肋痛,面色㿠白,少气懒言,舌质淡有齿印,脉细弱。常见于高度近视眼底出血、贫血性眼底出血、视网膜静脉周围炎、黄斑变性,及血小板减少性紫癜引起的眼底出血。辨证为肝郁脾虚证,治以疏肝健脾。方用疏肝益脾汤(经验方)加减:党参、黄芪、白术、怀山药、茯苓各 15g,酸枣仁、龙眼肉、阿胶各 10g,广木香 3g,远志、当归、苍术各 8g,柴胡、陈皮各 12g,苏木、桃仁各 9g。

5. 滋阴降火,凉血止血法 证见视物模糊,眼前黑影,伴头晕耳鸣,五心烦热,舌红、少苔,脉细数。常见于视网膜静脉周围炎、糖尿病视网膜病变、高度近视眼底出血、高血压视网膜病变及黄斑变性等。辨证为肝肾阴虚证,治以滋阴降火、凉血止血。方用知柏地黄汤加减:生地、白茅根各 30g,山药、山茱萸、泽泻、丹皮、知母、黄柏各 10g,茯苓、女贞子、墨旱莲各 20g,川牛膝 10g,生蒲黄 25g,三七粉 3g(兑服)。

三、病治举要

(一)眼干燥症

眼干燥症,曾称干眼病,是指任何原因引起泪液质或量的异常,或动力学异常导致的泪膜稳定性下降,并伴有眼部不适和(或)引起眼表组织病变为特征的多种疾病的总称。其临床特征主要有眼疲劳、异物感、干涩感、烧灼感、眼胀感、眼痛感、畏光、眼红等。中医药治疗眼干燥症常内治、外治相结合。

1. 辨证论治 从肝论治眼干燥症,临床常见证型有肝郁气滞、肝郁血虚、肝肾阴虚等。常用治法有疏肝解郁、养血柔肝、滋补肝肾等。

(1)肝郁气滞型:多见于中青年患者,主要表现为口苦、咽干、耳鸣、胁肋部胀痛不适,舌质淡苔薄白,脉弦细。临床上普遍使用柴胡剂加减,王一帆主张使用柴胡疏肝散加减联合聚乙烯醇滴眼液,治疗肝郁气滞型眼干燥症,取得了一定的疗效。陈小华等主张治疗以自拟方柴芩清解润目方治疗。

(2)肝郁血虚型:患者常有熬夜、过度用眼,或过食辛辣食物、长期饮白酒等不良生活习惯,眼部及全身表现为眼干涩、有异物感,甚至睁眼困难,怕冷,手足发凉,女性表现为月经量少、经期短,舌质淡苔薄白,脉沉细。刘文主张治疗以四逆散加减,他认为肝郁又可导致脾虚者,除以上症状外若有纳呆、便溏者可用逍遥散加减。

（3）肝肾阴虚型：多为中老年人，主要表现为眼干涩，腰膝酸软，舌质红少苔，脉弦细数。临床上普遍使用一贯煎联合杞菊地黄丸加减。王利民认为眼干燥症与肝、肾密切相关，目珠润泽，不仅依赖于肝气的调和、肝血的充沛，而且有赖于肾气的冲和、肾精的充养。若肝肾失调、精血亏虚，则泪液生化之源不足，目失濡养而生燥，导致眼干燥症的发生。

2. 临床经验　詹育和用柔肝清解汤（枸杞子 15g，熟地 10g，女贞子 10g，墨旱莲 10g，石斛 10g，珍珠母 30g，佛手 10g，郁金 10g，栀子 10g）内服，外用清润液（菊花 10g，白芍药 20g，黄芩 10g，千里光 15g，薄荷 5g，蒸馏浓缩取汁）消毒纱布湿敷眼部 20min。张笑吟等用自拟方舒爽明目汤（决明子 12g，密蒙花 10g，白芍药 10g，枸杞子 10g，菊花 9g，熟地黄 12g，山药 12g，山茱萸 12g，牡丹皮 9g，泽泻 9g，茯苓 9g），滋补肝肾，清肝明目，填精益髓。李殿杰等用生地黄 10g，五味子 10g，何首乌 10g，山茱萸 10g，白芍药 10g，桑椹子 10g，覆盆子 15g，女贞子 10g，枸杞子 10g，石斛 10g，泽泻 10g，密蒙花 10g，黄芪 15g，丹参 10g，滋补肝肾。刘玉兰等自拟保视丸（生地黄、熟地黄、白芍药、川芎、夏枯草、麦门冬、天门冬各 15g，石斛 18g，沙参、菊花、女贞子、决明子、桑椹子各 15g，甘草 10g，制成水丸）治疗眼干燥症，收到良好疗效。

（二）糖尿病性视网膜病变

糖尿病性视网膜病变是糖尿病性微血管病变中最重要的表现，是一种具有特异性改变的眼底病变，是糖尿病的严重并发症之一。现代中医眼科学将糖尿病视网膜病变中医病名明确为"消渴目病"。近年来已有医家从肝论治消渴病，提出消渴目病与肝联系密切，丰富了"肝脏开窍于目"的理论，也指导了从肝论治糖尿病视网膜病的临床治疗。

1. 辨证论治　从肝论治治疗糖尿病性视网膜病变，常见的证型有肝肾阴虚，燥热内生；肝肾两虚，瘀血阻络；肝肾亏虚，目络失养等。常采用滋阴清热，凉血明目；滋肾柔肝，活血通络；滋补肝阴，润燥生津等。

（1）肝肾阴虚，燥热内生型：患者多见口渴多饮，口干咽燥，消谷善饥，大便干结，小便黄赤，舌质红苔微黄，脉细数。消渴病本阴虚燥热，久之肝肾精亏液少，不能上呈于目，则目失所养。临床多以滋阴清热，凉血明目为法，多以知柏地黄丸加减。如廉海红用补肾清肝、消疲明目法治疗糖尿病视网膜病变 36 例，取得良好疗效，患者临床症状得到明显改善。

（2）肝肾两虚，瘀血阻络型：患者多见口渴不欲饮，五心烦热，失眠健忘，舌黯红或有瘀斑,脉细。久病耗伤阴血,又因肝藏血,肝之阴血不能上荣于目,目失所养则视物不明;且久病伤阴,阴虚津少,不能载血畅行或阴虚火旺,煎熬津液而致血瘀。临床多以滋肾柔肝,活血通络为法,多以六味地黄丸合桃红四物汤加减。张梅芳教授在治疗糖尿病性视网膜病变中,主张以益气养阴、补益肝肾为本,以活血去瘀为标。临床治疗中以丹栀逍遥丸、六味地黄丸为主方,再佐以三七、益母草、丹参等药活血祛瘀,以昆布、贝母、海藻等清热化痰,对于非增殖期的糖尿病性视网膜病变疗效显著。

(3)肝肾亏虚,目络失养型:患者多有头晕耳鸣,腰膝酸软,肢体麻木,大便干结,舌黯红苔少,脉细涩。临床多以滋阴益肾、润燥生津为法,以杞菊地黄丸加减治疗。如邓显之教授运用杞菊地黄汤治疗糖尿病及其并发症,取得良好疗效。

2. 临床经验 西医学发现,清肝之药治疗糖尿病视网膜病变可能与其具有改善微循环、调节眼部渗透压的作用有关。李肇晖等应用茺蔚子为君,配以羚羊角、蝉蜕、三七粉等蜜制为丸,治疗30例糖尿病视网膜病变均恢复正常。蔡厚田临床治疗糖尿病性视网膜病变,以肝肾阴虚为病机,以补益肝肾、凉血化瘀为治疗原则,处方以杞菊地黄丸合犀角地黄汤为主,可使绝大部分患者在一个疗程治疗后视力有明显提高,眼底病变数量亦可明显减少。

张皆春提出眼病病机多由七情郁结,气血不畅,经络受阻,肝肾之精不能至目,故视物不清;肝血不足,肝肾之精亏虚,则神光不明,出现视物昏渺;若阴虚火旺,热迫血行,血不归经,则出现眼底血症。在治疗上,张皆春教授提出,以滋阴补肾、补养肝血为原则,方用菊杞地黄汤和补肝四物汤加减,在临床上取得良好疗效。

(三)青光眼

青光眼是指以眼内压间断或持续升高、视神经萎缩、和视野缺损为特征的一种常见疑难眼病。该病发病迅速,危害性大。持续的高眼压可以给眼球各部分组织和视功能带来损害,导致视神经萎缩、视野缩小、视力减退,最终导致失明。在急性发作期24~48小时即可使视力严重受损。如不及时治疗,视野可以全部丧失而致盲。青光眼是严重致盲眼病之一,总人群发病率为1%,45岁以后为2%。西医学对于青光眼的治疗主要以控制眼压为主,目前还不能从根本上治疗。中医药治疗青光眼多与全身相联系,多数医家善从肝论治青光眼并进行临床观察,科学地评价其临床疗效。

1. 辨证论治 从肝论治青光眼,临床常见证型有肝经风热、肝火上炎、肝阳上亢、肝气郁结、肝阴虚损、肝肾阴虚等。常用治法有:疏肝清热、利湿化痰、清肝泻火、平肝潜阳、疏肝解郁、柔肝滋阴、补益肝肾等法。

2. 临床经验 陈艳蕾等采用平肝疏肝、活血化瘀利水法治疗,药用荆芥10g,防风10g,羌活15g,柴胡15g,丹参15g,附子6g,半夏10g,石决明30g,牡蛎30g,珍珠母30g,黄芪15g,葶苈子10g,牛膝10g,全蝎8g,当归10g。失眠心悸者,加酸枣仁30g;胸闷气短者,加党参20g,麦冬10g;有轻微脑血栓或陈旧性脑血栓者,加川芎10g,红花8g。

参考文献

[1] 付沉.陈宪民从肝论治角膜病经验[J].山东中医杂志,2015,34(12):959-960.

[2] 廖华.肖国士教授从肝论治眼病经验集萃[J].中医药导报,2007(1):23-24+33.

[3] 宋立,张南,矫红,等.雷火灸治疗干眼症的临床观察[J].中华中医药杂志,2007(10):726-729.

[4] 王一帆.柴胡疏肝散加减联合人工泪液治疗肝郁气滞型干眼临床疗效观察[D].北京中医药大学,2016.

[5] 陈小华,肖汇颖,戎曙欣,等.浅析从肝论治干眼症[J].新中医,2012,44(07):190.

[6] 刘文.干眼的中医思辨[J].中国中医眼科杂志,2013,23(04):304-305.

[7] 周莅斌,冯驰.自拟干眼合剂在更年期女性干眼症的应用[J].四川中医,2009,27(3):98-99.

[8] 王利民.试述从肝肾论治干眼病[J].四川中医,2005(7):13-14.

[9] 詹育和.柔肝清解法治疗电脑干眼症68例[J].中医杂志,2008(5):437-438.

[10] 张笑吟,王志敏.中西医结合治疗肝肾阴虚型干眼症临床观察[J].光明中医,2009,24(5):902-903.

[11] 刘玉兰,李成伟,沈雁双.自拟保视丸治疗干眼症、眼疲劳400例[J].中国中医药科技,2007(3):218-219.

[12] 廉海红.补肾清肝、消瘀明目法治疗糖尿病视网膜病变36例疗效观察[J].河北中医,2010,32(5):734-735+753.

[13] 胡琼丹,许艳文,邓显之.邓显之运用杞菊地黄汤临床验案[J].辽宁中医杂志,2014,41(7):1514-1516.

[14] 蔡厚田,刘凤环.中医辨证治疗糖尿病视网膜病变 43 例[J].河南中医,2014,34(9):
1786-1787.

（矫红,许家骏,高妙然,李铁军）

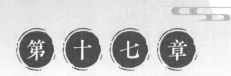

第十七章

从肝论治精神类疾病

《灵枢·本神》:"随神往来谓之魂……肝藏血,血舍魂。"《左传·昭公七年》孔颖达疏:"附气之神为魂……谓精神性识,渐有所知,此则附气之神也。"肝魂辅助心神,调控人的高级精神心理活动,与人的思维、想象、潜意识、情感、意志等心理活动密切相关。因此许多精神类疾病皆从肝论治。

一、从肝论治焦虑症

(一)从肝论治焦虑症的常用治法

1. 疏肝理气法

(1)疏肝理气,调畅情志:本法适用于肝气郁结。人体一身气机为肝所主,肝属木,主疏泄,喜条达而恶抑郁,肝病则诸脏皆易病,肝气郁滞则一身之气皆滞。而焦虑症患者多由平素情志不遂,所愿不得而引起,肝气郁结为病机的核心。

方药:柴胡疏肝散(《医学统旨》)加减。柴胡、白芍、枳实、炙甘草、陈皮、香附、川芎、苏叶、木香等。

(2)疏肝理气,活血化瘀:本法适用灯笼病。《医林改错》云:"身外凉,心里热,故名灯笼病。"其病机为肝气郁结,气病及血,血行瘀阻不通,血府瘀闭,故胸腹灼热;气血不行而阳气不展,故肌肤、四末失于温煦濡养而畏寒发冷。

方药:血府逐瘀汤(《医林改错》)加减。柴胡、赤芍、桃仁、红花、川芎、生地黄、枳壳、桔梗、牛膝、当归、炙甘草等。

(3)疏肝理气,健脾化痰:本法适用于肝郁犯脾,聚湿生痰。由于肝郁脾虚,聚湿生痰,或者气滞津停,凝聚成痰,气滞痰郁交阻于胸膈之上,故产生胸部闷塞,胁肋胀满,及咽中不适如有异物梗阻,吞之不下,吐之不出等症,即焦虑的躯体化症状。

方药:逍遥散(《太平惠民和剂局方》)合半夏厚朴汤(《金匮要略》)加减。柴胡、当归、白芍、白术、炙甘草、法半夏、厚朴、茯苓、生姜、苏叶、川芎等。

2. 清肝泄火法

(1)清肝泻火,理气畅中:本法适用于肝郁化火。肝疏泄功能失常,肝气郁结,郁而化火,经脉气机不畅,而见情绪不宁,性情急躁易怒,郁闷烦躁,胸部满闷,胁肋胀痛等。

方药:丹栀逍遥散(《内科摘要》)加减。丹皮,栀子,柴胡,当归,白芍,白术,茯苓,炙甘草等。

(2)清泄痰火,宁心安神:本法适用于肝郁日久化火,肝火与痰湿搏结,化为湿热,湿热扰动,则心神不宁,肝魂不安,肝魂妄动则心烦意乱,惊恐不安,性急多言,夜寐易惊。

方药:黄连温胆汤(《六因条辨》)合龙胆泻肝汤(《医方集解》)加减。龙胆草、黄芩、栀子、茯苓、当归、姜半夏、柴胡、生甘草、黄连、珍珠母、龙齿、竹茹、枳实等。

3. 益肾平肝法　本法适用于肾精亏虚,水不涵木。肝失所养,肝血不足,肝阳独旺,魂失所舍,致郁闷烦躁,少寐心悸易惊,昼不明,夜不安,及其他行为异常等。

方药:滋水清肝饮(《医宗己任编》)加减。生地、丹皮、茯苓、泽泻、五加皮、刺五加、五味子、郁金、青礞石、柴胡、栀子、白芍、生甘草等。

4. 益肝养血法　本法适用于肝血不足,神不内守。肝藏血不足,肝魂失养,则肝气本急而反惰;肝血亏虚,则阳魂失涵而扰君神,以致神魂颠倒,心神不安,神不守舍而成卑慄之症。

方药:酸枣仁汤(《金匮要略》)加减。炒枣仁、知母、茯神、川芎、炙甘草、太子参、合欢皮、首乌藤、炒远志、生龙齿等。

(二)名家经验

1. 唐启盛教授从肝论治焦虑症经验　全国名老中医、岐黄学者唐启盛教授认为焦虑症是在肾精亏虚的基础上,思虑过度,耗精伤血,肝血亏虚,肝失疏泄,气郁化火,上扰神明,脑神不安。故见临床上多思多虑,神魂不宁,烦躁不安,失眠多梦之症。在精的层面,表现为肾精亏虚、脑髓失养;在气的层面,表现为郁热不得疏达,气郁化火,进而木旺克土;在神的层面,表现为肾水亏虚,肝火上扰,神明不安。

针对焦虑症的上述证候特点,唐启盛教授总结出验方安神解虑方,是在师法丹栀逍遥散的基础上,灵活加减进退而成,从精气神三个层面进行治疗。在精的层面,针对肾精亏虚、脑髓失养,给予益肾填精补髓;在气的层面,针对气郁化火、木旺克土,给予疏达郁热、条畅气机、健运脾胃;在神的层面,给予补髓健脑、清热安神。共奏益肾填精、疏肝清热、颐脑安神之效。

2. 马祖彬教授从肝针刺治疗焦虑症经验 马祖彬教授认为肝气以升以动为主,人体各种生命活动都依赖于气正常的升降出入,肝气升降有序则各项生命活动才能有序无错乱。故认为肝在焦虑症中充当重要角色。临床实践中采用疏肝调神针刺法,既可以疏肝,使肝气调达,气机舒畅;又可养神,使心神调和,情志畅达。取穴:百会、印堂、四神聪、神庭、本神、神门、内关、太冲。

3. 季远教授推拿法治疗焦虑症经验 季远教授认为广泛性焦虑症的病机核心为肝郁不舒。肝郁不舒可导致全身的气机不畅,气血脏腑的功能失调,各种病理产物生成,从而出现焦虑及其各种躯体化症状。其治则遵循《黄帝内经》"木郁达之"之旨,使其气机条达,气血阴阳调和,而奏开郁行气、疏肝宁神之效。取穴:膻中,百会,太冲,期门,肝俞,风池,中脘,足三里,三阴交。

二、从肝论治抑郁症

魂藏于肝,魂为人的天生阳气,阳气主升发。肝阳亏虚,则阳魂不足,升发无力,无助神用,导致抑郁。

(一)从肝论治抑郁症的常用治法

温补肝阳法 本法适用于肝阳亏虚。魂藏于肝,魂为人的天生阳气,阳气主升发。《神农本草经疏》载:"扶苏条达,木之象也;升发开展,魂之用也。"素体阳气不足者,则阳魂失养而功能低下,升发无力,无助神之用,可出现情绪低落、郁郁寡欢、悲伤欲哭等抑郁的表现。

方药:升陷汤(《医学衷中参西录》)加减。黄芪、桂枝、升麻、柴胡、知母、巴戟天、附子、当归、白芍等。

(二)名家经验

1. 唐启盛教授从肝论治抑郁症经验 唐启盛教授从精、气、神角度认识抑郁障碍的病机。抑郁症在精的层面,表现为肾精亏虚、脑髓失养;在气的层面,表现为水不涵木、肝失疏泄而致肝气郁结;在神的层面,表现为脑神失养,情志忧郁。认为本病与中医的"郁病"关系密切,情志之郁与气、血、痰、食、火等病机之郁有所区别,多为暗耗肾精,以致肾精亏虚,水不生木,肝失调达,因此提出"肾虚肝郁"的病机。

针对抑郁症的上述证候特点,唐启盛教授总结出了针对肾虚肝郁证的经验方颐脑解郁方,从精、气、神三个层面进行治疗。在精的层面,针对肾精亏虚、脑髓失养,给予益肾填精补髓;在气的层面,针对肝气郁结,给予疏达肝气、条畅气机;在神的层面,给予颐脑安神解郁。共奏益肾调气、解郁安神之效。

2. 徐向青教授从肝论治抑郁症经验　徐向青教授结合自己多年的临床经验,分析抑郁症的发病特点,提出从少阳论治抑郁症,认为抑郁症与五脏均有关,尤以肝为要。并从肝气虚治疗抑郁症,施用柴胡桂枝汤及柴胡桂枝干姜汤。

三、从肝论治精神分裂症

本病与肝密切相关,其病机转化规律可归纳为"始发于肝,并发于心,失调于脏,上扰于脑"。发病初期,情志不遂,肝郁痰结而出现淡漠,情绪不稳;疾病发展期,在气郁的基础上,产生火、瘀等多种病理产物,邪扰脑神而出现多种表现,或忧愁抑郁,表情淡漠,或急躁易怒,兴奋话多,或多疑善虑,妄见妄闻;发病后期其病机多为久病累及他脏,正气亏虚,脑神失养。

(一)从肝论治精神分裂症的常用治法

1. 豁痰泻火,清脑安神　本法适用于情志不遂,肝气郁结,郁而化火,灼津成痰,痰火上扰脑神。症见兴奋话多,情绪不稳,时易激惹,自语零乱,妄见妄闻,甚则冲动毁物伤人,大便干燥,小便短赤。

方药:礞石滚痰丸(《玉机微义》)加减。生石膏、礞石、陈皮、竹茹、黄芩、栀子、枳实、佩兰、炒枣仁、川芎、丹参、酒制大黄等。

2. 镇肝泻火,清脑宁神　本法适用于肝失疏泄,气机不畅,郁而化火,上及于心,心肝火旺,冲及脑神。症见兴奋话多,急躁易怒,面红目赤,时而冲动,甚则毁物伤人。

方药:龙胆泻肝汤(《医方集解》)加减。生石膏、生石决明、生龙齿、生牡蛎、黄芩、栀子、龙胆草、川芎、炒枳壳、车前子、酒制大黄等。

3. 解郁化痰,养脑安神　本法适用于肝失疏泄,脾失健运,湿聚成痰,上及脑神。症见情感淡漠,生活懒散,喜静恶动,闷闷不乐,妄见妄闻,言语零乱,自言自语。

方药:柴胡疏肝散(《医学统旨》)加减。佛手、香附、郁金、柴胡、白芍、陈皮、远志、川芎、半夏、石菖蒲等。

4. 补益肝肾,荣脑养神　本法适用于癫病日久,肝失条达,疏泄失职,魂不守舍,肾精亏虚,脑神失养。症见情感淡漠,意向减退,妄见妄闻,思维迟缓,记忆减退。

方药:左归丸(《景岳全书》)加减。当归、丹参、女贞子、菟丝子、枸杞子、何首乌山萸肉、巴戟天、炒麦芽等。

(二) 名家经验

1. 陈汉平教授从肝论治精神分裂症经验　陈汉平教授认为精神分裂症的病机以阴阳失调,肝气郁结,化痰化火,壅塞清窍为主,主张从肝论治,以调和阴阳为原则。

(1) 疏肝解郁,化痰降火:肝气郁结,气郁化火,痰火上扰清空。患者表现为兴奋话多,思维紊乱或散漫,情绪不稳,易激惹,打人毁物,日夜无眠,面红目赤,偶有言语夸大等表现,舌红苔黄,脉弦数。方选丹栀逍遥散和黄连温胆汤加减。

(2) 清肝息风,辛凉开窍豁痰:痰湿壅塞筋络,筋脉拘紧。患者表现为四肢拘紧,颈项强直,不吃不喝,不言不语,呼之不应,甚至闭气不吸,大小便闭,手脚、头部能被固定于极不舒适的位置,舌红苔黄或黄腻,脉弦紧。方用羚羊角汤加减。

(3) 肝肾阴虚,虚火上炎:患者一般年龄偏大,体质较差,多表现为思维散漫,易激动,易疲劳,可有言语增多甚至夸大,夜寐不安,舌质红,苔薄,脉弦细。常用四逆散合养阴安神药物治疗。

(4) 疏肝健脾,化痰安神:素体不足、心脾气虚、木旺克土。患者表现为社会行为退缩,情绪低落,说话声音细小,少与人交往或不与人交往,多疑易惊,舌淡苔白,脉细。方选四逆散和导痰汤加减。

2. 唐启盛教授从肝论治精神分裂症经验　唐启盛教授在多年的临床实践中发现,精神分裂症的病机多与肝气夹痰,上扰神明有关。癫证多为痰气郁结、肝郁脾虚、痰湿上犯,而蒙蔽脑神;狂证多为痰火蕴结,肝胆之气上逆,夹痰热上扰,而神明不安。

在精的层面,表现为肾精亏虚、脑髓失养。在气的层面,一方面素体顽痰内蕴,阻碍气机;一方面其发作多由于气机逆乱,而夹痰生患,多由肝气上冲,夹痰上蒙清窍;或肝气逆乱,夹痰热上扰清窍,从而导致神魂不宁。在神的层面,表现为痰蒙神窍或痰火扰神。

针对精神分裂症的上述证候特点,唐启盛教授总结出验方涤痰清脑汤,从精、气、神三个层面进行治疗。在精的层面,针对先天禀赋不足,给予益肾填精补髓;在气的层面,给予疏肝平肝,涤除痰浊,畅利中焦气机;在神的层面,给予豁痰安神或涤痰清热,共奏祛痰开窍、宁神安魂之效。

3. 贾竑晓教授从肝论治精神分裂症经验 贾竑晓教授认为精神分裂症的不同类型、不同病期都与肝的功能失调有密切的关系。精神分裂症初期病位在肝,多为肝气郁结;进入急性期多为心肝(多兼夹阳明)热盛,处于邪实阶段;后因肝郁心火影响脾、肾等脏而进入慢性期。精神分裂症治疗、康复、防复发始终要注意治肝调肝、养肝护肝。在精神分裂症不同类型和不同阶段要注意疏肝气,以防肝郁;镇肝逆,清肝火,通过配伍清泻肝火药以泄心火和阳明之火;养肝阴,补肝肾来培补脑髓防呆,是指导治疗本病的主要方法。疏肝不可伐肝,镇肝不忘清热平肝,注意疏肝健脾、疏肝和胃,同时不忘化痰行瘀。

四、从肝论治强迫症

肝魂不守,上扰心神,导致神魂相搏。如肝火旺盛扰动肝魂,或肝血不足,魂失舍纳而上扰心神,从而出现神魂相搏,妄念数起,难以控制。如反复洗手、计数、整理、思虑而无法自控等强迫症状。

（一）从肝论治强迫症的常用治法

1. 柔肝镇魂法 本法适用于肝火旺盛扰动肝魂,出现强迫症状伴有暴躁情绪者,躁扰不宁者。

方药:龙胆泻肝汤(《医方集解》)加减。龙胆草、胆南星、栀子、黄芩、夏枯草、生石膏、珍珠粉等。

2. 养肝敛魂法 本法适用于肝血不足,魂失舍纳而上扰心神,出现强迫症状伴有昼不能明,夜不能寐者。

方药:酸枣仁汤(《金匮要略》)加减。白芍、酸枣仁、麦冬、天门冬、当归、青礞石、龙骨、牡蛎、生石膏、石决明、珍珠粉等。

（二）名家经验

冯斌教授从肝论治强迫症经验 冯斌教授认为肝郁脾虚型强迫症的病因

多为情志内伤,气机失调。临床中肝失疏泄与情志失常,常常互为因果,肝郁脾虚型强迫症患者多因病致郁,又因肝郁而致病症加重。常使用逍遥散结合穴位刺激调控法(穴位刺激加暴露－反应阻止疗法)治疗肝郁脾虚型强迫症。常选取双侧内关穴,在暴露－反应阻止疗法的同时给予电刺激治疗。

参考文献

[1] 唐启盛,孙文军,曲淼,等.焦虑性障碍中医药研究述评[J].北京中医药,2018,37(2): 99-103.

[2] 唐启盛,曲淼,孙文军.焦虑障碍中医证候诊断标准及治疗方案[J].北京中医药, 2018,37(2):103-104.

[3] 刘静.疏肝调神针刺法治疗广泛性焦虑症的临床研究[D].山东中医药大学,2016.

[4] 徐士象.疏肝健脾推拿法治疗广泛性焦虑症的临床研究[D].山东中医药大学,2009.

[5] 周琦,徐向青.徐向青教授论治抑郁症的经验浅谈[J].世界最新医学信息文摘,2018, 18(80):209-210.

[6] 黄佩珊,陈汉平.精神分裂症从肝论治[J].河北中医,2005,27(2):108-109.

[7] 曲淼,董兴鲁,任熙,等.强迫症的中医"神魂相搏"病机探讨[J].辽宁中医杂志,2013, 40(9):1804-1806.

(曲淼,孙文军,苏晓鹏,欧政杭)

32栏